消毒学概论

⊙主　编　陈昭斌

人民卫生出版社
·北京·

图书在版编目（CIP）数据

消毒学概论/陈昭斌主编. —北京：人民卫生出版社，2020.11（2025.3重印）

ISBN 978-7-117-30750-5

Ⅰ.①消… Ⅱ.①陈… Ⅲ.①消毒-概论 Ⅳ.①R187

中国版本图书馆 CIP 数据核字（2020）第 199853 号

人卫智网	www. ipmph. com	医学教育、学术、考试、健康， 购书智慧智能综合服务平台
人卫官网	www. pmph. com	人卫官方资讯发布平台

消毒学概论

Xiaoduxue Gailun

主　　编：陈昭斌

出版发行：人民卫生出版社（中继线 010-59780011）

地　　址：北京市朝阳区潘家园南里 19 号

邮　　编：100021

E - mail：pmph @ pmph. com

购书热线：010-59787592　010-59787584　010-65264830

印　　刷：北京建宏印刷有限公司

经　　销：新华书店

开　　本：787×1092　1/16　印张：26　插页：4

字　　数：633 千字

版　　次：2020 年 11 月第 1 版

印　　次：2025 年 3 月第 2 次印刷

标准书号：ISBN 978-7-117-30750-5

定　　价：78.00 元

编写委员会

主　编　陈昭斌

主　审　张朝武

编　委（以姓氏笔画为序）

万成松　南方医科大学

王　永　四川大学

王国庆　四川大学

王晓辉　深圳市疾病预防控制中心

左浩江　四川大学

吕学敏　清华大学

刘　祥　天津市食品安全检测技术研究院

李子尧　山东省疾病预防控制中心

吴艳霞　四川大学

邹晓莉　四川大学

汪　川　四川大学

陈　丹　武汉科技大学

陈昭斌　四川大学

陈恩强　四川大学

陈梦蝶　北京大学

邵佳航　清华大学

周　颖　复旦大学

曾红燕　四川大学

廖如燕　广州海关技术中心

熊海容　中南民族大学

魏秋华　解放军疾病预防控制中心

魏雪涛　北京大学

秘　书　王国庆　左浩江　邵佳航

内 容 简 介

  《消毒学概论》一书由陈昭斌教授主编,张朝武教授主审。该书的内容主要涵盖如下方面:消毒定义及其内涵、消毒学定义及其学科范畴、消毒学历史回顾和趋势展望,消毒学研究基本技术和术语要求,消毒因子作用机制,物理消毒因子,化学消毒因子,生物消毒因子,感染性疾病概况,消毒目标微生物,消毒指示微生物,消毒效果影响因素和消毒方法选择原则,消毒学检验,消毒因子杀灭微生物效果评价,消毒因子模拟现场和现场消毒效果评价,消毒相关产品抗菌抑菌效果评价,消毒相关产品消毒效果评价,消毒因子毒理安全性评价,食品消毒,药品消毒,化妆品消毒,水体消毒,医疗卫生机构消毒,托幼机构和学校消毒,公共场所消毒,口岸消毒,疫源地消毒,军事医学消毒,微生物实验室消毒,特殊环境消毒,其他领域消毒,以及消毒器制造和消毒剂生产。书末还附录了消毒相关法规、标准和消毒相关产品卫生安全评价规定用附件,参考文献和中英文名词对照索引。

主 编 简 介

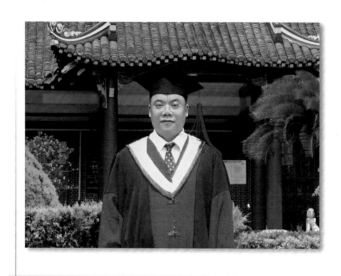

陈昭斌，北京大学光华管理学院管理学硕士、四川大学华西医学院医学博士；四川大学华西公共卫生学院兼职教授、卫生检验与检疫专业硕士生和博士生导师；四川大学体育学院客座教授、硕士生导师；四川大学创新创业导师；北京大学兼职硕士生导师；中山大学兼职硕士生导师。

师从我国著名消毒学家、卫生微生物学家、卫生检验学家、四川大学华西公共卫生学院博士生导师、前院长张朝武教授，我国著名卫生检验学家、四川大学华西公共卫生学院研究生导师叶梅君教授，我国著名卫生检验学家、四川大学华西公共卫生学院研究生导师殷强仲教授，以及我国著名战略管理学和管理学家、北京大学光华管理学院前副院长、北京大学战略研究所所长、研究生导师刘学教授。

曾任广东省深圳市南山区疾病预防控制中心三级卫生检验主任技师、中心副主任、中心书记；深圳市南山区医学重点实验室学科带头人；四川大学华西公共卫生学院与深圳市南山区疾病预防控制中心共建"消毒学研究实验室"负责人；中华预防医学会消毒分会委员、青年委员会副主任委员、消毒药械与新技术学组副组长。

现任中华预防医学会消毒分会第六届委员会常委、教育科普学组组长，中华预防医学会转化医学分会第一届委员会委员，《中国消毒学杂志》审稿专家，《中国消毒学杂志》《现代预防医学》杂志编委，教育部学位中心硕士和博士学位论文评审教授等10多个学术职务。

主持和参与国家级、省部级和地市级课题 17 项;获得深圳市科技成果 2 项;深圳市科技进步三等奖 1 项;获国家发明专利 2 项;主编、主译、副主编、参编和参译词典、教材、百科全书、专著等 18 部;发表论文 120 余篇,其中 SCI 收录 8 篇,MEDILINE 收录 4 篇;举办国家级继续教育班 5 期;主持华西公共卫生博士论坛 2 届;参加国际学术交流 4 次;招收和指导四川大学华西公共卫生学院硕士生和博士生 23 人,参与硕士和博士论文答辩,评阅近 100 人。

主编教材《消毒学检验》被评为四川大学精品立项教材;获中华预防医学会优秀论文奖 6 篇,其中《MS2 和 f2 噬菌体对微波照射抵抗力的比较研究》被评为中华预防医学会优秀论文二等奖。

前　言

《消毒学概论》编写的逻辑源于以下五个事实：

其一,我国感染性疾病,尤其是传染性强、危害性大的传染病如新型冠状病毒肺炎(COVID-19)、艾滋病(AIDS)等的防控形势依然严峻,医院感染已经成为一个严重的公共卫生问题,消毒措施是否得到有效落实至关重要。

其二,传染病控制仍然是疾病控制的重中之重,有效的消毒措施是截断传染病传播的最重要武器。

其三,消毒相关产品日益增多,对消毒品包括消毒剂和消毒器械等的消毒效果鉴定检验不断增多,对消毒后产品包括一次性医疗用品和一次性卫生用品是否达到消毒要求的检验持续增加。

其四,各种消毒活动急剧增加,包括医疗卫生机构消毒、公共场所消毒、托幼机构和学校消毒、口岸消毒,各种健康相关产品如食品、药品、化妆品、生活饮用水的消毒活动急剧增加。

其五,要做好上述消毒工作,就需要大量经过消毒学高等教育的专门人才。而目前我国高等医药院校本科规划教材中,没有《消毒学概论》所涉及的完整的、系统的消毒学基本理论、基本知识和基本技能,故我们组织编写了这本《消毒学概论》教材。

本书编写的指导思想和意图旨在为医药高等院校的本科生提供一本消毒学教材,使其通过学习能系统地掌握消毒学的基础理论、基本知识和基本技能,具有良好的消毒学知识素养,养成良好的消毒学观念。

本书根据医学教材“三基”“五性”“三特定”的原则进行编写。编写方法:主编、主审确定编写提纲,编写,编委互审,定稿会会审,主编最后审定。我们组织了四川大学、北京大学、清华大学、复旦大学、解放军疾病预防控制中心、南方医科大学、武汉科技大学、中南民族大学、天津市食品安全检测技术研究院、广州海关技术中心、山东省疾病预防控制中心、深圳市疾病预防控制中心等单位的 23 位专家、教授编写和审定了此书。

本书共 30 章,主要内容涵盖如下方面:消毒学绪论、消毒学研究基本技术和术语要求、消毒因子作用机制、物理消毒因子、化学消毒因子、生物消毒因子、感染性疾病概述、消毒目标微生物、消毒指示微生物、消毒效果影响因素和消毒方法选择原则、消毒学检验、消毒因子杀灭微生物效果评价、消毒因子模拟现场和现场消毒效果评价、消毒相关产品抗菌抑菌效果评价、消毒相关产品消毒效果评价、消毒相关产品毒理安全性评价、食品和食具消毒、药品消毒、化妆品消毒、水体消毒、医疗卫生机构消毒、托幼机构和学校消毒、公共场所消毒、口岸消毒、疫源地消毒、军事医学消毒、微生物实验室消毒、特殊环境消毒、其他领域消毒及消毒器制造和消毒剂生产。书末还附有消毒相关产品卫生安全评价规定用附件,以及参考文献和中英文名词对照索引。本书的特点是内容广而新、编写简而精。

　　本书的主要读者对象为我国高等医药院校的本科生,希望本书成为临床医学、口腔医学、基础医学、预防医学、药学和护理学等专业本科生必修的基础教材。同时,本书也可作为从事医学范畴相关工作的人员,包括教学和科研人员、生产人员,以及医疗卫生机构工作人员的学习材料。

　　感谢我国著名消毒学家、卫生微生物学家、卫生检验学家、四川大学华西公共卫生学院前院长、博士生导师、主审 张朝武 教授对本书的章节构成和审稿付出的巨大心血！感谢各位编委的通力合作！感谢四川大学华西公共卫生学院副院长裴晓方教授的大力支持！感谢深圳市南山区疾病预防控制中心的支持！

　　由于初次主编《消毒学概论》,存在经验不足、认知不全、把握不准等,书中错漏难免,敬请各位专家和同行批评指正！我将虚心接受,不断改进！

主编　陈昭斌

2020 年 5 月

目 录

第一章

消毒学绪论

第一节　消毒学定义及学科范畴

一、消毒定义及其内涵

（一）消毒定义

消毒（disinfection）指用消毒因子杀灭、清除、中和或抑制人体外环境中的目标微生物使其达到无害化。消毒是指一种状态、一种结果。有时消毒又指一种消毒处理过程、一种消毒方法。

（二）消毒的内涵

消毒定义的内涵十分丰富，主要有以下几个方面的内容：

1. **消毒因子**　指用于消毒的物质或能量。消毒因子（disinfection agents）包括物理消毒因子、化学消毒因子和生物消毒因子，或其组合而成的复合消毒因子。

（1）物理消毒因子（physical disinfection agents）：通过物理原理产生消毒作用的因子，主要有热力（heat）、电离辐射（ionizing radiation）、紫外线照射（ultraviolet irradiation）、微波（microwave）、超声波（ultrasonic wave）和等离子体（plasma）。或通过物理摩擦、物理过滤、物理与空间阻隔等方式产生消毒作用，如用水冲洗或擦洗：流水洗手、洗头，毛巾洗脸，冲洗卫生间地面等；扫帚扫地、抹布擦拭家私和器具等；过滤介质（filtration media）：层流手术室、细菌过滤器、口罩等；医用防护服、医用防护面罩、医用防护眼镜等医护人员自我隔离；疫点和疫区的封锁隔离：隔离治疗室、隔离医学观察室、居家隔离，封村、封城，或远距离隔离生活区等。

（2）化学消毒因子（chemical disinfection agents）：主要通过化学反应产生消毒作用的因子，主要有灭菌剂（sterilant）、消毒剂（disinfectant）、抗（脓）毒剂/抗（脓）毒药（antiseptic）、抗菌剂（antibacterial）、抑菌剂（bacteriostat）和防保剂（preservative）等。

（3）生物消毒因子（biological disinfection agents）：通过生物学原理产生消毒作用的因子，主要有植物提取物（plant extracts）、动物提取物（animal extracts）、微生物代谢的生物活性成分或微生物活体，主要包括酚类化合物、醌类化合物、精油、生物碱、多糖、多肽、酶（enzyme）和噬菌体（bacteriophage）等。

2. **人体外环境（external environment of human body）**　指人体生存所处的自然界以及人体与自然界直接接触的机体部分微生态环境。主要包括如下几个部分：

（1）人体的体表、与外界相通的腔道和创口等；

（2）人体所处的周围环境和场所,如空气、水体、土壤和物体表面等;

（3）人体食用、使用和享用的物品,如食品、药品、化妆品、饮水、医疗器械、卫生用品、餐饮具、衣物、书籍、字画和古董等。

3. 目标微生物（target microorganism）　指每次消毒活动消毒因子要杀灭、清除、中和或抑制的微生物。这些消毒目标微生物存在于消毒对象的里或表。主要包括以下几个部分:

（1）对人、动物和植物致病的病原微生物;

（2）对人体具有卫生学意义的卫生微生物;

（3）对环境和物品有害的微生物;

（4）其他特定的微生物。

4. 消毒作用方式（disinfection mode of action）　指消毒因子作用于目标微生物的方式。消毒因子通过杀灭、清除、中和或抑制等几种方式作用于目标微生物。

（1）杀灭（kill）:包含杀死（kill）、毁灭（destroy）和灭活（inactivate）几种表述,是消毒因子对目标微生物不可逆、彻底地摧毁,灭活是针对病毒而言,因为病毒的核酸具有感染活性,必须毁灭其核酸,使其丧失感染活性,才算达到了对病毒的杀灭。

（2）清除（eliminate）:通过物理摩擦去除目标微生物的方式达到消毒的目的,如用水冲洗或擦洗:流水洗手、洗头,毛巾洗脸,冲洗卫生间地面等;又如扫帚扫地、抹布擦拭家私和器具等;或是通过过滤介质滤除目标微生物的方式达到消毒的目的,如细菌滤器、层流手术室的空气高效过滤器、医用口罩等;或是通过物理和空间阻隔隔离或远离目标微生物的方式达到消毒的目的,如医护人员穿着医用防护服、使用医用防护面罩、佩戴医用防护眼镜等自我隔离;如传染病患者的隔离治疗、密切接触者的定点隔离医学观察、可疑症状者居家隔离观察;如封村、封城防止人员和动物外出;如集中传染源于偏远地,远距离隔离其救治区和生活区等。

（3）中和（neutralize）:是针对抗原抗体反应的消毒方式,如机体针对特定的病原体抗原产生的中和抗体（可溶性蛋白）,能有效地中和掉该病原体抗原对机体细胞的感染。

（4）抑制（inhibit）:是指消毒因子暂时控制住了目标微生物的生长繁殖活性而并未杀灭它们,在抑制因素解除后,目标微生物可以复活生长。

5. 无害化（harmless）　指通过消毒因子的处理,使消毒对象目标微生物的数量减少到对人体、物体和物品等不产生危害的程度。通过消毒处理,消毒对象或达到了要求的无菌（sterility）状态,或达到了要求的消毒合格（qualified disinfection）状态、抗菌和抑菌合格状态、防腐保存合格状态。消毒对象,表面上看是可感知的作用对象,实质上是针对肉眼无法看见的目标微生物。若消毒的目的是,消毒作用后消毒对象的表和/或里目标微生物的数量减少到对人体无害的程度,则为医学消毒的范畴。

6. 消毒方法（method of disinfection）　或称消毒措施（measure of disinfection）,指对不同消毒对象所采取的具体消毒方法。这些消毒方法包括各种消毒因子,如物理消毒因子、化学消毒因子、生物消毒因子以及这些消毒因子组合而成的复合因子,处理消毒对象的表和/或里,使其作用于目标微生物,达到所需消毒效果,如无菌或不同的消毒,或抗菌,或抑菌,或防腐保存等状态的所有措施。因此,这里的"消毒"是一个广义的概念,包含使消毒对象达到所需消毒效果的各种消毒方法。

汉语文化语境下的"消毒"除有"消毒定义"本身的含义外,有时指"消毒方法",如一次性医疗用品消毒、食品消毒、饮水消毒;有时亦指"消毒动作",如消毒手术器械、消毒手、消毒空气。英语文化语境下的"disinfection"是名词,指通过消毒因子的处理,物品或场所处于"消毒的状态"或达到了"消毒的结果",有时指某种"消毒方法";"disinfect"是动词,指"对……进行消毒"。注意不同文化语境下"消毒"一词的表述和含义。

7. 消毒方法分类(classification of disinfection method)　消毒方法主要分类如下:

(1) 按消毒因子本身的性质分类:主要包括物理消毒法(physical disinfection)、化学消毒法(chemical disinfection)和生物消毒法(biological disinfection)。

(2) 按消毒因子对目标微生物作用的目的分类:主要包括灭菌法(sterilization)、消毒法(disinfection)、抗(脓)毒法(antisepsis)、抗菌法(antibacteria)、抑菌法(bacteriostasis)和防保法(防腐保存法)(preservation)。

(3) 按消毒因子对目标微生物作用的水平分类:主要包括低水平消毒法(low level disinfection)、中水平消毒法(middle level disinfection)、高水平消毒法(high level disinfection)和灭菌法(sterilization)。

8. 传染病病原体消毒必须遵循的三个铁律

当我们了解了某种传染病病原体的生物学特性、生物学结构、致病性、传播途径和对消毒因子的抵抗力之后,传染性强、危害性大的传染病,尤其是列入甲类传染病管理的烈性传染病,切断传染源的传播途径就成了重中之重的工作。消毒能够实现这一目的,但必须是科学消毒。传染性强、危害性大的传染病病原体科学消毒必须遵循以下三个铁律或原则,这也适于新型冠状病毒的消毒。

(1) 尽早发现病原体:通过加强日常监测、提高对病人的诊断水平,尤其是提高对病原体的检验水平,尽早发现病原体;通过对病原体储存宿主、中间宿主的监测检验,尽早发现病原体;必要时,通过对病原体可能污染的环境样本的监测检验,尽早发现病原体。发现病原体越早,越能为消毒控制病原体的传播感染赢得时间。

(2) 立即隔离控制病原体:一旦确定了某传染病的病原体所在,传染源就确定了,这时需要做的事情是立即隔离控制传染源,也就是隔离控制病原体。控制传染源必须马上实施,不能等待,控制带有强制性,因为病原体在传染源体内,它随时会随传染源呼出的气体、说话的飞沫、呼吸道的分泌物及肠道的排泄物等传播。若传染源为确诊病例、临床诊断病例、疑似病例和无症状感染者,则须立即隔离治疗。若为密切接触者,则须进行集中隔离或居家隔离医学观察。隔离是限制传染源的活动空间,是对病原体的物理阻隔,更是维护广大民众生命安全和身体健康,维护社会稳定。隔离传染源是最古老、最有效的消毒措施。隔离传染源越快、越彻底,越能有效控制病原体的传播。

(3) 立即彻底杀灭病原体:若传染源为人,除立即隔离治疗外,还要对该传染源此前活动的场所、乘坐的交通工具、使用的器物等立即做好终末消毒,因为不排除病原体已经污染了这些场所、工具和器物的可能性;对接诊传染源的医疗场所、使用的医疗器械和物品,要做好随时消毒,杀灭传染源排出的病原体,同时,医护人员要做好隔离防护,防止医源性感染;若传染源为媒介生物,如某种动物,应立即扑杀,做好终末消毒;若传染来自污染的环境,应立即对污染的环境及其物品做好终末消毒。对密切接触者进行集中隔离或居家隔离医学观察的场所,必须加强随时消毒。立即杀灭外环境中的病原体,随时消毒和终末消毒越彻底,越能控制病原体的传播感染。

二、消毒学定义及其学科范畴

（一）消毒学定义

消毒学（science of disinfection）是研究用消毒因子杀灭、清除、中和或抑制人体外环境中的目标微生物，使其达到无害化的科学。消毒学的内容主要包括消毒理论（包括消毒动力学和消毒机制等）、消毒因子（包括消毒药械产生和医护人员防护用品提供等）、消毒目标微生物（消毒因子作用的微生物）、消毒指示微生物（实验室评价消毒因子消毒效果的标准微生物）、消毒技术和消毒方法、消毒相关产品毒理安全性评价和消毒学检验（包括消毒因子在实验室、模拟现场和现场消毒实验中的消毒效果检验评价，各种实际消毒活动消毒效果的检测评价，消毒因子浓度或剂量的检测等）等方面系统化的知识。简而言之，消毒学是研究消除体外微生物毒害人体健康的科学。除另有所指外，我们所说的消毒学通常是指医学消毒学。

（二）消毒学的学科范畴

消毒学属于抗微生物学的范畴。消毒学既涉及预防医学、分析化学、医学微生物学和卫生检验学等的理论和知识，也涉及物理学、化学、毒理学、仪器分析学和分子生物学技术及其融合，是一门交叉学科，有其独特性。

消毒学的学科范畴非常广泛，涉及以下方面的内容：消毒的定义及其内涵、消毒学历史回顾、消毒学趋势；消毒学研究基本技术和术语要求；消毒因子作用机制、物理消毒因子、化学消毒因子、生物消毒因子；感染性疾病概况；消毒目标微生物、消毒指示微生物；消毒效果影响因素和消毒方法选择原则；消毒学检验；消毒因子杀灭微生物效果评价、消毒因子模拟现场和现场消毒效果评价、消毒因子抗（抑）菌效果评价、消毒相关产品消毒效果评价、消毒因子毒理安全性评价；食品消毒、药品消毒、化妆品消毒、水体消毒；医疗卫生机构消毒、托幼机构和学校消毒、公共场所消毒、口岸消毒、疫源地消毒、军事医学消毒、微生物实验室消毒、特殊环境消毒、其他领域消毒、消毒器制造和消毒剂生产等。

第二节　消毒学历史回顾

消毒实践活动最早起源于何时何地目前尚无法考证，但至少在远古人类懂得用水来清洁自己身体时，消毒实践活动就已经开始了。在人类掌握了火的使用后，热力消毒的实践活动也就开始了。人类的消毒实践活动非常悠久漫长，而真正意义上的消毒学快速发展却是在发现微生物以后才产生的。

一、古代时期（公元 1840 年以前）

10 000 年前的新石器时代，中国发明制作了陶釜，如广西桂林甑皮岩洞穴遗址的夹砂陶釜，是目前考古发现的中国最早的煮食炊器。用陶釜中煮沸的水来烹煮食物，是湿热应用的肇始。从消毒学的观点来看，与火焰形式的干热相比，湿热作用的温度低、时间短，而杀灭微生物的能力强、效果好。陶釜的使用是人类使用热力形式的第一次质变，是热力消毒发展史上的第一次飞跃。

公元前 6700 年左右的新石器时代，中国发明制作了陶鼎，如河南裴李岗文化乳钉纹红陶鼎。

公元前 4100 年左右的新石器时代,中国发明了陶甑,如浙江河姆渡文化遗址出土的陶甑。陶甑的发明和使用,表明中国已经采用"蒸法",即采用流通蒸汽这种更高级的热力形式来烹煮食物。流通蒸汽比沸腾的水温度更高,其冷凝释放出潜热并形成局部负压,所以它穿透力更强,加工食物更快、消毒效果更好。流通蒸汽的使用是人类利用热力形式的又一次质变,是热力消毒发展史上的第二次飞跃。

公元前 1675 年至公元前 1029 年,中国商朝时期利用干热和湿热的实践活动已经上升为文化层次,如中国的甲骨文中已有"火""鼎""鬲""甑"等字。

公元前 1553 年至公元前 1085 年,埃及新王国时期埃及人制作木乃伊的尸体防腐保存技术趋于成熟。

公元前 800 年左右,希腊诗人荷马(Homer)在其著作《奥德赛》中报道了目前已知的人类使用的第一个消毒剂硫黄(sulfur)。

公元前 334 年,希腊亚里士多德(Aristotle)指导他的学生马其顿王国的亚历山大大帝(Alexander the Great)的军队煮沸饮用水和掩埋粪便。亚历山大懂得防腐保存法,他下令在用于建桥的木材上涂抹橄榄油以防止其腐败。

公元前 186 年,中国西汉已使用硫化汞作为防腐剂处理保存尸体,采用烟熏法对室内空气进行消毒处理。如 1972 年,湖南长沙马王堆一号墓出土的遗体保存得非常好,保存遗体的棺液沉淀物中以硫化汞为最多,其出土时香炉炉盘内还盛有香茅、高良姜、辛夷和藁本等香草和香木。可见,那时人们就常以焚香木、香草来烟熏居室消毒空气,以达到去除臭秽、清新空气、洁净环境、防病治病以及陶冶性情的作用。

公元前 134 年,中国东汉出现了"消毒"一词。如宋代赵令畤编著的《侯鲭录》中提到:"董仲舒曰:太平之世则风不鸣条,开甲散萌而已……雪不封陵,冞害消毒而已。"不过,此处的消毒,指的是消除毒害社会的那些因素,这与近代学者把西医中的"disinfect"概念翻译而成"消毒",两者的含义完全不同,后者也许是借用而来。

公元 208 年,中国东汉末年的华佗认识到了结核病的传染性。如华佗的《中藏经·传尸》描述为"或因酒食而遇,或问病吊丧而得……钟此病死之气,染而为疾,故曰传尸也"。

公元 500 年左右,印度医生苏斯鲁塔(Susruta)指导外科医生在手术前后清洁和烟熏手术室。

公元 533 年,中国北魏使用中药茱萸消毒井水。北魏贾思勰的《齐名要术》曰:"井上宜种茱萸,茱萸叶落井中,饮此水者,无温病。"又曰:"悬茱萸子于屋内,鬼畏不入也"。

公元 752 年,中国唐朝王焘提出结核病是由微小生物"肺虫"引起。如王焘《外台密要》指出:"肺痨热,损肺生虫…生肺虫,在肺为病",提出"肺虫"致病说。这是目前查阅到的有文字记载的传染病是由致病的微小生物"虫"引起的最早记录。

公元 1363 年,法国肖利亚克(Guy de Chauliac)将白兰地酒用于军队敷料消毒。

公元 1438 年,意大利威尼斯市创设健康指导局(Magistry of Health)来负责烟熏消毒船上的货物,因为他们观察到感染性疾病(infectious diseases)沿着贸易路线传播。由于邮件路线与贸易路线恰巧吻合,他们怀疑这些疾病可以通过邮件传播,因此,邮件要用烟熏或香薰来清洁和消毒。

公元 1546 年,意大利弗拉卡斯托罗(Girolamo Fracastoro)提出传染病的发生与能够自我增殖的"微小生物体(minute bodies)"在人与人之间的传播有关。他发现了传染病传播的三种途径,包括单独接触、通过媒介物(fomites)和通过空气,并首次提出了通过媒介物传播的观点。

公元 1590 年,中国明朝李时珍编辑的《本草纲目》记载:"天行瘟疫。取初病人衣服,于甑上蒸过,则一家不染。"这是中国记载"(流通)蒸汽消毒法"防制传染病传播的最早文献。

公元 1673 年,荷兰列文虎克(Antony van Leeuwenhoek)用显微镜观察到各种"微动物(animalcules)",即微生物。这是人类第一次通过显微镜看到了微生物。

公元 1676 年,荷兰列文虎克通过显微镜发现,胡椒粉可以迅速杀死"小动物(little animals)",即微生物。酒和/或醋与微生物接触后,也立即杀死了微生物。这是人类第一次直接观察到化学物质杀死微生物的作用。列文虎克是消毒学检验的第一位实践者和开拓者。

公元 1693 年,英国埃德蒙·金(Edmund King)研究了硫酸、酒石酸钠、盐、糖、酒、血液和墨水对微生物的影响,包括死亡率、动力和形态,发现除用盐处理后的微生物可以在吸收水后恢复外,其他物质均会杀死微生物。

公元 1750 年,英国普林格尔(John Pringle)比较了不同物质对腐败的抵抗力,并首次将那些物质称为"抗毒剂(antiseptics)"。他用普通的海盐作为标准,设立了一系列盐系数。

公元 1757 年,英国林德(James Lind)建议皇家海军用沙和木炭过滤海水,船上的病房要保持通风和清洁,以及外科医生需要穿特定服装。

公元 1774 年,瑞典舍勒(Scheele)发现氯(chlorine)。

公元 1776 年,意大利斯帕兰扎尼(Lazzaro Spallanzani)通过实验反驳了疾病的自然发生说,指出热力能杀死培养基中的微生物。

公元 1778 年,美国海军官方药典中收录了"酸化水(acidulated water)",它是由酒或者苹果醋、酒石酸氢钾和水制成的,作为当时一种常用的防保剂。

公元 1789 年,法国贝尔托莱(Berthollet)发现了次氯酸盐具有抵消有害臭味(noxious odors)的显著特性和预防腐败的作用。

公元 1792 年,中国清朝乾隆年间师道南在《天愚集·鼠死行篇》中,指出了鼠、鼠疫和人之间的密切关系。

公元 1810 年,法国阿佩尔(Nicolas Appert)创造了食品煮沸后密封保存的罐藏法(canning)。

公元 1825 年,法国拉巴腊克(Labarraque)报道用次氯酸钙处理太平间、下水道、厕所、马厩、医院病房、船舱和监狱等环境;他还报道巴黎的外科医生用浸有 1∶8 的次氯酸盐水溶液的敷料覆盖伤口,成功治愈痈、医源性坏疽、溃疡和烧伤的患者。

公元 1827 年,英国阿尔科克(Alcock)推荐用氯来净化饮水。用漂白粉作为除臭味剂(deodorant)和消毒剂。

公元 1829 年,法国卢戈(Lugol)用碘/碘化物来处理瘰疬性皮肤结核造成的皮肤损伤。

公元 1830 年,美国药典收录碘酊。

公元 1836 年,意大利巴希(Agostino Bassi)第一次清楚阐述动物疾病的微生物起源,发展了传染病源于"活的寄生生物(living parasites)"的理论,建议使用酒精、酸、碱、氯或硫黄等杀菌剂。

公元 1837 年,德国施万(Theodore Schwann)通过实验证实发酵和腐败源于微生物。他还通过实验证伪了发酵和腐败的自然发生说(spontaneous generation)。

二、近代时期(公元 1840—1949 年)

公元 1843 年,美国霍尔姆斯(Oliver Wendell Holmes)首次提出产褥热是通过医生、护士的手和衣物在病人之间传播的,医生用次氯酸钙洗手后再接触病人可以避免产褥热的发生。

公元 1847 年,奥地利塞麦尔维斯(Ignaz Semmelweis)得出了与美国的霍尔姆斯相同的结论,他在维也纳医院使用漂白粉消毒来减少和控制产褥热的发生,取得了惊人的成效。

公元 1855 年,英国南丁格尔(Florence Nightingale)通过建立医院管理制度、加强护理、做好清洁卫生、隔离传染病患者、病房通风等措施,极大地降低战争伤员的死亡率(从 42% 降至 2%)。她开启了护士负责医院感染监测工作的先河。

公元 1858 年,英国理查德森(B. W. Richardson)发现过氧化氢具有中和恶臭的作用,建议将其用作一种消毒剂。

公元 1860 年,德国屈兴迈斯特(Kuchenmeister)用纯苯酚溶液作伤口涂剂。

公元 1862 年,美国内战时期碘酊成功地用于处理战伤。

公元 1865 年,英国李斯特(Sir Joseph Lister)采用石炭酸消毒防止手术后感染,大大降低了复合骨折的病死率。他开创了"抗毒(菌)外科学(antiseptic surgery)"。

公元 1875 年,德国布克霍尔茨(Buchholtz)首次对酒精的抗微生物作用做了科学分析。

公元 1876 年,英国丁达尔(John Tyndall)证明了过滤产生无菌状态,发现了间歇灭菌法(分段灭菌法或丁达尔灭菌法)的益处。

公元 1877 年,德国伯格曼(Bergmann)用升汞(氯化汞)进行消毒。

公元 1878 年,英国李斯特推荐 150℉(66℃)加热 2h 来灭菌玻璃器材。法国巴斯德(Louis Pasteur)运用无菌技术预防手术感染。

公元 1879 年,法国张伯伦(Chamberland)发明压力蒸汽灭菌器。

公元 1881 年,德国科赫(Robert Koch)发表论文《论消毒》(On Disinfection),他研究了超过 70 种化学物质在不同浓度、不同溶剂、不同温度下,杀灭炭疽杆菌芽孢的能力,发现杀灭效果最好的是氯、溴、碘、氯化汞、高锰酸钾、锇酸,其次是盐酸、氯化铁、砷、次氯酸钙、硫化铵、甲酸、氯化苦、奎宁、松节油,3% 以上浓度的苯酚才能够杀死芽孢。科赫还发布了热作为灭菌因子时,热空气和水蒸气的相对值。法国的巴斯德(Louis Pasteur)发现过热蒸汽的灭菌效果。

公元 1884 年,法国产出用于液体过滤的巴斯德张伯伦(Pasteur-Chamberland)牌陶瓷细菌滤器。

公元 1886 年,美国公共卫生协会(APHA)发布报告,赞成将次氯酸盐用作消毒剂。

公元 1887 年,法国张伯伦对精油抗菌性进行了研究。

公元 1889 年,美国豪斯泰德(William Stewart Halsted)把灭菌后的橡胶手套引入外科手术中让医生和护士使用。

公元 1891 年,英国产出伯克菲尔德牌硅藻土过滤器(Berkefeld candle)。

公元 1893 年,英国沃德(H. Marshall Ward)在实验中使用了不同颜色的光,发现昏暗的蓝色光杀菌效果比更明亮的橘黄色光强得多。

公元 1895 年,德国伦琴(Roentgen)发现 X 射线。

公元 1896 年,英国汉金(Ernest Hankin)观察到了印度的河水中一种未知原因物有杀灭霍乱弧菌的活性,21 年后这种有抗菌活性的未知原因物被法裔加拿大代列耳(Félix d'Herelle)证明是噬菌体(bacteriophage)。

公元 1897 年,英国克罗尼克(Kronig)和保罗(Paul)研究发现细菌杀灭速率与消毒剂浓度、作用温度有关。在一定的实验条件下,可以准确比较消毒剂效果,即消毒剂处理的细菌数量相同;一定数量的细菌仅与消毒剂接触,无其他有机物质的干扰;消毒剂作用一段时间后必须终止反应;将反应结束后剩余的细菌置于适宜的培养基和温度下培养,最后平板计数。

公元 1902 年,美国弗里尔(Freer)和诺维(Novy)报道了过氧乙酸的杀菌性能,指出它可以作为杀菌剂和冷灭菌剂。

公元 1903 年,英国睿迪安(Rideal)和沃克(Walker)应用克罗尼克(Kronig)和保罗(Paul)研究发现的细菌杀灭速率与消毒剂的浓度、作用的温度有关而建立的准则,研究出了酚系数法检测消毒剂。美国的哈灵顿(Harrington)和沃克(Walker)发现 60%~70% 的酒精消毒效果最好,但是没有合适浓度的酒精能够杀死芽孢。

公元 1906 年,德国比奇荷尔德(Bechhold)和埃尔利希(Ehrlich)研制出了 β-萘酚和多卤化酚,可用作酚类消毒剂。

公元 1908 年,英国奇克(Chick)和马丁(Martin)改进了英国的睿迪安和沃克建立的酚系数法检测消毒剂的方法,在消毒液中加入有机干扰物来更加严格地模拟实际使用环境,为后来消毒剂检测的流程奠定了基础。

公元 1915 年,英国特沃特(Frederick W. Twort)发现了噬菌体。两年后,加拿大的代列耳(Félix d'Herelle)也独立发现了噬菌体。

公元 1916 年,英国雅各布斯(Jacobs)等人研究了季铵盐类化合物的结构、制备方法及其抗微生物活性。

公元 1922 年,英国弗莱明(Alexander Fleming)证实了溶菌因子的存在,并将其命名为溶菌酶。他还是青霉素的发现者。

公元 1941 年,中国缪召予编译了日本高等针灸学讲义《诊断学 消毒学》。

公元 1944 年,美国尼亚加拉瀑布城水厂率先使用二氧化氯处理饮用水。

三、现代时期(公元 1949 年至今)

公元 1950 年,英国帝国化学工业集团的实验室首次合成了氯己定。

公元 1951 年,中国姚龙编撰《细菌寄生虫及消毒法》,该书为中南军政委员会卫生部卫生教材编制委员会教材。

公元 1953 年,中国尹文明编著《简明消毒方法的理论与实际》。美国爱惜康公司(Ethicon)使用 β 射线灭菌。

公元 1956 年,中国人民军医出版社出版《消毒学讲义》。

公元 1958 年,中国陈淑坚等编著《消毒与灭菌》。中国大连医学院翻译了苏联的教学用书《消毒学》。

公元 1960 年,英国药典收录了氯己定。

公元 1966 年,美国布洛克(Seymour S. Block)主编《消毒、灭菌与防保法》(*Disinfection, Sterilization and Preservation*)。

公元 1968 年，美国目梨（Menashi）等证实卤素类气体等离子体具有很强的杀菌作用。

公元 1977 年，《中华人民共和国药典》收录了氯己定。

公元 1980 年，中国刘育京等编写《消毒杀虫灭鼠手册》的"第一篇　消毒"。

公元 1982 年，英国拉塞尔（A. D. Russell）等主编《消毒、防保与灭菌法的原理与实践》（*Principles and Practice of Disinfection, Preservation and Sterilization*）。

公元 1984 年，中国刘育京等创办《消毒与灭菌》杂志，后改名为《中国消毒学杂志》，此为中国第一本消毒学杂志。

公元 1985 年，中国预防医学科学院在北京举办第 6 次国际消毒学术会议。美国批准二氧化氯用于食品加工设备消毒。

公元 1986 年，中国卫生部成立消毒专家咨询委员会。薛广波主编《实用消毒学》。

公元 1987 年，中国卫生部颁布《消毒管理办法》，这是中国的第一部消毒专业法规，开启了消毒剂和消毒器械卫生许可评审制度。

公元 1988 年，中国卫生部颁布《消毒技术规范》。中华预防医学会消毒分会成立。

公元 1989 年，中国刘育京等主编《医用消毒学简明教程》。中国建立紫外线杀菌灯的审批制度。

公元 1991 年，中国顾德鸿等编写《医用消毒学》。

公元 1992 年，中国首次将"消毒学"（代码 33017）列为一级学科"预防医学与卫生学"（代码 330）下的一个独立的二级学科。中国批准二氧化氯用于鱼类加工过程消毒。刘育京主编《中国医学百科全书<消毒、杀虫、灭鼠分卷>》。

公元 1993 年，中国薛广波主编《灭菌·消毒·防腐·保藏》。

公元 1995 年，中国袁洽劻等起草《消毒与灭菌效果的评价方法与标准》（GB 15981—1995）。

公元 1996 年，中国将二氧化氯列入食品防保剂。

公元 2001 年，中国杨华明等主编《现代医院消毒学》。

公元 2002 年，中国张文福主编《医学消毒学》，薛广波主编《现代消毒学》，袁洽劻主编《实用消毒灭菌技术》。

公元 2003 年，中国张朝武等起草《疫源地消毒总则》（GB 19193-2003）。

公元 2005 年，美国张朝武等主编《现代卫生检验》，这是国内第一本有专篇"第十四篇消毒药械及医疗卫生用品检验"论及"消毒学检验"内容的专著。

公元 2010 年，中国陈昭斌主编《消毒学与医院感染学英汉汉英词典》。

公元 2012 年，中国薛广波主编《现代消毒学进展》（第一卷）。李六亿等起草《医疗机构消毒技术规范》（WS/T 367-2012）。

公元 2013 年，中国张文福主编《现代消毒学新技术与应用》。

公元 2014 年，中国薛广波主编英文版 *Disinfection Guide for Infectious Disease*。

公元 2015 年，中国张流波等主编《医学消毒学最新进展》，魏秋华主编《医院消毒管理和整体技术指南》。中国卫生监督协会消毒与感染控制专业委员会成立。

公元 2017 年，中国陈昭斌主编《消毒学检验》，这是中国第一本正式出版的供卫生检验与检疫专业本科生、消毒学研究生使用的教材。

公元 2019 年，中国陈昭斌主编的《消毒剂》是中国第一本正式出版的消毒剂专著。

第三节　消毒学发展趋势

一、消毒学专业人才培养

消毒学的专业化、学制化、规范化教育将在本科院校进行,并逐渐扩大。消毒学基本知识的通识教育将在医学范畴的院校全面推行。部分院校的本科教育将会开设消毒学检验专业课。学制化培养消毒学专门人才的院校将会产生,消毒学专业专科生和本科生将成规模培养。研究生教育将会明显加强,招收消毒学研究方向硕士生和博士生的高校和科研院所将会增多,招收研究生的数量将会显著增加。其他培养途径将会进一步发挥作用。

消毒学专业教育层次可分成中专生、大专生、本科生、硕士研究生、博士研究生五个层次。博士研究生毕业并获得消毒学博士学位后,可以进入博士后流动站开展消毒学专项课题研究。

二、消毒学专业学会与专业标准委员会发展

中华预防医学会消毒分会委员会增多,学组会增加,参加学会学术年会的人数也会增多,青年委员将会成长起来。专业标准委员会将会制定更多的国家标准和行业标准,且与国际标准逐渐接轨。

三、消毒学专业教材和专著编写

消毒学本科专业核心课程:消毒学本科专业除预防医学专业和卫生检验学专业等的相关基础课程外,其核心课程设置一般应包括消毒学概论、消毒学检验、消毒剂、消毒器、消毒剂和消毒器生产工艺、消毒指示微生物、消毒因子毒理学评价、结构生物学、医疗卫生机构消毒、药品消毒、食品消毒、化妆品消毒、水体消毒、空气消毒、学校和托幼机构消毒、公共场所消毒、口岸消毒、疫源地消毒、特殊环境消毒、消毒监督管理、内镜消毒技术、手/皮肤/黏膜消毒技术、常用消毒剂消毒技术、二氧化氯消毒技术、热力消毒技术、辐照消毒技术、紫外线消毒技术、等离子体消毒技术和高能电子束消毒技术等。

四、消毒学专业刊物建设

《中国消毒学杂志》论文数量会继续增加,质量会进一步提高,新的杂志(如英文版的杂志《消毒学》)将会在全球公开发行,消毒学领域的其他刊物会不断创刊。

五、消毒学专业机构发展

从事消毒学研究的组织机构将会进一步增多,功能将会进一步增强。新的研究机构(如消毒研究所)将会产生。从事消毒学技术和消毒学检验的民营组织机构数量将会激增。

六、消毒学专业人员职业发展

从事消毒学技术、消毒学检验与研究的人员数量会进一步增多,人员素质明显提高。有利于消毒学技术和消毒学检验人员职业发展的政策将会出台,考核和晋升的通道将会打通,

消毒学技术和消毒学检验人员的技术职称设置会从消毒(技术)员(消毒学检验技术员)、消毒(技)士(消毒学检验技士)、消毒(技)师(消毒学检验技师)、主管消毒(技)师(主管消毒学检验技师)、副主任消毒(技)师(副主任消毒学检验技师)到主任消毒(技)师(主任消毒学检验技师)形成完整的体系。

七、消毒技术和消毒学检验技术发展

新的消毒因子和消毒技术会被不断研究出来,消毒技术会向着环境友好、利于健康、经济实惠、操作简便、消毒高效、机器人化方向发展。消毒学检验技术将会不断改进,检验方法将会向着更准确、更快速、更简便的方向发展,能进行高准确度、高灵敏度和高精密度分析检测的仪器将会不断产生,检验仪器将会向着小型化、自动化和智能化的方向发展。

八、消毒学研究前景

消毒学将会借鉴分析化学、分子生物学、毒理学、微生物学、纳米科技、传感技术、电镜技术、网络技术、智能技术等其他学科的新理论、新技术和新方法,产生消毒学的新理论、新技术和新方法。未来在消毒学领域,会有大量新的原创性的研究成果出现,并惠及人类健康。

随着人类追求美好生活的诉求不断提高,人类与微生物的斗争也将不断演化。旧的感染性疾病会死灰复燃,新的感染性疾病会不断出现。因此,消毒学工作必将会更加重要!随着科学技术的不断突破,大量创新科技呈井喷式增多,消毒学学科的发展必将迎来新的历史高峰。

小　结

本章简要介绍了消毒学定义及其学科范畴、消毒学历史回顾和消毒学发展趋势。首先,阐述了消毒定义及其内涵,并提出了消毒学的学科范畴。其次,按时间顺序简要回顾了消毒学的历史,梳理了古代、近代和现代各时期国内外消毒学发展的重要事件,勾勒出了消毒学发展的基本历史轮廓。最后,对消毒学发展趋势进行了展望。

思考题

1. 简述消毒定义及其内涵。
2. 简述消毒学定义及其学科范畴。
3. 简述传染病病原体消毒必须遵循的三个铁律(原则)。
4. 列举你认为在消毒学历史中很重要的3件事。
5. 谈谈消毒学发展趋势。

（陈昭斌　陈梦蝶 编　张朝武 审）

第二章

消毒学研究基本技术和术语要求

消毒学是一门古老而又新兴的交叉学科。消毒学是研究消毒因子作用于微生物的规律的知识体系。研究消毒学的手段既借鉴了其他学科的技术和方法,又有其自身的独特性。

第一节　消毒效果评价基本技术

一、实验室洁净要求

消毒学研究机构的实验室应采取封闭式布局,建筑应便于清洁、消毒。为避免污染,应在相对正压、洁净的条件下进行。用致病性微生物作消毒指示微生物进行试验时,则应在负压生物安全柜内进行。对灭菌产品的无菌检查试验,必须在 100 级洁净度的实验室或 100 级层流超净工作台中进行。

二、无菌操作技术

进行消毒学研究和消毒学检验时,必须树立"有菌观念",掌握"无菌操作"。有菌观念,是指除人体的无菌组织以外,人体和外界相通的腔道、体表,自然环境中空气、水、土壤以及动植物,人居环境中生活、学习、工作和娱乐等场所以及所有物品的表和/或里都有微生物存在。因此,在进行消毒学试验时,要牢固树立微生物无所不在的观念,这样才能与微生物和谐相处,才能防止因操作不当导致微生物给我们带来的危害。无菌操作(aseptic processing),或称无菌技术(aseptic technique),是指防止实验微生物侵入人体组织、无菌区域、实验室环境和实验室外环境,非实验微生物污染无菌物品的所有操作。无菌操作原则是铁律,必须严格执行。这样,实验所用无菌器材和无菌区域才能达到无菌状态;实验所用的培养基才能不被非实验微生物污染而影响实验微生物的接种和分离培养,而使实验顺利进行;实验人员才能不被实验微生物感染而导致生物安全事故;实验室环境才能不被实验微生物污染而感染其他实验人员;实验室外环境才能不被外溢的实验微生物污染导致非实验人员感染和生态灾难。

三、消毒剂鉴定基本技术

(一) 消毒剂有效成分含量测定技术

所有化学消毒剂均应进行本项检测。消毒剂有效成分系指具有消毒作用的成分。不同成分其检测技术要求不同。

要求：①在产品有效期内,所测含量不得低于企业标准的下限值;②复方化学消毒剂测其杀菌主要成分的含量;③植物消毒剂和用其提取物配制的消毒剂可不测定有效成分。

（二）消毒剂 pH 值测定技术

所有消毒剂需测定消毒剂原液的 pH 值。

要求：①固体消毒剂应测定最高应用浓度的 pH 值;②对于需调节 pH 值后使用的消毒剂,则应在 pH 值调节前后分别测定 pH 值。

（三）消毒剂稳定性试验技术

所有消毒剂均应进行稳定性试验。有两种试验方法:其一为加速实验法(37℃,90d 和/或 54℃,14d);其二为室温留样法。

要求：①以化学成分为主的消毒剂,用化学法进行稳定性实验;②以植物为主要有效成分的消毒剂,用微生物法进行稳定性实验;③以化学成分和植物成分为有效成分的消毒剂,同时用化学法和微生物法进行稳定性实验。

（四）消毒剂金属腐蚀性试验技术

用于金属物品消毒的消毒剂应进行本项检测。试验浓度应选择最高使用浓度。

（五）消毒剂杀灭微生物试验技术

所有消毒剂均应进行本项检测。

要求：①指示微生物选择按《消毒技术规范》(2002 版)的规定进行。以金黄色葡萄球菌(ATCC 6538)作为化脓性球菌的代表;大肠埃希菌(8099)作为肠道菌的代表;铜绿假单胞菌(ATCC 15442)作为医院感染细菌的代表;白色葡萄球菌 8032 作为空气中细菌的代表;龟分枝杆菌脓肿亚种(ATCC 93326)作为人结核分枝杆菌的代表;枯草芽孢杆菌黑色变种(ATCC 9372)作为细菌芽孢的代表;白假丝酵母(ATCC 10231)和黑曲霉菌(ATCC 16404)作为致病性真菌的代表。②根据消毒剂特定用途或试验特殊需要,还可增选其他菌、毒株。③中和剂鉴定试验:试验前,必须进行鉴定试验,选出适宜的中和剂。④若特指对某微生物有效时,则需进行相应微生物的杀灭试验。⑤对于专用于灭菌,只需做枯草芽孢杆菌黑色变种杀灭试验。⑥对既用于灭菌,又用于消毒的消毒剂则按上述要求选择相应微生物进行试验。⑦对枯草芽孢杆菌黑色变种杀灭达到消毒要求(杀灭对数值≥5.00$\log_{10}$)的消毒剂,在不低于此浓度用作消毒时可不做病毒、真菌和分枝杆菌杀灭试验。

消毒学评价方法选择:评价消毒剂消毒效果的实验室试验应以悬液定量法为主,试验须重复 3 次;评价用于医疗器械灭菌的灭菌剂和消毒器灭菌功能的鉴定试验应用不锈钢圆片载体定性法,试验应重复 5 次;对不宜用悬液定量法评价的消毒剂,如黏稠的消毒剂和冲洗消毒的消毒剂等,用布片载体定量法,试验应重复 3 次。

（六）消毒剂毒理学评价试验技术

消毒剂安全性毒理学评价,可分为 4 个阶段的试验。第一阶段试验:急性毒性试验、皮肤刺激试验和黏膜刺激试验;第二阶段试验:亚急性毒性试验和致突变试验;第三阶段试验:亚慢性毒性试验和致畸胎试验;第四阶段试验:慢性毒性试验和致癌试验。

不同种类和不同用途的消毒剂其毒理学评价实验技术要求不同:

1. **第一类消毒剂** 我国首创或根据国内外文献报道首次生产的消毒剂。原则上需进行上述 4 个阶段的试验。须做急性经口毒性试验、亚急性毒性试验、亚慢性毒性试验、致畸胎试验以及三项致突变试验(包括反映体细胞基因水平、体细胞染色体水平和性细胞染色体水平 3 种类型的试验）。

2. **第二类消毒剂**　国外已批准生产、现由我国首次生产或首次进口的消毒剂。须做急性经口毒性试验、亚急性毒性试验以及两项致突变试验。

3. **第三类消毒剂**　与国内已获准生产的消毒剂属于同类产品或植物成分组配的消毒剂。须做急性经口毒性试验和一项致突变试验。

4. **室内空气消毒剂**　除按第一类、第二类或第三类消毒剂的要求进行毒理学试验外，还须做急性吸入毒性试验和急性眼刺激试验。

5. **手和皮肤消毒剂**　除按第一类、第二类或第三类消毒剂的要求进行毒理学试验外，还须进行完整皮肤刺激试验。

6. **黏膜消毒剂**　除按第一类、第二类或第三类消毒剂的要求进行毒理学试验外，还须做急性眼刺激试验和阴道黏膜刺激试验。

（七）消毒剂模拟现场消毒试验技术与现场消毒试验技术

要求：①用于空气消毒的消毒剂须进行现场试验；②用于饮水、手、皮肤、一般物体表面消毒的消毒剂选模拟现场试验或现场试验两者之一；③黏膜消毒剂的模拟现场试验或现场试验可用皮肤代替；④用于食（饮）具、医疗器械和用品消毒的消毒剂进行模拟现场试验，其中用于医疗器械的模拟现场试验应区分消毒试验和灭菌试验。

四、消毒器鉴定基本技术

（一）器械性能及使用寿命等的鉴定技术

由相关行业计量认证考核合格的检验机构按其标准进行检测，提供检验报告。

（二）消毒因子强度或浓度的测定技术

消毒因子指消毒器械所产生的具有杀菌作用的物理或化学因子。物理因子包括热、微波、紫外线等。对物理杀菌因子应测定其规定杀菌条件下的强度，如对热力杀菌器械应测量其温度，对紫外线杀菌器材应测定其辐照度值。化学因子是具有杀菌作用的化学物质，常见有次氯酸钠、臭氧、二氧化氯等，可测定其所产生消毒液中有效成分的浓度。

（三）金属腐蚀性试验技术

主要检测消毒器所产生化学消毒因子对金属的腐蚀性，其要求与消毒剂的金属腐蚀性试验相同。

（四）实验室杀灭微生物试验技术

用于消毒的器械，应采用定量杀灭试验；用于灭菌的器械应做定性杀灭试验。

（五）毒理学安全性试验技术

包括电器安全试验和消毒器械产生的化学因子的毒理学试验。

（六）模拟现场消毒实验技术和现场试验消毒实验技术

用于消毒及灭菌的器械均须进行模拟现场试验。消毒器产生的化学因子按消毒剂的要求进行模拟现场或现场试验。消毒器产生的空气消毒剂需进行模拟现场和现场试验。

第二节　消毒机制研究基本技术

在消毒机制研究方面应用的物理和生物化学技术以及分子生物学技术主要有：

1. 微生物表面与消毒因子结合和摄取消毒因子特征的分析技术。

2. 通过细胞质成分漏出检测细胞膜损伤的技术。

3. 重要代谢功能,如呼吸活动抑制的检测技术。

4. 在分子水平还有微阵列转录组分析技术、定量 PCR 技术、电子显微镜技术、形态学改变和崩解试验技术、能量色散 X 射线分析、原子力显微镜技术、差示扫描量热法、X 射线衍射分析、生物发光技术、实时生物传感器技术、共焦荧光显微镜技术、流式细胞仪技术、微量荧光检测技术、双染色法细菌细胞活性测定技术、全基因组转录分析技术、全细胞蛋白质组学技术、转录特征识别技术和全细胞生物传感器技术等。

第三节　消毒学基本术语

消毒学领域中有许多专业术语,要进行消毒学研究,要准确理解和把握消毒学专业知识,必须掌握以下消毒学基本术语的定义。

一、消毒方法和消毒因子

1. **消毒法**(disinfection)　常简称消毒。消毒定义及其内涵见本书第一章。

2. **消毒因子**(disinfection agents)　消毒因子定义及其分类见本书第一章。

3. **消毒剂**(disinfectant)　用于消毒的药剂。消毒剂的分类见本书第三章。

4. **消毒器**(disinfector)　用于消毒的器具、器械或装置。

5. **灭菌(法)**(sterilization)　杀灭或清除传播媒介上一切微生物的处理。灭菌法是一个绝对的概念,常简称灭菌。

6. **灭菌剂**(sterilant)　能杀灭一切微生物,用于灭菌且能到达灭菌要求的药剂。

7. **灭菌器**(sterilizer)　用于灭菌的器具、器械或装置。

8. **抗毒法**(antisepsis)　杀灭或抑制活的机体上的微生物,防止机体感染受到毒害或严重感染造成脓毒症的方法,即抗脓毒法,常简称抗毒。

9. **抗毒剂**(antiseptic)　能用于抗引起脓毒症感染病原体的药剂,又称抗毒药,也称抗菌剂。

10. **抗菌法**(antibacteria)　杀灭或妨碍细菌繁殖体和细菌活性的方法,常简称抗菌。

11. **抗菌剂**(antibacterial)　能用于抗菌的药剂。

12. **防保法**(preservation)　用物理学、化学或生物学的方法防止物质的生物学腐败,又叫防腐保存法、防腐法、保存法、保藏法,常简称防保、防腐保存、防腐、保存或保藏。

13. **防保剂**(preservative)　能用于防保的药剂,又称防腐保存剂、防腐剂、保存剂、保藏剂。

14. **抑菌法**(bacteriostasis)　抑制或阻碍细菌繁殖和细菌活性的方法,常简称抑菌。

15. **抑菌剂**(bacteriostat)　能用于抑菌法的药剂。

16. **清洁法**(cleaning)　去除物体表面污染物的方法,常简称清洁。

17. **清洁剂**(detergent)　能用于清洁法的制剂。

18. **清洗器**(cleaner)　用于清洗处理的器具、器械或装置。

19. **抗微生物因子**(antimicrobial agent)　杀灭或抑制微生物生长的因子。

20. **杀藻剂**(algicide)　用于杀灭藻类的药剂。

21. **杀菌剂**(bactericide)　用于杀灭细菌的药剂。

22. **生物负载**(bioburden)　产品或物品中微生物的负载(数量)。

23. **生物腐蚀**(biodeterioration)　由于生物学活性导致有价值材料的变质。

24. **生物指示器**(biological indicator,BI)　染有细菌芽孢的载体用于指示灭菌条件是否达到了要求。

25. **污染**(contamination)　组织或无微生物材料中引入了微生物。

26. **去污染**(decontamination)　去除组织或物品上污染的微生物。

27. **感染**(infection)　微生物侵入宿主并在其中生长。

28. **烟熏消毒法**(fumigation)　用有消毒作用的熏烟来消毒场所或物品的方法。

29. **杀真菌剂**(fungicide)　用于杀灭真菌的药剂。

30. **热休克**(heat shock)　亚致死热处理芽孢诱导其发芽和杀灭微生物繁殖体。

31. **灭活(法)**(inactivation)　杀灭或抑制微生物的繁殖或酶的活性。

32. **杀微生物剂**(microbicide)　用于杀灭微生物的药剂。包括消毒剂、抗毒剂和防保剂等。

33. **层流**(laminar airflow)　在医院手术室和免疫抑制患者病房,一种空气平行流出以减少微生物污染和感染机会的系统。

34. **杀卵剂**(ovicide)　用于杀灭感染性寄生虫虫卵的药剂。

35. **巴斯德消毒法**(pasteurization)　又称巴氏消毒法。加热牛奶、酒或其他液体至60~100℃、30min 以显著减少微生物或杀灭病原微生物和腐败微生物的消毒方法。

36. **病原体**(pathogen)　引起机体疾病的微生物。

37. **热原质**(pyrogens)　引起机体发热的物质,如细菌内毒素(endotoxin)。

38. **卫生剂**(sanitizer)　用于减少微生物的污染至公共卫生要求安全水平的药剂。

39. **丁达尔灭菌法**(Tyndallization)　又称间歇灭菌法。

40. **杀病毒剂**(virucide)　毁灭或灭活病毒使其失去感染性的药剂。

41. **医疗保健产品**(health care product)　医疗装置(包括体外诊断医疗装置)和医药产品(包括生物药物)。

二、消毒效果指标和评价试验

1. **浓时积值**(concentration×time product value,C-t value)　又称 C-t 值,指消毒剂的浓度和作用时间的乘积,用于比较消毒剂杀灭微生物作用强弱的指标,或比较微生物对消毒因子抵抗力大小的指标。

2. **温时积值**(temperature×time product value,θ·t value)　又称 θ-t 值,指消毒器提供的热力温度和时间的乘积,表示消毒器的作用强度。

3. **照时积值**(intensive×time product value,I·t value)　又称 I-t 值,指紫外线照射强度和时间的乘积,表示紫外线的照射剂量。

4. **抵抗力**(resistance)　某一微生物暴露于某种消毒因子,能抵抗住该消毒因子存活下来的能力。微生物对化学消毒剂的抵抗力,由强到弱的顺序是:朊病毒>细菌芽孢>分枝杆菌>亲水病毒>真菌>细菌繁殖体>亲脂病毒。

5. D_{10} 值（D_{10} value） 辐射处理后，存活细菌总数减少到原有细菌总数十分之一（10%）时所需吸收的剂量。

6. D 值（D value） 在设定的暴露条件下，杀灭特定试验微生物总数的 90% 所需的时间。

7. K 值（K value） 消毒速度常数。K 值越大，表示消毒速度越快。

8. N 值（N value） 消毒剂的稀释系数或浓度系数，用于表示消毒剂的浓度对消毒剂效果的影响程度。N 值越大，表示浓度变化对消毒效果影响越大。

9. Q 值（Q value） 温度系数，热力灭菌时，表示温度每升高 1℃ 消毒速度加快的倍数。

10. Z 值（Z value） 热力灭菌时，将作用时间减少 90%，或 D 值减少一个对数值，所需相应提高的温度度数（℃）。Z 值是表示微生物热敏感性的指标。

11. A_0 值（A_0 value） 评价湿热消毒效果的指标，指当以 Z 值表示的微生物杀灭效果为 10K 时，温度相当于 80℃ 的时间（s）。

12. 酚系数（phenol coefficient） 在作用时间相同的情况下，某消毒剂和酚的杀灭效果相同时，该消毒剂浓度相对于酚浓度的倍数，是用于比较消毒剂杀菌作用的指标。

13. 自然菌（natural bacteria） 消毒作用对象上自然存在的非人工污染的细菌。

14. 活菌计数（viable bacterial count） 测定单位体积中含有的活菌数量。

15. 菌落形成单位（colony-forming unit，CFU） 活菌培养计数时，由单个细菌或聚集成团的多个细菌在固体培养基上生长繁殖所形成的细菌集落，称为菌落形成单位。

16. 平均单个细菌存活时间（mean single survivor time，MSST） 在一定条件下，某种消毒因子作用于某种细菌，使该细菌减少到 1 个的时间。它是测定消毒剂对微生物杀灭作用的指标。

17. 杀灭对数值（killing log value，KLV 或 KL） 在一定条件下，某种微生物暴露于某种消毒因子，消毒前后微生物数量减少的对数值。

18. 灭活对数值（log_{10} inactivation value，LIV） 在一定条件下，某种病毒暴露于某种消毒因子，消毒前后病毒数量减少的对数值。

19. 杀灭率（killing rate，KR） 在一定条件下，某种微生物被某种消毒因子作用后，数量减少的百分率。

20. 消亡率（decay rate） 空气消毒现场试验中，某空间经消毒后，其空气中微生物减少的含量与未消毒前该空气中微生物的含量的百分比。

21. 10min 临界杀菌浓度（ten-minute critical concentration to kill bacteria） 消毒剂在作用 10min 时，杀灭试验菌的最大临界稀释浓度，是评价消毒剂杀菌作用的指标。

22. 杀灭时间（killing time，KT） 在一定条件下，某种消毒因子作用于某种微生物，杀灭所有微生物的时间。对细菌而言，即全部样本培养均无菌生长的最短作用时间。

23. 杀灭指数（killing index，KI） 在一定条件下，某种微生物被某种消毒因子消毒处理前后微生物数量之比。

24. 无菌保证水平（sterility assurance level，SAL） 灭菌处理后，单位物品上存在活微生物的概率。SAL 通常表示为 10^{-n}，医学灭菌一般设定 SAL 为 10^{-6}，即经灭菌处理后，在一百万件物品中最多只允许有一件物品存在活的微生物。

25. **最小杀菌浓度**(minimum bactericide concentration,MBC)　在一定条件下,在相同时间内,化学或生物制剂杀灭细菌的最低浓度。

26. **最小抑菌浓度**(minimum inhibitory concentration,MIC)　在一定条件下,在相同时间内,化学或生物制剂抑制细菌生长的最低浓度。

27. **中和剂鉴定试验**(qualification test of neutralizer)　消毒学试验前,选择合适的中和剂(neutralizer)用于后续的消毒学试验的试验。

28. **细菌定量杀灭试验**(quantitative suspension test of bacteria)　在实验室内测定消毒剂杀灭菌悬液中或染菌载体上细菌繁殖体和细菌芽孢所需剂量,以验证对细菌适用的消毒剂的剂量。

29. **杀灭分枝杆菌试验**(germicidal test of mycobacteria)　在实验室内测定消毒剂杀灭菌悬液中或染菌载体上分枝杆菌所需剂量,以验证对分枝杆菌(包括结核杆菌)实用的消毒剂的剂量。

30. **真菌杀灭试验**(germicidal test of fugus)　在实验室内测定消毒剂杀灭菌悬液中或染菌载体上真菌繁殖体或真菌孢子所需剂量,以验证对真菌及其孢子实用的消毒剂的剂量。

31. **病毒灭活试验**(inactivation test of virus)　在实验室内通过具有一定代表性的、活的病毒及其细胞感染等技术,评价各种用途的消毒因子对测试病毒的杀灭效果。按此方法进行的试验,是对消毒因子灭活病毒能力的验证。病毒灭活试验主要适用于消毒相关产品的鉴定或日常监测。

32. **消毒剂能力试验(能量试验)**(capacity test of disinfectant)　消毒剂的能力指在不断增加微生物负担的情况下,消毒剂溶液保持其杀微生物活力的能力。

33. **无菌试验**(test of sterility)　无菌是指不存在任何微生物的状况,往往是灭菌处理的结果。无菌试验是用于检查要求无菌的药品、医疗器具、生产原料、敷料及其他物品是否处于无菌状态的一种试验。

34. **抑菌环试验**(test of bacteriostatic ring)　将载有一定量抑菌剂的抑菌片贴于接种有一定量细菌的琼脂表面,利用抑菌剂不断溶解,经琼脂扩散形成不同浓度梯度,显示其抑菌作用。试验通过抑菌环大小判断其抑菌能力的强弱。本试验适用于抑菌剂与溶出性抗菌抑菌产品的鉴定。

35. **最小抑菌浓度测定试验**(test of minimal inhibitory concentration)　最小抑菌浓度测定试验分为两种方式:其一,琼脂稀释法,适用于不溶性抗菌抑菌产品。确定抗(抑)菌物质抑制受试菌生长的最低浓度,即最小抑菌浓度。其二,营养肉汤稀释法,适用于可溶性抑菌产品。

36. **滞留抑菌效果试验**(test of residual bacteriostatic efficacy)　本试验通过模拟适合细菌生长、繁殖和可能产生感染的皮肤条件,使用随机、双盲、配对比较的方法检测抗菌抑菌香皂和抗菌沐浴露12h 或 24h 的滞留抑菌效果。

37. **洗衣粉抗菌抑菌效果试验**(test of antibacterial and bacteriostatic efficacy for detergent)　本方法通过模拟洗衣机的洗衣过程,检测抗菌抑菌洗衣粉的抗菌作用。

38. **振荡烧瓶试验**(test of shake flask)　在液体中通过快速长时间的振荡,增加微生物与抗菌抑菌产品内抑菌剂的接触以显示其抑菌作用。试验根据抑菌率大小判断其是否具有抑菌能力。本试验适用于对非溶出性抗菌抑菌织物的鉴定。

39. 浸渍试验(immersion test) 将试样和对照织物分别放于三角烧瓶中,将含有肉汤培养基的试验菌悬液接种于试样和对照织物上,经培养后,分别将培养前后试样上的细菌洗下,测定细菌的数量,可计算出试样上细菌减少的百分比。该方法适用于溶出性抗菌织物的检测。

40. 奎因试验(Quinn test) 将菌悬液直接滴于抗菌抑菌产品上,覆盖以培养基,加强微生物和抑菌剂的接触,以显示其抑菌作用,试验根据抑菌率大小判断其抑菌能力的强弱。本试验适用于非溶出性硬质表面抗菌、抑菌产品的鉴定。

41. 贴膜试验(test of cover film) 将试验菌接种于抗菌制品表面,然后用塑料薄膜覆盖,使试验菌与试样表面充分接触后作用一定时间,洗脱试样表面的试验菌进行定量培养,计算出抗菌活性值,以评价其抗菌抑菌效果。

三、消毒动力学和消毒机制及其研究技术

1. 灭活微生物动力学(kinetics of the inactivation of microorganism) 研究消毒因子作用于目标微生物后,目标微生物死亡的定量规律。

2. 杀灭微生物作用机制(mechanisms of action for microbicide) 消毒因子作用于目标微生物时,目标微生物的结构和性能发生变化的原理。

3. 暴露时间(exposure time) 又叫消毒时间、消毒作用时间,指在一定的条件下,消毒因子和消毒作用对象有效接触的时间。

4. 存活时间(survival time,ST) 消毒因子作用于指示微生物后,指示微生物能存活的最长时间。

5. 存活曲线(survivor curve) 在一定条件下,某种消毒因子作用于某种微生物后,该微生物的数量随该消毒因子强度的增加或作用时间的延长而减少的趋势线。

6. 杀灭曲线(killing curve) 在一定的条件下,某种微生物暴露于某种消毒因子,其杀灭对数值随暴露时间的延长或消毒因子处理强度(浓度、温度、辐照强度、辐照吸收剂量、频率和输出功率等)的增大而变化的趋势线。

7. 灭活曲线(inactive curve) 在一定的条件下,某种病毒暴露于某种消毒因子,其灭活对数值随暴露时间的延长或消毒因子处理强度的增大而变化的趋势线。

8. 逆转录-聚合酶链反应(reverse transcription-polymerase chain reaction,RT-PCR) 指提取细胞中的总 RNA,以其中的 mRNA 作为模板,采用寡核苷酸片段[oligo(dT)]或随机引物,利用逆转录酶反转录成 cDNA;再以 cDNA 为模板进行 PCR,获得目的基因的扩增;寡核苷酸片段[oligo(dT)]是由 12~20 个脱氧胸腺嘧啶核苷酸组成的人工合成的寡核苷酸片段。

9. 芯片转录组分析(microarray-based transcriptome analysis) 也称微阵列转录组分析,应用芯片高通量技术对转录组测序是一种快捷可靠的获取转录组信息的方法。通过mRNA 的转录和表达分析,可获得研究对象基因组转录区域的信息,鉴定转录发生位点、可变剪切等,可对基因进行精确的定量分析。

10. 电子显微镜技术(electron microscopy(EM)technology) 是一种利用电子显微镜

（EM）对材料进行特征分析如形貌观察、能量色散 X 射线分析等的技术。

11. **形态学改变和崩解试验**（morphological alteration and disintegration test，MADT）是消毒学试验中用于了解微生物在消毒因子作用下形态学改变情况的试验。

12. **能量色散 X 射线分析**（energy dispersive analysis of X-ray，EDAX）　利用不同元素的 X 射线光子特征能量的不同而进行的成分分析。

13. **原子力显微镜技术**（atomic force microscopy）　原子力显微镜利用微悬臂感受和放大悬臂上尖细探针与受测样品原子之间的作用力，从而达到检测的目的，具有原子级的分辨率。原子力显微镜是用以研究固体材料表面结构的分析技术。

14. **差示扫描量热法**（differential scanning calorimeter，DSC）　是在程序控温下，测量物质与参比物之间能量差随温度变化的一种技术。

15. **X 射线衍射分析**（X-ray diffraction，XRD）　是利用晶体形成的 X 射线衍射，对物质内部原子的空间分布状况进行结构分析的方法。

16. **生物发光技术**（bioluminescence technology）　是用发光酶基因标记微生物的检测手段。

17. **流式细胞仪技术**（flow cytometry）　是用激光对通过激光束的颗粒进行计数的检测手段。

18. **微量荧光检测技术**（microplate fluorescence measurements）　是用微量荧光检测器进行检测的技术。

19. **全基因组关联分析**（genome-wide association study）　在人类全基因组范围内找出存在的序列变异，即单核苷酸多态性（SNP），从中筛选出与疾病相关的单核苷酸多态性。

20. **转录组测序技术**（transcriptome sequencing technology，RNA-seq）　是把细胞内所有转录产物的集合，包括 mRNA、smallRNA、tRNA 和 non-coding RNA 等的全部，或者其中一些，用高通量测序技术把它们的序列测出来的技术，反映出它们的表达水平。

21. **电喷雾离子化/质谱法**（electrospray ionization-mass spectrometry，ESI/MS）　是带有电喷雾离子化系统的质谱分析法，具有很高的灵敏度，且电离后的分子变成带有多电荷的离子，这种多电荷离子的产生大大扩展了普通质谱仪能分析的质量范围，使质谱仪可以分析分子量为几十万质量单位的蛋白质分子。

 小　结

本章简要介绍了消毒学研究基本技术和术语要求。首先是消毒效果评价基本技术，包括实验室要求、无菌操作技术、消毒剂鉴定技术、消毒器鉴定技术和消毒产品毒理学评价实验技术。其次是消毒机制研究基本技术，涉及物理、分析化学、生物化学、电镜技术以及分子生物学技术等。最后是消毒学基本术语，主要有消毒方法和消毒因子方面的术语、消毒效果指标和评价试验方面的术语和消毒动力学和消毒机制及其研究技术方面的术语。

 思考题

1. 进行消毒学实验时，为什么必须树立"有菌观念"，掌握"无菌操作"（"无菌技术"）？

2. 简述消毒剂鉴定基本技术。

3. 简述消毒器鉴定基本技术。

4. 简述消毒机制研究基本技术。

5. 列举你认为最重要的 10 个消毒学术语。

（陈昭斌 编　张朝武 审）

第三章

消毒因子作用机制

消毒因子作用机制（mechanism of action）简称消毒机制（mechanism of disinfection），指消毒因子作用于目标微生物，使目标微生物的结构和性能发生变化的原理，以及目标微生物死亡的规律。前者主要涉及消毒因子的分子、分子基团或离子作用于目标微生物的靶点（target site），与目标微生物的基本结构（细胞壁、细胞膜、细胞质和核质）和特殊结构（荚膜、鞭毛、菌毛和芽孢）的成分中的分子、分子基团或离子间的相互作用，并破坏其结构和性能的分子机制；后者主要涉及消毒因子作用于目标微生物后，目标微生物群体死亡的规律，即消毒动力学（kinetics of disinfection），它可用数学方程式和杀灭曲线图或存活曲线图来表达。

第一节　消毒动力学

一、消毒动力学定义

消毒动力学是指消毒因子作用于目标微生物后，目标微生物群体死亡的规律。可用数学方程式和杀灭曲线图或存活曲线图来表达。

二、消毒动力学方程

1. **消毒因子对微生物的杀灭**　消毒因子对细菌繁殖体、细菌芽孢、分枝杆菌、真菌繁殖体、真菌孢子和原虫的杀灭效果用杀灭对数值（kill $\log_{10}$ value，KLV 或 KL）来表示，其杀灭方程式（3-1-1）如下：

$$KLV = \sum (\log_{10}No - \log_{10}Nt)/n \qquad 式（3-1-1）$$

式中，$\log_{10}No$ 表示阳性对照组每毫升溶液中含有细菌菌落形成单位数的常用对数值，$\log_{10}Nt$ 表示实验组每毫升溶液中含有细菌菌落形成单位数的常用对数值，n 表示实验次数，$\sum$ 表示总和。

2. **消毒因子对病毒的灭活**　用灭活对数值（$\log_{10}$ inactivation value，LIV）表示，或用病毒对数减少值（$\log_{10}$ reduction value，LRV）表示。消毒因子对病毒（如噬菌体）的灭活方程式（3-1-2）如下：

$$LIV = \sum (\log_{10}No - \log_{10}Nt)/n \qquad 式（3-1-2）$$

式中，$\log_{10}No$ 表示阳性对照组每毫升溶液中含有噬菌体的噬斑形成单位数的常用对数值，$\log_{10}Nt$ 表示实验组每毫升溶液中含有噬菌体噬斑形成单位数的常用对数值，n 表示实验次数,∑表示总和。

三、杀灭曲线

消毒因子对微生物的杀灭曲线示意图见图 3-1-1。

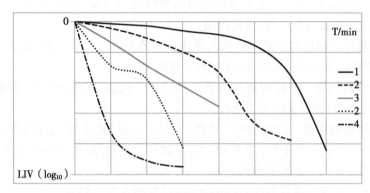

图 3-1-1　消毒因子对目标微生物的杀灭曲线图

注:图中顶上横轴为消毒因子作用时间 T(min),左侧纵轴为消毒因子
对目标微生物的杀灭对数值 KL 或灭活对数值 LIV 或 LRV(log₁₀)。

杀灭曲线,也称为存活曲线,是存活目标微生物的数量与初始数量、时间的比率的半对数图,通常用于提供灭活数据和解释微生物的灭活动力学。如图 3-1-1 所示,典型曲线是线性的(曲线 3),但通常是非线性的。非线性曲线具有 S 形(曲线 2),凹形向上(曲线 4)或凹形向下(曲线 1)的形状。

第二节　目标微生物的作用靶点

消毒因子杀灭或抑制目标微生物,是通过其作用于目标微生物的靶点(target site)而发挥其对目标微生物的结构和功能的摧毁来实现的。消毒因子作用于目标微生物的靶点,也称靶位点或靶位。不同的消毒因子作用于目标微生物的靶点可能相同,也可能不同;同一消毒因子对同一目标微生物可能存在多个靶点。

一、细菌受消毒因子作用的靶点

1. **对细菌细胞壁的作用**　破坏细菌细胞壁的完整性。苯酚、甲醛、汞离子、硫柳汞、次氯酸钠等可致细胞壁溶解;醛类可影响氨基基团;高浓度阴离子表面活性剂可溶解细胞壁;溶菌酶可攻击肽聚糖的 β-1,4 糖苷键;溶葡萄球菌酶可影响甘氨酸和丙氨酸肽酶释放氨基末端。

2. **对细菌细胞膜的作用**　破坏细菌细胞膜的结构和功能。阳离子表面活性剂(苯扎溴铵)、脂溶剂、酚类等能降低细菌细胞的表面张力并增加其通透性,胞浆内物质溢出,胞外液体内渗,致使细菌破裂;酚类、阴离子表面活性剂、氯己定、醇类、尼泊金酯类可破坏细菌胞膜,使细胞质中 K⁺、260nm 波长处有吸收峰的物质、核糖体、多糖、蛋白质、芳香烃等物质漏出细胞外;六氯酚可影响细菌细胞膜的电子传递系统;2,4-二硝基苯酚、碳酰苯胺、水杨酰苯胺、某些酚类、尼泊金酯类、长链有机酸类可影响细菌胞膜质子动力和氧化磷酸化过程。

3. 对细菌细胞质的作用 破坏细菌细胞质内物质的结构和功能。甲醛、环氧乙烷、戊二醛、含氯异噻唑啉酮可作用于细菌胞质内蛋白质的氨基基团;溴硝丙二醇、铜离子、银离子、环氧乙烷、戊二醛、过氧乙酸、次氯酸、碘、含氯异噻唑啉酮等可与细菌胞质内蛋白质的巯基作用;阳离子表面活性剂可作用于细菌胞质内蛋白质的羧基;汞离子、酚类、氯己定、戊二醛等可作用于细菌胞质内蛋白质,使其凝固。

4. 对细菌菌体蛋白质的作用 使细菌菌体蛋白质变性或凝固。例如,大多数重金属盐类、氧化物类、醇类、酚类、醛类、酸类、碱类等均有此作用。

5. 对细菌酶的作用 干扰细菌的酶系统和代谢。例如,某些氧化剂、低浓度重金属盐类与细菌的巯基结合,使有关酶失去活性。

6. 对细菌核酸的作用 破坏细菌的核酸。例如,染料、氧化剂、过氧化物类、次氯酸类、电离辐射和紫外辐照均可与 DNA 或 RNA 作用,破坏它们的结构。吖啶、环氧乙烷、短链有机酸和溴乙锭等可作用于细菌的核酸物质。

不同消毒因子作用于细菌的靶点(target site)(见图 3-2-1)如下。

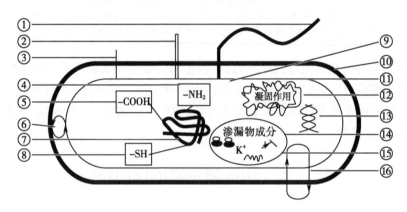

图 3-2-1 消毒因子作用于细菌的靶点示意图

注:①鞭毛;②性菌毛;③普通菌毛;④蛋白质的氨基:甲醛、环氧乙烷、戊二醛、含氯异噻唑啉酮;⑤蛋白质的羧基:阳离子成分;⑥电子传递系统(electrontransport system):六氯酚;⑦蛋白质;⑧蛋白质的巯基:溴硝丙醇、铜离子、银离子、环氧乙烷、戊二醛、过氧乙酸、次氯酸盐、碘、含氯异噻唑啉酮;⑨细胞质;⑩细胞壁:苯酚、甲醛、汞离子、硫柳汞、次氯酸钠;⑪细胞膜;⑫凝固作用(coagulation):高浓度汞离子、酚、氯己定、戊二醛;⑬DNA:吖啶、环氧乙烷、短链有机酸、次氯酸盐、溴乙锭;⑭渗漏物成分(constituents leaked):包括细胞质成分,K^+,260nm 波长处有吸收峰的物质,如核酸、多糖、蛋白质、芳香烃等,核糖体;⑮破坏胞膜产生渗漏物的消毒因子:酚、洗涤剂、氯己定、乙醇、对羟基苯甲酸酯;⑯质子动力(proton-motive force)和氧化磷酸化过程:2,4-二硝基酚、碳酰苯胺、水杨酰苯胺、某些酚类、对羟苯甲酸酯、长链有机酸。

二、细菌芽孢受消毒因子作用的靶点

1. 对芽孢外膜的作用 破坏芽孢外膜,妨碍芽孢出芽。芽孢的出芽被阻止,从而不能再生长为活的生物体。许多芽孢在其外膜中包含有 CLEs 类的出芽蛋白,这些蛋白很可能对外源化学物敏感。因此,当有灭活此种蛋白质的消毒因子存在时,芽孢即可死亡,不能再出芽生长成繁殖体。化学消毒剂中戊二醛、邻苯二甲醛属于此类消毒因子。

2. 对芽孢内膜的作用 破坏芽孢内膜。内膜是芽孢中的强渗透屏障,可阻止核心里的小分子物质的渗出。某些化学消毒因子被认为是通过破坏内膜杀灭芽孢的,例如当芽孢出芽和核心物质扩张时,内膜破裂可导致芽孢的死亡。具有氧化作用的消毒因子如次氯酸盐、二氧化氯、有机过氧化物、超氧水和臭氧均可以通过此机制杀灭芽孢。

3. **对芽孢核心酶的作用**　破坏核心酶。在湿热杀灭芽孢的过程中有一种或多种核心酶被灭活。一些过氧化物类消毒剂也可灭活核心酶。

4. **对芽孢 DNA 的作用**　破坏 DNA 杀灭细菌芽孢。一些具有遗传毒性的化学消毒因子可通过破坏 DNA,杀灭细菌芽孢:①可使细菌芽孢形成过程中产生高频率的变异;②由于 Rec A 蛋白对化学消毒因子的高敏性,使得 DNA 丧失修复能力;③某些化学消毒因子可直接损伤 DNA;④DNA 修复基因在这些化学消毒因子中被诱导。环氧乙烷、亚硝酸盐、甲醛等消毒因子可通过此机制杀灭芽孢。

不同消毒因子作用于细菌芽孢的靶点(图 3-2-2)如下。

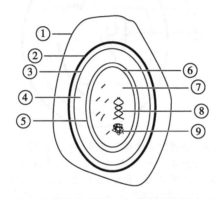

图 3-2-2　消毒因子作用于细菌芽胞的靶点示意图

注:①芽孢外衣;②芽孢壳;③外膜:戊二醛、邻苯二甲醛;④皮质;⑤芽孢壁;⑥内膜:次氯酸盐、二氧化氯、有机过氧化物、超氧水和臭氧;⑦核心;⑧DNA:环氧乙烷、亚硝酸盐、甲醛等;⑨核心酶:过氧化物类消毒剂。

三、真菌受消毒因子作用的靶点

1. **对真菌细胞壁的作用**　破坏细胞壁的完整性。戊二醛可以破坏细胞壁的几丁质;碱性物质也可以溶解细胞壁,导致细胞结构缺失;醇类、铜离子等破坏细胞壁,导致细胞的死亡。

2. **对真菌细胞膜的作用**　改变细胞膜的通透性。破坏细胞膜,导致渗透性的变化,使细胞内容物如钾离子漏出。常见的消毒因子有铜离子、过氧乙酸、苯酚、季铵盐化合物等。细胞膜的损伤,导致渗透性的变化,使细胞内容物,如钾离子流出。

3. **对真菌细胞质的作用**　臭氧使细胞成分氧化,导致蛋白质失活,细胞分解,扰乱 ATP 形成。

4. **对真菌菌体蛋白质的作用**　使菌体蛋白质变性或凝固。例如,大多数重金属盐类、氧化剂类、醇类、酚类、醛类、酸、碱等均有此作用。铜离子、银离子作用于蛋白质上的巯基(—SH),使酶的二、三级结构异常。

5. **对真菌酶的作用**　使酶的结构异常,阻碍酶促反应进行。例如,Cu^{2+} 对白腐真菌的生长及木质素过氧化物酶的活性抑制作用明显。

6. 对真菌核酸的作用 破坏核酸。例如,过氧化氢、铜、乙醛可以损伤或破坏真菌 DNA;铜离子与 DNA 双螺旋上的位点结合,导致氢键形成障碍,造成 DNA 损伤。臭氧使核酸中的嘌呤和嘧啶发生改变。

7. 对真菌孢子的作用 乙酸可杀灭真菌的孢子;非离子表面活性剂 Ag-98,可以抑制葡萄孢霉、梨形毛霉、扩展青霉的孢子发芽。

8. 对真菌芽管和菌丝的作用 非离子表面活性剂 Ag-98,可以抑制葡萄孢霉、梨形毛霉、扩展青霉的芽管生长和菌丝生长。

不同消毒因子作用于真菌(孢子)的靶点(图 3-2-3)如下。

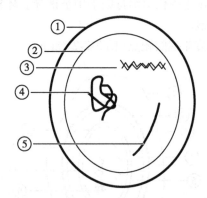

图 3-2-3 消毒因子作用于真菌(孢子)的靶点示意图

注:①细胞壁:柠檬酸、高浓度碱性物质、醇类、铜离子、季铵盐化合物;②细胞膜:高浓度碱性物质、醇类、铜离子、过氧乙酸、苯酚、季铵盐化合物;③核酸:醛类、铜离子、臭氧、过氧乙酸;④蛋白质(包括酶):碱性清洁剂(氢氧化钠、氢氧化钾、碳酸氢钠、硅酸钠等)、醇类、醛类、铜离子、银离子、臭氧、酚类;⑤脂质:碱性清洁剂(氢氧化钠、氢氧化钾、碳酸氢钠、硅酸钠等)、臭氧、过氧乙酸。

四、病毒受消毒因子作用的靶点

普遍认为,病毒上存在的消毒因子的靶点远比其他结构复杂的微生物少,且病毒无代谢活性,对于影响质子动力和电子转运系统的消毒因子而言缺乏靶点。病毒的结构决定了消毒因子的特殊靶点有:包膜、糖蛋白的受体、衣壳、病毒的 DNA 或 RNA。

包膜对消毒因子的易感性源于其所含有的脂质,有些消毒因子可以扰乱或者溶解包膜,导致病毒的灭活。无包膜病毒的灭活机制是消毒因子改变了对病毒感染和复制起着重要作用的蛋白的结构和功能。衣壳蛋白占病毒总量的 60%~90%,于无包膜病毒而言,消毒因子对病毒蛋白的作用主要是在衣壳蛋白上。相似的无包膜病毒对相同消毒因子的灭活效果不同,可能是由于组成病毒衣壳蛋白的壳粒不同,暴露在外的靶点不同,核酸接触消毒因子的程度和敏感性不同,以及灭活动力不同所致。病毒核酸的类型可影响消毒因子的灭活能力。RNA 病毒的核酸更靠近衣壳,因此衣壳的破坏也使病毒的 RNA 更容易受到消毒因子的破坏。

1. 对病毒包膜的作用 破坏病毒的包膜。病毒的包膜以脂质为主,易被脂溶性消毒剂破坏。例如,酚类消毒剂、氯仿、乙醚等。

2. 对病毒衣壳的作用 使病毒衣壳蛋白变性,破坏病毒结构。戊二酸、环氧乙烷可以与蛋白质的氨基(—NH₂)结合;次氯酸、碘、过氧化氢、银盐可以与蛋白质的巯基(—SH)结合,使其变性;戊二醛可分三步破坏病毒结构:即外壳的改变、亚结构的改变、亚结构的丧失。

3. 对病毒抗原的作用 对影响病毒抗原。戊二醛和甲醛对乙肝表面抗原(HBsAg)和乙肝核心抗原(HBcAg)有破坏作用。

4. 对基因组(核酸)的作用 破坏病毒的基因组(核酸),降低其感染力。氧化剂、过氧化物类、次氯酸类、电离和紫外辐照均可与 DNA 或 RNA 作用,破坏它们的结构;含氯消毒剂、过氧乙酸、金属盐、臭氧均可作用于病毒核酸物质,使其变性。

不同消毒因子作用于病毒的靶点(图3-2-4)如下。

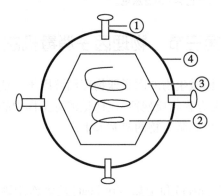

图3-2-4 消毒因子作用于病毒的靶点示意图
注:①刺突;②包膜:酚类、氯仿、乙醚、季铵盐类、氯己定;③衣壳:戊二酸、
环氧乙烷、次氯酸、碘、溴、过氧化氢、臭氧;④核酸(DNA 或 RNA):氯、醇
类、臭氧、银盐、铜盐、过氧乙酸。

五、原虫受消毒因子作用的靶点

1. 对原虫囊壁的作用 二氧化氯、游离氯、氯胺、臭氧、戊二醛作用于原虫囊壁,破坏其结构。

2. 对原虫细胞膜的作用 破坏细胞膜,增加其通透性。阳离子表面活性剂能降低原虫细胞的表面张力并增加其通透性,胞浆内物质溢出,胞外液体内渗,致使细胞破裂;阳离子消毒因子所带有的正电荷可与原虫细胞膜表面的负电荷紧紧结合,破坏了细胞膜的功能,达到杀灭原虫的目的。

3. 对原虫细胞质的作用 使细胞器缺失或改变。原虫的细胞质由基质、细胞器和内含物组成。氯消毒因子可引起细胞器缺失或者改变;氯可以引起棘阿米巴滋养体的细胞凝固,伪足缺失,线粒体改变;三氯羟基二苯醚可以特异性地抑制 enoyl-ACP 还原酶(FabI),抑制寄生虫的脂肪酸合成,从而可以在体外显著抑制恶性疟原虫的幼体。

4. 对原虫细胞核的作用 破坏核酸结构。如紫外线、γ射线可以造成核酸损伤,阻碍原虫的繁殖。

不同消毒因子作用于原虫(包囊)的靶点(图3-2-5)如下。

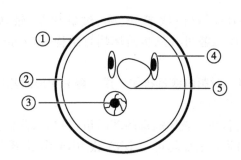

图 3-2-5　消毒因子作用于原虫(包囊)的靶点示意图
注:①囊壁:二氧化氯、游离氯、氯胺、臭氧、戊二醛;②细胞膜:阳离子消毒剂;③细胞核
(DNA 为主):γ 射线;④拟染色体;⑤糖原泡。

第三节　物理因子消毒机制

利用物理原理作用于目标微生物的因子即物理消毒因子。使用物理消毒因子进行的物理消毒方法具有效果可靠,无有害物质残留,往往是消毒工作中的首选方法。

物理因子消毒法作用于目标微生物的机制如下。

一、热力消毒法

热(heat)分为湿热(moist heat)和干热(dry heat)两大作用因子,是应用最早、使用最广泛的物理消毒因子。热力消毒法是通过加热使介质上的微生物升温,最终达到杀灭微生物的目的。

(一) 干热消毒法

干热法(dry heat)利用热空气或直接加热的方式作用于消毒对象。常见干热消毒方法有烘烤、红外线照射、焚烧和烧灼等。

1. **作用机制**　使微生物的蛋白质发生氧化、变性、炭化,或使其电解质脱水浓缩,引起细胞中毒,以及破坏核酸,最终导致微生物死亡。

2. **应用**　干热对物品的穿透力与杀菌作用不及湿热,所需温度高,耗时长,但对忌湿耐热物品的处理有重要意义。适用于耐高温不耐湿、蒸汽或气体不能穿透物品的灭菌,如玻璃、油脂、粉剂等物品的灭菌。

干热灭菌,所需温度高(>160℃),时间长(1~3h)。灭菌参数一般为:150℃,150min;160℃,120min;170℃,60min;180℃,30min。

(二) 湿热消毒法

湿热法(moist heat)是指由液态水或加压蒸汽所产生的热对物品进行消毒的方法。湿热对物品的热穿透力强,蒸汽中的潜热可以迅速提高被灭菌物品的温度。常见的利用湿热消毒的方法有煮沸消毒、流通蒸汽消毒、巴氏消毒、压力蒸汽灭菌和间歇灭菌等。

1. **作用机制**　使微生物的蛋白发生变性和凝固;使微生物的核酸发生降解;使微生物的细胞壁和细胞膜发生损伤,致使微生物死亡。

2. **应用**　与干热相比,湿热对物品的穿透力强,湿热蒸汽存在潜热(每克水在 100℃ 时由气态变为液态可放出 529cal 的热量),潜热能迅速提高被灭菌物品的温度;湿热灭菌效果好,干热灭菌150℃需150min,湿热121℃仅需15min。不耐高温的物品可选用巴氏消毒法或低温蒸汽灭菌法,一般物品可采取煮沸或流通蒸汽法,耐高温高压的物品选用压力蒸汽法。

二、紫外光线照射消毒法

用紫外线具有杀灭作用波段的光照射物体进行消毒的方法,称为紫外线照射消毒法。紫外光线(ultraviolet light,UV)是指位于可见光和X线之间的非电离辐射光波,波长为10~400nm,主要来源于太阳、热物体和激发气体。紫外线可分为紫外线A段(315~400nm)、紫外线B段(280~315nm)和紫外线C段(100~280nm)。240~280nm的紫外线具有杀菌作用,其中又以253.7nm的紫外线杀菌能力最强。

1. **作用机制**　紫外线可作用于微生物的核酸,破坏DNA、RNA的碱基,形成嘧啶二聚体、嘧啶水化物等,从而核酸断裂,失去复制、转录等功能,由此杀灭微生物;紫外线还可以作用于微生物的蛋白质,破坏其结构,导致酶失活、膜损伤等。微生物对紫外线的抵抗力从强到弱依次为真菌孢子、细菌芽孢、抗酸杆菌、病毒、细菌繁殖体。

2. **应用**　紫外线消毒法适用于空气、平坦光滑物品表面和流动水的消毒处理,一般不用于灭菌处理。紫外线还适用于医疗机构、有卫生要求的生产车间、需要消毒的公共场所及家庭居室等场所的空气消毒。

三、电离辐射消毒法

电离辐射(ionizing radiation)是一切能引起物质电离的辐射的总称,具有很高的能量和很强的穿透力。电离辐射包括X射线、γ射线、高速电子(β射线)、质子、α射线等。用X射线、γ射线和高能电子辐射灭菌物品的冷灭菌方法,被称为电离辐射灭菌法。如利用放射性核素^{60}钴(^{60}Co)和^{137}铯(^{137}Cs)产生的γ射线和高能电子加速器产生的电子束或X射线杀灭微生物。γ射线的波长为10fm~1pm,X射线的波长为1pm~10nm。

1. **作用机制**　微生物受电离辐射后,吸收能量引起分子或原子电力激发,产生一系列物理、化学和生物学变化,最终导致死亡。其一是射线直接破坏微生物的核酸、蛋白质和酶等物质;其二是射线作用于微生物的水分子等产生自由基,自由基间接作用于生命物质而使微生物死亡。辐照杀菌主要是间接作用。

2. **应用**　电离辐射的波长很短、穿透力很强,特别适用于忌热物品如食品、生物制品、生物组织及药品等的消毒灭菌处理。

四、过滤消毒法

用过滤介质滤除去微生物的方法,称为过滤消毒法。过滤介质(filtration media)指过滤除去微生物的器材和设备。常用的过滤介质有素陶瓷滤器(孔径:≤1.3~12μm)、硅藻土滤器(孔径:2~12μm)、薄膜滤器(孔径:0.05~14μm)、烧结玻璃滤器(孔径:≤1.5~30μm)、烧结金属滤器、石棉板滤器(孔径:0.1~7μm)、滤材滤器、滤料过滤池、空气过滤器和电气积尘过滤除菌装置等。过滤除菌是指用特殊的过滤除菌设备将液体或空气中的细菌除去,以达到除菌目的。

1. **作用机制**　过滤消毒法的主要机制有直接截留、惯性撞击、静电吸附、扩散沉积和重力沉降。

2. 应用 过滤除菌只能过滤去除微生物,不能杀灭微生物。滤菌器的微细小孔只允许液体或气体通过,大于孔径的细菌等颗粒不能通过,但是它一般不能阻留病毒等体积微小的微生物,因此,主要用于不耐高温的血清、毒素、抗生素、药液以及空气的除菌处理。

五、超声波消毒法

利用超声波进行消毒处理的方法,称为超声波消毒法。超声波(ultrasonic wave)是振动频率高于 20kHz 的声波,具有声波的一切特性,可在气体、液体和固体中传播。同时,其也具有光波的特性,可以产生反射、折射、散射和衍射等现象,此外,还有聚焦和定向发射的特性。超声波发生器主要有机械式、磁致收缩式和压电式三种类型。

1. 作用机制 超声波对微生物的作用机制主要是超声效应。超声波在介质中传播时,超声波与介质相互作用,使介质发生物理和化学变化,产生力学的、热学的、电磁学的和化学的超声效应。

(1)机械效应:超声波的机械作用可使液体乳化、凝胶液化和固体分散。当超声波流体介质中形成驻波时,悬浮在流体中的微小颗粒因受机械力的作用而凝聚在波节处,在空间形成周期性的堆积。超声波在压电材料和磁致伸缩材料中传播时,可引起感生电极化和感生磁化。

(2)空化作用(action of cavitation):超声波作用于液体时可产生大量小气泡。一是液体内局部出现拉应力而形成负压,压强的降低使原来溶于液体的气体过饱和,而从液体逸出,成为小气泡。二是强大的拉应力把液体"撕"成一空洞,称为空化。空洞内为液体蒸汽或溶于液体的另一种气体,甚至可能是真空。因空化作用形成的小气泡会随周围介质的振动而不断运动、长大或突然破灭。破灭时周围液体突然冲入气泡而产生高温、高压,同时产生激波。与空化作用相伴随的内摩擦可形成电荷,并在气泡内因放电而产生发光现象。在液体中进行超声处理的技术大多与空化作用有关。

(3)热效应:由于超声波频率高,能量大,被介质吸收时能产生显著的热效应。

(4)化学效应:超声波的作用可促使或加速某些化学反应。例如纯的蒸馏水经超声处理后产生过氧化氢;溶有氮气的水经超声处理后产生亚硝酸;存在染料的水溶液经超声处理后会变色或褪色。这些现象的发生总与空化作用相伴随。超声波还可加速许多化学物质的水解、分解和聚合过程。超声波对光化学和电化学过程也有明显影响。各种氨基酸和其他有机物质的水溶液经超声处理后,特征吸收光谱带消失而呈均匀的一般吸收,这表明空化作用使分子结构发生了改变。

2. 应用 较少单独用超声波进行消毒,多用于清洗和预消毒。超声波与紫外线、热力等物理因子以及戊二醛、过氧化氢、环氧乙烷和臭氧等化学因子有协同作用,消毒效果优于单独采用超声波或其他消毒因子。超声波与化学消毒剂合用,可以明显增强对芽孢的杀灭效果。超声波对杆菌的杀灭作用比球菌强,对细菌繁殖体和病毒的作用较酵母和细菌芽孢强。

六、微波消毒法

利用微波进行消毒处理的方法,称为微波消毒法。微波(microwave)是一种波长短、频率高、穿透性强的电磁波,波长范围 1mm～1.33m。一般消毒使用的微波频率为 915MHz 和

2 450MHz,属于分米波波段,可杀灭包括芽孢在内的所有微生物。该电磁波是高频振荡电路以交替电场和磁场的形式向空间辐射能量。微波可使物质中偶极子产生高频运动,从而杀灭微生物。微波具有作用温度低、所需时间短、加热均匀等优点。

1. 作用机制　微波消毒主要依赖热效应与非热效应共同组成的综合效应,杀灭微生物。

（1）热效应:当微波通过介质时,使极性分子旋转摆动,同时离子及带电胶体粒子也做来回运动,从而产生热。微生物的生理活性物质,如蛋白质、酶等,在介质升高到一定温度后,因受热而变性、失活,其原有的生物学活性丧失或改变,从而达到杀灭微生物的目的。

（2）非热效应:除热效应外,还有微波的其他效应对微生物共同作用。这些不能以热效应解释的部分,称为非热效应,如微波引起的场力效应、光化学效应、超导电性等。在微观上,这些非热效应可能对微生物的物理或生物化学过程产生强烈的影响。

2. 应用　微波可用于医疗机构低度危险性物品和中度危险性物品的消毒。微波热效应的消毒作用必须在有一定含水量的条件下才能显示出来。微波消毒的物品应浸入水中或用湿布包裹。如牙钻和手术器械包的消毒,食品的消毒与灭菌,餐具、饮具的消毒。

七、等离子体消毒法

利用物质电离产生的等离子体来消毒处理的方法,称为等离子体消毒法。等离子体（plasma）是游离于固态、液态和气态以外的一种新的物质体系,为物质的第四种形态。气体分子发生电离反应,部分或全部被电离成正离子和电子,这些正离子、电子和中性的分子、原子混合在一起构成了等离子体,其显著特征是具有高流动性和高导电性,本质是低密度的电离气体云。

一般认为,等离子体是由带电粒子（离子、电子）和不带电粒子（分子、激发态原子、亚稳态原子、自由基）以及紫外线、γ 射线、β 粒子等组成,并表现出集体行为的一种准中性非凝聚系统。其中正负电荷总数在数值上总是相等的,故称为等离子体。人工产生等离子体的方法有多种,只要外界供给气体足够的能量,即可以成为等离子体。人工产生等离子体的方法主要有:气体放电法、射线辐射法、光电离法、激光辐射法、热电离法和激波法。用于消毒和灭菌的是低温等离子体。

1. 作用机制　等离子体的消毒作用主要有三种。

（1）电击穿的作用:微生物处于等离子体高频电磁场中,因为受到带电粒子的轰击作用,其电荷分布被彻底破坏并形成电击穿,从而导致微生物死亡。

（2）电子云成分的作用:氧化性气体等离子体成分中含有大量活性物质,如活性氧、自由基等,它们极易与微生物体内的生物活性成分作用,从而杀灭微生物。

（3）紫外线的作用:在等离子体激发形成的过程中,由于辉光放电,可释放出大量紫外线。而紫外线可以被微生物的核酸所吸收,从而破坏核酸,导致微生物死亡。

2. 应用　适用于忌热忌湿医疗器械、医用生物材料的消毒灭菌。过氧化氢气体等离子体是过氧化氢气体在外界给予一定能量后发生电离反应,形成的包括正电氢离子（H^+）和自由基如氢氧自由基（OH·）、过羟基自由基（HOO·）、激发态过氧化氢（$H_2O_2^*$）、活化氧原子（O·）、活化氢原子（H·）等的电离气体。过氧化氢气体等离子体低温灭菌装置适用于不耐湿、不耐高温的医疗器械。

第四节 化学因子消毒机制

利用化学原理作用于目标微生物的因子称为化学因子。用化学因子来消毒的方法,称为化学消毒法。化学因子主要由化学消毒剂(消毒剂)等组成。

消毒剂种类很多,按照杀灭微生物的能力,将消毒剂分为:①高水平消毒剂(high-level disinfectant):杀灭一切细菌繁殖体(包括分枝杆菌)、病毒、真菌及其孢子等,对细菌芽孢也有一定杀灭作用的消毒剂;②中水平消毒剂(intermediate-level disinfectant):能杀灭分枝杆菌、真菌、病毒及细菌繁殖体等微生物的消毒剂;③低水平消毒剂(low-level disinfectant):仅能杀灭细菌繁殖体和亲脂病毒的消毒剂。

微生物对化学消毒剂的抵抗力,由强到弱的顺序是:朊病毒>细菌芽孢>分枝杆菌>亲水病毒>真菌>细菌繁殖体>亲脂病毒。

化学因子作用于目标微生物的机制简述如下。

一、卤素及其化合物消毒

卤素类(halogens)消毒剂,是指用于消毒的氯、溴及碘的元素及其化合物。

(一)氯和氯化合物消毒

含氯消毒剂是指溶于水可产生次氯酸的氯和氯化合物(chlorine and chlorine compounds)。氯化合物主要包括漂白粉、三合二、次氯酸钠、氯化磷酸三钠、二氯异氰尿酸钠、二氯二甲基海因及三氯异氰尿酸。

1. 作用机制 含氯消毒剂对微生物的作用主要有三个:①次氯酸的氧化作用:次氯酸可侵入微生物的细胞内与蛋白质发生氧化作用,或破坏其磷酸脱氢酶,干扰微生物的糖代谢;②新生氧的氧化作用:次氯酸可分解产生新生态的氧,它可氧化微生物的蛋白质和酶,而干扰其正常生理作用;③氯化作用:含氯消毒剂中的氯能使微生物的细胞壁、细胞膜的通透性发生改变,也能与细胞膜上的蛋白质结合,形成氮-氯化合物,还能氧化细菌中的一些重要的酶,从而干扰其新陈代谢。

2. 应用 含氯消毒剂杀菌谱广,价格低廉、作用迅速,在饮用水、预防性消毒、疫源地消毒及医院消毒方面应用广泛。但含氯消毒剂容易受有机物影响,有刺激性,对物品有漂白和腐蚀作用,稳定差,适用于物品、物体表面、分泌物、排泄物等的消毒。

(二)碘和碘化合物消毒

含碘消毒剂(disinfectants containing iodine)是以碘为主要杀菌成分的碘和碘化合物(iodine compounds)。碘消毒剂是一类广谱消毒剂,主要包括自由碘(卢戈氏碘液、碘酊)、碘伏。

1. 作用机制 含碘消毒剂对微生物的作用主要是碘元素碘化菌体蛋白质,通过形成沉淀而杀灭微生物。

2. 应用 包括碘酊和碘伏的应用。

(1)碘酊(iodine tincture):即碘的乙醇溶液。碘酊为棕红色澄清液,有碘和乙醇气味。适用于手术部位、注射和穿刺部位皮肤以及新生儿脐带部位皮肤的消毒,不适用于黏膜和敏感部位皮肤消毒。

(2)碘伏(iodophor):是碘与聚醇醚和聚乙烯吡咯烷酮类表面活性剂形成的络合物。

碘伏为黄棕色或红棕色固体粉末,有碘的气味。表面活性剂对碘有助溶和载体作用,可使碘伏逐渐释放碘,延长碘的杀菌作用时间。碘伏杀菌谱广、刺激性小、毒性低、不易着色、无腐蚀性、性质稳定。碘伏广泛用于外科手及前臂消毒,手术切口部位、注射及穿刺部位皮肤以及新生儿脐带部位皮肤消毒、黏膜冲洗消毒、卫生手消毒,还可用于食具、皮肤及物品表面的消毒。

(三)溴和溴化合物消毒

含溴消毒剂是指溶于水后,能水解生成次溴酸,并发挥杀菌作用的溴和溴化合物(bromine compounds),主要有溴、1-溴-3-氯-5,5-二甲基海因(氯溴海因,BCDMH)、1,3-二溴-5,5-二甲基海因(二溴海因,DBDMH)。

1. **作用机制** 含溴消毒剂二溴海因对病毒 MS2 噬菌体的灭活作用,主要是通过破坏 MS2 噬菌体的 A 蛋白,影响其对宿主性菌毛的吸附性,破坏衣壳蛋白使噬菌体变形、破碎,以及裂解 RNA 来达成。

2. **应用** 适用于游泳池水、污水和一般物体表面的消毒,不适用于手、皮肤黏膜和空气的消毒。

二、过氧化物消毒

过氧化物类(peroxides)消毒剂是指化学分子结构中含有过氧基"—O—O—"(过氧离子 O_2^{2-})的强氧化剂,主要包括过氧化氢、过氧乙酸、过甲酸和二氧化氯。

1. **作用机制** 过氧化物对微生物的作用是氧化破坏微生物蛋白质的分子结构,杀灭微生物。①过氧化氢因光化学、重金属、电离辐射和金属离子的催化作用,分解产生各种化学基团,如活性氧及其衍生物,这些化学基团可以通过改变微生物的屏障通透性,破坏其蛋白质、酶、氨基酸和核酸,从而杀灭微生物。②二氧化氯本身具有很强的氧化作用,主要攻击富有电子或供电子的原子基团,如氨基酸内含巯基的酶和硫化物、氯化物,使其失活和性质改变,从而杀灭微生物。

2. **应用** 适用于一般物体表面消毒、食品用具和设备消毒、空气消毒、皮肤伤口冲洗消毒、耐腐蚀医疗器械的消毒。

(1)过氧乙酸:适用于耐腐蚀物品、环境、室内空气等的消毒。

(2)过氧化氢:因光化学、重金属、电离辐射和转换性金属离子的催化作用,过氧化氢分解产生各种化学基团,如活性氧及其衍生物。这些化学基团可以通过改变微生物的屏障通透性,破坏其蛋白质、酶、氨基酸和核酸,从而杀灭微生物。过氧化氢适用于外科伤口、皮肤黏膜的冲洗消毒,室内空气的消毒。

(3)二氧化氯(chlorine dioxide):以亚氯酸钠或氯酸钠为主要原料生产的制剂(商品态),通过物理化学反应能产生游离二氧化氯(应用态)为主要有效杀菌成分的一种消毒剂。二氧化氯消毒剂可用于环境和物体表面的消毒,食品加工器具、餐饮具、蔬菜和水果等的消毒,生活饮用水(包括二次供水)、游泳池水、医院污水、城市中水的消毒,非金属医疗器械等的消毒。

三、醇类消毒

醇类(alcohols)消毒剂是指用于消毒的醇类,主要有乙醇、异丙醇、苯甲醇、苯乙醇、溴硝丙二醇。

1. **作用机制**　醇类对微生物的作用主要是使微生物蛋白质变性、酶失活,从而干扰微生物代谢,致使微生物死亡。

2. **应用**　常用的有乙醇、异丙醇和正丙醇,醇类消毒剂渗透力较强,能迅速杀灭各种细菌繁殖体、结核杆菌和亲脂病毒,对亲水病毒和真菌孢子的杀灭效果较差,不能杀灭芽孢,常用于注射前皮肤消毒、外科洗手及器械浸泡消毒。60%~80%浓度的醇类消毒剂杀菌作用最强,这是因为醇使蛋白质变性过程中需要水。醇类在凝固蛋白质的同时,也保护了微生物,使醇溶液不能与微生物有效接触,因此,醇类消毒剂不宜用于血、粪便及污物的消毒。

乙醇主要用于手和皮肤的消毒,也可用于温度计、血压计等医疗器具、精密仪器的表面消毒,不宜用于空气消毒及医疗器械的浸泡消毒。

四、醛类消毒

醛类(aldehydes)消毒剂有甲醛、戊二醛和邻苯二甲醛。

1. **作用机制**　醛类对微生物的作用主要是凝固微生物的蛋白质,还原氨基酸,使蛋白质分子烷基化,达到杀灭微生物的目的。

邻苯二甲醛对细菌繁殖体杀灭机制:①邻苯二甲醛与细菌的胞壁或胞膜作用,形成牢固的交联结构,造成菌体内外物质交换功能障碍,阻碍细菌正常生理功能的进行,从而促进细菌死亡。②由于邻苯二甲醛是芳香醛,具有良好的脂溶性,更容易穿透脂质较多的结核分枝杆菌和革兰氏阴性菌的细胞膜,从而作用于菌体内部的靶位点,引起细胞死亡。

邻苯二甲醛对细菌芽孢的杀灭机制:①邻苯二甲醛破坏了芽孢对外界营养成分的感受,导致细胞营养摄食得不到信号,减弱了吡啶二羧酸的累积,影响芽孢外层的形成,降低了芽孢的抵抗力,从而杀灭芽孢。②邻苯二甲醛可损害芽孢内层膜的重要蛋白,导致芽孢死亡。

2. **应用**　包括甲醛、戊二醛和邻苯二甲醛的应用。

(1) 甲醛:可杀灭各种微生物,但有强烈的刺激性气味,对人体有毒性,特别是对眼睛和鼻黏膜有极强的刺激性。

(2) 戊二醛:戊二醛具有广谱、高效的杀菌作用,属灭菌剂,对金属的腐蚀性小,受有机物影响较小,适用于不耐热的医疗器械和精密仪器的消毒与灭菌,特别是各种内镜的消毒与灭菌。灭菌常选择2%的戊二醛浸泡10h,消毒则常用2%戊二醛或1%增效戊二醛浸泡10~20min。戊二醛对皮肤和黏膜有刺激性,对人有毒性,尤其是对眼睛有严重的伤害,因此,不能用于注射针头、手术缝合线及棉线类物品的消毒与灭菌,也不能用于室内物体表面的擦拭或喷雾消毒,更不能用于室内空气、手和皮肤黏膜的消毒。

(3) 邻苯二甲醛:邻苯二甲醛是一种高效醛类消毒剂,与戊二醛相比,不仅具有广谱、高效和低腐蚀的特点,还具有刺激小、使用浓度低的优点,主要应用价值在于其作为内镜消毒剂,增加了内镜消毒的安全性和有效性,被称为戊二醛的替代品。邻苯二甲醛对细菌繁殖体、真菌、分枝杆菌、病毒、芽孢、某些寄生虫都有很强的杀灭作用。

五、表面活性剂消毒

表面活性剂(surface-active agents)包括阳离子表面活性剂(cationic surfactants,or cationic surface-active agents)、阴离子表面活性剂(anionic surfactants,or anionic surface-active agents)

和非离子表面活性剂(non-ionic surfactants,or non-ionic surface-active agents)。这里重点介绍阳离子表面活性剂季铵盐类化合物。

季铵盐类化合物(quaternary ammonium compounds)为铵离子中的四个氢原子都被烃基取代而生成的化合物,通式为 R_4NX,其中四个烃基 R 可以相同,也可不同。X 多是卤素负离子(F^-、Cl^-、Br^-、I^-),也可是酸根(如 HSO_4^-、$RCOO^-$ 等)。季铵盐类化合物阳离子表面活性剂,包括单链季铵盐和双链季铵盐两类。如苯扎氯铵(洁尔灭)、苯扎溴铵(新洁尔灭)、十二烷基二甲基苯氧乙基溴化铵(度米芬)。

1. **作用机制**　季铵盐类对微生物的作用主要是:①吸附至微生物细胞表面,改变细胞膜的通透性,溶解损伤细胞使菌体破裂,使细胞内容物外流;②渗透进入微生物体内,使其中蛋白质变性后沉淀;③破坏酶系统,特别是脱氢酶类和氧化酶类,干扰微生物的代谢。

2. **应用**　季铵盐类消毒剂是以季铵盐类化合物为主要化学成分的消毒剂,有芳香气味。适用于环境与物体表面(包括纤维与织物)、食品加工设备与器皿、手、皮肤与黏膜的消毒,常用的有苯扎溴铵和苯扎氯胺。其对皮肤黏膜无刺激、毒性小、稳定性好,对消毒物品无危害,使用时,不得与肥皂或其他阴离子洗涤剂合用,不宜用于粪、尿、痰等排泄物的消毒。

六、胍类消毒

胍类(guanidine)消毒剂是指用于消毒的胍类或双胍类(biguanides)化合物,常用的有盐酸聚六亚甲基胍和氯己定。

1. **作用机制**　胍类对微生物的作用:①盐酸聚六亚甲基胍:盐酸聚六亚甲基胍(PHMB)的聚合物呈正电性,很容易吸附于呈负电性的各类细菌、病毒,从而抑制其分裂,同时聚合物形成薄膜,堵塞微生物的呼吸通道,使其迅速窒息死亡。②氯己定:迅速吸附于细菌细胞表面,破坏细胞膜,造成胞质成分变性渗漏,抑制细菌脱氢酶活性,高浓度时能凝聚胞质成分。

2. **应用**　用聚六亚甲基双胍配制使用浓度的消毒液适用于外科手消毒、卫生手消毒、皮肤黏膜消毒及物体表面的消毒,不适用于结核杆菌和细菌芽孢污染物品的消毒。

七、酚类消毒

酚类(phenols)消毒剂是指以酚类化合物为主要原料,以表面活性剂、乙醇或异丙醇为增溶剂,以乙醇或异丙醇或者水作为溶剂,不添加其他杀菌成分的消毒剂。常用的酚类消毒剂有苯酚、甲酚、二甲酚、对氯间二甲苯酚、三氯羟基二苯醚。

1. **作用机制**　酚类对微生物的作用:①作用于微生物的细胞壁和细胞膜,破坏其通透性,并渗入细胞,破坏细胞的基本结构,同时也可使菌体内容物溢出;②穿透和破坏细胞壁,作用于胞浆蛋白质,使其凝固和沉淀;③作用于微生物的酶,使其失去生物活性。

2. **应用**　以苯酚、甲酚为主要杀菌成分的消毒剂适用于物体表面和织物等的消毒;对氯间二甲苯酚为主要杀菌成分的消毒剂适用于手卫生、皮肤、黏膜、物体表面和织物等的消毒,其中黏膜消毒仅限于医疗机构诊疗处理前后使用;以三氯羟基二苯醚为主要杀菌成分的消毒剂适用于手卫生、皮肤、黏膜、物品表面和织物等消毒,其中黏膜消毒仅限于医疗机构诊疗处理前后使用。

八、气体消毒剂消毒

气体消毒剂(vapor-phase disinfectants)是指在使用时为气态的消毒剂。目前使用最多的是环氧乙烷、环氧丙烷、甲醛释放剂及臭氧。

1. 作用机制　包括常用气体消毒剂臭氧和环氧乙烷对微生物的作用。

（1）臭氧：①作用于细胞膜，增加其通透性，导致细胞内物质外流；②使细胞活动中必要的酶失去活性；③破坏微生物的遗传物质。

（2）环氧乙烷：能与微生物的蛋白质、DNA和RNA发生非特异性烷基化作用，从而杀灭微生物。

2. 应用　臭氧适用于无人状态下病房、口腔科等场所的空气消毒和物体表面的消毒。环氧乙烷适用于不耐高温和湿热的物品如电子仪器、光学仪器等诊疗器械的灭菌。

第五节　生物因子消毒机制

利用生物活体或生物的提取组分作用于目标微生物达到消毒目的因子，称为生物消毒因子，也称生物消毒剂（biological disinfectants）。用生物因子消毒的方法，称生物消毒法。

生物消毒因子包括植物来源抗微生物活性成分、动物来源抗微生物活性成分、微生物来源抗微生物活性成分和微生物活体。植物来源的抗微生物活性成分来源于植物提取物（plant extracts），主要有酚类化合物、醌类化合物、精油、萜类、黄酮类、生物碱、有机酸等，如天然植物精油、香薷油、小茴香精油、大蒜素等。动物来源的抗微生物活性成分来源于动物提取物（animal extracts），主要有脂类、苷类、多肽、多糖、氨基酸、甾体类等。用于消毒的动物提取物，主要有壳聚糖、生物碱等。微生物来源的抗微生物活性成分主要是微生物代谢的产物，主要有抗生素、细菌素、酶、质粒等。微生物活体主要有噬菌体、嗜热菌等。

一、酚类化合物消毒

自然界中酚类化合物（phenolic compound）大部分存在于植物体内，称其为内源性酚，其余称外源性酚。内源性酚类化合物大多具有特殊的芳香气味，均呈弱酸性，在外环境易被氧化。来源于植物的酚类化合物分为简单酚类化合物和多酚类化合物。

1. 作用机制　包括简单酚类化合物和多酚类化合物的抗微生物作用。

（1）简单酚类化合物的抗微生物作用：被氧化的酚化合物可能通过与巯基反应或通过与蛋白质的更多非特异性相互作用来抑制酶活性，从而达到对微生物的抑制作用。咖啡酸（3,4-二羟基肉桂酸）能干扰细胞膜的稳定性和金黄色葡萄球菌细胞的代谢活性，并且能够较大程度减少生物膜的形成，降低细菌黏附性，从而达到对金黄色葡萄球菌的抑制作用。

（2）多酚类化合物的抗微生物作用：首先，酚类化合物能够在细胞膜水平上发挥毒性作用。它们能改变膜功能并影响膜中蛋白质与脂质的比例并诱导钾离子外排，并且多酚处理后的细菌也发生了细胞壁的裂解。它们还能破坏膜的完整性，引起胞内物质的渗漏。其次，酚类化合物芳香环中羟基取代的位置和饱和侧链的长度是影响抗菌活性的因素之一，它们的高抗微生物活性还取决于结构中烷基或烯基的大小，拥有较大烷基或烯基的酚类化合物，具有更强的抗微生物活性。①单宁：对病毒逆转录酶有抑制作用，并且能通过与病毒包膜的相互作用而抑制病毒的吸收。单宁还能够直接影响微生物的代谢或消耗微生物生长所需的底物，尤其是必需矿物质如铁和锌，底物耗竭可严重限制细菌生长。②黄烷-3-醇：能灭活霍乱毒素并抑制细菌葡萄糖基转移酶。③儿茶素中的没食子儿茶素（EGCG）能够通过与病毒血凝素结合,来防止病毒颗粒附着于靶受体细胞,从而防制流感病毒的感染。

2. **应用**　已经广泛用于食品添加、环境消毒、农牧业育种与病虫害的防治。单宁具有广谱抗微生物作用。没食子儿茶素可防制流感。

二、醌类化合物消毒

醌类化合物(quinones)广泛存在于植物中,以蒽醌类、苯醌类和萘醌类化合物为主。中药中以蒽醌及其衍生物尤为重要。有醌类化合物的植物很多,如何首乌、虎杖、茜草、决明子、番泻叶、鼠李、芦荟、丹参、紫草等。

1. **作用机制**　醌类化合物的抗微生物作用:醌类化合物能够与微生物蛋白质中的亲核氨基酸发生不可逆地结合,导致蛋白质失活和功能丧失。醌类化合物作用于微生物细胞表面暴露的黏附素,细胞壁多肽和膜结合的酶。醌类化合物的生物作用模式主要依赖其结构,通过氧化还原循环作为生物分子、DNA 嵌入剂和活性氧物生成剂的共价修饰剂。例如,蒽环类醌如多柔比星,可以插入 DNA 中,还原活化后形成反应性甲基化物中间体,共价修饰生物分子,诱导 DNA 断裂并抑制 RNA 合成。

2. **应用**　已经广泛用于食品添加、环境消毒、农牧业育种与病虫害的防治。醌类化合物具有良好的广谱抗微生物功效,对细菌、真菌和病毒都具有良好的杀灭作用。

三、精油消毒

精油(essential oil)是从含有香脂腺的植物的花、叶、茎、根、树皮、树干或果实等中,通过水蒸气蒸馏、挤压、冷浸或溶剂提炼萃取的挥发性芳香物质。精油分为单方精油和复方精油。精油的挥发性很强。精油成分主要有萜类、醛类、苯丙烯和其他成分。

1. **作用机制**　精油的抗微生物作用:包括破坏细胞膜,抑制必需酶活性,螯合必需微量元素(如铁)等。①萜烯和萜类化合物的抑菌作用机制可能与亲脂性化合物对膜的破坏有关。甲基二萜类的亲水性能够显著降低它们的抗微生物活性,因此抑菌活性与其亲脂性有一定的关系。其机制可能涉及内膜破裂、与膜蛋白和细胞内靶点相互作用,从而导致膜电位发生改变、细胞内重要成分泄漏等。②醛类化合物能够直接引起细胞膜的脂质部分的损坏,导致膜的渗透性改变和细胞内物质的渗漏;醛类化合物导致膜受损还可能体现在细胞表面膜相关蛋白功能的改变。由于侧链较易发生加成和缩合反应,醛本身是一种非常活泼的化合物,易与亲核基团发生反应,如 K,L-不饱和醛易与巯基、氨基和羟基等基团发生反应。饱和醛,己醛和壬醛没有显著的抗菌活性,但一些 K,L-不饱和长链醛类具有广谱抗菌的特性。

2. **应用**　已经作为中草药、香料和防腐保存剂在医学、香料、化妆品等领域中广泛使用。①香薷油(volatile oil)的主要成分为香薷酮,抗菌谱广,用于预防流行性感冒。②大蒜素(allicin),学名二烯丙基硫代亚磺酸酯,是一种广谱抗菌药,具有消炎、降血压、降血脂等多种生物学功能。另外,大蒜素用于畜牧和水产养殖。

四、生物碱消毒

生物碱(alkaloids)是一类含氮的碱性有机化合物,主要存在于植物中,但有的动物也有。大多数生物碱有复杂的环状结构含氮化合物,有显著的生物活性,是中草药中重要的有效成分。已知的生物碱种类很多,在 10 000 种左右,按其基本结构,可分为 59 类,如有机胺类(麻黄碱)、吡咯烷类(千里光碱)、吡啶类(烟碱、槟榔碱)、异喹啉类(吗啡)、吲哚类(利血平)、莨菪烷类(阿托品、东莨菪碱)、咪唑类、喹唑酮类、嘌呤类(咖啡碱、茶碱)、甾体类(茄碱)、二萜类(乌头碱)等。

1. 消毒机制　生物碱的抗微生物作用:生物碱能够通过抑制酶的活性从而抑制核酸合成。生物碱类可以通过干扰细菌毒力基因的调控,抑制外毒素如霍乱毒素和大肠杆菌热稳定肠毒素介导的效应来达到对细菌的有效抑制;此外,生物碱能够抑制生物膜的形成,从而直接抑制细菌的生长;生物碱也能够通过抑制分选酶(连接基质蛋白与细胞壁的酶)或黏附素达到间接抗菌的功效。

2. 应用　从新西兰海洋苔藓虫中分离得到新的生物碱 pterocellins A,该生物碱分子为杂环骨架结构,具有强大的体外抗肿瘤和抗微生物活性。

五、多糖消毒

多糖(polysaccharide)是由至少要超过 10 个的单糖通过糖苷键(α-1,4-、β-1,4-和 α-1,6-苷键)结合组成的聚合糖,可用通式($C_6H_{10}O_5$)$_n$ 表示。多糖在自然界分布极广,有的是动植物细胞壁的成分,如肽聚糖和纤维素;有的是动植物储藏的养分,如糖原和淀粉;有的具有特殊的生物活性,如人体中的肝素有抗凝血作用,肺炎球菌细胞壁中的多糖有抗原作用。多糖的结构单位是单糖,多糖相对分子质量从几万到几千万。多糖不溶于水,无甜味,不形成结晶,无还原性和变旋现象。多糖是糖苷,可以水解。多糖分为均一性多糖(由一种单糖分子缩合而成)和不均一性多糖(不同单糖分子缩合而成)。自然界中最丰富的均一性多糖有淀粉、糖原、纤维素、几丁质(壳聚糖)、菊糖和琼脂等,由葡萄糖组成,不均一性多糖中由含糖胺的重复双糖系列组成,称为糖胺聚糖(glycosaminoglycans,GAGs),又称糖胺多糖、氨基多糖、黏多糖(mucopoly saccharides),有透明质酸、硫酸软骨素、硫酸皮肤素、硫酸用层酸和肝素等。

1. 作用机制　多糖的抗微生物作用:多糖抗 HIV 病毒机制是抑制病毒对细胞的吸附,这可能是由于多糖大分子机械性或化学性地结合到 HIV 的壳膜蛋白 Gp120 分子上,遮盖了病毒与细胞的结合位点,从而竞争性地封锁了病毒感染细胞。壳聚糖的抑菌机制可能是影响细胞膜的通透性。

2. 应用　有研究者从茶叶中得到一种含有鞣酸的单糖或多糖类成分,既可抑制病毒的致病作用,也可抑制病毒的传播。美洲山核桃中提取出一种抗氧化酸性多糖,不仅能抑制HIV 等逆转录酶病毒的复制,而且能起到免疫调节作用。壳聚糖是海洋甲壳类动物外骨骼的主要成分,对多种细菌、真菌具有广谱抗菌的功能。壳聚糖对金黄色葡萄球菌的抑菌作用最强。

六、多肽消毒

多肽(polypeptide)是 α-氨基酸以肽键连接在一起而形成的化合物,它也是蛋白质水解的中间产物。由两个氨基酸分子脱水缩合而成的化合物叫做二肽,同理类推还有三肽、四肽、五肽等。通常由 10~100 氨基酸分子脱水缩合而成的化合物叫多肽,分子量低于10 000Da,能透过半透膜。也有把 2~10 个氨基酸组成的肽称为寡肽(小分子肽),10~50 个氨基酸组成的肽称为多肽,50 个以上的氨基酸组成的肽称为蛋白质。具有抗菌作用的肽称为抗菌肽(antimicrobial peptide)。

1. **作用机制** 抗菌肽是生物体经诱导产生的小分子多肽。目前已知的是多数抗菌肽都具有一个相同结构:两性表面结构,一端疏水性和一端表面带正电荷。大部分抗菌肽通过此两性表面结构结合细胞生物膜,细胞膜是其主要作用靶点,其疏水端插入细菌的细胞膜中,通过肽-膜脂作用在膜上形成孔道,造成细胞膜结构破坏,导致细胞内外渗透压改变,细胞内容物,尤其是钾离子大量渗漏出,从而使细菌死亡。大多数抗菌肽都有类似的靶标,即细菌磷脂膜。它们在细菌膜上累积达到阈浓度,然后影响膜渗透或分解。渗透途径的结构可以针对不同的肽而变化,其中包括通道聚集体,环形孔或形成离子通道。同时,抗菌肽还能够竞争性抑制微生物蛋白质与宿主多糖受体的黏附,从而达到抗微生物的作用。比如天蚕素类抗菌肽作用于细胞膜,在膜上形成跨膜的离子通道,破坏膜的完整性,造成细胞内容物泄漏,从而杀死细胞。在一定条件下,抗菌肽疏水性越大,抗菌活力就越强。部分抗菌肽可直接作用于细胞内的靶点,通过影响核酸、蛋白质、线粒体、细胞壁等合成,阻碍细胞分裂,抑制胞内酶活性等发挥抗菌作用。目前发现的抗菌肽抗病毒的机制主要是抗菌肽与包膜结合、阻遏基因表达、影响病毒增殖等方式杀灭病毒。

2. **应用** 抗微生物谱广。物体内、具有抵抗外界微生物侵害、消除体内突变细胞的一类小分子物质,具有广谱抗菌性,尤其对耐药菌株有明显的杀灭作用,主要包括蛙皮素、抗菌肽 MUC712 等。大部分的抗菌肽具有耐强碱性、热稳定性及抗菌谱广的特点,其应用范围广,涉及食品防腐、饲料加工、医院消毒等方面。乳酸链球菌素(nisin)是 FDA 批准用于食品防腐剂的第一个抗菌肽,由乳酸链球菌产生,其抗菌谱比较窄,只能杀死或抑制革兰氏阳性菌,对革兰氏阴性菌、酵母无作用。海蚕新型抗菌肽(Perinerin)是一种分离自亚洲海蚕双齿围沙蚕(perinereis aibuhitensis)的结构新颖的抗菌肽,其对细菌均表现出强大的抑制作用,尤其对临床常见的耐药性绿脓杆菌更有明显的抑菌作用。

七、酶消毒

酶(enzyme)是由活细胞产生的、对其底物具有高度特异性和高度催化效能的蛋白质或 RNA。若酶分子变性或亚基解聚均可导致酶活性丧失。酶属生物大分子,分子质量至少在 10 000 以上,大的可达 1 000 000 万。酶是极为重要的生物催化剂(biocatalyst),生物体内的化学反应由于其作用,在极为温和的条件下也能高效和特异地进行。酶的化学本质是蛋白质或 RNA,具有一级、二级、三级,乃至四级结构。按其分子组成的不同,可分为单纯酶和结合酶。仅含有蛋白质的称为单纯酶。酶蛋白和辅助因子称为结合酶。用具有消毒作用的生物酶进行的消毒,称为生物酶消毒。具有体外杀菌作用的生物酶(enzyme)称为酶消毒剂,主要有溶葡萄球菌酶、溶菌酶等。

1. **作用机制** 生物酶具有高效专一的特点。酶通过水解作用,裂解细菌细胞的特定结构,使胞内物质外渗,细胞破裂,从而起到杀灭或抑菌作用。酶的杀菌作用常是酶群复合作用的结果。作用于细胞壁的酶:作用于双糖单位的 N-乙酰葡萄糖胺酶和 N-乙酰胞壁酸酰胺酶;作用于肽聚糖短肽链的转肽酶、内肽酶和羧肽酶。

(1) 溶葡萄球菌酶(lysostaphin):溶葡萄球菌酶可特异性水解细菌胞壁肽聚糖交联结构 Gly 五肽桥联,而 Gly 五肽桥联结构主要存在于葡萄球菌细胞壁。酶使细菌的细胞壁溶解,从而导致细菌死亡。

(2) 溶菌酶(lysozyme):又称细胞壁溶解酶、N-乙酰胞壁质聚糖水解酶,是一种蛋白酶,它通过水解细胞壁和外膜层中肽聚糖的糖苷键和酰胺键,破坏细菌的细胞壁结构,从而使细菌的细胞壁溶解导致细菌死亡。细菌细胞壁溶解酶分三类:N-乙酰胞壁酸酰胺酶作用于 N-乙酰胞壁酸和 N-乙酰葡萄糖胺之间的 β-1,4 糖苷键;内肽酶作用于肽键使其断裂;N-乙酰胞壁酰-L-丙氨酸酰胺酶水解聚糖和肽之间的酰胺键。

（3）几丁质酶:许多细菌具有几丁质酶,水解真菌细胞壁中几丁质的糖苷键而起到抑制或杀灭作用。

（4）核酶(RNA enzyme,ribozyme):是一段具有酶活性的 RNA,具有高特异性和安全无毒的特点。已发现有的核酶可有效抑制 HIV-1 的复制,有的可有效抑制乙肝病毒的复制。

2. 应用　由于酶作用具有专一性,杀菌谱单一。因此,酶作为生物消毒杀菌制剂,必须通过酶群中几种酶协同作用。目前研究比较多的是复合溶菌酶,现在已广泛应用于皮肤、黏膜、烧伤、口腔、鼻咽部位的消毒,以及畜牧业、食品工业的消毒。来源于球孢链霉菌（ATCC21553）的变溶菌素(mutanolysin)能溶解链球菌、炭疽杆菌、土拉杆菌和鼠疫杆菌等。将变溶菌素与溶菌酶联合使用,对革兰氏阳性细菌的消毒效果很好,对革兰氏阴性细菌也有一定作用。

八、噬菌体消毒

噬菌体(bacteriophage)是一类能感染细菌、放线菌、真菌、螺旋体(spirochetes)等微生物的病毒。在消毒学中,研究的主要有 Tb、f2、MS2 噬菌体等。用噬菌体进行的消毒,称为噬菌体消毒。

1. 作用机制　噬菌体可以专一感染某种细菌,其产生的裂解酶(lytic enzyme)可以高度专一地裂解细菌。裂解酶含有结构相同的氨基端,具有裂解细胞壁肽聚糖的活性,其羧基端可以特异性地结合到细菌细胞壁的糖决定簇上。

2. 应用　由于噬菌体的高度特异性,对机体和环境无毒、无刺激,有望开发为新型的生物消毒剂,从而应用于大规模的水体、土壤、物体表面消毒净化、食品和加工食品的消毒处理,有利于传染病的控制。但目前,因各种因素限制,相关研究仍处于初级阶段。

小　结

本章简要介绍了消毒因子作用机制,主要内容有消毒动力学、目标微生物的作用靶点、物理因子消毒机制、化学因子消毒机制和生物因子消毒机制 5 个部分。消毒动力学部分包括消毒动力学定义、消毒动力学方程和杀灭曲线。目标微生物的作用靶点部分内容涵盖细菌、细菌芽孢、真菌、病毒和原虫受消毒因子作用的靶点。物理因子消毒机制部分主要有热力消毒、紫外线照射消毒、电离辐射消毒、过滤消毒、超声波消毒、微波消毒和等离子体消毒的消毒机制和应用。化学因子消毒机制部分涉及卤素和卤素化合物消毒、过氧化物消毒、醇类消毒、醛类消毒、表面活性剂消毒、胍类消毒、酚类消毒和气体消毒剂消毒的消毒机制和应用。生物因子消毒机制部分主要为酚类化合物、醌类化合物、精油、生物碱、多糖、多肽、酶和噬菌体消毒的消毒机制和应用。

思考题

1. 简述消毒机制定义。

2. 简述消毒动力学定义。如何计算杀灭对数值/灭活对数值？杀灭曲线有哪些类型？

3. 简述细菌受消毒因子作用的靶点。

4. 简述细菌芽孢受消毒因子作用的靶点。

5. 简述真菌受消毒因子作用的靶点。

6. 简述病毒受消毒因子作用的靶点。

7. 简述原虫受消毒因子作用的靶点。

8. 简述不同物理因子的消毒机制。

9. 简述不同化学因子的消毒机制。

10. 简述不同生物因子的消毒机制。

（陈昭斌　编　　张朝武　审）

第四章

物理消毒因子

物理消毒因子是指用于消毒灭菌的物理因素。物理消毒因子应用很广,种类很多,主要有热力、过滤、紫外线、超声波、微波、电离辐射和等离子体等。

第一节 热　　力

热力消毒是应用最早、效果最可靠、使用最广泛的消毒和灭菌方法。热可以杀灭一切微生物,包括细菌繁殖体、真菌、原虫、藻类甚至抵抗力更强的细菌芽孢。根据消毒灭菌方式的不同,热力消毒可分为干热消毒灭菌法和湿热消毒灭菌法。

一、干热

干热消毒灭菌法指在干燥环境(如火焰或干热空气)进行消毒或灭菌的技术,常用的消毒灭菌方式有干热空气消毒灭菌法(或干烤消毒灭菌法)和火焰消毒灭菌法。干热空气消毒灭菌法是用高温干热空气直接对物品进行消毒灭菌的技术,火焰消毒灭菌法是指用火焰直接烧灼的消毒灭菌技术,又可分为灼烧和焚烧两种方式。

(一)产生方法

干热空气消毒灭菌一般采用烤箱来实现,主要包括重力对流型烤箱、机械对流型烤箱、金属传导型烤箱和电热真空型烤箱等四大类,常采用普通电阻丝、卤素电热管、红外及远红外线、碘钨灯等热源获得局部高温。火焰消毒灭菌的火焰主要来自可燃物燃烧,也可由消毒物品自身在助燃剂的作用下燃烧产生。

(二)消毒方法

1. **焚烧法**　焚烧指将污染物品用火焰烧毁,将其变为无害的灰烬,是一种最彻底的消毒灭菌处理方式。焚烧需要在焚烧炉内进行,常用天然气、柴油等助燃剂使燃烧充分。焚化炉一般设一级和二级燃烧室,一级燃烧室的温度约800℃,二级燃烧室温度更高,可达1 100℃。焚烧消毒措施主要用于能够被燃烧的各种非回收废物品和感染性生物尸体的消毒灭菌,是目前医院临床生物性污染废物的主要处理方式,如手术或包扎残余物、生物培养物、动物实验残余物、化学检验残余物及传染性废物等。

2. **烧灼法**　烧灼是直接用火焰加热物品以达到消毒或灭菌的要求。可通过控制火焰的温度和烧灼时间达到消毒灭菌目标,而不损坏被处理物品,如将刀具等金属物品于火焰上烧灼消毒后用于急救处理,微生物实验室接种环等器材的灭菌。烧灼适用于金属、陶瓷、玻璃等不可燃物的消毒灭菌。火焰消毒灭菌法具有处理迅速、效果可靠、操作简便等优点,适合于耐火焰材料物品或非回收废弃物的消毒与灭菌。

3. 干烤法　将待消毒的物品放入特制的烤箱中,依靠热空气对物品加热升温,最终达到消毒或灭菌的目的。干热空气消毒灭菌法适用于在高温下不损坏、不变质、不蒸发物品的消毒或灭菌,如玻璃制品、金属制品、陶瓷制品,以及不允许湿热气体穿透的油脂(如油性软膏、注射用油等)和耐高温的粉末化学药品等,不适合橡胶、塑料及大部分药品的消毒灭菌。常用干热空气灭菌温度为160~180℃,灭菌时间为30~120min。

4. 红外线照射法　红外线是一种光波(电磁波),波长0.77~1 000μm,有良好的热效应,特别是在1~1 000μm波段。物体吸收红外线可直接转化为热能,不需要经空气传导,加热速度快。红外线照射消毒和灭菌处理通常在特制的红外烤箱中实施。

(三)注意事项

1. 一定要确认待消毒或灭菌的物品是否适宜拟采用的干热消毒灭菌方式,以免产生损坏。

2. 待消毒灭菌的物品于干热作用前应洗净,以防附着在表面的污物碳化。

3. 玻璃器皿在干烤前应洗净并完全干燥,灭菌时勿与烤箱底、壁直接接触,灭菌后温度降到40℃以下再开箱,以防止炸裂。

4. 物品包装不能过大,安放的物品不能超过烤箱高度的2/3,物品间应留有空隙,粉剂和油脂厚度不得超过1.3cm。

5. 温度高于170℃时,有机物会碳化。故有机物品灭菌时,温度不可过高。

二、湿热

湿热消毒灭菌方法是指用饱和水蒸气、热水或流通蒸汽进行灭菌的方法。由于蒸汽潜热大,穿透力强,容易使微生物蛋白质变性或凝固,导致微生物的死亡。湿热灭菌效率比干热灭菌法高,效果可靠,能够杀灭各种微生物,适用于一切耐高温高湿物品的消毒灭菌,广泛应用于日常生活、医药、科研和食品生产等领域。湿热消毒灭菌方法包括煮沸消毒法、流通蒸汽法、巴氏消毒法、间歇灭菌法、压力蒸汽灭菌法等,可根据消毒或灭菌的目标和环境方便地选择使用。

1. 煮沸消毒法　将物品浸入水中加热煮沸,依靠水的对流传导热力进行消毒。煮沸消毒的杀菌能力比较强,一般水沸腾以后,水温达到100℃,再煮5~15min,即可杀死几乎所有细菌繁殖体、真菌、立克次体、螺旋体、病毒和大部分芽孢。由于水的沸点受气压影响明显,随着海拔高度的增加,大气压力降低,水的沸点也随之下降,即水达到沸腾后水温并不能达到100℃,需要适当延长煮沸时间以达到微生物杀灭效果。

2. 流通蒸汽消毒法　流通蒸汽指未加压的蒸汽,温度与水的沸点相同或略高。目前广泛应用于家庭、食堂、餐馆的餐饮具消毒,或食品工厂原料输送管道和大容器的消毒。流通蒸汽具有较强的杀菌作用,与煮沸消毒相比,流通蒸汽虽然与水温一致,但蒸汽可以释放大量的潜热,使消毒物品的温度迅速升高。1g水由0℃加热至100℃,需热量100cal,而1g温度为100℃的沸水再加热变成水蒸汽,则需要热量539cal。大量的热都储藏在水蒸汽中,一旦遇到冷的物品即凝结成水并放出潜热,同时由于水蒸汽体积突然缩小1 000多倍,在局部产生负压,又可使蒸汽不断进入消毒物品深部,加速了蒸汽对有孔物品的穿透,使物品的深部也能达到消毒温度,从而产生更好的消毒效果。

3. 巴氏消毒法 即巴斯德消毒法,由路易斯·巴斯德(Louis Pasteur)建立的一种用较低温度加热消毒的方法,即在62.8~65.6℃下作用30min,或者72℃作用15s以上进行消毒处理。至今,国内外仍广泛应用于牛奶、啤酒、果酒和部分发酵食品等不宜进行高温灭菌的液态风味食品的低温消毒。此法优点是以较低的温度杀灭牛奶等食品中的大肠杆菌、布氏杆菌、沙门氏菌、牛结核杆菌和溶血性链球菌等主要污染微生物,又能尽量保证其中温度敏感性维生素和营养元素不被破坏,也会尽量保持此类食品的自然风味。

4. 压力蒸汽灭菌法(autoclaving) 以较高的压力提高蒸汽的温度和穿透力,从而增加杀菌能力和速度,可达到灭菌效果。压力蒸汽灭菌是目前使用最普遍,效果最可靠的一种灭菌方法,适用于耐湿、耐热的器械、器具和物品的灭菌。根据压力蒸汽灭菌器中冷空气排出方法不同,可分为下排汽式压力蒸汽灭菌器、预真空压力蒸汽灭菌器和脉动真空压力蒸汽灭菌器。

(1)下排汽式压力蒸汽灭菌器:利用重力置换原理,使热蒸汽在灭菌器中从上而下,将冷空气由下排气孔排出,排出的冷空气由饱和高温蒸汽取代,并利用其达到消毒灭菌的效果。下排汽式压力蒸汽灭菌器是最经典、应用最多的压力蒸汽灭菌工具,常见有手提式、立式和卧式三种样式。

(2)预真空压力蒸汽灭菌器:利用机械抽真空的方法将灭菌器内冷空气彻底抽除,同时能够将待灭菌物品内部的冷空气抽出,灭菌腔内形成负压,高压蒸汽迅速充满灭菌腔,穿透到物品内部进行灭菌。灭菌温度一般≥132℃,灭菌时间一般为4min。灭菌结束后,通过抽真空方式彻底排出蒸汽,使灭菌物品迅速干燥。较一般压力蒸汽灭菌器,预真空压力蒸汽灭菌器具有灭菌速度快,灭菌效果好等优点,而且能够快速干燥灭菌物品,因而得到广泛应用。

(3)脉动真空压力蒸汽灭菌器:脉动真空压力蒸汽灭菌器本质上就是预真空压力蒸汽灭菌器。为了保证灭菌效果,特别是用于难杀灭微生物污染的物品和热穿透力较低的物品的灭菌时,采用多次抽真空和多次通入高压蒸汽的方式实现彻底灭菌。脉动真空压力蒸汽灭菌器一般实现程序化自动抽真空和通蒸汽,并最终实现自动干燥和降温过程,兼具灭菌效果好,灭菌时间短,自动化程度高等优点。

5. 低温蒸汽消毒法 在低于大气压力情况下通入饱和蒸汽,根据蒸汽临界值要求,使温度维持在73~80℃,从而达到对物品进行消毒的目的。

6. 间歇灭菌法 即丁达尔灭菌法(Tyndallization),由英国人丁达尔(Tyndall)发明,利用间歇加热的方式,将复苏的细菌芽孢分批杀灭。80~100℃,30~60min,连续灭菌3日,可将污染微生物全部杀灭。即第1天消毒30min,可杀灭繁殖体;在37℃孵育1天后,使细菌芽孢发芽,第2天再消毒30min,将其杀灭;再孵育1天,残留芽孢发芽后,第3天再消毒,将其杀灭。这种方法适用于一些怕高热的含糖、血清、牛奶等培养基的灭菌。

第二节 过 滤 介 质

过滤消毒是将欲消毒处理的悬浮介质,如气体、液体等,通过过滤介质(过滤器材),去除气体或液体中的微生物。根据对微生物的阻留率可将滤材分为粗效、中效、高效和超高效四级(表4-2-1)。过滤除菌与普通消毒灭菌的概念不同,其目标是移除介质中微生物,一般不会将微生物杀死,仅限于可流动的气体和液体的处理,对固体物品无处理能力。

表 4-2-1 各种滤材分级及滤效

滤材等级	微生物阻留率/%	滤材等级	微生物阻留率/%
粗效滤材	10~60	高效滤材	90~99
中效滤材	60~90	超高效滤材	>99.9

一、空气过滤除菌

空气过滤器使用的许多细孔纤维或海绵状物质是由各种动物、植物、矿物、塑料等纤维制成。粗效滤材的纤维直径一般在 100μm 以上,可用作预过滤,有时涂上黏性物质可增加黏留的效果。中效滤材适用于通风量大,对滤效要求不太高的场所。高效滤材多用于通风量较小,滤效要求较高的场所。超高效滤材的纤维直径在 1~5μm,其制成滤器的滤效要求达到对 0.3μm 粒子的捕获率在 99.9% 以上,其捕获的最小颗粒可达 0.01μm。影响空气过滤除菌效果的因素:滤材的性质和纤维的粗细、滤器的面积、风量和风速、压力以及气流的方向。

空气过滤除菌具备同时除去空气中的微生物和尘埃粒子的作用,是制备洁净室的优选方法。由于不产生新的有害副产物,特别适用于有人存在条件下的洁净环境制备。经过空气过滤净化所创造的洁净室环境,在工业领域广泛用于电子工业中半导体元件和集成电路的生产,以及轴承、手表、精密光学元件等机械工业的制造。在医疗卫生领域,绝大多数医院手术室和免疫缺陷类疾病治疗病房都是经过空气净化的高洁净室。大量的食品和药品生产企业中,某个或某些区域常需要在洁净环境中进行,以保障产品的质量安全。

目前国际标准《洁净室及相关控制环境》(ISO14644-1)对空气洁净度等级划分和相应空气悬浮微粒数量进行了规范。出于历史因素和理解应用方便,世界各国又分别制定有自己的标准,但绝大多数都与国际标准有所对应。我国《药品生产质量管理规范》《洁净厂房设计规范》《医药工业洁净厂房设计规范》《食品工业洁净用房建筑技术规范》等分别在不同应用领域提出了相应的标准要求。长期以来,我国参考美国 1963 年制定的空气洁净度划分方式,即以单位体积(1 立方英尺或升)空气中所含 0.5μm 以上(包含 0.5μm)和 5.0μm(包含 5.0μm)的粒子最大允许数划分为 100 级、10 000 级和 100 000 级的等级划分方式已经逐步被取代。

二、液体过滤除菌

液体过滤除菌通过网截阻留(又称为毛细管阻留)、筛孔阻留和静电吸附实现。事实上,各类液体滤器的除菌原理不是单一的,而是以某一种原理为主的综合作用。例如,素陶瓷滤器、硅藻土滤器以网截阻留为主;石棉纤维滤器以网截阻留和静电吸附相结合的阻留方式;纤维素酯滤膜以筛孔阻留为主。

液体过滤除菌效能主要受滤器孔径大小、过滤压力、滤床的朝向、滤板与支架的密封程度、溶液与滤器的酸碱度以及液体的浑浊度等因素的影响。

液体过滤主要应用在生物及医药领域,如生物和制药工业中的原料用水,一般都需要经过严格的过滤方能使用,特别是在非耐热液体无菌药品、生物制品血浆和血清的生产中,液体过滤是其中的关键环节;食品工业领域,如饮用纯净水、矿泉水、果汁的生产中,过滤作为最终消毒处理工艺;消毒学检验领域,如消毒实验中,当部分消毒剂没有合适的中和剂时,一般通过过滤的方式,将残留的消毒剂通过滤膜除去;其他领域,如实验室用超纯水,电子、微电子、半导体工业用高纯水必须经过严格的过滤。

第三节　紫　外　线

紫外光是指电磁波谱中波长从 100nm 到 400nm 一段辐射的总称,即可见光紫端到 X 射线间的辐射,并与 X 射线的长波波长有部分重叠。紫外光可进一步被划分为 A 射线、B 射线和 C 射线(简称 UVA、UVB 和 UVC),波长范围分别为 400~315nm,315~280nm,280~100nm。在消毒领域,主要使用 C 波段 280~200nm 波长范围的紫外线,而杀菌力最强的波段为 280~250nm 波段,通常紫外线杀菌灯采用的波长为 253.7nm。

紫外线消毒作为一种物理消毒技术,具有杀菌谱广、使用方便、成本低、二次污染少、运行安全可靠等众多优点。自 1877 年 Downes 和 Blunt 报导紫外线对枯草芽孢杆菌具有杀灭作用以来,紫外线的消毒应用就逐步被引起重视和得到推广。特别是到 20 世纪 60 年代,随着电子工业的发展,高效率和长寿命的紫外灯管成熟应用,推动紫外线消毒技术在各个领域的应用取得了飞速的发展。

一、紫外线消毒灯

日常应用的紫外线发生来源主要为汞灯类紫外灯管,是在石英灯管内注入汞蒸汽,通过在汞蒸汽中放电即可产生 200~300nm 范围内的紫外线。汞灯又可分为低压汞灯、低压高输出汞灯和中压汞灯,其中以低压汞灯在实际应用中最为广泛。低压汞灯所产生的紫外线中95% 为 253.7nm,还可产生部分 184.9nm 波长的紫外线。

根据制造工艺不同,低压汞灯可分为直管式紫外线杀菌灯和 H 型热阴极低压汞紫外线杀菌灯。前者与常见日光灯管类似,应用最为普遍。其辐射强度在 $100\mu W/cm^2$ 以上(1m处),国家标准要求不得低于 $70\mu W/cm^2$,使用寿命一般不低于 3 000h,功率 15W 或 30W。后者为一种高强度紫外线杀菌灯,30W 灯管辐射强度可达 $200W/cm^2$(1m 处)。

因普通汞灯同时可发射出 184.9nm 波长紫外线,能够激发空气中的氧气形成臭氧,称为高臭氧紫外线灯。汞灯产生的臭氧与紫外线可以产生协同杀菌作用,提高消毒效果,如在一些以强力杀菌为目的的紫外线消毒柜中,臭氧也是重要的杀菌因子,多使用高臭氧紫外线灯。由于臭氧在紫外灯断电后不能在短时间内消除,容易对人体产生损害,限制了其应用范围。通过在石英玻璃中添加 0.01%~0.05% 的氧化钛或氧化铝等物质,能够阻挡低于 200nm 紫外线的输出,仅让 253.7nm 紫外线透射出来,则称为低臭氧紫外线灯。目前,工厂或医疗单位广泛使用的主要为低臭氧紫外线灯。

二、紫外线消毒应用

1. **空气消毒**　在食品生产、制药工业、医疗病房的洁净区域,学校和人群聚集公共场所等,常用紫外线消毒方式来控制环境中微生物,特别是控制传染性微生物的危害。应用于空气消毒时,一般应选用高强度的紫外线消毒灯,宜采用悬吊的方式来充分发挥灯管发出的所有紫外线的杀菌能力。

2. **表面消毒** 当紫外灯用于工作台面、实验台面、工作服等常规物品表面消毒时,多将紫外灯悬挂于台面上方1m处,将待消毒物品放在台面上,消毒30min左右。如对个别物品局部表面进行消毒,宜选用高强度紫外灯管直接近距离照射待消毒区域,可更好地保证消毒效果。

3. **水处理应用** 常用的氯及其他化学方式在处理生活饮用水时会产生三卤甲烷、卤乙酸等消毒副产物。采用紫外线进行消毒,只要强度和照射时间足够,紫外线可以杀死水中的细菌、病毒甚至寄生虫。但实际应用中,紫外线对水中微生物的杀菌效果很容易受到水的浊度、流速、水层厚度、紫外灯管污物黏附和照射强度衰减等因素的影响,使杀菌效果大打折扣,需要予以重视。

紫外线消毒灯在应用中需要注意电压、照射距离、温度、相对湿度、照射时间、有机物或其他污渍和微生物种类和数量。

第四节 超 声 波

超声波是一种特殊的声波,也是由振动在弹性媒质中传播形成的。但其声振频率超过了正常人听觉的最高限额即20kHz以上,所以人听不到超声波。超声波具有声波的一切特性,它可以在固体、液体和气体中传播。超声波在介质中的传播速度除了与温度、压强以及媒介的密度等因素有关外,还与声源的震动频率有关。在媒介中传播时,其强度随传播距离的增长而减弱。

超声波消毒技术是随着人们为了克服传统高温消毒或化学消毒剂的弱点而逐渐发展起来的。研究表明,某些细菌如大肠杆菌、巨大芽孢杆菌、铜绿假单胞杆菌等可被超声波完全破坏,超声波还可使烟草花叶病毒、脊髓灰质炎病毒、狂犬病毒、流行性乙型脑炎病毒和天花病毒等失去活性,但对葡萄球菌、链球菌等的效力较小。

一、超声波发生器

超声波主要由超声波发生器产生,常用的发生器有三种,即机械性超声波发生器、磁致伸缩式超声波发生器和压电式超声波发生器。

二、超声波消毒应用

超声波本身虽然具有一定的微生物杀灭能力,但其杀菌能力不足,单独进行消毒杀菌的实际应用有限。因其具有使用简便、绿色环保、安全性高等优点,超声波消毒方式得到持续的研究和开发,特别是超声与其他消毒方法的协同消毒作用备受关注,得到了越来越多的应用。

研究表明,超声波与紫外线、热力等物理杀菌因子以及戊二醛、过氧化氢、环氧乙烷和臭氧等化学消毒剂都具有良好的协同作用,杀菌效果优于单独采用超声波或其他消毒方式,并可大大降低其他消毒方式的作用剂量。其主要原因可能有:一是超声波快速而连续性的压缩与松弛作用,使被消毒基质中的大颗粒分散为小颗粒,或使覆盖在微生物表面的杂质脱离,为其他物理或化学消毒因子消除了外层屏障,加速了消毒因子对微生物的作用过程;二是超声波本身所产生空化作用和机械效应等使微生物本身结构受到冲击和损伤,导致微生物对外界因素的抵抗力下降,进一步提升了消毒因子杀灭效果;三是超声波作用于臭氧、过氧化氢等所产生的化学效应,可形成氧化性更强的自由基,增强杀菌能力。

第五节　微　　波

微波是一种频率主要介于 300MHz～300GHz,波长范围介于 1mm～1.33m 间的电磁波。在电磁波谱中,微波介于无线电波和红外线之间,其低频端与无线电波的"超短波"波段相邻。因其波长与普通无线电波相比更加微小,故称为微波。由于这种电磁波的频率非常高,又被称为超高频电磁波。电磁波的震荡频率越高,其波长越短。按照其波长范围,一般将微波划分为三个波段,即分米波、厘米波和毫米波,也可将部分波段界定为亚毫米波,如表 4-5-1 所示。

表 4-5-1　微波的波段划分

波段名称	波长范围	频率范围
分米波	1m～10cm	300～3KMHz
厘米波	10～1cm	3KMHz～30KMHz
毫米波	1cm～1mm	30～300KMHz
亚毫米波	1～0.01mm	300KMHz～30GHz

微波的基本性质通常呈现为穿透、反射、吸收。对于玻璃、塑料和瓷器,微波几乎是全部穿透而不被吸收。生物体、水和含水材料对微波具有良好吸收性能并可产生热能转换。而对金属类材料,微波则会全部反射,不吸收也不能穿透。正是利用这种特性,微波在食品加工领域首先得到广泛应用,并逐步用于消毒、检测及其他领域中。在消毒领域中,微波具有作用快速、杀菌谱广、无毒无残留、不污染环境等优点。利用微波对不同材料的选择性作用,对有损耗介质材料可直接进行消毒,对无损耗介质可借助有损耗介质进行消毒,还可以用可透过微波而又无损耗的介质作为灭菌包装,应用非常方便。

一、微波消毒器

目前,消毒灭菌用微波一般通过驻波场谐振腔加热器产生,主要由磁控管、波导、腔体、反射板和混匀器等部件组成。以此为基础,根据应用需要而研制生产的还有各种类型的专用消毒设备,如微波牙钻消毒器、微波快速灭菌器等。近年发展起来的微波诱导等离子体消毒技术以及与消毒剂协同灭菌的技术,使得微波消毒的应用范围和消毒效果进一步提升。

二、微波消毒的应用

微波消毒方式具有操作方便、消毒速度快、加热均匀、穿透力强、对物品损害小和效果比较稳定等优点,其应用越来越广泛。实际生产中,用来对物品进行干燥和消毒处理的微波一般采用 915MHz 和 2 450MHz 两个专用频率。

目前,微波消毒技术在医疗护理器材的消毒与灭菌、食品与餐具的消毒、衣服与纸张消毒以及废弃物消毒等方面已得到较为成熟的应用,并展现出比其他消毒方式更显著的优点。

如在医院中,使用频率为 2 450MHz 的箱式微波炉,适用于对小型和小批量物品的紧急消毒处理;在食品工业中,微波消毒解决了鲜豆腐加热保鲜易渗水收缩的难题,盒装内酯豆腐在经微波消毒后,色泽和口感均保持不变,使盒装豆腐在盛夏也可以连续供应市场;利用微波能穿透衣服等纤维而没有损伤的特点,可以对衣服及检验单中的微生物进行消毒处理,能够有效杀死其中的大肠埃希菌、金黄色葡萄球菌、铜绿假单胞菌等;在美国、欧洲、加拿大等发达国家,微波消毒技术用来处理医疗垃圾的应用越来越多,此法具有建设成本和处理成本低,处理达标难度小,公众可接受程度高,不产生二噁英类环境污染物等特点,具有良好的前景。

微波对人体会产生损伤。当微波辐射人体后,同样会产生热效应和非热效应两种作用,可以改变人体细胞膜的结构和功能,杀伤或者杀死细胞,致使机体神经、血液、免疫、皮肤等各个系统在生理功能上产生影响。因此,在应用微波时一定要做好充分的防护措施。一方面是要做好微波消毒设备的机械设计、功率设置和屏蔽预防措施,防止微波泄漏和产生辐射吸收的情况。另一方面,微波操作人员要具有高度的防护意识,严格按照设备操作规程进行操作,工作时要穿好防护服和戴好防护眼镜,按要求对防护设备进行维护检查,并定期进行健康体检。

（刘 祥 编 陈昭斌 审）

第六节 电 离 辐 射

电离辐射是一种十分有效的消毒手段,在医疗、工业、农业等领域的消毒灭菌作业中有着重要的作用。本节将介绍电离辐射的基本知识及其在消毒学中的应用。

一、电离辐射的产生

在物理学中,辐射是能量以波或粒子的形式在真空或介质中发射及传播的过程。根据能量,辐射可分为非电离辐射和电离辐射(ionizing radiation)。本章前几节介绍的低能紫外线、超声波、微波等辐射过程能量较低,均可划归为非电离辐射。而电离辐射中的辐射能量较高,可使被辐射物质中的原子发生电离。在电离过程中,核外电子受辐射能量作用脱离原子核束缚成为自由电子,而原子成为正离子。电离辐射的能量下限约为 10eV(1eV = 1.6e-19J)量级,这是辐射或辐射与物质相互作用的次级产物使空气等典型材料发生电离所需的最低能量。电离辐射也称为射线(ray)。

(一) 电离辐射的种类

根据辐射来源,电离辐射既包括高能宇宙射线、天然放射性元素原子核衰变等自然辐射,也包括在消毒作业、医疗照射、辐照加工、无损检测、核电站及核试验等过程中产生的人工辐射。根据电荷及其他性质,电离辐射还可分为重带电粒子、快电子、电磁辐射和中子四大类。其中,快电子和电磁辐射在消毒学中有着重要的应用,本节将对其进行重点介绍。

快电子辐射的载体为电子,电子带单位负电荷(1.6e-19C)。快电子来自原子核 β 衰变产生的 β 射线、内转换电子、γ 射线与物质相互作用产生的次电子、由电子加速器产生的高能电子束等。消毒学领域应用的快电子辐射主要来自电子加速器。

电磁辐射的载体为光子,不带电。高能电磁辐射主要包括 γ 射线和 X 射线。其中 γ 射线来自原子核衰变或物质与反物质湮灭过程。X 射线则来自激发态原子退激过程或带电粒子在库仑场中的减速过程。消毒学领域应用的 γ 射线主要来自 γ 放射源中的原子核衰变,而 X 射线则主要由电子加速器产生的高能电子束轰击 X 射线转换靶得到。

（二）电离辐射与物质的相互作用

快电子辐射为带电辐射,电磁辐射则为非带电辐射。两者与物质的作用机制存在很大的差异,在消毒学领域中有着不同的应用特点。

当快电子进入被辐射物质时,可与其中的原子核及原子核的核外电子发生非弹性碰撞。当与原子核发生非弹性碰撞时,快电子被原子核减速或偏转,形成电磁辐射从而损失能量。该过程被称为快电子的辐射能量损失。而当与原子核的核外电子发生非弹性碰撞时,快电子将激发核外电子至高能级,甚至使其脱离原子核作用成为自由电子。快电子的这种能量损失过程被称为电离能量损失。由于辐射能量损失和电离能量损失,快电子在被辐射物质连续不断地损失能量,并将其沉积至被辐射物质。辐射能量损失与电离能量损失的比例由被辐射物质的原子序数及快电子能量等因素决定。对于消毒学中常见的被辐射物质(低原子序数)及常用的快电子能量($\leqslant 10\text{MeV}, 1\text{MeV} = 1\text{e6eV}$),电离能量损失是快电子能量损失的主要因素。

不同于快电子辐射等带电辐射与被辐射物质的连续作用,电磁辐射这种非带电辐射与物质的相互作用是单次性的随机事件。单个光子进入被辐射物质时只有两种可能:一种是不发生任何作用而穿透物质,另一种是发生作用后消失或转换为另一个光子。一旦光子与物质发生作用,其能量将全部或部分转换为作用过程中产生的次电子的能量。而次电子再通过辐射能量损失和电离能量损失将其能量沉积至被辐射物质。光子与物质的作用主要包括光电效应、康普顿散射以及电子对效应等。

电离辐射与被辐射物质的相互作用程度可由吸收剂量表征。为纪念放射生物学之父、英国物理学家戈瑞,吸收剂量单位定义为 $\text{Gy}(1\text{Gy} = 1\text{J/kg})$。吸收剂量的物理意义为电离辐射在单位质量被辐射物质中沉积的能量。

二、消毒学中的电离辐射

（一）电离辐射在消毒学中的应用

由于具有穿透性强、升温低、无有害物质残留、环保等特点,电离辐射在消毒学中发挥着重要的作用,被应用在包括医疗器械、药品、组织移植物、食品以及污水污泥等众多领域的消毒灭菌作业中。本节将重点介绍电离辐射在医疗器械及药物生产等医疗用途中的消毒应用。

1954 年,强生公司首次利用 γ 放射源对手术操作中使用的缝合线进行了灭菌处理,取得了良好的效果。自此之后,电离辐射在医疗领域得到了越来越广泛的应用。据国际原子能机构(IAEA)的统计,目前世界各地有超过 200 个为医疗用途服务的电离辐射消毒灭菌装置,分布在 50 余个国家和地区,每年的产值高达数十亿美元。包括注射器、手套、手术服、口罩、贴膏、敷料等在内的一次性医疗用品,经电离辐射消毒的比例高达 40%~50%。而在药物生产中,该比例也早已超过 10%。我国的电离辐射消毒产业起步较晚,但发展很快,目前已建成数十个放射装置,带来了很大的经济效益。

(二) 微生物的耐辐射性

达到特定消毒灭菌效果所需的电离吸收剂量由待消毒物质中微生物的耐辐射性所决定。电离辐射消毒中采用 D_{10} 值来评价微生物的耐辐射性,其定义为杀灭90%微生物所需要的吸收剂量。D_{10} 值越高,表明微生物具有更强的耐辐射性。微生物的耐辐射性与其化学、物理结构以及辐射损伤修复能力有关,不同微生物的耐辐射性存在巨大差异。ISO11137:1995标准通过对大量数据进行分析,给出了一般待消毒医疗产品中微生物耐辐射性的分布,如表4-6-1所示。例如,65.487%的微生物具有1.0kGy的 D_{10} 值,22.493%的微生物具有2.0kGy值。表4-6-1给出的结果是统计平均值,而不一定是待消毒物质中的真实情况,后者由实际加工及后处理过程共同决定。对于医疗用品的消毒灭菌作业,早期的吸收剂量标准为25kGy,而较新的标准指出需要根据待消毒物品中的微生物数量、种类及无菌保证水平(SAL)等因素共同计算吸收剂量。

表 4-6-1　微生物抗辐射性参考分布

D_{10}/kGy	概率/%	D_{10}/kGy	概率/%
1.0	65.487	3.1	0.786
1.5	22.493	3.4	0.350
2.0	6.302	3.7	0.111
2.5	3.179	4.0	0.072
2.8	1.213	4.2	0.007

(三) 消毒学中的 γ 射线

在消毒学中,最常用的电离辐射为放射源产生的 γ 射线。放射源通常采用由反应堆制得的放射性元素 ^{60}Co 或 ^{137}Cs。放射源中的放射性元素以一定概率衰变,其放射强度定义为单位时间内发生衰变的原子数量。为了纪念在放射性领域做出开创性贡献的居里夫妇及贝克勒尔等物理学家,放射强度的单位被命名为 Ci 或 Bq。1Ci 初始定义为 1g226Ra 在 1s 内的衰变数,1Bq 则定义为 1s 内发生 1 次衰变的放射源的强度。1Ci = 3.7e10Bq。根据每次衰变产生的辐射能量,放射强度还可等效为辐射功率。放射源的放射强度由于衰变而指数下降,一段时间后其强度将降为初始值的一半,这段时间被定义为放射性元素的半衰期。以消毒灭菌作业中常用的 ^{60}Co 为例,^{60}Co 首先通过 β 衰变成为激发态的 ^{60}Ni,然后再通过 γ 衰变成为稳态的 ^{60}Ni。每个 ^{60}Co 原子在衰变过程中产生两个光子,其能量分别为 1.17MeV 和 1.33MeV。^{60}Co 的半衰期为 5.27 年,其放射性每年下降约 12%。对于 1MCi 放射强度的 ^{60}Co 放射源,其辐射功率约为 15kW。

采用 ^{60}Co 放射源进行消毒灭菌作业的装置示意图如图 4-6-1 所示。该装置主要由放射(辐照)室、控制室及设备室构成。其中放射室与控制室及设备室之间建有屏蔽层,用来屏蔽 γ 射线、保护放射室外人员及设备。^{60}Co 放射源一般由多根 ^{60}Co 柱体构成。在未进行消毒作业时,放射源被储藏在放射室下方的竖井内并加以屏蔽。此时,操作人员可以进入放射室放置或取出待消毒物品。进出放射室的通道一般被建成迷宫式以进一步提高屏蔽效果。当操作人员撤离并锁闭放射室后,放射源被吊车升起至待消毒物品中间进行消毒作业。

γ 射线放射源的消毒处理能力由放射源的放射强度和消毒物品所需的吸收剂量共同决

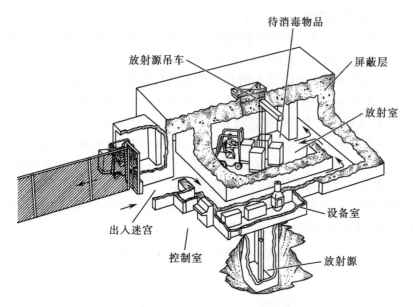

图 4-6-1 ^{60}Co 放射源电离辐射消毒装置示意图

定。以目前常用的大中型 γ 射线放射源装置为例,其放射强度为 1MCi,等效辐射功率为 15kW,其中的 30% 可被待消毒物品吸收。当对医疗用品消毒时(假设所需吸收剂量为 25kGy),该装置每小时可消毒的物品重量约为 0.65t。而当对食品消毒时(假设所需吸收剂量为 4kGy),该装置的处理能力为每小时 4t。

与其消毒方式相比,采用 γ 射线放射源的电离辐射消毒具有很多突出的特点。其主要优点归纳如下:

1. 电离辐射穿透能力强,可对物品表面及一定深度进行消毒灭菌。因此不仅可以处理原材料,还可以对使用不同材料包装的完成品进行消毒灭菌。这是电离辐射相比其他消毒方式的显著优势;

2. 电离辐射消毒作业导致待消毒物品温度变化可以忽略不计,这有利于保持被消毒物品本身的物理和化学性质;

3. 电离辐射的安全性高,在被消毒物品中不残留有害物质,不需要额外去除残留物步骤;

4. 电离辐射操作简单,仅需要控制时间和放射强度;

5. 电离辐射过程中不产生对环境有害的物质,是一种环保的消毒方式。

当然,采用 γ 射线放射源的电离辐射消毒也存在一定的缺点。例如放射强度受放射源体积的限制,所需的消毒时间较长;在放射源的运输、操作、报废过程中均需要特殊的防护手段以保护人员及环境;需要定期补充或更换 ^{60}Co 柱体以补偿由于衰变导致的放射强度降低等。

（四）消毒学中的电子束

近年来,采用高能电子束的电离辐射消毒方式得到了很多关注,世界各地已建成多个电子束消毒灭菌辐射装置。这种消毒方法有着与 γ 射线放射源消毒相似的优点,如穿透性强、低升温、安全性高、操作简单、环保无污染等。同时,电子束消毒还有着独特的优势。例如其

辐射功率远高于 γ 射线放射源,达到同样吸收剂量所需的时间短,因此可以实现流水线式消毒,消毒处理能力很强。另外,产生高能电子束的电子加速器在运输、安装、停止消毒作业等阶段不产生电离辐射,不需要采取特殊防护措施。同时,在消毒过程中,电子束电流强度及能量不随时间变化,不需要定期补充放射物质。

采用电子束的电离辐射消毒装置的核心器件为电子加速器。电子加速器是利用电场对由阴极发射的电子进行加速、增能的装置。根据采用的加速原理、建造规模等因素,电子加速器可提供 100keV(1e5eV) 至 100GeV(1e11eV) 量级的加速能量。其中,高能加速器不仅是物理学中的重要手段,还为化学、生物、信息等众多学科基础研究提供了强有力的工具。而中低能加速器则广泛应用于消毒作业、医疗照射、辐照加工、无损检测等生产生活领域。消毒学领域采用的电子加速器的能量大多低于 10MeV,其突出特点为平均加速电流及辐射功率高,平均辐射功率可达 100kW 至 1MW。

目前,消毒领域常用的电子加速器包括高压直流加速器、脉冲射频直线加速器以及 Rhodotron 多瓣回旋加速器等。采用 Rhodotron 加速器进行消毒作业的装置示意图如图 4-6-2 所示。

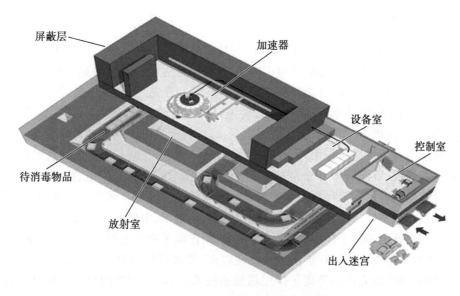

图 4-6-2　Rhodotron 加速器电离辐射消毒装置示意图

采用电子加速器进行消毒灭菌作业的装置与 γ 射线放射源装置布局相似,同时存在一些明显的区别。首先,电子加速器在未工作时不产生电离辐射,因此不需要建造专门的储存及吊升装置。其次,由于电子加速器的辐射功率高,因此所需消毒时间短,可以采用传送带等方式进行流水线式的消毒作业,消毒处理能力有很大提高。另外,电子束可以由外部磁场等方式改变方向,且穿透距离比光子短,因此可以更加有效地将辐射能量沉积至待消毒物品中。以图 4-6-2 中所示的 Rhodotron 加速器为例,其输出电子束能量为 10MeV,辐射功率为 245kW。假设辐射功率的 70% 可被待消毒物品吸收,则其每小时可处理的医疗用品约为 25t,可处理的食品为 154t,远高于 γ 射线放射源处理能力。

采用电子束进行消毒作业的装置也存在一些缺点。首先,电子加速器工作时需要外部供电,其效率不超过 20%,对电能需求较高。其次,电子束的穿透效果虽然高于其他消毒手段,但低于 γ 射线。例如对于一般低密度待消毒物品,⁶⁰Co 放射源放出的 γ 射线穿透距离约为 300mm,而 10MeV 电子束的穿透距离则为 38mm。因此电子束消毒作业中对待消毒物品的厚度有一定的限制。另外,电子加速器的建造成本较高且操作人员需要较多的培训。

(五)消毒学中的 X 射线

X 射线可由加速器产生的高能电子束轰击重金属靶得到,其能量峰值为入射电子能量的 1/3~1/2。由于 X 射线为非带电辐射,因此其穿透能力很强,甚至优于 ⁶⁰Co 放射源。因此,近年来利用 X 射线进行消毒灭菌也得到了一定的研究。X 射线消毒装置的最大缺点为电子束转换为 X 射线的效率较低,一般不超过 10%,目前并未得到大规模应用。

第七节 等离子体

等离子体消毒是近年来得到大量研究的新型消毒灭菌手段。本节将介绍等离子体基本知识及其在消毒学中的应用。

一、等离子体

等离子体(plasma)是物质除固体、液体、气体之外的第四种状态。等离子体可由气体电离得到,其中含有等量未结合的电子与正离子,净电荷量为零。虽然等离子体与气体同样没有固定的形状和体积,但是两者之间存在显著的差异。首先,一般气体电导率很低,是良好的绝缘体,而等离子体电导率极高。其次,气体可认为由单一粒子组成,其行为类似。而等离子体则由电子、正离子、中性粒子等粒子组成,这些粒子具有不同的速度和温度。另外,气体之间的粒子主要通过碰撞作用,而等离子体中的粒子则可在较长距离内通过电磁场作用。

根据电离程度,等离子体可分为未完全电离和完全电离两种。闪电、霓虹灯中的等离子体属于前者。而后者则大量存在于宇宙的星际之间和恒星内部。等离子体还可分为高温等离子体和低温等离子体。在高温等离子体中,电子、正离子、中性粒子温度基本相同,达到热平衡状态。而在低温等离子体中,电子温度较高,而正离子和中性粒子的温度较低。

自 19 世纪末至 20 世纪 20 年代初被发现以来,等离子体得到了大量的研究,有着广泛的应用。例如,科学研究中的等离子体尾场加速技术、工业生产中的等离子体蚀刻技术、生活中的等离子体电视等。

二、消毒学中的等离子体

相比于高温消毒、过滤消毒、紫外线消毒、电离辐射消毒等相对成熟的消毒方法,等离子体消毒起步较晚,早期研究始于 20 世纪 70 年代。但由于其巨大的应用潜力,等离子体消毒在近年得到了大量的研究。目前,已有多种等离子体消毒方法和产品存在,但尚未得到大规模应用。需要指出的是,早在十余年前,市场上已经出现了等离子体消毒设备。但是这些设备的消毒原理大多是基于化学方法,等离子体仅用来去除消毒后物品表面残留的有害化学物质。本节讨论的等离子体消毒方法与其不同,仅利用等离子体自身的物理化学特性进行消毒灭菌。根据应用环境的气压,消毒领域应用的低温等离子体可分为低压等离子体和常压等离子体两类。

（一）低压等离子体

低压等离子体是目前研究较为深入彻底的等离子体消毒方法。在这种方法中,待消毒物品首先被放置在密闭容器中。待容器抽真空,气压降至 0.1Torr 后,注入气体并通过外加强电磁场使其电离形成等离子体。之后等离子体与待消毒物品进行作用,达到消毒灭菌的目的。

低压等离子体的消毒原理一般认为包括三种。第一,等离子体中的电子与正离子发生非弹性碰撞。正离子退激过程可产生紫外线。紫外线辐射可直接对微生物的 DNA 造成破坏;第二,紫外线的光解作用可以使微生物中的化学键断裂,形成挥发性物质。从而杀灭微生物;第三,等离子体中含有大量的原子或分子自由基,这些自由基通过蚀刻作用杀灭微生物。在蚀刻作用中,自由基与微生物发生化学反应,生成挥发性物质。在某些情况下,紫外线还可加快蚀刻过程。

在消毒灭菌作业中,微生物数量一般随消毒时间、吸收剂量等作用量指数下降。对于加热、紫外线、电离辐射等消毒方法,该指数一般为定值。在对数坐标下,微生物存活曲线表现为一条直线。而在低压等离子体中,一般可观察到如图 4-7-1 所示的由多条斜率不同的直线所组成的存活曲线。目前认为在不同阶段,等离子体作用原理有所不同。第一阶段微生物数量下降最快。该阶段中,紫外线占主导作用,通过直接破坏 DNA 而杀灭外层的微生物。在第二阶段中,等离子体通过光解作用及蚀刻作用移除化学物质,逐渐剥离微生物,该阶段微生物数量下降最慢。之后,在第三阶段中,等离子体再通过紫外线杀灭内层的微生物。

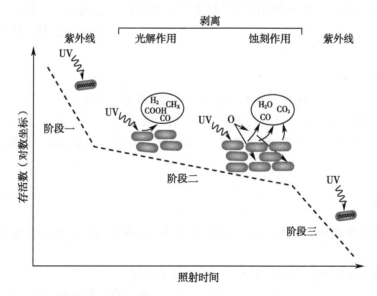

图 4-7-1 低压等离子体消毒中的微生物存活曲线

低压等离子体消毒具有被消毒物品升温低、无有害物质残留、环保等优点。但是,在消毒时需要真空环境,且受电离气体种类、气体流量、电离程度等因素影响,需要调整的参数较多。

（二）常压等离子体

相比于低压等离子体,常压等离子体不需要真空环境,因此,近年来受到了大量的关注,是目前消毒学领域的研究热点之一。在常压等离子体消毒中,待消毒物品直接放置在大气环境中。外加电磁场通过电离待消毒物品周围的空气或由喷嘴产生的气体形成等离子体进行消毒。常压等离子体具有与低压等离子体相似的优点,同时其结构更加简单、消毒操作时间短,未来有可能广泛应用于医院中对手术器具、卫生用品,甚至医护人员皮肤的消毒灭菌作业中。两种典型的应用如图 4-7-2 与图 4-7-3 所示。

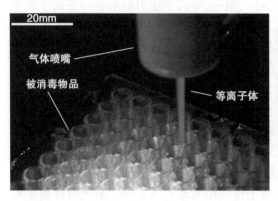

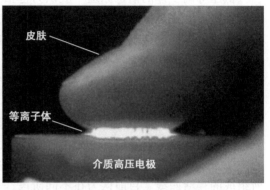

图 4-7-2　常压环境下气体喷嘴产生的等离子体对玻璃器具进行消毒

图 4-7-3　常压环境下由介质阻挡放电产生的等离子体对人体皮肤进行消毒

常压等离子体的消毒机制远复杂于低压等离子体,实验中可观察到多种不同的微生物存活曲线。目前,常压等离子体的消毒机制还存在较多争议,有待进一步研究和讨论。

（邵佳航 编　陈昭斌 审）

小　结

本章简要介绍了 7 种物理消毒因子的产生方法、消毒方法及注意事项。这些物理消毒因子包括热力(干热和湿热)、过滤介质(空气过滤和液体过滤)、紫外线、超声波、微波、电离辐射(γ 射线、电子束和 X 射线)和等离子体(消毒学中的等离子体、低压等离子体和常压等离子体)。

思考题

1. 简述物理消毒因子干热、湿热、过滤、紫外线、超声波、微波、电离辐射和等离子体的定义及其消毒机制。

2. 简述高能电子束在消毒学中的应用现状及其趋势。

（刘　祥　邵佳航 编　陈昭斌 审）

第五章

化学消毒因子

常用化学消毒因子按成分可以分成两大类:无机消毒因子和有机消毒因子。能产生无机消毒因子和有机消毒因子的消毒剂种类主要有:含氯消毒剂、含碘消毒剂、含溴消毒剂、过氧化物类消毒剂、二氧化氯类消毒剂、臭氧消毒剂、酸性氧化电位水、醛类消毒剂、烷基类消毒剂、醇类消毒剂、酚类消毒剂、胍类消毒剂和季铵盐类消毒剂等。

第一节　含氯化合物

含氯化合物(chlorinated compound)消毒剂是指溶于水后产生具有杀灭微生物活性的次氯酸的一类消毒剂,其杀灭微生物的有效成分常以有效氯表示。

含氯消毒剂杀菌谱广,对细菌繁殖体、病毒、真菌孢子及抵抗力最强的细菌芽孢都有杀灭作用。常用于饮水消毒,亦可用于畜禽舍、用具、运输车辆、手部等消毒。

这类消毒剂包括:无机氯化合物,如次氯酸钠(有效氯 $10\% \sim 12\%$)、漂白粉(有效氯 25%)、漂粉精(有效氯 $80\% \sim 85\%$)、氯化磷酸三钠(有效氯 $3\% \sim 5\%$);有机氯化合物,如二氯异氰尿酸钠(有效氯 $60\% \sim 64\%$)、三氯异氰尿酸(有效氯 $87\% \sim 90\%$)、氯铵 T(有效氯 24%)等。

无机氯性质不稳定,见光、遇热、受潮及吸收 CO_2 均会分解,挥发出具有刺激性特殊臭味的氯气,从而逐渐丧失其有效成分;有机氯相对稳定,但是溶于水之后两者均不稳定。故这类消毒剂都无法久存,应密闭避光保存于干燥处,时间不超过 1 年。如存放日久,应测量实际有效氯含量,校正配制用量。漂白粉精的粉剂和片剂含有效氯含量高达 $60\% \sim 70\%$,使用时可按比例减量。

含氯消毒剂的有效成分为次氯酸。次氯酸分子量小,易扩散到细菌表面并穿透细胞膜进入菌体内,能够氧化细胞酶的硫氢基团,破坏胞浆代谢,使菌体蛋白氧化导致细菌死亡。

这类消毒剂在酸性环境中杀菌力强而迅速,使用时溶液 pH 值越高,杀菌作用越弱,当 pH 值达 8.0 以上时,可失去杀菌活性。并且有机物和温度明显影响其杀菌作用,其中温度每升高 10℃,杀菌时间可缩短 $50\% \sim 60\%$。

一、漂白粉

漂白粉(calcium hypochlorite mixtures)是一种白色颗粒状粉末,主要成分是次氯酸钙,其他有氢氧化钙、氯化钙、氧化钙,含有效氯 $30\% \sim 38\%$,因而有显著的氯臭味。漂白粉性质很不稳定:吸湿性强,易受光、热、水和乙醇等作用而分解,溶解于水,遇空气中的二氧化碳可游离出次氯酸,遇稀盐酸则产生大量的氯气。

（一）制备方法

漂白粉是由氯气与氢氧化钙(消石灰)反应而制得。因为绝对干燥的氢氧化钙与氯气并不发生反应,氯只能被氢氧化钙所吸附。为此,在工业上系采用含有1%以下游离水分的消石灰来进行氯化,所用的氯气也含有0.06%以下水分。利用这些原料中的游离水分,使氯气水解生成酸(HClO、HCl),生成的酸为消石灰所中和。随后,依靠氯化反应时由氢氧化钙析出的水分,使氯继续进行水解,使更多的氢氧化钙参与反应过程,生成一系列化合物。漂白粉就是这些化合物所组成的复合体。

（二）消毒方法

用漂白粉配制水溶液时应先加少量水,调成糊状,然后边加水边搅拌成乳液,静置沉淀,取澄清液使用。漂白粉干粉可用于铺垫墓葬,地面和人、畜排泄物的消毒,其水溶液可用于餐具、饮水消毒,污水处理,粪便处理等。

1. **房子、墙面、地上**　漂白粉约20g加水5L,喷雾或者擦洗2h,喷雾时外表的渗透要均匀。

2. **粪便、呕吐物、痰等分泌物**　加入1/4或者1/5漂白粉,拌和混匀之后消毒6h。

3. **污水**　每10L的污水加漂白粉4~5g,混匀后静置1.5~2h后排放。

4. **通常的用具**　漂白粉约50g,加水2 500g,浸泡和擦洗约30min。

5. **食具**　漂白粉1g加水1 000g,浸泡约15min,然后用清水冲刷。

6. **蔬菜、生果**　漂白粉2g加水约5 000g,浸泡约30min,然后用清水冲刷。

7. **饮用水、井水**　每立方米加漂白粉4g,静置30min后再用。

8. **手**　漂白粉1g加水1L,洗刷3min后用洁清水冲刷。

（三）注意事项

1. 要注意漂白粉对织物的漂白作用和对各类物品如金属制品的腐蚀作用,操作时应做好个人防护。

2. 漂白粉应保存在密闭容器内,放在阴凉、干燥、通风处。

3. **毒性**　主要为皮肤黏膜刺激作用。大鼠经口 LD_{50}:850mg/kg,人经口 TDL_0:143mg/kg。

二、漂粉精

漂粉精(calcium hypochloriate)是白色粉末,主要成分也是次氯酸钙,但含量比漂白粉高,有效氯含量可高达80%~85%。杀菌性能和物化性质与漂白粉相似,不过由于易吸水潮解的氯化钙含量较低,因此比漂白粉更稳定,在常温下储存200d以上不分解,储存一年后,有效氯含量降低14%。其使用方法、使用范围、中毒表现和处理同漂白粉。

（一）制备方法

漂粉精的生产方法有三大类,即钙法、钠法和次氯酸法。

1. **钙法**　石灰浆料在反应器中与氯气反应,通过观察生成物的结晶状态确定反应终点,反应结束后的浆料经分离、干燥、冷却后得到成品。该法生产的产品有效氯一般为60%~62%。

2. **钠法**　在生产中加入氢氧化钠,将吸湿性强的氯化钙转化成氯化钠,提高了产品的稳定性,增加了可溶性。产品有效氯含量一般能达到 20% 以上。

3. 次氯酸法　用预先制备的次氯酸氯化石灰浆料得到次氯酸钙。因此其产品中杂质更少,产品纯度更高,其产品的有效氯可达 75% 以上,产品也更稳定,使用也更安全方便。

（二）消毒方法

漂粉精具有高效漂白、消毒和杀菌作用,广泛用于造纸、棉麻织品的漂白、工业污水的处理及工业制造的中间体、饮用水和水产养殖的消毒、公共场所的清洁卫生、食品工业的细菌控制等。也可适用于家庭方面的消毒(饮水、游泳池、蔬菜水果及卫生间等),军工方面可用于化学毒剂的原料。要在使用前按照规定的使用浓度临时配制,并按消毒时间、使用方法使用,见表 5-1-1。

表 5-1-1　漂白粉、漂粉精类消毒剂使用方法

消毒对象	有效氯含量/mg · L^{-1}	消毒时间/min	使用方法
一般物体表面	250	10～30	对各类清洁物体表面擦拭、冲洗、浸泡、喷洒消毒
	500	20～30	对各类非清洁物体表面擦拭、冲洗、浸泡、喷洒消毒;喷洒量以喷湿为宜
食饮具	250	20～30	消毒非传染病病人使用食饮具;用于先去残渣、清洗后再进行浸泡消毒的器具;消毒后应当用生活饮用水冲净残留消毒剂
	1 000	30	消毒传染病病人使用后的食饮具;用于去残渣、未清洗进行浸泡消毒的食饮具;消毒后应当用生活饮用水冲净残留消毒剂
果蔬	100～200	10	果蔬应当先清洗、后消毒;消毒后应当用生活饮用水冲净残留消毒剂
织物	250～400	20	消毒时将织物全部浸没在消毒液中;消毒后应当用生活饮用水冲净残留消毒剂
饮用水	根据消毒后水中余氯量计算投加量	≥30	片剂应当先碾碎再溶解;粉剂直接溶解,取上清液投加水中消毒;泡腾片剂可直接投加水中;消毒后水中余氯应当达到 0.3～0.5mg/L
污水	根据消毒后污水中余氯量计算投量	≥60	消毒后污水中余氯应当达到 4～6mg/L。医疗机构污水排放应当符合 GB 18446-2005 规定要求
排泄物	10 000～20 000	≥120	混合搅匀

用于消毒和用于漂白的浓度有所不同:

1. 100kg 65% 漂粉精加入 1 000kg 水中,可配制成有效氯含量为 6.5% 漂白液。

2. 1 000kg 水中加入 1.7g 漂粉精即可配成含有效氯为百万分之一的消毒水。

（三）注意事项

1. 密闭操作,加强通风。

2. 操作人员必须经过专门培训,严格遵守操作规程。建议操作人员佩戴头罩型电动送风过滤式防尘呼吸器,穿胶布防毒衣,戴氯丁橡胶手套。

3. 远离火种、热源,工作场所严禁吸烟。配备相应品种和数量的消防器材及泄漏应急处理设备。倒空的容器可能残留有害物。

4. **储存注意事项**　储存于阴凉、通风的库房。远离火种、热源。库温不超过30℃,相对湿度不超过80%。包装要求密封,不可与空气接触。应与还原剂、酸类、易(可)燃物等分开存放,切忌混储。不宜大量储存或久存。储区应备有合适的材料收容泄漏物。

5. **毒性**　主要为皮肤黏膜刺激作用。急性毒性 LD50：850mg/kg(大鼠经口)。

三、次氯酸钠

次氯酸钠(sodium hypochlorite)为无色至浅黄绿色液体,有铁存在时呈红色。溶于冷水,在热水中分解为氯化钠、氯酸钠和氧。有效氯含量10%~12%。含碱度2%~3%的溶液可储存10~15d。有较强的漂白作用,对金属器械有腐蚀作用。其溶液俗称84消毒液。

（一）制备方法

次氯酸钠的制备有三种方法：

1. **电解食盐溶液**　采用 NaClO 发生器电解食盐溶液,阴极放出氢气,阳极生成氯气,氯气与生成的氢氧化钠反应产生次氯酸钠,这种方法制备的次氯酸钠浓度较低,一般在1%以下,适合即制即用。反应式如下：

（1）$NaCl \rightarrow Na^+ + Cl^-$；

（2）$2Na^+ + 2H_2O \rightarrow 2NaOH + H_2$；

（3）$2NaOH + Cl_2 \rightarrow NaClO + NaCl + H_2O$。

2. **加碳酸钠于漂白粉液中**　漂白粉液与碳酸钠液相混和,成次氯酸钠与碳酸钙,反应式如下：

$$CaOCl_2 + Na_2CO_3 \rightarrow NaClO + NaCl + CaCO_3 \downarrow$$

静置,碳酸钙沉降器底,可得次氯酸钠的清液。

3. **通氯于烧碱液中**　通氯于氢氧化钠液中,则得次氯酸钠,这种方法是工业常用方法,可制备含量在10%以上的次氯酸钠。反应式如下：

$$2NaOH + Cl_2 \rightarrow NaClO + NaCl + H_2O$$

（二）消毒方法

1. **浸泡法**　将待消毒的物品放入装有含氯消毒剂溶液的容器中,加盖。对细菌繁殖体污染的物品的消毒,用含有效氯500mg/L 的消毒液浸泡10min 以上；对经血传播病原体、分枝杆菌和细菌芽孢污染物品的消毒,用含有效氯2 000~5 000mg/L 消毒液浸泡30min 以上。

2. **擦拭法**　对大件物品或其他不能用浸泡法消毒的物品用擦拭法消毒。消毒所有药物浓度和作用时间参见浸泡法。

3. **喷洒法**　对一般污染的物品表面,用1 000mg/L 的消毒液均匀喷洒,作用30min 以上；对经血传播病原体、结核杆菌等污染表面的消毒,用含有效氯2 000mg/L 的消毒液均匀喷洒,作用 60min 以上。喷洒后有强烈的刺激性气味,人员应离开现场。

4. 干粉消毒法 对排泄物的消毒,用次氯酸钠干粉加入排泄物中,使含有效氯 10 000mg/L,略加搅拌后,作用 2~6h;对医院污水的消毒,用干粉按有效氯 50mg/L 用量加入污水中,并搅拌均匀,作用 2h 后排放。

5. 直接法 次氯酸钠用于中水(即再生水,其水质介于污水和自来水之间,是城市污水、废水经净化处理后的水)、污水消毒时一般将原液稀释成 30% 的浓度后使用,使用时直接用耐腐蚀计量泵加入水系统,宜将水系统的 pH 值控制在 6.0 以下,常用于耗氯量较少的水系统。

(三)注意事项

1. 次氯酸钠具有一定的刺激性与腐蚀性,必须稀释以后才能使用。一般稀释浓度为 2/1 000~5/1 000。

2. 次氯酸钠的漂白作用与腐蚀性较强,最好不要用于衣物的消毒,必须使用时浓度要低,浸泡的时间不要太长。

3. 次氯酸钠是一种含氯消毒剂,而氯是一种挥发性的气体,因此盛消毒液的容器必须加盖盖好,否则达不到消毒的效果。

4. 勿与其他洗涤剂或消毒液混合使用,因为这样会加大空气中氯气的浓度而引起氯气中毒。

5. 禁止用手直接接触高浓度次氯酸钠,量取要用专用工具。

6. 手部消毒液、鞋靴消毒液每 4h 更换一次。

7. 工器具、设备的消毒液和车间地面消毒液用前临时配制。

8. 毒性 小白鼠灌胃属实际无毒级,无明显蓄积作用、无致突变活性。低浓度对皮肤无刺激性。人(女性)经口 TDL_0:1mg/kg;人(男性)静脉注射 TDL_0:45mg/kg。小鼠经口 LD_{50}:5 800mg/kg。大量吸收时可引起高铁血红蛋白血症。高浓度时对皮肤、黏膜有较强的刺激作用。

四、二氯异氰尿酸钠

二氯异氰尿酸钠(sodium dichloroisocyanurate)是一种新型内吸性杀菌剂,又名优氯净。白色晶体,有效氯 60% 左右,水溶液稳定性较差,干燥条件下性质稳定,保存半年内有效氯下降不超过 1%。便于贮存运输;使用安全、简便、用量少、药效持续时间长。与次氯酸盐类消毒剂相比,在低浓度下,二氯异氰尿酸钠作用较慢;在高浓度下,因其溶液可保持弱酸性,所以杀菌效果有时可优于次氯酸盐类。因此,二氯异氰尿酸钠具有高效、广谱、稳定、溶解度高、毒性低等优点。

(一)制备方法

生产二氯异氰尿酸钠的原料主要是氰尿酸、烧碱和氯气,生产方法主要有二氯异氰尿酸法、次氯酸钠法、三氯异氰尿酸复合分解法三种。

1. 二氯异氰尿酸法 将氰尿酸与烧碱按 1:2 的比例(摩尔比)配制成氰尿酸二钠盐,通入氯气进行氯化反应生成二氯异氰尿酸浆料,离心分离得到湿的二氯异氰尿酸;再按 1:1 的比例(摩尔比)滴加烧碱进行中和反应,反应完成后冷却、结晶、过滤得到湿的二氯异氰尿酸钠,干燥后得到二氯异氰尿酸钠产品。

2. 次氯酸钠法　氯气和烧碱反应制得浓度为 10%~11% 的次氯酸钠水溶液,次氯酸钠与氰尿酸进行氯化反应生成二氯异氰尿酸钠和氯化钠产品。

3. 三氯异氰尿酸复合分解法　氰尿酸与氢氧化钠按 1:3(摩尔比)的比例配制成氰尿酸三钠盐,之后在一定温度下与氯气进行氯化反应并经离心过滤得到湿的三氯异氰尿酸;再与氰尿酸、氢氧化钠溶液按 2:1:3 的比例(摩尔比),在 30~40℃ 下进行复分解反应,冷却结晶、过滤、干燥后得到粉末状二氯异氰尿酸钠产品。

（二）消毒方法

1. 溶液消毒　加水即溶解于水中,根据消毒对象选择浓度用量,水溶液可用于喷洒、浸泡、冲洗、洗擦等方式消毒,可杀灭肠道致病菌、化脓性球菌、致病性酵母菌和细菌芽孢,并能灭活肝炎病毒等致病微生物。

2. 干粉消毒　用于处理粪便等排泄物,用法同漂白粉。直接喷洒地面,剂量为 10~20g/m^2。

3. 熏蒸法消毒　与多聚甲醛干粉混合点燃,气体可用薰蒸消毒。烟熏空气消毒仅限紧急情况下疫源地无人情况下的室内空气消毒。

4. 水体消毒　按一定浓度投放到水体进行消毒,用于循环水系统、游泳池消毒、污水处理、水产养殖等领域;可与 92 号混凝剂(羟基氯化铝为基础加铁粉、硫酸、双氧水等合成)以 1:4 混合成为"遇水清",作饮用水消毒用。

（三）注意事项

1. 二氯异氰尿酸钠消毒剂遇水或受潮时,能与水发生化学反应,并放出大量的热,导致自燃着火;当与氨、铵、胺混合后还易发生燃烧和爆炸。燃烧时分解,放出有害气体。因此发生火灾时,消防人员必须戴防毒面具,穿上工作服并在上风口进行灭火,可以采用水、泡沫灭火剂。

2. 禁止与强还原剂、强碱、氨等含氮化合物混用。

3. 与其他杀菌剂、杀虫剂混合使用时,须先溶于水,再加其他药剂。

4. **毒性**　属低毒消毒剂,无蓄积毒性及诱变作用。人经口 LDL$_0$:3 570mg/kg,大鼠经口 LD$_{50}$:420mg/kg,兔经皮 LDL$_0$:3 160mg/kg。眼刺激实验:100mg/24h,反应轻微。

五、氯胺 T

氯胺 T(chloramine T)含有效氯 24%~26%,性质较稳定,密闭情况下保存一年仅丧失 0.1% 有效氯。氯胺 T 为白色或微黄色晶粉,有轻微氯味,微溶于水,25℃ 时溶解度为 1.1g/L,溶液呈弱碱性,可形成次氯酸,水解常数为 4.9×10^{-8}。刺激性和腐蚀性较小,作用较次氯酸更为缓慢。

（一）制备方法

氯胺 T 为生产糖精时的一种副产品,由对甲苯磺酰氯经氨水胺化、液碱成盐、氯气氯化而得。

（二）消毒方法

氯胺 T 为外用消毒药,对细菌、病毒、真菌、芽孢均有杀灭作用。可用于食具、食品,各种器具、水果蔬菜消毒,创口洗涤、黏膜冲洗,饮水消毒及医疗器械灭菌等。作创口洗涤剂一般用 1%~2% 水溶液,黏膜消毒剂浓度为 0.1%~0.2%,饮水消毒剂为 1:250 000。各种铵盐可促进其杀菌作用。

（三）注意事项

1. 氯胺 T 有刺激性，接触时要注意防止粉尘吸入。

2. 热分解排出有毒氮氧化物、硫氧化物、氯化物、氧化钠烟雾，发生火灾时，消防人员必须戴防毒面具，穿上工作服并在上风口进行灭火。可以采用水、二氧化碳、泡沫、干粉灭火。

3. 库房低温通风干燥，与酸类分开存放。

4. **毒性** 为中等毒性腐蚀性物质，毒性与漂白粉等相同。因其水解常数低，溶液形成的次氯酸有限，因此毒性较次氯酸盐为轻，氯胺 T 对皮肤的刺激作用较小且易去除。小鼠 LDL_0：300mg/kg。

第二节 含碘化合物

含碘化合物（iodine containing compound）消毒剂主要有碘酊（iodine tincture）、碘伏（iodophor）等。此类消毒剂起杀菌作用的主要是碘，因此含碘消毒剂的质量是以有效碘的含量来加以控制的。《含碘消毒剂卫生标准》（GB26368-2010）中规定：碘酊的有效碘含量应在 1.8%~2.2% 之间；碘伏的有效碘须在 2~10g/L 范围内。

含碘消毒剂应用非常广泛，其消毒范围已涉及临床、卫生、日常生活、农牧养殖业和饮用水等。碘杀菌谱广，对细菌繁殖体、部分细菌芽孢、病毒、原虫、霉菌等的杀灭效果好，对黏膜刺激性小，毒性低，但当与有机物共存时效力下降，且易见光分解。含碘消毒剂可制成碘酊或碘液对皮肤进行消毒，也可对畜舍、手、用具、运输车辆消毒，医院主要用于外科手消毒。

碘是一种活动性很强的元素，具有一般消毒剂所没有的良好渗透性，所以成为一种极好的杀灭微生物药剂。碘类消毒剂中起杀菌作用的主要是游离碘和次碘酸。游离碘能迅速穿透细胞壁，次碘酸具有很强的氧化作用，对不同的病原体杀灭力不尽相同。对细胞和芽孢，游离碘的灭活效果分别高于次碘酸 2~3 倍和 6 倍，而对病毒的灭活效果次碘酸要高于游离碘 5 倍。初步的研究推测，碘通过多种途径与病原体发生反应。游离状态的碘原子具有较强的氧化作用，可以破坏病原体的细胞膜结构及蛋白质分子；碘还通过与羟基、氨基、烃基、巯基结合导致蛋白质变性沉淀使微生物灭活。有的含碘消毒剂中还含有酒精，酒精分子具有很强渗透能力，能穿过病原体表面的膜，使构成病原体生命基础的蛋白质凝固变性。

一、碘

在常温下碘（iodine）为灰黑色或蓝墨色，有异臭，易挥发，微溶于水，易溶于乙醇，乙醚或二硫化碳。碘具有抗菌谱广，对组织毒性小的特点（50mg/L 的溶液可在 1min 内杀死细菌，15min 内杀死芽孢）。但它也存在着水溶性差，室温下易升华为气体，易分解故含量不稳定，对皮肤黏膜有刺激性和较强腐蚀性等缺点。

（一）制备方法

1. **实验室方法** 用碘酸钾、碘化钾和盐酸反应

$$KIO_3+5KI+6HCl=6KCl+3H_2O+3I_2$$

反应后用四氯化碳萃取后缓慢蒸发得到碘。

2. 工业方法　利用碘在有机溶剂中的易溶性,可以把它从溶液中分离出来,可从海藻、油井盐水和硝石生产的母液中提取碘。亦可将含有 0.001%～0.01%碘化物水溶液,用硫酸酸化至 pH 为 2.3～2.5,然后用氯气或亚硝酸钠氧化碘化物为碘,用活性炭吸附碘至饱和,再用氢氧化钠将碘溶解,生成碘化钠和碘酸钠溶液,再通入氯气得到碘。

(二) 消毒方法

1. 临床上常用剂型有碘酊或碘酒(一般有效碘含量为 2%)、碘甘油(常用浓度为 1%～3%)、碘仿粉及复配制剂等。

2. 碘酒或碘酊即内含 2%碘及 1%～5%KI 的酒精溶液,呈棕黄色,有很强的杀菌和消肿作用。主要用于皮肤消毒、毒虫叮咬及疖疮等皮肤感染,广泛用于外科术前、注射前的皮肤消毒,小切口、擦伤的处理,作用 1min,再用 70%乙醇擦净残余碘。

3. 2%碘酊可用于饮水消毒,每升水 5～10 滴,作用 30min。

4. 碘仿和碘甘油稳定性好。碘甘油刺激性小,特别适合于黏膜的消毒,一般使用浓度为 1%～3%,临床上主要用于口腔黏膜疾患、皮肤溃疡、耳道炎、褥疮。碘仿具有杀菌、抑菌、防腐等作用,能减少创面的渗出,使创面干燥,并促进伤口愈合。

5. 游离碘消毒剂被推荐作为某些外科器械的紧急处理消毒用,特别适合于不耐热的物品消毒,如导液管、刀片、橡胶塑料制品、外科缝线等,一般采用 0.2%～2%有效碘浓度,浸泡 1～5min,再用 70%乙醇洗净。

(三) 注意事项

1. 碘消毒剂不适宜用于眼、口腔、阴道宫颈黏膜及新生儿皮肤黏膜的消毒。

2. 应避免误食。

3. 不能与红药水同时涂抹于一处。

4. **毒性**　①低浓度碘的吸收对人体的影响不大,空气中允许的阈值为 $1mg/m^3$。碘能经皮肤吸收,同口服相同,进入体内后迅速转化成碘化物,主要以甲球蛋白的形式贮存在甲状腺内。经弥散可通过胎盘。主要从尿排泄,少量从粪、唾液、奶汁中排出。碘的口服致死剂量是 2～3g,主要是对消化道的腐蚀作用,造成呕吐、腹痛、腹泻,1～3d 后发生尿闭,可由于循环衰竭、喉头水肿而窒息。②碘的腐蚀性较氯轻微,但可使物品着色,遇淀粉呈深紫色,天然纤维织物沾有碘酊液不易洗脱。

二、碘伏

碘伏(iodophor)为一种碘与不同载体及碘化钾等组分结合而成的紫黑色液体,可缓慢释放碘,保持较长时间的杀菌作用。碘伏的载体大体可分成三类:①表面活性剂(非离子,阳离子或阴离子);②聚合物(聚乙烯吡咯烷酮);③天然物(淀粉、糊粕、纤维素)。其中,以非离子表面活性剂做载体效果最好。碘伏的颜色一旦改变,就失去了消毒力,故通常将磷酸混入碘伏保存,以保存其酸性。

碘伏特别是聚乙烯吡咯烷酮碘(PVP-I)对组织无刺激性,无过敏反应,不染色,安全无毒,储存稳定,兼有清洁剂的作用。作用广谱且效率高,对各种细菌、芽孢、病毒以及真菌都具有较好的消毒功效,尤对乙肝病毒(HBV)有较强灭杀作用;碘伏作用快速,但对金属可能有腐蚀性(pH 值<2)。一般碘伏要求在一定的 pH 范围内使用(pH 值<4.0 时,甚至有机物存在的条件下,仍具较好的杀菌作用),其灭菌浓度为 10mg/L(1min),常规的消毒浓度为

$15 \sim 75mg/L$。

（一）制备方法

制备聚乙烯吡咯烷酮溶液备用；将乳酸钠、磷酸二氢钾加入去离子水中搅拌溶解，制成溶液 A，再加入碘，回流 $1 \sim 2h$，得到溶液 B；将溶液 B 加入聚乙烯吡咯烷酮溶液中，搅拌 $6 \sim 8h$，再加入三乙醇胺，搅拌 $0.5 \sim 1h$，制得碘伏消毒液。

（二）消毒方法

常用消毒方法有浸泡、擦拭、冲洗等方法。

1. **浸泡法**　将清洗、晾干的待消毒物品浸没于装有碘伏溶液的容器中，加盖。对细菌繁殖体污染物品的消毒，用含有效碘 $500mg/L$ 的消毒液浸泡 $30min$；贵重器械或特殊器械消毒，以碘伏原液浸泡或擦拭 $2 \sim 3min$ 后，经清水冲洗，再浸泡几分钟即可使用。

2. **擦拭法**　对皮肤、黏膜用擦拭法消毒。消毒时，用浸有碘伏消毒液的无菌棉球或其他替代物品擦拭被消毒部位。对外科洗手用含有效碘 $250 \sim 500mg/L$ 的消毒液擦拭作用 $3min$；术前消毒亦可直接用无菌刷蘸取有效碘浓度 $2 \sim 10g/L$ 的碘伏从手指尖刷手至前臂和上臂下 $1/3$ 部位皮肤，作用 $3 \sim 5min$，然后擦干即可；对口腔黏膜及创口黏膜创面消毒，用含有效碘 $500 \sim 1\ 000mg/L$ 的消毒液擦拭，作用 $3 \sim 5min$；注射部位消毒也可用市售碘伏棉签（含有效碘 $2\ 000mg/L$）擦拭，作用 $3 \sim 5min$。

3. **冲洗法**　碘伏无刺激性，因而可用含有效碘 $250 \sim 500mg/L$ 的碘伏稀释液直接对眼、口腔黏膜及新生儿皮肤黏膜等消毒部位冲洗或擦洗 $3 \sim 5min$。以 $250 \sim 500mg/L$ 碘伏稀释液替代外用盐水用于各类伤口清创换药，不但起清洁消毒作用，碘伏中的表面洁性剂还可保护创面，减少渗出，促进愈合。

4. 由于表面活性剂具有清洗作用，碘伏可以用于蔬菜瓜果、食品加工器具等的清洗消毒。

5. 一般非离子表面活性剂价格比聚乙烯吡咯烷酮的价格要低得多，可用于养殖业如养殖场的消毒及鱼、虾、畜、禽疾病的防制。

（三）注意事项

1. 碘伏是外用药，禁止口服。

2. 碘伏稀溶液毒性低，无腐蚀性。但稀溶液不稳定，需要在使用前配制。

3. 避免接触银、铝和二价合金，因为对金属有腐蚀力。

4. 禁止与红汞等拮抗药物同用。

5. 碘伏原液应该室温下避光保存。

6. **毒性**　动物毒性实验表明，碘伏的毒性比碘制剂低，属低毒类，一般人使用 PVP-I 不易产生过敏反应，对皮肤、黏膜无刺激；毒理试验毒性很小。肾功能正常时，蓄积毒性很微小。不过国外也有报道认为，产房内应慎用碘伏类消毒剂，甲状腺功能紊乱的病人也应避免长期、大量应用碘类消毒剂。人经口 LDL0：$28mg/kg$。大鼠经口 LD_{50}：$14g/kg$；吸入 LCL0：$137ppm/1H$。小鼠经口 LD_{50}：$22g/kg$。

第三节　含溴化合物

含溴化合物（bromine containing compounds）消毒剂是指溶于水后，能水解生成次溴酸，并发挥杀菌作用的一类消毒剂。这类消毒剂具有高效杀菌,使用成本低,不易燃、不易爆,方便运输和存放,腐蚀性低,气味清淡刺激性小,效果稳定持久,应用受 pH 值和有机物干扰小,消毒后的剩余产物在自然条件下被分解为氨、二氧化碳和水,无残留,且不污染环境等特点,因而是目前国际上公认的新一代安全、稳定、高效、广谱的消毒剂,在美国、日本及西欧国家得到广泛认可,被美国环保局批准,并取得 FDA 认证。我国卫健委已批准其为高效消毒剂。

溴化合物作为消毒剂起源于 20 世纪 30 年代,最早用于水消毒,由于液体溴使用有风险,1958 年人们发明了固体含溴消毒剂,包含溴氯-5,5-二甲基乙内酰脲(bromochloro-5,5-dimethylhydantoin)和 1,3-二溴-5,5-二甲基乙内酰脲(1,3-dibromo-5,5-dimethylhydantoin)两种。其中后者俗名二溴海因,是一种白色或微黄色结晶性固体,分子式 $C_5H_6Br_2N_2O_2$,分子量 285.94,熔点 180℃。二溴海因溶于水释放出溴,其氧化能力的标志为有效溴(available bromine),即含溴消毒剂氧化能力相当的溴量,按照《含溴消毒剂卫生标准》(GB26370-2010),二溴海因在含溴消毒剂中的质量分数应在 96.0%~99.0% 之间,有效溴(以 Br 计)的质量分数应控制在 107%~111% 范围内,且在有效期内有效溴下降率不得超过 10%。

含溴消毒剂作用原理与含氯消毒剂基本相似,但比含氯消毒剂杀菌速度快。其在水中水解主要形成超强氧化性的次溴酸,以次溴酸的形式释放出溴。二溴海因释放溴的反应很快发生,在水中迅速形成大量杀菌的次溴酸,将生物体内的生物酶(如带有—SH 基的酶)氧化分解而失效,破坏胞壁,释放胞容物,导致 DNA 双链断裂,达到迅速杀灭细菌繁殖体、细菌芽孢、真菌、病毒、藻类和某些寄生虫的目的。

(一)制备方法

在二甲基海因中加入适量的水,控制温度在 30℃ 左右搅拌 30min,待二甲基海因全部溶解后,在一定的时间内滴加适量的溴,然后反应数小时。反应完毕后,将溶液冷却,再用乙醇结晶,过滤,滤饼干燥后得到的淡黄色固体即为二溴海因。

(二)消毒方法

二溴海因用于杀菌、灭藻,可有效杀灭各种细菌、真菌、病毒、藻类、肝炎病毒、大肠埃希菌、金黄色葡萄球菌、淋病、霍乱及鼠伤寒沙门菌等。二溴海因可广泛用于水产养殖中,能有效防治鱼、鳖、蟹、虾、蛙及贝等各种细菌性、真菌性疾病,也可用于工业水、自来水、生活污水和游泳池的消毒杀菌,详见表 5-3-1。

表 5-3-1 二溴海因使用方法和范围

工位	用途	配制方法	有效溴浓度	接触时间	消毒频率	备注
周转	设备器具、周转容器	5g 含溴消毒剂+10L 水	200mg/L	20min	每次周转前	完全浸泡、擦拭或喷洒至表面湿润
冲洗	餐具消毒(线上)	400g 含溴消毒剂+1 吨水	160mg/L	8h	1 次	应安排在除渣、浸泡、冲刷之后,避免强碱对消毒剂影响,根据实际生产选择投药点

续表

工位	用途	配制方法	有效溴浓度	接触时间	消毒频率	备注
通用	餐具消毒（浸泡）	500g 含溴消毒剂+1 吨水	200mg/L	15~30min	8h 1 次	完全浸泡
	抹布、拖把洁具	5g 含溴消毒剂+8L 水	250mg/L	20~30min	24h 1 次	使用完的洁具清洗后浸泡在消毒溶液中
包装	包装车间	5g 含溴消毒剂+20L 水	100mg/L	15min	24h 1 次	按从上到下、从内到外喷洒、喷雾消毒
	地面、墙面	5g 含溴消毒剂+20L 水	100mg/L		24h 1 次	按从上到下、从内到外拖擦或喷洒使表面湿润即可
	操作手套	1g 含溴消毒剂+4L 水	100mg/L	15~20min	2h 1 次	统一集中处理，完全浸泡
	操作工人手部消毒	1g 含溴消毒剂+8L 水	50mg/L	15s	每次进入包装间	完全浸泡
	踩踏池	5g 含溴消毒剂+20L 水	100mg/L	5s	每次进入包装间	

（三）注意事项

1. 二溴海因需现用现配，根据用量及浓度加水溶解即可，勿用 40℃ 以上热水调配溶液。

2. 二溴海因不适用于手、皮肤黏膜和空气消毒。

3. **毒性**　急性经口毒性试验属于实际无毒级；经骨髓细胞微核试验无致微核作用；对皮肤无刺激。

第四节　过氧化物

过氧化物（peroxide disinfectant）消毒剂指分子结构中含有二价基"—O—O—"，能产生具有杀菌能力的活性氧的一类消毒剂，具有强氧化能力，各种微生物对其十分敏感，可将所有微生物杀灭。这类消毒剂包括过氧化氢、过氧乙酸、过氧戊二酸、二氧化氯和臭氧等。其中，以过氧乙酸的杀菌能力最强，因而使用最广泛。它们的优点是消毒后在物品上无残留毒性。缺点是不稳定，刺激性强，长期使用对人和动物眼睛、呼吸道黏膜、环境有强力破坏作用。本节主要介绍过氧化氢、过氧乙酸和过氧戊二酸这三种过氧化物消毒剂。

《过氧化物类消毒剂卫生标准》（GB 26371-2010）中规定有效成分过氧化氢（以 H_2O_2 计）的质量分数在 3.0%~6.0% 之间；有效成分过氧乙酸（以 $C_2H_4O_3$ 计）质量分数在 15%~21% 范围内。其中没有涉及过氧戊二酸。

一、过氧乙酸（peroxyacetic acid）

过氧乙酸具有很强的氧化作用,可将菌体蛋白质氧化而使微生物死亡。对多种微生物,包括细菌芽孢及病毒都有高效、快速的杀菌作用。

（一）制备方法

在 10g 冰醋酸和过氧化氢按 2∶1 混合,在浓硫酸催化下,充分搅拌,室温（25℃左右）避光静置 24h。

（二）消毒方法

过氧乙酸适用于耐腐蚀物品、环境、室内空气等的消毒。专用机械消毒设备适用于内镜的灭菌。0.2% 可用于手、纺织品和日用品的消毒;0.5% 用于地面、墙壁、家具的消毒;1% 用于体温表的消毒;用于空气消毒时,每立方米空间用 2% 的溶液 8mL 即可。

消毒可采用如下几种方式:

1. **浸泡法**　将待消毒的物品浸没于装有过氧乙酸的容器中,加盖。对一般物体表面,用 0.1%～0.2%（1 000～2 000mg/L）过氧乙酸溶液浸泡 30min;对耐腐蚀医疗器械的高水平消毒,采用 0.5%（5 000mg/L）过氧乙酸冲洗作用 10min,用无菌方法取出后采用无菌水冲洗干净,无菌巾擦干后使用。

2. **擦拭法**　大件物品或其他不能用浸泡法消毒的物品用擦拭法消毒。消毒使用的浓度和作用时间同浸泡法。

3. **喷洒法**　用于环境消毒时,用 0.2%～0.4%（2 000～4 000mg/L）过氧乙酸溶液喷洒,作用 30～60min。

4. **喷雾法**　采用电动超低容量喷雾器,使用 5 000mg/L 过氧乙酸溶液,按照 20～30mL/m^3 的用量进行喷雾消毒,作用 60min。

5. **熏蒸法**　使用 15% 过氧乙酸（7mL/m^3）加热蒸发,相对湿度 60～80%、室温熏蒸 2h。

（三）注意事项

1. "原液"刺激性、腐蚀性较强,不可直接用手接触。

2. 对金属有腐蚀性,不可用于金属器械的消毒。

3. "原液"贮存放置可分解,注意有效期限,应贮存于塑料桶内,凉暗处保存。

4. 配制时应戴橡胶手套,防止溅到眼睛、皮肤、衣服上;配制比例要准确,皮肤接触时必须稀释到 0.5% 以下;配制时应将过氧乙酸慢慢倒入水中,切勿将水倒入过氧乙酸中;药物置备宜在搪瓷容器或塑料容器中进行,应使用抗腐蚀的金属容器。

5. 包装和运输时严格执行国家相关要求和标准;严禁用玻璃瓶密闭装运,应选用聚乙烯塑料瓶或桶包装,并要留有安全气孔;要严格按照二级有机氧化剂的要求安全运输。

6. 单液过氧乙酸或配合型（A、B 液）均应贮存于阴凉通风、散热良好的不燃结构的仓库内,禁止使用易产生火花的机械设备和工具,严禁与其他药品、含金属离子的溶液、还原物质、易燃和可燃物、碱类或酸类物质随意混合贮存;家庭购买的过氧乙酸瓶盖不能拧得太紧;远离明火,使用暗色、不泄漏、带放气孔的塑料容器盛装。

7. **毒性**　过氧乙酸为腐蚀性酸类,对组织有直接破坏作用。它可使组织蛋白形成酸性蛋白盐（acid proteinate）而溶于酸中;使血红素形成黑褐色的酸性羟基高铁血红素（acid hematin）而沉淀。本品的强烈刺激可以使血管张力反射消失。

二、过氧化氢(hydrogen peroxide)

过氧化氢(H_2O_2),是一种强氧化剂,天然存在于空气和水中,光照、闪电和微生物均可产生过氧化氢。过氧化氢溶于水,就成了人们常说的双氧水。其实,早在十八世纪,人类就发现并开始使用双氧水,在食品工业中,过氧化氢主要用于软包装纸的消毒、罐头厂的消毒、奶和奶制品杀菌、面包发酵、食品纤维的脱色等,同时也用作生产加工助剂。此外,在饮用水处理、纺织品漂白、造纸工业、医学工业以及家用洗涤剂制造等领域,双氧水也都发挥着重要的作用。

过氧化氢的消毒原理与高锰酸钾溶液相似,过氧化氢中尚未结合成氧分子的氧原子具有很强的氧化能力,与细菌接触时,能破坏组成细菌的蛋白质,使之死亡。杀灭细菌后剩余的物质是无任何毒害、无任何刺激作用的水,不会形成二次污染。因此,双氧水是伤口消毒的理想消毒剂。但不能用浓度大的双氧水进行伤口消毒,以防灼伤皮肤及患处。

(一)制备方法

1. **实验室制法**　在冰的冷却下,在15%~18%的硫酸溶液中逐渐加入过氧化钡,加入的量以保持溶液的弱酸性为度(约40g)。倾出上层溶液即得到过氧化氢溶液。必要时可进行提纯:每次用20mL醚提取4~5次。将醚提取物置于水浴上蒸发(不要高于40℃)除去醚,将剩余物移至硫酸保干瓶中。用此法可以制得50%过氧化氢溶液。

2. **工业制法**　工业规模化生产主要方法是2-乙基蒽醌(EAQ)法。2-乙基蒽醌在一定温度压力在催化剂作用下和氢气反应生成2-乙基氢蒽醌,2-乙基氢蒽醌在一定温度压力下与氧发生氧化还原反应,生成2-乙基蒽醌同时生成过氧化氢,再经过萃取获得过氧化氢水溶液,最后经过重芳烃净化得到合格的过氧化氢水溶液。此工艺大多用来制备27.5%的双氧水,浓度较高的过氧化氢水溶液(如35%、50%的双氧水)则可以通过蒸馏得到。

(二)消毒方法

过氧化氢适用于外科伤口、皮肤黏膜冲洗消毒,室内空气的消毒。

1. **伤口、皮肤黏膜消毒**　采用3%(30g/L)过氧化氢冲洗、擦拭,作用3~5min。

2. **室内空气消毒**　使用气溶胶喷雾器,采用3%(30g/L)过氧化氢溶液按照20mL~30mL/m^3的用量喷雾消毒,作用60min。

(三)注意事项

1. 外用消毒,不得口服。

2. 对皮肤有刺激和腐蚀作用,使用时要戴防护手套.(高倍稀释的不用)。

3. 不得用于金属物体表面。

4. 保存于阴凉干燥处。

5. **毒性**　浓度为3%的过氧化氢未发现明显的皮肤、眼、消化道毒性作用。浓度大于10%的过氧化氢有较强的氧化性和腐蚀性,可引起皮肤、眼、消化道的化学性烧伤。

三、过氧戊二酸

以过氧乙酸为代表的过氧化物类消毒剂具有高效低毒的特点,但也有明显的缺点,即为液体剂型、稳定性差、腐蚀性强、高浓度有爆炸危险,给运输、贮存、使用均带来不便。1978年,西德的Heinz Eggensperger等利用戊二酸酐和过氧化氢合成了液体过氧戊二酸,随后固体过氧戊二酸问世。由于过氧戊二酸(perglutaric acid)具有杀菌作用强,毒性小、不污染环境,固体安全稳定易于运输等特点,被视为一种新型高效消毒剂在医疗卫生、农作物、家畜和食品等诸多领域得到应用。

过氧戊二酸分子式 $C_{10}H_{14}O_8$,相对分子质量为 262,为白色粉末状,有轻度刺激性气味,味酸苦。可燃,其熔点 80~100℃(边熔边分解),室温下相对稳定,长期保存应放在冰箱里。固体制剂难溶于水,可溶于乙醇、氯仿、乙酸等有机溶剂和过氧化氢,但不溶于烃类物质。有效成分含量为 53%~85%,含量与稳定性有密切关系,含量愈高稳定性愈好,一般情况下,在室温下贮存 1 年浓度下降不大于 10%。液体过氧戊二酸为无色透明,pH 值 2.3~2.4,可溶于水,挥发性小,有轻度刺激性气味。有效成分含量为 20%~40%,稳定性较固体稍差。

过氧戊二酸属于过羧酸消毒剂,消毒原理同过氧乙酸。

(一) 制备方法

1. 纯品制备 氧戊二酸和 4 倍量的过氧化氢在浓硫酸存在下,0℃时搅拌 3h,然后加饱和硫酸铵水溶液,即可析出过氧戊二酸。过滤后可得 90% 以上的结晶;在水中重结晶即可得纯品。

2. 溶液制备 氧戊二酸和 3 倍量的过氧化氢水溶液反应,温度条件在 0~40℃,过氧化氢的浓度为 30%~70%,pH 在 0~2.0 时即可得到一定浓度的过氧戊二酸溶液。

(二) 消毒方法

1. 由于过氧戊二酸固体难溶于水,配制时可先用 95% 乙醇将其溶解,用 3mL 乙醇加 1g 过氧戊二酸粉剂的比例,然后再用水稀释。适当的加温也可加速其溶解,如配制 2% 浓度的水溶液,可直接取其固体加到水中加温 50℃ 即可溶解。

2. 过氧戊二酸在高剂量时对人体产生一定的刺激作用,因此实际应用时一般采用低剂量过氧戊二酸进行消毒灭菌。过氧戊二酸在低剂量时仍然维持较高的消毒效果且在一定的浓度下对皮肤、黏膜及眼睛无刺激,对环境无污染,成为理想的公共场所空气消毒剂。

3. 由于其良好的广谱杀菌能力,用于各种杀菌消毒洗液和药品。过氧戊二酸不但对寄生于动物身体组织上的细菌有杀灭作用,对植物病虫害也是较好的杀灭剂。过氧戊二酸已经成为食堂、医院等场所的常用消毒剂。

(三) 注意事项

过氧戊二酸对皮肤和眼睛无刺激性,弱蓄积毒性,无致微核和精子畸形作用,是一种低毒的过氧酸消毒剂。过氧戊二酸的小鼠经口急性毒性试验 LD_{50} 为 2 483mg/kg。

第五节 二 氧 化 氯

二氧化氯(chlorine dioxide)是一种极易溶于水的白色粉末,分子式 ClO_2,分子量 67.46。二氧化氯消毒剂是指用亚氯酸钠或氯酸钠为主要原料生产的制剂(商品态),通过物理化学反应操作能产生游离二氧化氯(应用态)为主要有效成分的一种消毒相关产品。《二氧化氯消毒剂卫生标准》(GB26366-2010)规定有效成分二氧化氯含量应不低于 2 000mg/L。

二氧化氯消毒剂灭菌谱广,可杀灭一切微生物,包括细菌繁殖体、细菌芽孢、真菌、分枝杆菌和病毒等,并且这些微生物不会产生抗药性。在常用消毒剂中,相同时间内达到同样杀菌效果所需二氧化氯浓度是最低的。对杀灭异养菌所需二氧化氯浓度仅为氯(Cl_2)的 1/2。

二氧化氯对地表水中大肠埃希菌杀灭效果比氯高5倍以上。由于二氧化氯溶于水后，基本不与水发生化学反应，也不以二聚或多聚状态存在，所以它在水中的扩散速度与渗透能力都比氯快，特别在低浓度时更突出，因而作用快速持久，对孢子的杀灭作用比氯强。

二氧化氯灭菌剂经美国食品药物管理局(FDA)和美国环境保护(EPA)的长期科学试验和反复论证，考验了二氧化氯对饮用水的处理效果后，被确认为是医疗卫生、食品加工中的消毒灭菌、食品(肉类、水产品、果蔬)的防腐、保鲜、环境、饮水和工业循环及污水处理等方面杀菌、消毒、除臭的理想药剂，是国际上公认的氯系消毒剂最理想的更新换代产品。

但是二氧化氯对金属有腐蚀性，对织物有漂白作用，消毒效果受有机物影响很大，其活化液和稀释液不稳定。

二氧化氯对微生物细胞壁有较强的吸附穿透能力，可有效地氧化细胞内含巯基的酶，还可以快速地抑制微生物蛋白质的合成来破坏微生物。

（一）制备方法

ClO_2 的制备方法有十余种，但从宏观上可以分为化学法和电化学法两大类。

1. 化学法：在强酸介质中，用不同的还原剂还原氯酸盐或在酸性介质中用氧化剂氧化亚氯酸盐而制得。

2. 电化学法：通过直接电解亚氯酸盐或氯酸盐而制得。

（二）消毒方法

二氧化氯消毒剂可用于环境和物体表面的消毒；食品加工器具、餐饮具、蔬菜和水果等的消毒；生活饮用水(包括二次供水)、游泳池水、医院污水、城市中水的消毒处理；非金属医疗器械等的消毒。作为强氧化剂，它还具有除藻、剥泥、防腐、抗霉、保鲜、除臭、氯化及漂白等多方面的功能，用途十分广泛。

根据不同目的采用不同的使用方法：

1. **消毒液配制** 使用前，在二氧化氯稳定液中先加活化剂。根据有效含量按稀释定律，用灭菌蒸馏水将二氧化氯稀释成所需浓度。

2. **消毒处理** 常用消毒方法有浸泡、擦拭、喷洒等方法。

（1）浸泡法：将清洗、晾干的待消毒或灭菌物品浸没于装有二氧化氯溶液的容器中，加盖。对细菌繁殖体污染物品的消毒，用100mg/L二氧化氯溶液浸泡30min；对肝炎病毒和结核杆菌污染物品的消毒，用500mg/L二氧化氯浸泡30min；对细菌芽孢污染物品的消毒，用1 000mg/L二氧化氯浸泡30min。

（2）擦拭法：对大件物品或其他不能用浸泡法消毒的物品用擦拭法消毒。消毒所有药物浓度和作用时间参见浸泡法。

（3）喷洒法：对一般污染的表面，用500mg/L二氧化氯均匀喷洒，作用30min；对肝炎病毒和结核杆菌污染的表面，用1 000mg/L二氧化氯均匀喷洒，作用60min。

（4）饮水消毒法：在饮用水源水中加入5mg/L的二氧化氯，作用5min，使大肠埃希菌数达到饮用水卫生标准。

（三）注意事项

1. 在二氧化氯消毒时，要注意做好防护措施，佩戴口罩或防毒面具。

2. 二氧化氯消毒时如果被气体呛到了，马上到户外空旷、空气清新的地方去，休息一段时间即可，如果还是感觉不舒服，建议就医。

3. 配制溶液时选用瓷器或者塑料容器,先加水后加粉,不要在阳光、易燃、易爆环境下操作。

4. 干燥通风避光保存,防酸防碱。

5. 二氧化氯含量达到 4 000mg/L 时,对金属、织物有腐蚀漂白作用。

6. 勿入眼内,接触眼球,立即用清水冲洗。

7. **毒性**　急性经口毒性试验表明,二氧化氯消毒剂属实际无毒级产品,积累性试验结论为弱蓄积性物质。用其消毒的水体不会对口腔黏膜、皮肤和头皮产生损伤。小白鼠经口试验 $LD_{50}>10\,000mg/kg$,其在急性毒性和遗传毒理学上都是绝对安全的。

由于二氧化氯不与水体中的有机物作用生成三卤甲烷等致癌物质,对高等动物细胞、精子及染色体无致癌、致畸、致突变作用。二氧化氯对还原性阴、阳离子的氧化效果以去毒为主(如 H_2S、SO_3^{2-}、CN^-、Mn^{2+}),对有机物的氧化降解产物以含氧基团的小分子化合物为主,这些产物到目前的研究为止,均证明是无毒害作用的,并且二氧化氯使用剂量极低。因此,使用二氧化氯消毒十分安全,无残留毒性,其安全性被世界卫生组织(WHO)定为 AI 级。

第六节　臭　氧

臭氧(ozone)是氧气的同素异形体,化学式为 O_3,活泼性强,易分解,易溶于水,在常温下为淡蓝色、具有独特腥臭味的气体,其密度是空气的 1.68 倍,在空气中易于沉降扩散。在酸性介质中,其还原电位仅次于氟,是氯的 600 倍,为已知最强的氧化剂之一。臭氧广泛存在于自然界中,雷雨过后的空气有一种"清新"的感觉便是因为雷雨作用于空气产生臭氧。

臭氧在常温下为爆炸性气体,在水中的溶解度较低(3%)。臭氧稳定性极差,在常温下可自行分解为氧。所以臭氧不能瓶装贮备。只能现场生产,立即使用。由于臭氧的强氧化性和广谱抗微生物性,因而臭氧消毒剂具有消毒、杀菌、除臭、防霉和保鲜等功能。臭氧在其消毒杀菌过程结束后具有自解还原成氧气,不产生任何残留和二次污染的特性,因而被称为"绿色环保元素",实属当今人类最理想的消毒杀菌方式之一,越来越广泛地应用于化工、石油、纺织、食品及香料和制药等各个领域。

臭氧消毒原理可以认为是一种氧化反应。①臭氧对细菌灭活的机制:臭氧对细菌的灭活反应迅速。与其他杀菌剂不同的是:臭氧能与细菌细胞壁脂类双键反应,穿入菌体内部,作用于蛋白和脂多糖,改变细胞的通透性,从而导致细菌死亡。臭氧还作用于细胞内的核物质,如核酸中的嘌呤和嘧啶,破坏 DNA。②臭氧对病毒的灭活机制:臭氧对病毒的作用首先是对病毒的衣体壳蛋白的四条多肽链的作用。噬菌体被臭氧氧化后,电镜观察可见其表皮被破碎成许多碎片,从中释放出许多核糖核酸,干扰其吸附到宿主上。

臭氧消毒的特点:①高效性:臭氧是一种高效灭菌剂。国际卫生组织对消毒剂的功效,曾进行过归纳比较,对大肠埃希菌的杀灭效果为:最好的是臭氧(O_3),次之是次氯酸(HClO)>二氧化氯(ClO_2)>银离子(Ag^+)>次氯酸根(ClO^-)>高铁酸盐(FeO_4^{2-})>氯氨(NCl_3)。臭氧灭菌速度较氯气快 600~3 000 倍。②高洁性:臭氧是利用空气中的氧气产生的,消毒氧化过程中,多余的氧原子(O)在 30min 后又结合成为氧分子(O_2),不存在任何有毒残留物,故称"环保消毒剂"。③广谱性:臭氧对细菌、病毒等微生物内部结构有极强的氧化破坏性,可杀灭细菌繁殖体、立克次体、芽孢、甲型肝炎病毒、乙型肝炎病毒、真菌和原虫包囊等,破坏肉毒杆菌的毒素。臭氧还具有很强的除霉、腥、臭等有机异味的功能,对中药材及其他原辅材料的防霉、防虫蛀等有明显的作用。同时,除铂、金、铱、氟外,臭氧几乎可与周期表中所有的元素反应,并可将过渡金属元素氧化到较高或最高氧化态,形成更难溶的氧化物。对于氟以外的非金属元素,臭氧也可将其从各种低氧化态氧化,直至出现最高氧化态。因此,臭氧可用于消除酚、氰、亚硫酸盐、亚硝酸盐等多种有机或无机污染物、有毒物。

（一）制备方法

臭氧的不稳定性使其很难实现瓶装贮存,一般只能利用臭氧发生器现场生产,随产随用。目前的臭氧发生器主要有三种:

1. 高压放电式发生器　使用一定频率的高压电流制造高压电场,使电场内或电场周围的氧分子发生电化学反应,从而制造臭氧。这种臭氧发生器具有技术成熟、工作稳定、使用寿命长、臭氧产量大(单机可达 1kg/h)等优点,是国内外相关行业使用最广泛的臭氧发生器。

2. 紫外线式臭氧发生器　使用特定波长(185nm)的紫外线照射氧分子,使氧分子分解而产生臭氧。由于紫外线灯管体积大、臭氧产量低、使用寿命短,所以这种发生器使用范围较窄,常见于消毒碗柜上使用。

3. 电解式发生器　通过电解纯净水而产生臭氧。这种发生器能制取高浓度的臭氧水,制造成本低,使用和维修简单。但由于有臭氧产量无法做大、电极使用寿命短、臭氧不容易收集等方面的缺点,其用途范围受到限制。

（二）消毒方法

臭氧是一种广谱杀菌剂,可杀灭细菌繁殖体和芽孢、病毒、真菌等,并可破坏肉毒杆菌毒素 C。早在 19 世纪,臭氧由于其特殊作用,广泛地被应用于水处理、空气消毒、表面消毒和食品保鲜等领域。现在,臭氧已经越来越深入到人们日常生活的各个方面。

1. 水处理　水处理是臭氧应用最为广泛的一个领域。①饮用水消毒:自从世界卫生组织确认经氯消毒的饮用水能够致癌以后(致癌物质为卤代有机物如氯仿等),臭氧便作为最安全可靠的饮用水消毒方法在世界各地迅速地发展起来,现在世界上已有数千座臭氧水处理厂,欧美、日本、加拿大等国家和地区的自来水厂应用臭氧已达到普及程度。②废水处理:臭氧可增加水中的溶解氧,去除水中的微粒,控制藻类生长,提高水的透明度,使水清澈变蓝,因而广泛用于废水的处理中,以达到安全回用或安全排放的目的。它具有反应速度快、使用方便、不受 pH 影响、不产生二次污染、就地生产不用运输等一系列优点。污水先进入一级沉淀地,净化后进入二级净化池,处理后进入调节储水池,通过污水泵抽入接触塔,在塔内与臭氧充分接触 10~15min 后排放。一般加臭氧量 0.5~1.5mg/L,水中保持剩余臭氧浓度 0.1~0.5mg/L,对于质量较差的水,加臭氧量应在 3~6mg/L。③冷却水处理:近年来,臭氧对水的处理又拓宽到一个新的领域——臭氧处理冷却水。臭氧可以作为唯一的处理药剂来代替其他的冷却水处理剂,达到杀菌、除垢、缓蚀、氧化有机物等多方面的目的。能使冷却水系统在极低的排污量甚至在零排污下运行,从而节水节能,并且不存在任何环境污染问题。④游泳池水的处理:臭氧消毒游泳池水的优点是:杀菌力强,速度快,对肠道菌和病毒均有杀灭作用;对游泳设施不造成腐蚀和毁坏;能改善水质,脱色,除臭,处理后的水晶莹清澈;对游泳者无刺激性。缺点是:臭氧在水中分解快,消毒作用持续时间短,不能清除持续污染。一般来说,臭氧的投入量为 1.0~1.7mg/L,接触时间 1~2min,即可获得理想的消毒效果,水质也会有明显的改善,用于游泳池循环水处理,投入臭氧量为 2mg/L。

2. 空气消毒　利用臭氧对空气进行消毒是目前最为有效、方便、快捷的方式之一。臭氧的除臭能力很强,可对空气进行杀菌、净化,预防疾病交叉感染。如空气中的烟味、腥味、臭味等异味,使用臭氧都可以除掉,并能同时杀灭空气中的细菌,可用于清除卧室、客厅、厨房、卫生间等处的异味。臭氧气体对室内的被褥、衣物、地毯、衣柜、鞋柜、钱币等也具有杀菌、消毒、防霉、除尘螨的功效。臭氧对空气中的微生物有明显的杀灭作用,采用 30mg/m³ 浓度的臭氧,作用 15min,对自然菌的杀灭率达到 90% 以上。

3. 物体表面消毒　饮食用具、理发工具、食品加工用具、衣物等放密闭箱内消毒。臭氧对物品表面上污染的微生物有杀灭作用,可用于手术室,病房,工厂无菌车间等场所的空气消毒。但作用缓慢,一般要求 60mg/m³,相对湿度 ≥70%,作用 60~120min 才能达到消毒效果。

(三) 注意事项

1. 臭氧极不稳定,在常温常压下容易自行分解成为氧气并放出热量。在空气中,臭氧的分解速度与温度和其浓度有关,温度越高,分解越快;浓度越高,分解越快。臭氧在水中的分解速度比在空气中的分解速度要快得多,水中的羟基离子对其分解有强烈的催化作用,所以,pH 值越高,臭氧分解越快。因此不能贮存和运输,必须在使用现场制备。

2. 臭氧具有强烈的腐蚀性,除铂、金、铱、氟以外,臭氧几乎可与元素周期表中的所有元素起反应。因此,凡与其接触的容器、管道、扩散器均要采用不锈钢、陶瓷、聚氯乙烯塑料等耐腐蚀材料或作防腐处理。

3. 臭氧在水中的溶解度只有 10mg/L,因此通入污水中的臭氧往往不能被全部利用。为了提高臭氧的利用率,接触反应池最好建成水深 5~6m 的深水池,或建成封闭的多格串联式接触池,并设置管式或板式微孔扩散器散布臭氧。

4. **毒性**　臭氧属于有害气体,浓度为 0.1mg/m³ 时,对眼、鼻、喉有刺激的感觉;浓度 3~30mg/m³ 时,出现头疼及呼吸器官局部麻痹等症;臭氧浓度为 15~60mg/m³ 时,则对人体有危害。其毒性还和接触时间有关,例如长期接触 4mg/m³ 以下的臭氧会引起永久性心脏障碍,但接触 20mg/m³ 以下的臭氧不超过 2h,对人体无永久性危害。因此,臭氧浓度的允许值定为 0.1mg/m³(8h)。由于臭氧的臭味很浓,浓度为 0.02~0.04mg/m³ 时,人们就能感觉到,因此,世界上使用臭氧已有一百多年的历史,至今也没有发现一例因臭氧中毒而导致死亡的报道。

(曾红燕　编　陈昭斌　审)

第七节　醛类化合物

醛类化合物(aldehyde compound)是一类含有醛基的有机化合物,其结构式为 $R—\overset{\overset{\textstyle O}{\|}}{C}—H$,结构通式为 R-CHO。醛类物质既可用于消毒灭菌,也可用于抗菌和防腐保存。用作灭菌剂的有甲醛、戊二醛,用作高效消毒剂的有邻苯二甲醛。此外,具有不同程度杀灭细菌芽孢作用的醛类还有乙二醛、丙二醛、丁二醛和己二醛等,但目前应用不多。醛类消毒剂对微生物的作用主要靠醛基作用于菌体蛋白的巯基、羟基、羧基、氨基,使之烷基化,从而引起蛋白质

变性、凝固,导致微生物死亡。本节所指的醛类消毒剂主要包括甲醛、戊二醛和邻苯二甲醛。

一、甲醛

甲醛(formaldehyde,化学结构式为 $O{=}C{\bigg\langle}{\overset{H}{\underset{H}{}}}$,分子式为 CH_2O ,是一种无色具有强烈刺激性气味的气体。易溶于水、醇和醚,化学性质活泼,容易发生聚合。甲醛为第一代消毒剂,按作用水平分类属于高效消毒剂(又称灭菌剂),杀菌谱广,对细菌繁殖体、细菌芽孢及真菌、病毒等均有杀灭作用。

(一) 制备方法

用于消毒的甲醛通常为35%~40%甲醛水溶液和多聚甲醛。前者又称福尔马林液,能与水、乙醇混溶,溶液呈酸性;后者为白色粉末状聚合物,含91%~99%甲醛,常温下不断分解放出甲醛气体,难溶于水,可溶于热水或碱溶液。

(二) 消毒方法

通过加热熏蒸或化学熏蒸方式可用于被污染设施和大型设备的消毒处理。甲醛有致癌作用,不宜用于室内空气消毒,使用甲醛消毒、灭菌,必须在甲醛消毒、灭菌箱中进行,甲醛消毒或灭菌箱必须有可靠的密闭性能,消毒、灭菌过程中,不得有甲醛气体漏出。被消毒物品应摊开放置,中间应留有一定空隙,污染表面应尽量暴露,以便甲醛气体有效地与之接触。

(三) 注意事项

1. 甲醛具有中等毒性,对皮肤和黏膜有强烈刺激作用。消毒后,一定要去除残留甲醛气体,可用抽气通风或用氨水中和法。

2. 国内外常见的甲醛分析方法有氧化还原滴定法、电化学传感器法、紫外可见光谱法、气相色谱法、高效液相色谱法以及质谱法等。甲醛消毒剂中甲醛含量的测定方法主要采用化学分析法如滴定法、比色法等进行常量分析。

二、戊二醛

戊二醛(glutaraldehyde),化学结构式为 $H{\overset{O}{\diagup}}{\diagdown}{\diagup}{\diagdown}{\overset{O}{\diagup}}H$,分子式为 $C_5H_8O_2$,是无色透明油状液体,易挥发。它易溶于水和乙醚、乙醇等有机溶剂,化学性质活泼,可发生聚合和氧化反应。戊二醛消毒剂为继甲醛和环氧乙烷之后的第三代消毒剂,属于高效消毒剂,对细菌繁殖体、芽孢、分枝杆菌、真菌和病毒均有杀灭作用。

(一) 制备方法

碱性戊二醛常用于医疗器械灭菌,使用前应加入适量碳酸氢钠,摇匀后,静置1h,测定pH值。pH在7.5~8.5时,戊二醛的杀菌作用最强。2%强化酸性戊二醛是以聚氧乙烯脂肪醇醚为强化剂,有增强戊二醛杀菌的作用。用2%戊二醛水溶液与0.25%聚氧乙烯脂肪醇醚混和制成的强化酸性戊二醛亦有良好杀菌作用,并较碱性戊二醛稳定,室温下可贮存18个月。

(二) 消毒方法

灭菌处理常用浸泡法。将清洗、晾干待灭菌处理的医疗器械及物品浸没于装有戊二醛的容器中,加盖,浸泡10h后,无菌操作取出,用无菌水冲洗干净,并无菌擦干后使用。消毒用浸泡法作用时间一般为 20～45min,取出后用灭菌水冲洗干净并擦干。

（三）注意事项

1. 戊二醛对人有毒性,对眼睛、皮肤和黏膜有刺激作用,我国卫生标准规定接触皮肤或黏膜的消毒剂中戊二醛含量限值为 0.10%。

2. 戊二醛消毒剂为无色的透明液体、无沉淀物、有醛类刺激性气味,其中戊二醛含量为 2.0%～2.5%,主要适用于不耐热的医疗器械、器具与物品的浸泡消毒与灭菌。

3. 戊二醛对手术片等碳钢制品有腐蚀性,使用前应先加入 0.5% 亚硝酸钠防锈。使用过程中应加强戊二醛浓度检测。

4. 化学分析中的酸碱滴定法、电化学分析法中的电位滴定法、光谱法中的紫外-可见分光光度法可用于戊二醛消毒剂的日常分析。如果要进行微量戊二醛残留分析或者检测复方消毒剂中戊二醛含量,则应采用色谱法,如气相色谱法或高效液相色谱法。

三、邻苯二甲醛

邻苯二甲醛(ortho-phthalaldehyde,OPA),化学结构式为 ，分子式为 $C_8H_6O_2$,是淡黄色针状结晶,易溶于乙醇,微溶于水、石油醚。邻苯二甲醛消毒剂是一种新型化学消毒剂,1999 年美国 FDA 批准使用,作为戊二醛消毒剂的替代品,刺激程度及使用浓度均低于戊二醛,可杀灭细菌芽孢并灭活病毒。

（一）制备方法

邻苯二甲醛消毒剂分为单方和复方两种制剂。单方邻苯二甲醛消毒剂为邻苯二甲醛水溶液,而复方为邻苯二甲醛与乙醇、EDTA-Na、AEO-9、季铵盐等进行复配。由于单方邻苯二甲醛消毒剂杀菌能力较弱,市场上多为复方制剂。

（二）消毒方法

常用浸泡法对不耐热诊疗器械、器具与物品进行消毒。消毒时间较短,如消毒内镜的作用时间仅 5～12min,就能达到杀灭细菌繁殖体,浸泡 3h 以上可杀灭细菌芽孢。消毒后用无菌水彻底冲洗干净。

（三）注意事项

1. 邻苯二甲醛消毒剂会产生蛋白质污渍,消毒时需要使用个人防护装备(如手套、眼罩、口罩及防水外罩)。

2. 邻苯二甲醛消毒剂可以在 14d 内使用和再次使用。在使用前须测试检测含量,确保邻苯二甲醛含量高于 0.3%。

3. 目前,邻苯二甲醛含量检测主要有滴定法、紫外分光光度法和高效液相色谱法。

第八节 烷基化化合物

烷基化化合物(alkylated compound)通过对微生物蛋白质、DNA、RNA 的烷基化作用,干扰酶的正常代谢而使微生物死亡。其液体与气体都有杀菌作用,但大多作为气体消毒剂使用。环氧乙烷是最常见的烷基化类消毒剂,也是一种重要的低温灭菌剂。此外,环氧丙烷

(methyloxirane)作为一种新的较安全的熏蒸剂,可用于文物保护领域的杀虫灭菌。

环氧乙烷

环氧乙烷(ethylene oxide,EO)别名氧化乙烯,化学结构式为 $\triangle$,分子式为 C_2H_4O,常温时为无色透明液体,具有乙醚的气味。其沸点为 10.8℃,室温下易挥发成气体,且具有一定压力,必须罐装于密闭耐压容器中。环氧乙烷能溶于水、乙醇和乙醚,在水中与金属盐类反应可生成金属氢氧化物,使溶液 pH 值升高。环氧乙烷化学性质非常活泼,在空气中易燃易爆,需与惰性气体混合,在密闭的环氧乙烷灭菌器内使用。环氧乙烷气体杀菌力强、杀菌谱广,可杀灭各种微生物包括酵母菌、霉菌、细菌繁殖体、病毒、细菌芽孢等,属灭菌剂。

(一)制备方法

环氧乙烷灭菌时可采用 100%纯环氧乙烷(或环氧乙烷)和二氧化碳混合气体。禁止使用氟利昂。解析可以在环氧乙烷灭菌柜内继续进行,也可以放入专门的通风柜内,不应采用自然通风法。反复输入的空气应经过高效过滤,可滤除≥0.3μm 粒子 99.6%以上。

(二)消毒方法

环氧乙烷灭菌程序包括预热、预湿、抽真空、通入气化环氧乙烷达到预定浓度、维持灭菌时间、清除灭菌柜内环氧乙烷气体、解析以去除灭菌物品内环氧乙烷的残留。

(三)注意事项

1. 环氧乙烷穿透力很强,可不损害灭菌的物品,故多数不宜用一般方法灭菌的物品均可用环氧乙烷消毒和灭菌。例如,电子仪器、光学仪器、医疗器械、书籍和一次性使用的诊疗用品等。

2. 环氧乙烷残留量是物品经环氧乙烷灭菌消毒后必须检测的项目。环氧乙烷有一定吸附作用,环氧乙烷消毒后会以原形和两种消毒副产物氯乙醇乙烷和乙二醇乙烷的形式残留在被消毒物品和包装材料内。环氧乙烷可刺激身体表面并引起强烈反应,具有致癌和致突变作用,国家标准规定短期接触器械的环氧乙烷对患者的平均日剂量不应超过 20mg(GB 16886.7-2001);一次性使用卫生用品经环氧乙烷消毒后出厂时,环氧乙烷残留量必须≤250μg/g(GB 15979-2002)。

3. 环氧乙烷含量测定方法主要有滴定分析法和气相色谱法。滴定分析法是《消毒技术规范》(2002 版)规定的环氧乙烷含量测定第一法,而气相色谱法为第二法。同时,气相色谱法也是《医疗器械生物学评价——第 7 部分 环氧乙烷灭菌残留量》(GB 16886.7-2001)和《一次性使用卫生用品卫生标准》(GB 15979-2002)中推荐的环氧乙烷残留量检测方法。

第九节 醇类化合物

醇类化合物(alcohol compound)消毒剂是使用较早的一类消毒剂,属于中效消毒剂,可杀灭结核杆菌、真菌、肝炎病毒及细菌繁殖体等微生物,但不能杀灭细菌芽孢。主要应用于手和皮肤消毒,具有作用较快、性质稳定、无腐蚀性、基本无毒的优点。短链脂肪族醇类杀灭微生物的作用快,其杀菌作用随相对分子质量的增加而增强,其中最具实用价值的是乙醇、异丙醇和正丙醇。

一、乙醇

乙醇(ethanol),化学结构式为 ⌒OH,分子式为 C_2H_6O,为无色透明液体;沸点为78.5℃,易挥发,有辛辣味,易燃烧。乙醇易溶于丙三醇、氯仿等溶剂,能与水以任意比例混合。

(一) 制备方法

乙醇消毒剂的有效成分乙醇体积含量一般在 70%~80%。

(二) 消毒方法

乙醇消毒剂为无色澄清透明液体,广泛用于手和皮肤消毒,也可用于体温计、血压计等医疗器具、精密仪器的表面消毒;不宜用于空气消毒及医疗器械的浸泡消毒。

(三) 注意事项

1. 60%~85%的乙醇十分容易渗透到细菌体内,破坏细菌细胞使其溶解,因此该浓度范围的乙醇可杀灭细菌繁殖体、分枝杆菌、酵母菌和真菌。

2. 乙醇容易灭活亲脂性病毒和许多亲水性病毒,但对甲型和乙型肝炎病毒、人肠道EV71病毒的杀灭效果弱,对细菌芽孢无效。

3. 乙醇的检测方法主要有氧化还原滴定法、电化学分析法、红外光谱法、气相色谱法、酶法及比重法等。乙醇消毒剂中乙醇含量检测的推荐方法有气相色谱法和比重法(GB 26373-2010)。

二、异丙醇

异丙醇(isopropyl alcohol,IPA),化学结构式为 ⋏OH,分子式为 C_3H_8O,为无色透明液体;沸点为82.5℃,易挥发,有较浓的醇的气味。异丙醇可与水、甲醇、乙醇、乙醚、氯仿等混溶。常温下可引火燃烧,其蒸气与空气混合易形成爆炸性混合物。异丙醇容易产生过氧化物,使用前有时需要鉴定。异丙醇的杀菌效果与乙醇类似甚至略强。常用于手和皮肤的快速消毒。

(一) 制备方法

异丙醇消毒剂主要是复方消毒剂,有效成分为异丙醇、正丙醇和其他低效消毒剂如季铵盐类消毒剂等,其中异丙醇含量为 50%~70%(V/V)。

(二) 消毒方法

国家卫生标准规定 70%异丙醇可用于细菌繁殖体污染的手和皮肤的消毒处理,一般揉搓 1~3min,或者擦拭两遍,作用 1~3min。

(三) 注意事项

1. 70%异丙醇 10min 可灭活乙型肝炎病毒、丙型肝炎病毒和人类免疫缺陷病毒(human immunodeficiency virus,HIV)。

2. 异丙醇消毒剂无法杀死细菌芽孢。

第十节　酚类化合物

酚类化合物(phenolic compound)消毒剂是应用历史最为久远的消毒剂,将甲基苯酚溶解于肥皂水得到的"来苏尔"消毒剂是人类历史上第一个真正意义的化学消毒剂。酚类消毒剂是指以酚类化合物为主要原料,添加表面活性剂、乙醇或异丙醇为增溶剂,或以乙醇、异丙醇、水作为溶剂、不添加其他杀菌成分的消毒剂。酚类消毒剂属于中效消毒剂,可以杀灭除细菌芽孢以外的各种病原微生物。《酚类消毒剂卫生要求》(GB 27947-2011)规定了酚类消毒剂的有效成分主要是指苯酚、甲酚、对氯间二甲苯酚、三氯羟基二苯醚等酚类化合物(phenolic compounds)。

一、苯酚

苯酚(phenol)的化学结构式为 [结构式], 分子式为 C_6H_6O, 是一种具有特殊气味的无色针状晶体。熔点为 40.6℃, 微溶于冷水, 在 65℃时与水互溶, 易溶于乙醇、乙醚、氯仿等有机溶剂;其水溶液呈弱酸性, pK_a 值为 9.98。苯酚对皮肤和黏膜有强烈的腐蚀作用,可抑制中枢神经或损害肝、肾功能。

(一) 制备方法

苯酚有效成分含量应≤5.0%,且 pH 值在 6.0~10.0。

(二) 消毒方法

以苯酚为主要杀菌成分的消毒剂主要适用于物体表面和织物等消毒,消毒结束后应对所处理的对象以清水进行擦拭或洗涤,去除残留的消毒剂。

(三) 注意事项

1. 苯酚可杀灭细菌繁殖体、真菌与某些病毒,常温下对芽孢无杀灭作用。苯酚对组织穿透力较强,局部应用浓度过高,能引起组织损伤甚至坏死。苯酚的稀溶液能使感觉神经末梢麻痹,具有持久的局部麻醉作用,因此能止痒止痛。

2. 消毒剂中苯酚含量的测定方法有滴定分析法、气相色谱法和高效液相色谱法等。滴定分析法是《酚类消毒剂卫生要求》(GB 27947-2011)推荐的苯酚检测方法,适用于常量苯酚浓度的检测。对于一些复方消毒剂中苯酚含量测定,因其样品成分复杂,苯酚含量低,需选择高效液相色谱法或气相色谱法等灵敏度高的仪器分析方法进行准确测定。

二、甲酚

甲酚(cresol)有 3 个同分异构体,分别是邻、对和间甲酚,化学结构式分别为 [结构式]、[结构式]、[结构式]。甲酚的分子式为 C_7H_8O,为无色或淡棕黄色澄清液体,具有酚臭气味,微溶于水,易溶于乙醇、氯仿、乙醚等有机溶剂以及氢氧化钠溶液。饱和水溶液呈弱酸性或中性。甲酚毒性与苯酚相似。

(一) 制备方法

甲酚、植物油和氢氧化钠溶液混合可配成甲酚皂溶液。甲酚皂又称"来苏儿",含粗甲酚50%左右,具有特殊气味,用水稀释后成乳白色泡沫状液体。

（二）消毒方法

医疗上用稀释后的甲酚皂对物品、器械、环境和排泄物等进行消毒。对细菌繁殖体和真菌具有很好的杀灭效果。

（三）注意事项

1. 以甲酚为主要杀菌成分的消毒剂适用于物体表面和织物等消毒，不适用于皮肤和黏膜消毒；该类消毒剂中甲酚有效成分含量应≤5.0%，且 pH 值在 6.0~10.0。

2. 口服甲酚皂会造成急性中毒。

3. 气相色谱法是检测消毒剂中甲酚含量的推荐方法（GB 27947-2011）。

三、对氯间二甲苯酚

对氯间二甲苯酚（pera-chloro-meta-xylenol，PCMX）化学结构式为 ，分子式为

C_8H_9ClO，是一种白色结晶性粉末，水中溶解度仅为 0.03%，易溶于醇、醚、聚二醇等有机溶剂和强碱性水溶液。对氯间二甲苯酚是一种高效、低毒、广谱抗菌剂。

（一）制备方法

用于皮肤消毒和物体表面消毒的消毒剂中对氯间二甲苯酚有效成分含量应≤2.0%，而用于卫生洗手和黏膜消毒的消毒剂中对氯间二甲苯酚有效成分含量应≤1.0%；该类消毒剂的 pH 值一般在 7.5~10.5。

（二）消毒方法

用于卫生手消毒时，应用液中有效成分含量≤1.0%，对手擦拭或浸泡消毒，作用时间≤1min；皮肤消毒时，应用液中有效成分含量≤2.0%擦拭消毒，作用时间≤5min；物体表面消毒时，应用液中有效成分含量≤2.0%，擦拭作用时间≤15min，浸泡消毒作用时间≤30min；黏膜消毒时，应用液中有效成分含量≤0.35%，擦拭或冲洗消毒作用时间≤5min。

（三）注意事项

1. 对氯间二甲苯酚杀菌能力较非卤化酚类消毒剂强 3~30 倍，对多数细菌繁殖体、真菌及霉菌都具有杀灭功效，适用于卫生洗手、皮肤、黏膜、物理表面和织物等消毒，其中黏膜消毒仅限于医疗机构诊疗处理前后使用。

2. 消毒剂中对氯间二甲苯酚检测可用紫外分光光度法、气相色谱法、高效液相色谱法等。紫外分光光度法利用对氯间二甲苯酚在波长 280nm 处有紫外吸收特征进行检测，方法操作简便，适于常量分析。气相色谱法采用对芳香族化合物有较好选择性的色谱柱，气相色谱法灵敏度高、准确度好，适合于消毒液和卫生护理用品中对氯间二甲苯酚的测定。高效液相色谱法是《酚类消毒剂卫生要求》（GB 27947-2011）推荐的测定消毒剂中对氯间二甲苯酚有效成分的检测方法。

四、三氯羟基二苯醚

三氯羟基二苯醚（triclosan），即 2,4,4'-三氯-2'-羟基二苯醚，别名三氯生，化学结构式为

，分子式为 $C_{12}H_7Cl_3O_2$，是一种白色晶状粉末，不溶于水，易溶于醇等有机溶剂和碱性溶液。三氯羟基二苯醚是一种广谱、高效、低毒抗菌剂。

（一）制备方法

用于皮肤消毒的消毒剂中三氯羟基二苯醚有效成分含量应≤2.0%，而用于黏膜消毒的消毒剂中对氯间二甲苯酚有效成分含量应≤0.35%。

（二）消毒方法

用于卫生手消毒时，应用液中有效成分含量≤2.0%，对手擦拭或浸泡消毒，作用时间≤1min；皮肤消毒时，应用液中有效成分含量≤2.0%，擦拭消毒，作用时间≤5min；物体表面消毒时，应用液中有效成分含量≤2.0%，擦拭作用时间≤15min，浸泡消毒作用时间≤30min；黏膜消毒时，应用液中有效成分含量≤0.35%，擦拭或冲洗消毒作用时间≤5min。

（三）注意事项

1. 三氯羟基二苯醚对革兰氏阳性菌和阴性菌、酵母及病毒均有杀灭和抑制作用，其与醇复配可明显提高杀菌效果。

2. 三氯羟基二苯醚复方消毒剂杀菌效果受 pH 值影响较大，pH 值增加，杀菌效果下降。《酚类消毒剂卫生要求》(GB 27947-2011) 规定该类消毒剂的 pH 值应在 5.5~8.5。

3. 三氯羟基二苯醚作为皮肤和黏膜消毒剂有效成分已经得到广泛应用，不仅作为抗菌皂的主要成分，还用于个人护理产品和塑料的抗菌涂层。

4. 消毒相关产品中三氯羟基二苯醚有效成分检测方法众多，包括分光光度法、化学发光法、气相色谱法、高效液相色谱法和气相色谱质谱联用法等。

第十一节　胍类化合物

胍类化合物（guanidine compound）消毒剂属低效消毒剂，具有速效杀菌作用，对皮肤、黏膜无刺激性，对金属和织物无腐蚀性，受有机物影响轻微，稳定性好。胍类消毒剂主要适用于外科洗手消毒、卫生洗手消毒、手术部位皮肤消毒、黏膜消毒、物体表面消毒等，不适用于结核杆菌、细菌芽孢污染物品的消毒。常用消毒方法有浸泡、擦拭和冲洗等方法。对于不锈钢无腐蚀性，对其他金属基本无腐蚀或仅有轻度腐蚀。胍类消毒剂的有效杀菌成分主要包括醋酸氯己定、葡萄糖酸氯己定和聚六亚甲基双胍等。

一、聚六亚甲基双胍

聚六亚甲基双胍（polyhexamethylenebiguanidine，PHMB）简称为聚六亚甲基胍，是一种无色透明液体，沸点 102℃。通常以盐酸聚六亚甲基胍形式用作消毒剂。盐酸聚六亚甲基胍（polyhexamethyleneguanidine hydrochloride）的化学结构式为　，分子式为

$(C_7H_{16}N_3Cl)_n$,是一种白色无定形粉末,易溶于水;水溶液无色无味,不燃不爆,对于各种金属材料基本无腐蚀,分解温度大于400℃,对所处理表面无漂白作用,2年内不会变质。

（一）制备方法

聚六亚甲基双胍盐酸盐由己二胺与二氰胺的盐反应制得六亚甲基二胺的二氰胺盐,再用己二胺和36%盐酸反应制得。

（二）消毒方法

对一些不能用高温消毒的医疗用品,只需用1‰浓度的溶液浸泡或喷涂,在短时间内即可实现杀菌。还可用于病房的空气、墙壁和地面的消毒。

（三）注意事项

1. 盐酸聚六亚甲基胍是高分子聚合物结构,能使胍基的有效活性得以提高,所以其杀菌效力大大高于其他胍类化合物。

2. 盐酸聚六亚甲基双胍主要用于皮肤黏膜消毒、一般物体表面消毒,以及除藻剂和防霉剂。

3. 消毒剂中盐酸聚六亚甲基胍有效成分的检测方法有比色法、荧光法、毛细管电泳法和高效液相色谱法。比色法是《胍类消毒剂卫生标准》(GB 26367-2010)推荐的测定方法,仅适用于以聚六亚甲基胍为主要有效成分的消毒剂。

二、氯己定

氯己定(chlorhexidine)又名双氯苯双胍己烷,其化学名称为1,6-双(正-对氯苯双胍)己烷,化学结构式为

,分子式为

$C_{22}H_{30}Cl_2N_{10}$,俗称洗必泰。氯己定适用于手、皮肤、黏膜等消毒,其有效成分包括盐酸氯己定、醋酸氯己定和葡萄糖酸氯己定。盐酸氯己定在水中溶解度小,其制剂以膏剂、涂剂为主,在实际应用中已基本被淘汰;醋酸氯己定和葡萄糖酸氯己定是目前常用的消毒剂。氯己定与醇类消毒剂配伍可起到协同作用,增强杀菌效果,达到中效消毒剂水平。

（一）醋酸氯己定

醋酸氯己定(chlorhexidine acetate)或称氯己定醋酸盐,化学名称为1,6-双氯苯双胍己烷二醋酸盐,分子式为$C_{22}H_{30}N_{10}Cl_2 \cdot 2C_2H_4O_2$,为白色或类白色结晶粉末,无味,分解温度为260℃,难溶于水,易溶于醇。

1. **制备方法** 氯己定与醋酸反应,得到醋酸氯己定。由对氯苯胺经重氮化,缩合、消除脱氮、缩合、中和成盐制得。

2. **消毒方法** 醋酸氯己定广泛用于手、皮肤、黏膜、器械等消毒,并用作典型的防腐剂。皮肤外用,0.05%溶液可用于局部皮肤黏膜消毒,创面消毒。

3. **注意事项**

（1）醋酸氯己定副作用小,主要是过敏反应、黏膜刺激性等。

（2）常用消毒剂中醋酸氯己定含量的测定方法主要有化学滴定法、紫外分光光度法和高效液相色谱法等。紫外分光光度法基于醋酸氯己定乙醇溶液在波长258nm处有特征紫外

吸收,通过标准曲线法进行定量分析。化学滴定法和高效液相色谱法是《消毒技术规范》(2002 版)推荐的测定方法。

（二）葡萄糖酸氯己定

葡萄糖酸氯己定(chlorhexidine gluconate)或称氯己定葡萄糖酸盐,化学名称为 1,6-双(对氯苯双胍)正己烷二葡萄糖酸盐,分子式为 $C_{34}H_{54}Cl_2N_{10}O_{14}$,为白色或浅黄色结晶,能以任意比例溶于水或冰醋酸中,光照可能分解,须避光保存。葡萄糖酸氯己定对黏膜组织刺激性小,无明显皮肤过敏性,广泛用于手、皮肤、黏膜等消毒,也应用于药品、卫生用品、医疗器械、食品、塑料、橡胶、涂料等领域,作为抗菌防腐剂。

葡萄糖酸氯己定含量测定方法有滴定法和高效液相色谱法。滴定法是《消毒技术规范》(2002 版)推荐的消毒相关产品中有效成分葡萄糖酸氯己定含量的测定方法。方法检测原理和操作步骤参照醋酸氯己定测定。高效液相色谱法是《中华人民共和国药典》(2015 版)收录的葡萄糖酸氯己定含漱液中葡萄糖酸氯己定的含量测定方法。

第十二节　季铵盐化合物

季铵盐化合物(quaternary ammonium salt compound)是一类重要的阳离子表面活性剂,系叔胺和烷化剂反应而制得。季铵盐种类繁多,按照其结构不同,可分为单长链季铵盐、双长链季铵盐、双长链双季铵盐和其他季铵盐。单长链季铵盐常见的是烷基二甲基苄基卤化铵和烷基二甲基苯氧乙基卤化铵。前者以苯扎溴铵和苯扎氯铵为代表,后者以度米芬为代表。双长链季铵盐有双烷基双甲基卤化铵和双长链双季铵盐类,前者以双癸基二甲基氯化铵为代表,后者以吉米奇季铵盐为代表。其他重要的季铵盐主要有盐酸苯海拉明、盐酸普鲁卡因、氯化胆碱、维生素胆碱等。单链季铵盐消毒剂属于低效消毒剂,只能杀灭细菌繁殖体(分枝杆菌除外)。双链季铵盐和醇类的复方制剂属于中效消毒剂,可以杀灭除细菌芽孢以外的各种病原微生物。采用双链和单链季铵盐,配以增效剂和稳定剂制成的季铵盐类消毒液,可通过熏蒸或喷雾的方式对空气进行消毒。

一、苯扎溴铵

苯扎溴铵(benzhalkonium bromide),即十二烷基二甲基苄基溴化铵,俗称新洁尔灭,化学结构式为

,化学分子式为 $C_{21}H_{38}BrN$,为阳离子型表面活性物质,易溶于水或乙醇。水溶液为无色至淡黄色的澄清透明液体,有芳香气味,呈弱碱性,强力振摇可产生大量泡沫。

（一）制备方法

苯扎溴铵是应用最广泛的一种季铵盐类消毒剂,有单方和复方制剂,主要用于皮肤、黏膜和伤口冲洗消毒。

（二）消毒方法

手与皮肤的消毒可用 0.1% 苯扎溴铵溶液浸泡 1~3min。抗 HIV 抗体阳性血液及血制品的储存冰箱、冷库内外壁,可用苯扎溴铵等擦拭消毒。

（三）注意事项

1. 苯扎溴铵为广谱杀菌剂,对革兰氏阳性细菌作用较强,但对绿脓杆菌、抗酸杆菌和细菌芽孢无效。遇有血、棉花、纤维素和有机物存在,作用显著降低。

2. 化学消毒剂中苯扎溴铵含量测定方法有化学滴定法、电位滴定法、紫外分光光度法、高效液相色谱法等。化学滴定法是《消毒技术规范》(2002 版)和《中华人民共和国药典》(2005 版)收录的方法,依靠指示剂颜色变化来指示滴定终点的,如果待测溶液有颜色或浑浊时,终点的指示较困难。电位滴定法受溶液自身影响小,终点指示准确,适合复方化学消毒剂中有效成分苯扎溴铵含量的测定。紫外分光光度法基于苯扎溴铵水溶液在波长 262nm 处有最大吸收,测定此波长吸光度值进行定量。高效液相色谱法利用反相色谱进行色谱分离后在 210nm 或 262nm 处检测吸光度值,适合于微量苯扎溴铵含量的检测。

二、十二烷基二甲基苯氧乙基溴化铵

十二烷基二甲基苯氧乙基溴化铵(domiphen bromide),俗称度米芬,化学结构式为

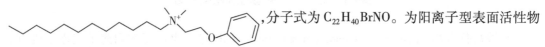

,分子式为 $C_{22}H_{40}BrNO$。为阳离子型表面活性物质,易溶于水或甲醇。

（一）消毒方法

0.02%~1%溶液用于皮肤、黏膜消毒及局部感染湿敷;器械消毒时可加 0.4%~0.5%的亚硝酸钠。

（二）注意事项

1. 度米芬为广谱、高效季铵碱盐类消毒防腐剂,抗菌谱及抗菌活性与新洁尔灭相似。对革兰氏阳性和阴性细菌、真菌都有杀灭作用,一般短时间(1~10min)即起作用,其作用在碱性中增强,在肥皂、合成洗涤剂、酸性有机物质、脓血存在的情况下则效力下降。

2. 消毒相关产品中有效成分度米芬含量测定方法有化学滴定法、紫外分光光度法、高效液相色谱法等。化学滴定法测定度米芬基于以四苯硼钠为滴定液、溴酚蓝为指示剂的双相滴定法,测定原理与化学滴定法测定苯扎溴铵相似。紫外分光光度法是利用度米芬在 267.5nm 波长处有最大吸收,可以测定度米芬消毒液中的度米芬含量。高效液相色谱法是利用离子对试剂在酸性介质中,用反相 C18 色谱柱分离样品中的度米芬,在 269nm 处检测吸光度值进行定量分析。

三、双癸基二甲基氯化铵

双癸基二甲基氯化铵(didoctyl dimethyl ammonium chloride,DDAC)别名癸甲氯铵、双十烷基

二甲基氯化铵等,是一种阳离子表面活性剂。化学结构式为 ,分子式

为 $C_{22}H_{48}ClN$,相对分子质量是 362.08,属双链季铵盐类化合物,常温下为淡黄色透明液体,易溶于水和有机溶剂,化学性质稳定,刺激性小。

（一）消毒方法

双癸基二甲基氯化铵在医药卫生和民用方面用作消毒杀菌剂，又是毛织品的防蛀剂，也可用作油田注水杀菌剂和工业循环冷却水的杀菌灭藻剂。

（二）注意事项

1. 癸基二甲基氯化铵属于第三代季铵盐类消毒剂，杀菌能力高于单链季铵盐类；同时，由于双癸基二甲基氯化铵与单链季铵盐、聚六亚甲基双胍、戊二醛等复配使用具有显著的协同作用，应用更广泛。该类消毒剂在高浓度时可杀灭结核杆菌和乙型肝炎病毒等。

2. 对于单方制剂中双癸基二甲基氯化铵含量的测定，常采用银量法或四苯硼钠法等滴定分析法。复方消毒剂中双癸基二甲基氯化铵的含量测定尚无国标方法。可用反相高效液相离子对色谱方法对复方消毒液中双癸基二甲基氯化铵的含量进行测定。

（周　颖　编　陈昭斌　审）

小　结

本章简要介绍了常用的能产生无机化学消毒因子和有机化学消毒因子的消毒剂的性质、制备方法、使用方法与范围及其毒性。这些化学消毒因子包括含氯消毒剂如漂白粉、次氯酸钠、二氯异氰尿酸钠、氯胺T，含碘消毒剂如碘、碘伏，含溴消毒剂如二溴海因，过氧化物类消毒剂如过氧化氢、过氧乙酸、过氧戊二酸、二氧化氯消毒剂、臭氧消毒剂、醛类消毒剂、烷基化化合物类消毒剂、醇类消毒剂、酚类消毒剂、胍类消毒剂和季铵盐类消毒剂等。

思考题

1. 简述含氯消毒剂的消毒原理。

2. 简述含碘消毒剂的消毒原理。

3. 简述二溴海因消毒剂的消毒原理。

4. 简述过氧乙酸消毒剂的消毒原理。

5. 简述过氧化氢的消毒原理。

6. 简述二氧化氯的消毒原理。

7. 简述臭氧的消毒原理。

8. 常见的有机类化学消毒剂有哪些类别？请简述其适用范围。

9. 邻苯二甲醛与戊二醛的消毒活性比较及其原因。

10. 如何确定医疗器械和卫生用品的灭菌环氧乙烷残留量？

11. 何种有机消毒剂主要用于手和皮肤消毒？举例说明它们的原理。

12. 酚类消毒剂的有效化学成分有哪些？简述其消毒作用特点和作用机制。

13. 简述三氯生的化学结构、作用范围和杀菌机制。

14. 简述葡萄糖酸氯己定的消毒特点、适用范围和常见检测方法。

15. 以苯扎溴铵为例简述季铵盐类消毒剂的消毒作用机制、适用范围和检测方法。

（曾红燕　周　颖　编　陈昭斌　审）

第六章

生物消毒因子

生物消毒因子是指来源于动物、植物和微生物的抗微生物活性成分或微生物活体。植物提取物主要有酚类化合物、醌类化合物、精油、萜类、黄酮类、生物碱、蛋白质、有机酸等。动物提取物主要有脂类、多肽、蛋白质、多糖、生物碱、甾体类等。微生物的成分或代谢的产物主要有抗生素、细菌素、酶、质粒等。微生物活体主要有噬菌体等。

第一节 酚类化合物

酚类化合物是植物众多次生代谢产物中较为重要的一类化合物,它是指芳香烃中苯环上的氢原子被羟基取代所生成的一类化合物。目前已知酚类化合物 8 000 余种,在 600 种以上植物中广泛分布。来源于植物体内的内源性酚,大多具有特殊的芳香气味,均呈弱酸性。酚类化合物分为简单酚和酚类化合物。多酚类化合物分为两大类:一类是多酚单体,即非聚合物,主要包括苯丙烷类和黄酮类化合物;另一类则是由单体聚合成低聚或多聚体,统称单宁类物质,包括缩合型单宁和水解型单宁。一些酚类化合物具有较强的体外抗微生物活性。

一、简单酚

简单酚(simple phenols)为含有单个酚环取代基的生物活性植物化合物,以苯基丙烷衍生化合物、羟基化酚化合物为主。其中咖啡酸和肉桂酸为苯基丙烷衍生化合物的代表,儿茶酚和邻苯三酚是主要的羟基化酚。

(一) 咖啡酸

咖啡酸(caffeic acid),别名 3,4-二羟基肉桂酸,具有抗单纯疱疹病毒和脊髓灰质炎病毒的抗病毒活性,并且能够在体外抑制甲型流感病毒的繁殖。对牛痘和腺病毒抑制作用较强,其次为脊髓灰质炎Ⅰ型和副流感Ⅲ型病毒。咖啡酸能有效地对抗多种细菌、真菌和病毒,目前已作为一种药物治疗多种疾病。

(二) 肉桂酸

肉桂酸(cinnamic acid),又名β-苯丙烯酸、3-苯基-2-丙烯酸。是从肉桂皮或安息香分离出的有机酸。植物中由苯丙氨酸脱氨降解产生的苯丙烯酸。主要用于香精香料。肉桂酸具有抗细菌、病毒、霉菌的功能。蜂胶对细菌、真菌和病毒有杀灭或抑制作用,其主要作用是肉桂酸。

二、多酚

多酚(polyphenols)为具有多种酚结构的分子,常分为类黄酮和非类黄酮。类黄酮具有二苯基丙烷的共同碳骨架,两个苯环(A环和B环)通过线性三碳链连接。中心三碳链与A苯环形成一个封闭的吡喃环。非黄酮类包括两类化合物,第一类是酚酸,分为苯甲酸和肉桂酸的衍生物,前者如没食子酸、原儿茶酸等,后者如香豆酸和阿魏酸等。第二类为二苯乙烯,主要代表是由白藜芦醇和两个苯丙烷单元氧化二聚而产生的顺式和反式异构体木脂素。此外,多酚在植物组织中主要以糖苷、有机酸结合物、高分子量复合聚合分子形式存在,如单宁。

酚类化合物能够在微生物细胞壁、细胞膜水平上发挥毒性作用而杀灭微生物。其次,酚类化合物芳香环中羟基取代的位置和饱和侧链的长度是影响抗菌活性的因素之一,它们的高抗微生物活性还取决于结构中烷基或烯基的大小,拥有较大烷基或烯基的酚类化合物,具有更强的抗微生物活性。此外,单宁抑制病毒的吸收,限制细菌生长。

（一）类黄酮

类黄酮可分为许多亚类:黄酮醇、黄酮、黄烷酮、花青素、黄烷醇和异黄酮等,其中黄烷-3-醇、黄酮和黄酮醇、单宁等的抗菌功效备受关注。

1. **黄烷-3-醇**　研究证实茶叶中含有儿茶素［黄烷-3-醇(flavan-3-ol)的衍生物］,具有广谱抗菌活性,能在体外抑制 O_{139} 群霍乱弧菌、变形链球菌、志贺菌、蜡样芽孢杆菌、产气荚膜梭菌、金黄色葡萄球菌和其他微生物。这类化合物对多种病毒表现出抑制作用,如呼吸道合胞病毒(RSV)和单纯疱疹病毒(HSV-1)等。儿茶素中的没食子儿茶素(EGCG)能够防止流感病毒的感染。

2. **黄酮和黄酮醇**　黄酮(flavonoids)是含有一个羰基的酚醛结构,加入羟基后得到黄酮醇(flavonol)。黄酮和黄酮醇是植物针对微生物的感染而合成的,因此,在体外它们也能够抑制多种微生物。黄酮醇对革兰氏阳性菌,如金黄色葡萄球菌、嗜酸乳杆菌和内氏放线菌以及革兰氏阴性菌,如普雷沃氏菌、黑色素普雷沃氏菌、牙龈卟啉单胞菌和梭杆菌有着显著抑制作用。

3. **单宁**　单宁(tannin)是一组独特的酚类,分子量在 500~30 000Da 之间。几乎在植物的每个部位都可以找到单宁,如树皮、木材、叶子、果实和根。单宁分为两类,可水解单宁和缩合单宁。可水解单宁是以没食子酸为基础形成,通常为具有 D-葡萄糖的多酯。缩合单宁(通常称为原花色素)源自类黄酮单体。单宁通过已被运输到植物的木质组织的黄烷衍生物缩合形成,或通过醌单元的聚合形成。单宁具有广谱抗微生物作用,能够通过多种方式对细菌、病毒、丝状真菌、酵母菌产生较强的抑制作用。单宁能够抑制多种革兰氏阳性菌,如金黄色葡萄球菌、链球菌等和革兰氏阴性菌,如沙门菌、螺杆菌、大肠杆菌、梭菌、弯曲杆菌和芽孢杆菌等的生长,且革兰氏阳性菌通常比革兰氏阴性菌对单宁更敏感。

（二）非类黄酮化合物

与类黄酮相比,非类黄酮显示出较弱的抗微生物活性。但是一些酚酸,如没食子酸、阿魏酸,对革兰氏阳性菌如金黄色葡萄球菌和单核细胞增多性李斯特菌等,及革兰氏阴性菌如大肠杆菌和铜绿假单胞菌等,显示出较强的抗菌活性,且比抗生素,如庆大霉素和链霉素,对这几种细菌作用更强。

第二节　醌类化合物

此处的醌类化合物是指来源于植物体内的醌类化合物。天然醌类化合物以蒽醌类、苯醌类和萘醌类化合物为主。

醌类化合物是植物中一类具有醌式结构的化学成分,主要分为苯醌、萘醌、菲醌和蒽醌四种类型,在抗微生物方面以蒽醌及其衍生物尤为重要。醌类化合物具有良好的广谱抗微生物功效,大多数醌类,包括泛醌和甲基萘醌类,能够抑制细菌、真菌或寄生虫的生长,对细菌、真菌和病毒都具有良好的杀灭作用。

一、蒽醌类化合物

蒽醌类(anthraquinone)化合物是一种醌类化学物。在天然产物中,蒽醌常存在于高等植物和低等植物地衣类和菌类的代谢产物中。蒽醌具有抗微生物作用的代表成分多分布于芦荟等植物中,是这一类植物中的主要抗菌成分。芦荟凝胶提取物(蒽醌类化合物)对单纯革兰氏阴性菌和单纯革兰氏阳性菌所导致的皮肤感染都有抑制作用,并且与同浓度的抗生素相比,抑菌效果更加显著。蒽醌类化合物具有广谱抗菌作用,能抗葡萄球菌、链球菌、痢疾杆菌、白喉杆菌、枯草芽孢杆菌及伤寒杆菌等细菌。

二、苯醌类化合物

苯醌类(benzoquinones)化合物分为邻苯醌和对苯醌两大类,邻苯醌结构不稳定,天然存在的苯醌化合物多数为对苯醌的衍生物。竹子的酒精提取物含有 $0.2\% \sim 0.5\%$ 的苯醌时,对衣原体存在一定的抵抗作用。

三、萘醌类化合物

萘醌类(naphthoquinones)化合物分为 α(1,4),β(1,2)及 amphi(2,6)三种类型,天然存在的大多为 α-萘醌类衍生物。从一种叫做羽茎苔草的植物中分离出来的三聚萘醌,能够抑制病毒的生长和复制,特别是逆转录病毒如 HIV。

第三节 精 油

精油是从植物的多个部位,如花、根、树皮、叶子、种子、果皮、果实、木材和整株植物,提取出来的芳香和挥发性液体物质。精油含醋、醛、酮、萜类等化合物。精油中的化学物质主要是次生代谢物,通常具有抗菌性质,因此它们在植物防御中起着重要作用。精油成分由一个多元化的低分子量有机化合物家族组成,抗微生物活性差异很大。根据精油成分的化学结构,分成四组:萜烯,萜类,苯丙烯和其他成分,抗菌活性主要与萜类、醛等有关。

一、萜类

植物的香味主要由花或精油部分产生,这些油是基于高度富集的异戊二烯的次级代谢产物,被称为萜烯。它们最常见的化学分子式是 $C_{10}H_{16}$,它们以二萜,三萜和四萜(C_{20},C_{30}和 C_{40})以及半萜烯(C_5)和倍半萜烯(C_{15})存在。

萜类(terpenoids)化合物是经过生物化学修饰的萜烯,萜类可以细分为醇、酯、醛、酮、醚、酚和环氧化物。萜类化合物由乙酸酯单元合成,因此它们与脂肪酸来源相同。它们不同于脂肪酸,因为它们含有众多的支链并且被环化。萜类化合物主要有:百里酚、香芹酚、芳樟醇、乙酸芳樟酯、香茅醛、胡椒碱、薄荷醇和香叶醇等,其中抗微生物作用最强的为香芹酚和百里酚。

萜烯或萜类化合物对细菌、真菌、病毒和原生动物都有抑制活性。60%的精油衍生物对真菌有抑制作用,30%的精油衍生物抑制细菌。萜类被证实能够对金黄色葡萄球菌、霍乱弧菌、铜绿假单胞菌和假丝酵母属等多种细菌产生强烈的抑制作用。此外,三萜类桦木酸可抑制 HIV。

二、醛类

醛类(aldehydes)化合物常存在于可食用植物中,并与多种植物的香气和味道有关。一些脂肪族中的饱和和不饱和醛是植物在遭受微生物攻击时,通过酶促反应裂解不饱和脂肪酸产生的,因此它们可能是几种植物用来抵抗微生物入侵的多重化学防御机制之一。

来自植物精油的醛类有广谱抗菌特性,其代表为肉桂树皮精油中的肉桂醛。植物中提取的具有抗菌活性的醛类能够有效地抑制金黄色葡萄球菌、肺炎链球菌、化脓性链球菌、蜡样芽孢杆菌、流感嗜血杆菌以及胃肠道致病菌的生长,同时对于临床上分离的多重耐药菌群也有较好的抑制作用,是一类良好的抗菌剂,在临床治疗、食品防腐保存和化妆品等行业的应用有巨大潜力。

三、酮类

酮类(ketones)是指羰基与两个烃基相连的化合物。根据分子中烃基的不同,酮可分为脂肪酮、脂环酮、芳香酮、饱和酮和不饱和酮。芳香酮的羰基直接连在芳香环上,按羰基数目又可分为一元酮、二元酮和多元酮。低级酮是液体,具有令人愉快的气味。香薷油(volatile oil from *mosla chinensis maxim*)中的主要成分为香薷酮,抗菌谱广,对葡萄球菌、乙型链球菌、伤寒杆菌、痢疾杆菌、白假丝酵母等均有明显的抑制作用。临床上可用于预防流行性感冒。

四、醚类

醚类(ethers)化合物都含有醚键。醚是由一个氧原子连接两个烷基或芳基所形成,醚的通式为:R—O—R。它还可看作是醇或酚羟基上的氢被烃基所取代的化合物。醚类中最典型的化合物是乙醚,它常用于有机溶剂与医用麻醉剂。大蒜素(allicin)是从葱科葱属植物大蒜的鳞茎(大蒜头)中提取的一种有机硫化合物,也存在于洋葱和其他葱科植物中,学名二烯丙基硫代亚磺酸酯。大蒜素是一种广谱抗菌药,对引起家禽疾病的大肠埃希菌、葡萄球菌、沙门菌、变形杆菌等均有良好的抑制杀灭作用,还能够破坏真菌的巯基酶,抑制有害菌的繁殖。现已广泛地应用于家禽饲料中。大蒜素具有较强的抗菌消炎作用,对多种球菌、杆菌、真菌、病毒等均有抑制或杀灭作用。大蒜素对多种致病菌如葡萄球菌、脑膜炎奈瑟菌、肺炎链球菌、白喉棒状杆菌、痢疾志贺菌、大肠埃希菌、伤寒沙门菌、甲型副伤寒沙门菌、百日咳鲍特菌、结核分枝杆菌和霍乱弧菌等都有明显的抑制或杀灭作用。大蒜素对多种致病真菌包括白假丝酵母有抑制或杀灭作用。低浓度时主要抑制真菌生长,高浓度时可完全杀死真菌。大蒜素对乙肝病毒表面抗原有一定的破坏作用。

第四节　生　物　碱

生物碱(alkaloids)是一类含氮的碱性有机化合物,主要存在于植物中,但有的动物也有。大多数生物碱有复杂的环状结构含氮化合物,有显著的生物活性,是中草药中重要的有效成分。已知生物碱种类很多,在 10 000 种左右,按其基本结构,可分为 59 类,如有机胺类(麻黄碱)、吡咯烷类(千里光碱)、吡啶类(烟碱、槟榔碱)、异喹啉类(吗啡)、吲哚类(利血平)、莨菪烷类(阿托品、东莨菪碱)、咪唑类、喹唑酮类、嘌呤类(咖啡碱、茶碱)、甾体类(茄碱)、二萜类(乌头碱)等。

生物碱是杂环氮化合物,是植物体内具有天然活性的次生代谢物质,具有多种生物活性。多种生物碱对人体具有很好的保健作用。所有天然生物碱都来自植物中,但并非所有植物都能生成生物碱。生物碱存在于 300 多个植物家族的多个植物部位,如根、茎、叶、花、果实和种子,其中茄科植物以其高生物碱含量而闻名。生物碱是植物保护自身免受感染和食草动物的进食而生成。生物碱对人体具有多种功效,如利尿、发汗和麻醉,其首个医学应用实例是从罂粟中分离出来的吗啡,作为镇痛剂使用。生物碱具有良好的抗微生物性质,对于细菌和病毒都有较好的抑制作用。

生物碱是一种高潜力抗菌剂,对多种细菌和病毒都有较强的抑制作用。几种生物碱比链霉素抑制金黄色葡萄球菌生长的作用更强,且对大肠杆菌有很大的抗菌潜力。

与链霉素相比,提取物对细菌的抑制活性持续时间更长、效果更好。一种来自苏门答腊茄果(*solanum khasianum*)中的配糖生物碱,能够有效地抵抗艾滋病毒的感染和与艾滋病相关的肠道感染。

生物碱具有强大的生物活性,特别是对抗由大肠杆菌和金黄色葡萄球菌引起的疾病,可作为未来的一种特效抗菌药物。

以槐果碱(苦参碱类似物)为先导化合物,合成了 13α-乙氨基苦参碱、13α-甲氧基苦参碱、乙酰乙酸乙酯 Michael 加成衍生物和硝基甲烷的 Michael 加成衍生物共四类苦参碱类化合物,并进行了杀菌效果研究,证明对细菌繁殖体有较好的杀灭作用。

第五节　多　　糖

多糖是由至少要超过 10 个的单糖通过糖苷键(α-1,4-、β-1,4-和 α-1,6-苷键)结合组成的聚合糖。多糖在自然界分布极广,有的是动植物细胞壁的成分,如肽聚糖和纤维素;有的是动植物储藏的养分,如糖原和淀粉;有的具有特殊的生物活性,如人体中的肝素有抗凝血作用,肺炎球菌细胞壁中的多糖有抗原作用。

壳聚糖(chitosan)是由自然界广泛存在的几丁质(chitin)经过脱乙酰作用得到的,化学名称为聚葡萄糖胺(1-4)-2-氨基-B-D 葡萄糖。壳聚糖是几丁质的脱乙酰化形式,是一种可从甲壳纲、昆虫和真菌中获得的生物聚合物,具有良好的物理化学特性以及众多的生物活性,并显示出对不同真菌、革兰氏阳性菌和革兰氏阴性菌的抗菌活性。壳聚糖与微生物表面阴离子之间的静电相互作用是决定壳聚糖抗真菌和细菌微生物活性的重要因素。壳聚糖具有天然广谱抗菌活性,对革兰阳性菌和阴性菌均有明显的抑制效果,对革兰阳性菌的敏感性高于阴性菌。壳聚糖浓度 5mg/mL 时,对革兰革兰氏阳性菌的抑菌率达 75%~100%。

第六节　多　　肽

具有抗菌作用的肽称为抗菌肽(antimicrobial peptide)。抗菌肽是存在于生物体内、具有抵抗外界微生物侵害、消除体内突变细胞作用的一类小分子物质,具有广谱抗菌性,尤其对耐药菌株有明显的杀灭作用,主要包括蛙皮素、抗菌肽 MUC712 等。抗菌肽氨基酸组成个数较少,一般由 20~60 个氨基酸组成,分子量在 2 000~7 000D。大部分抗菌肽具有耐强碱性、热稳定性及广谱抗菌等特点,在溶液中呈现亲水亲脂的双亲性。

植物的生长发育过程不可避免地受到病原微生物的影响,在长期进化过程中,植物自身形成了独特的防御机制以抑制病原微生物在植物体的传播。在 1942 年首次报道了能够抑制微生物的植物多肽。20 世纪 70 年代瑞典科学家鲍曼(Boman)首先从惜古比天蚕(hyalophora cecropia)中获得了 15 种抗菌蛋白,掀起了人们对抗菌肽的研究热潮。迄今为止,人类已从生物界分离到 750 多种抗菌肽,来源包括细菌、真菌、两栖类动物、昆虫、高等植物、哺乳动物以及人体。根据来源可将抗菌肽分为:①昆虫抗菌肽,如天蚕素(cecropin)。②哺乳动物抗菌肽,如从猪身上分离的 Cecropin P1,以及人体产生的防御素,包括人 α-防御素(human α-defensin)、人 β-防御素(human β-defensin)、人 θ-防御素(human θ-defensin)等。③两栖动物类抗菌肽,如爪蟾素(magainins)。④鱼类、软体动物、甲壳类动物来源的抗菌肽,如 parasin I、mytilin 和 myticin 等。⑤植物抗菌肽,如硫堇素(thionine)。⑥细菌抗菌肽,又称为细菌素(bacteriocin),包括有杆菌肽(bacitracin)、短杆菌肽 S(gramicidin S)、多黏菌素 E(polymyxin E)和乳链菌肽(nisin)4 种类型。此外,还可以通过化学合成、构建抗菌肽基因工程菌株的方法人工合成抗菌肽。

抗菌肽具有广谱抗菌活性,对革兰氏阳性菌、革兰氏阴性菌、真菌、寄生虫以及病毒等具有较强的抑制和杀灭作用,对某些耐药菌的杀伤力尤为引人注目,而且细菌对之不易产生耐药性。抗菌肽应用范围广,目前研究抗菌肽作为抗生素的替代用于临床的研究较多,此外,抗菌肽研究还涉及食品防腐、医院消毒等方面。

一、硫堇蛋白

硫堇蛋白(thionins),又称硫堇素,是一类小分子量(约 5kD)、富含半胱氨酸的碱性蛋白,谷类单子叶植物及双子叶植物中均能分离到该类小分子肽,目前已从 15 种植物物种中分离出 100 多种硫堇蛋白。硫堇素是大麦和小麦中常见的多肽,由 47 个氨基酸残基组成。它们对病毒、革兰氏阴性菌和革兰氏阳性菌有毒性。

二、乳酸链球菌素

乳酸链球菌素(nisin)由乳酸链球菌产生,其抗菌谱比较窄,杀死或抑制革兰氏阳性菌,对革兰氏阴性菌、酵母无作用。乳链菌肽对造成食品腐败的许多腐败菌有强烈的抑制作用,是第一个 FDA 批准用于食品防腐剂的抗菌肽,已被世界粮农组织和世界卫生组织批准为生物型防腐剂。

三、其他抗菌肽

一些蛋白质类如较大的植物凝集素分子,包括来自几种植物的甘露糖特异性凝集素,苦瓜的 MAP30 等,可抑制 HIV、巨细胞病毒的增殖。

一种海洋单胞菌产生的抗菌肽,其抗菌谱包括革兰氏阳性菌和革兰氏阴性菌,对临床分离的耐药葡萄球菌和假单胞菌亦具有很强抗菌作用,但对真核有机体无任何作用。

一种来自海洋沙蚕的有良好抗菌活性的抗菌肽，其抗菌谱广，既对革兰氏阳性和阴性菌有显著作用，还对真菌也有抗菌效果。

（陈昭斌　编　张朝武　审）

第七节　酶　　类

一、酶的基本知识

（一）酶的基本概念

酶是具有催化功能的生物大分子，和其他催化剂一样，酶能通过降低活化能来显著的改变化学反应速率，使反应快速达到平衡，但不能改变反应的平衡常数。酶最大的特点是强大的催化能力和专一性。酶的催化活力，若以分子比表示，酶催化反应的反应速率比非催化或非生物催化剂反应速度高 100~1 000 倍。酶催化的反应与非酶催化的反应历程不同，只能估计出一个下限。几乎所有细胞中的代谢过程都需要酶，它们能使生物体内的反应足够快速的发生从而维持生命。酶是一种非常有效的催化剂，它们能够特异性地结合很大范围的分子，通过利用分子间作用力，将底物以最佳的方式组合在一起，这是破坏和制造化学键的前奏。已知酶能够催化超过 5 000 种生物化学反应。酶的活性易受其他物质的影响，并且酶的活性需要有适宜的温度和 pH 值，在最适温度和最适 pH 值之外酶的活性显著降低。

1962 年，詹姆斯·萨姆纳（James B. Sumner）证明脲酶是一种纯蛋白质，并获得了脲酶结晶，他在 1937 年也对过氧化氢酶做了同样的实验证明其本质。随后的 50 多年中，人们普遍接受了"酶是具有生物催化功能的蛋白质"这一概念，直到 1982 年托马斯·切克（Thomas Cech）发现核酸类酶。

（二）酶的化学本质和组成结构

除少数核酶外，绝大多数酶都是蛋白质。但不能说所有的蛋白质都是酶，只有具有催化作用的蛋白质才称为酶。根据酶中起催化作用的主要成分，来自自然界的酶可以分为蛋白质类酶和核酸类酶两类，蛋白质类酶占绝对主导多数。

许多酶的催化活性取决于被称为辅因子的小分子的存在，确切的作用随着辅因子和酶的不同而变化。没有辅因子的酶被称为脱辅酶，具有完整催化活性的酶被称为全酶。辅因子可以分为两类：金属离子和有机小分子。例如，碳酸酐酶需要 Zn^{2+} 作为辅因子结合后才有催化活性。酶的辅因子根据它们与脱辅酶结合的松紧程度的不同分为辅酶和辅基。通常辅酶是指与脱辅酶结合比较松弛的小分子有机物质，可以通过透析的方法除去，如辅酶Ⅰ和辅酶Ⅱ等。辅基通常是以共价键和脱辅酶结合，不能通过透析去除，需要经过一定的化学处理才能与蛋白分开，如细胞色素氧化酶中的铁卟啉，丙酮酸氧化酶中的黄素腺嘌呤二核苷酸（FAD），都属于辅基。辅酶和辅基的区别在于它们与脱辅酶结合的牢固程度不同，并无严格的界限。酶对辅酶或者辅基的要求有一定选择性，脱辅酶部分决定酶催化的专一性。辅酶和辅基在酶催化过程中通常是起着电子、原子或某些化学基团的传递作用，许多维生素就是辅酶或辅基的前体。

（三）酶的命名和分类

许多酶有通用的名称，例如，由胰腺分泌的蛋白水解酶被称为胰蛋白酶。为了使酶的分类具有一致性,国际酶学委员会于1964年根据各种酶所催化反应的类型,把酶分为六大类:氧化还原酶类、转移酶类、水解酶类、裂合酶类、异构酶类和连接酶类。这六大类根据性质被进一步细分并编号,编号之前冠以 EC(enzyme commission 缩写),编号后的第一个数字表示该酶属于六大类中的哪一类,第二个数字说明该酶属于哪一个亚类,以此类推。

1. 氧化还原酶类(oxido-reductases)　是一类催化氧化还原反应的酶,可分为氧化酶和脱氢酶两类。

2. 转移酶类(transferases)　催化化合物某些基团的转移,即将一种分子上的某一基团转移到另一种分子上的反应,比如谷丙转氨酶。

3. 水解酶类(hydrolases)　催化水解反应,大都属于细胞外酶,在生物体内分布最广,数量也多。

4. 裂合酶类(lyases)　催化从底物移去一个基团而形成双键的反应或其逆反应。

5. 异构酶类(isomerases)　催化各种同分异构体之间的相互转变,即分子内部基团的重新排列,这类酶包括消旋酶、差向异构酶、顺反异构酶、分子内氧化还原酶、分子内转移酶和分子内裂解酶等亚类。

6. 连接酶类(ligases)　催化有腺苷三磷酸(ATP)参加的合成反应,即由两种物质合成一种新物质的反应。

(四)　酶的专一性

酶的专一性可以分为两种类型:结构专一性和立体异构专一性。结构专一性:有的酶对底物的要求非常严格,只能作用于一种底物,而不作用于任何其他物质,这种专一性是绝对专一性。有的酶对底物的专一性比绝对专一性稍低,可作用于一类结构相近的底物,这种专一性是相对专一性。立体异构专一性:当底物具有立体异构体时,酶只能作用于其中的一种,这种专一性就是立体异构专一性,这种专一性是非常普遍的现象。

酶的专一性与酶的种类和结构相关联。例如,蛋白酶水解底物特异性程度明显不同。某些枯草杆菌蛋白酶会切割任何肽键而几乎不考虑相邻侧链。胰蛋白酶是一种具有高度特异性的消化酶,它仅催化水解赖氨酸和精氨酸的羧基形成的肽键。凝血酶是一种参与凝血的酶,它比胰蛋白酶的特异性更高,仅在特定的肽序列中催化水解精氨酸-甘氨酸(Arg-Gly)形成的肽键。酶的特异性是由于底物和酶精确的相互作用,这种精确性的产生是因为酶具有复杂的三维结构。DNA 聚合酶 I 是另一种高度特异性的酶,它将核苷酸添加到正在合成的 DNA 链中,序列由作为模板的另一条 DNA 链中的核苷酸序列确定。DNA 聚合酶 I 在按照模板添加核苷酸时非常精确,它将错误的核苷酸插入一个新的 DNA 链中的概率连百万分之一都不到。

二、酶在消毒杀菌方面的应用

(一)　酶的消毒杀菌效果

由于酶具有高效,专一的特性,某些能对微生物起到损伤甚至杀灭作用的酶已经被人们用于消毒的过程,目前可直接用于杀灭微生物的酶主要有:溶菌酶、几丁质酶、过氧化物酶、细菌素和细菌自溶素、核酶和噬菌体裂解酶等。

1. 溶菌酶　也被称为 N-乙酰基神经酰胺糖基水解酶,是由动物产生的抗微生物酶,它是形成先天免疫系统的一部分。溶菌酶是一种糖苷水解酶,可以催化革兰氏阳性菌细胞壁的主要成分,即肽聚糖中的 N-乙酰胞壁酸和 N-乙酰-D-葡糖胺残基之间的 1,4-β-糖苷键的水解,这种水解反应会损害细菌细胞壁的完整性,导致细菌溶解。溶菌酶在眼泪、唾液、人乳和黏液等广泛存在,也存在于巨噬细胞和多形核中性粒细胞(PMN)中。值得一提的是,蛋清中含有大量的溶菌酶。该溶菌酶耐热,在 pH 为 5.0 的条件下,能经受 72℃高温而不变性。而人乳溶菌酶在这个温度下会很快就失去活性。溶菌酶可以耐受 pH 为 6~9 的环境。该酶通过攻击、水解和破坏肽聚糖中的糖苷键发挥杀死微生物的功能,也能破坏几丁质中的糖苷键,但不如几丁质酶高效。溶菌酶的活性位点是两个结构域中间明显的裂隙,这个裂隙可以与肽聚糖分子结合,从而使分解肽聚糖的反应发生。咪唑及其衍生物可以与溶菌酶活性中心内部或外部的一些残基形成涉及电荷转移的络合物,从而对溶菌酶起到竞争性抑制的作用。在革兰氏阴性细菌中,脂多糖通过与溶菌酶高度结合而起非竞争抑制作用。溶菌酶是先天免疫系统的一部分,新生儿的溶菌酶水平的降低与支气管肺发育不良有关。人乳中溶菌酶的浓度比家畜乳中的浓度高 1 600~3 000 倍,也比鸡蛋清溶菌酶活性更高,喂食人溶菌酶乳的仔猪可以更快地从大肠杆菌引起的腹泻中恢复。利用转基因山羊去分泌含人类溶菌酶的乳汁,可以帮助不能获得人类母乳喂养的孩子,避免他们被腹泻折磨。溶菌酶是应对革兰氏阳性病原体(如芽孢杆菌和链球菌)的天然保护方式,它在母乳喂养的酶医学中起着重要的作用。皮肤利用干燥和偏酸性的环境作为保护性屏障,而结膜则被分泌酶(主要是溶菌酶)保护,但这些保护性障碍失效时,会出现结膜炎。在某些癌症(尤其是骨髓单核细胞性白血病)中,癌细胞产生的溶菌酶过多会导致血液中溶菌酶达到有害水平,高溶菌酶血液水平会导致肾衰竭和低血钾。

2. **几丁质酶**　是分解几丁质中糖苷键的水解酶,由于几丁质是某些真菌的细胞壁组分,因此几丁质酶能起到抑制或杀灭某些微生物的效果。许多细菌具有几丁质酶,它们能攻击活的节肢动物、浮游动物或真菌,也能降解这些生物的遗体。真菌如球孢子菌也具有降解性几丁质酶,因此,也具有作为节肢动物病原体的潜力。植物中也存在几丁质酶,主要用于抵抗真菌和昆虫的进攻。几丁质酶天然存在于许多常见的食物中,例如香蕉、栗子、猕猴桃、鳄梨、番木瓜和西红柿等,它们都含有显著水平的几丁质酶,以防御真菌和无脊椎动物的攻击;并且压力或环境信号,如乙烯气体可以刺激几丁质酶的产生。几丁质酶有很多应用,其中一些已经实现工业化,包括将几丁质转化为有用的产品,例如肥料,非致命性、无毒性、生物相容性并可生物降解的材料以及增强杀虫剂和杀菌剂。几丁质酶未来可能因为其消毒的能力作为食品添加剂来延长保质期,治疗哮喘和慢性鼻窦炎,并可以作为抗真菌药物和抗肿瘤药物等。

3. **过氧化物酶**　大多数过氧化物酶的最佳底物是过氧化氢,但也有一部分过氧化物酶对于有机过氧化物如过氧化脂类更具有活性。其反应的电子供体的性质取决于酶的结构,例如辣根过氧化物酶可以使用各种有机化合物作为电子供体和受体,它的活性位点使许多化合物易于到达反应位点。但是对于诸如细胞色素 C 过氧化物酶,由于其活性位点非常狭窄,所以提供电子的化合物具有较高特异性。尽管确切的机制还没有确定,但已知过氧化物酶在增加植物对病原体的抵抗防御方面发挥了作用。已知对病原微生物有较好杀灭效果的过氧化物酶有卤素过氧化物酶、乳过氧化物酶(LPO)和葡萄糖氧化酶等。弯孢菌卤素过氧化物酶可快速杀灭细菌、酵母和丝状真菌,葡萄糖氧化酶和乳酸过氧化酶可杀死生物膜上的金黄色葡萄球菌、表皮葡萄球菌、荧光假单胞菌、铜绿假单胞菌和转糖链球菌等。

4. **细菌素和细菌自溶素** 是细菌自身分泌的蛋白酶类物质,用于拮抗同种或异种细菌,或者参与细菌自身生理活动,例如细菌繁殖,细胞分裂,孢子的形成等。细菌素是 André Gratia 于 1925 年首次发现的,他观察到这种物质能够杀死大肠杆菌,随后更多不同种类以及来源的细菌素被发现。细菌自溶素是水解生物细胞或组织组分的酶,所有含肽聚糖的细菌都能合成细菌自溶素。肽聚糖基质非常坚硬,细菌用细菌自溶素分解肽聚糖,从而使自身细胞可以生长或者分裂。但过量的细菌自溶素的存在会破坏细胞壁,并由于渗透压改变而导致细胞破裂。例如溶葡萄球菌素,它是金黄色葡萄球菌自身分泌的酶,能够切割某些葡萄球菌的细胞壁肽聚糖。与常用的抗生素相比,比如万古霉素、溶葡萄球菌素已经被证明在体外表现出更大的抗菌活性。

5. **核酶** 是具有酶活性的 RNA 分子,具有高特异性和无毒性的特点,是近年来抗病毒研究的热点之一。核酶抗病毒作用目前大都处于实验研究阶段,有研究将核酶应用到抗 HIV 感染的研究中,也有研究串联核酶体外抗乙肝病毒的效果,但国内外尚无将核酶作为消毒剂应用的研究。

6. **噬菌体裂解酶** 是由噬菌体产生的水解酶,用以裂解宿主的细胞壁。噬菌体裂解酶是一种高度进化的酶,它能够靶向分解细菌细胞壁的主要成分肽聚糖。并不是所有的噬菌体都能合成噬菌体裂解酶,一些小的单链 DNA 和 RNA 噬菌体产生的膜蛋白可以直接激活宿主的自溶机制。噬菌体裂解酶与抗生素相比具有较高的效力和特异性,但同样目前尚无将噬菌体裂解酶作为消毒剂应用的研究。

(二) 酶的辅助消毒

实际消毒过程中,含酶消毒剂通常会含有蛋白水解酶、脂肪酶、淀粉酶、纤维素酶、糖酶、血酶、溶菌酶等许多种酶,并与化学消毒剂联合使用。前六种酶的水解底物分别为蛋白质、脂肪、淀粉、纤维素、糖和血液。需要消毒的环境中大量存在这些物质,而这些物质可能是环境中本就存在的,也有微生物分泌保护自身的。为了消毒彻底,需要酶的辅助去除分解,使溶菌酶等有杀灭作用的酶接触到微生物。原卫生部《内镜清洗消毒技术操作规范》(2004年)明确要求器械采用含酶清洗剂清洁。有大量研究表明,含酶清洗剂和化学消毒剂联合使用的效果要优于单一使用化学消毒剂。同时由于酶的高效性,能够在医院器械有限的情况下尽可能减少消毒时间,提高效率。

酶因为其特异性、高效性、安全性等,在消毒学领域正得到越来越多的重视。更多的研究和探索如何利用酶去杀灭特定的病原微生物,以及多种酶复合使用时的消毒效果,必然会对消毒学研究产生深远的影响。

(熊海容 编 陈昭斌 审)

第八节 噬 菌 体

噬菌体(bacteriophages)是侵染细菌的病毒,又称细菌病毒,从广义上讲,是感染细菌、真菌或螺旋体等微生物的病毒的总称。噬菌体有宿主细胞的特异性,即噬菌体仅能在某种或几种近缘菌种内复制。噬菌体在特异感染细菌时,可以产生一种酶,该酶也可以对细胞壁产生裂解作用,称之为噬菌体裂解酶(lytic enzyme)。因此,噬菌体和噬菌体裂解酶均可对细菌有杀灭作用。能在短时间内连续完成吸附、侵入、增殖(复制与生物合成)、成熟(装配)和裂解(释放)5 个阶段而实现繁殖的噬菌体,称为烈性噬菌体(virulent phage)。另有一类称为温和噬菌体(temperate phage),其在感染细菌后,不会在短时间内繁殖,但能将基因组整合于细菌的染色体上形成溶原状态(lysogeny),并随细菌的繁殖传至子代。带有噬菌体基因组的细菌称为溶原性细菌(lysogenic bacterium),而整合于细菌染色体上的噬菌体则称为前噬菌体(prophage)。前噬菌体可自发地或在某些理化和生物因素的诱导下脱离宿主菌基因组而进入溶菌周期,产生成熟噬菌体,导致细菌裂解。

一、对微生物的作用

用噬菌体进行的消毒,称为噬菌体消毒。在消毒学中,研究的主要有 Tb、f2 和 MS2 噬菌体等。

噬菌体具有严格的宿主特异性,为了进入细菌内部,噬菌体首先需吸附至细菌表面特异性受体上,噬菌体的吸附结构与宿主表面受体的相互作用直接影响裂解谱,使噬菌体只裂解有限范围的细菌菌株。噬菌体裂解酶是噬菌体在感染细菌后期表达的一种水解酶。裂解酶具有特异性强,不干扰正常菌群,不易使细菌产生耐药性,能杀死在黏膜表面定植病原菌的特点。

噬菌体可以专一感染某种细菌,其产生的裂解酶可以高度专一地裂解细菌。噬菌体裂解酶是噬菌体感染宿主晚期表达的一类肽聚糖水解酶。裂解酶含有结构相同的氨基端,具有裂解细胞壁肽聚糖的活性;其羧基端可以特异性地结合到细菌细胞壁的糖决定簇上。当它体外应用时,能快速水解革兰氏阳性菌的细胞壁,对多重耐药的革兰氏阳性致病菌同样有效,而且不易诱导细菌产生新的抗性。

噬菌体具有宿主专一性,噬菌体裂解酶具有较高的特异性。如葡萄球菌噬菌体产生的酶只能杀灭特定的葡萄球菌。但部分噬菌体裂解酶也具有一定的广谱性,如瑞士乳杆菌噬菌体 Φ0303 的裂解酶 Mur-LH、无乳链球菌噬菌体 B30 的裂解酶和产气荚膜梭菌噬菌体 Φ3626 的裂解酶 Ply3626 均可裂解多种细菌。

二、毒理学安全性

有研究者以小鼠和豚鼠为受试对象,评价了噬菌体的急性毒理性,研究结果表明,受试对象经肌内注射、腹腔注射和静脉注射等不同胃肠外给药后,并未出现任何不良反应。对小鼠腹腔急性攻毒高剂量的噬菌体后,未引起任何副作用或各脏器组织学上的病变。大鼠每日口服 108PFU/mL 噬菌体,在连续进行 28d 后发现,受试对象并未出现任何不良反应,大鼠采食量、饲料转化率、体质量和脏器指数均与对照组无显著差异。

三、应用范围

目前,噬菌体制剂主要分为活体噬菌体制剂和噬菌体裂解酶制剂两种。鉴于噬菌体的高度特异性,对机体和环境无毒、无刺激,有望开发为新型的生物消毒剂,在应对多重耐药、治疗烧伤感染、净化炭疽菌污染场所、净化畜牧业环境、发酵工艺中的消毒以及食品消毒防腐等方面都具有极大的应用潜力。现在,噬菌体在工业和医疗卫生方面的应用发展迅速,美国食品药品监督管理局(FDA)已经批准将几种噬菌体产品投入食品消毒和防腐保存领域。但目前,因各种因素限制,相关研究仍旧处于初级阶段。

(陈昭斌 编　张朝武 审)

小 结

本章简要介绍了生物消毒因子的情况。这些生物消毒因子主要包括酚类化合物、醌类化合物、精油、生物碱、多肽、酶类、抗菌肽和噬菌体等 8 类。介绍它们的概况、性质、来源、抗微生物机制、抗微生物种类和效果、毒理学安全和应用范围等。

 思考题

1. 简述植物活性成分的种类及其抗微生物机制。
2. 简述酶类的种类及其抗微生物机制。
3. 简述抗菌肽的种类及其抗微生物机制。
4. 简述噬菌体的种类及其抗微生物机制。

（陈昭斌 熊海容 编 张朝武 陈昭斌 审）

第七章

感染性疾病概述

感染(infection)是微生物对宿主的异常侵染,致使微生物与宿主之间相互作用的一种生物学现象。感染的实质是微生物感染时打破了机体的微生态平衡,导致微生态失调,感染痊愈后机体重新恢复了微生态平衡。机体正常微生物群失调或易位,或体内潜伏的病原微生物,引起内源性感染(endogenous infection);外籍微生物易主,引起外源性感染(exogenous infection)。机体针对感染可表现出四种类型:显性感染(apparent infection)、隐性感染(occult infection)或亚临床感染(subclinical infection)、潜伏感染(latent infection)和带菌状态(carrier state)。

感染性疾病(infectious diseases)因其病原微生物的生物学特性不同,其传染性不同。传染性大的称为传染病(communicable diseases),多由致病微生物所致,如霍乱、传染性非典型肺炎(SARS)、伤寒、白喉等,具有传播性。传染性小或不具传染性的感染性疾病多为机会病原微生物,尤其是多重耐药菌株所致。

第一节 传 染 病

传染病是指能在正常人群中引起流行的感染性疾病,由各种具有致病性的病原体所引起。对人类有致病性的病原体约有 500 种以上,包括病毒、衣原体、支原体、立克次体、螺旋体、细菌、真菌等微生物,以及原虫和蠕虫等寄生虫。因此,传染病学实际上是研究致病性微生物和寄生虫引起人类疾病的科学。

一、传染病的特征

自古以来,人类的历史就是与传染病斗争的历史。传染病的流行,不仅会夺去无数的生命,而且严重破坏人类的文明甚至国家的安全,深刻影响着社会政治经济的发展。传染病发生的一个重要原因在于全球环境的变化,而环境的变化与人类种群的生活习惯、生活模式密切相关。例如,自 1346 年亚洲商人和游客把黑死病带到欧洲,在短短不到 5 年的时间内毁灭了当时欧洲三分之一的人口;欧洲士兵和殖民者把天花带到北美,致使北美大陆大批土著居民因此而死亡;2003 年 SARS 风暴的起因尽管尚不十分明确,但 SARS 在全球的迅速蔓延以及带来的严重后果,已经给人类敲响了警钟,必须要重新审视和思考环境变化对传染病的发生、发展、传播和流行的巨大影响。

传染病与其他疾病的主要区别在于其具有下列四个基本特征:①病原体:每种传染病都是由特异性病原体引起;历史上很多传染病都是先认识其临床和流行病学特征,然后才认识其病原体的。②传染性：传染病与其他疾病的主要区别在于其具有传染性，前者意味着病原体能通过某种途径感染他人，但每一种传染病的传染期基本相对固定。③流行病学特征：传染病的流行需要传染源、传播途径和易感人群这三个基本条件，且传染病病例发病也具有在时间上（季节分布）、空间上（地区分布）和不同人群（年龄、性别和职业）中的分布特征。④感染后免疫：免疫功能正常的人体感染某种病原体后，基本都能产生针对该病原体及其产物的特异性免疫，但感染后免疫力的持续时间在不同传染病中有很大差异。

二、传染病的预防与控制

为了预防、控制和消灭传染病，保障人民健康，我国于 1989 年 2 月 21 日通过了首部《中华人民共和国传染病防治法》，并于 1989 年 9 月 1 日起施行，该法的颁布实施标志着我国已从法律上对各种传染病的分类和防治作了明确规定。根据传染病疾病谱变化趋势，我国先后于 2004 年和 2013 年对《传染病防治法》进行了修订。重新修订后的《传染病防治法》严格要求传染病防治实行"预防为主（即从控制传染源、切断传播途径、保护易感人群三方面进行预防）、防治结合、分类管理、依靠科学、依靠群众"的方针。其主要防控措施如下：

（1）对患者和病原体携带者进行管理。我国新版《传染病防治法》根据传染性的强弱、危害程度、传播途径的难易、传播速度的快慢等，将传染病分为三类 39 种（甲类 2 种、乙类 26 种、丙类 11 种）。甲类传染病是指：鼠疫、霍乱。乙类传染病是指：传染性非典型肺炎（严重急性呼吸综合征）、艾滋病、病毒性肝炎、脊髓灰质炎、人感染高致病性禽流感、麻疹、流行性出血热、狂犬病、流行性乙型脑炎、登革热、炭疽、细菌性和阿米巴性痢疾、肺结核、伤寒和副伤寒、流行性脑脊髓膜炎、百日咳、白喉、新生儿破伤风、猩红热、布鲁氏菌病、淋病、梅毒、钩端螺旋体病、血吸虫病、疟疾。丙类传染病是指：甲型 H1N1 流感、流行性感冒、流行性腮腺炎、风疹、急性出血性结膜炎、麻风病、流行性和地方性斑疹伤寒、黑热病、包虫病、丝虫病，除霍乱、细菌性和阿米巴性痢疾、伤寒和副伤寒以外的感染性腹泻病、手足口病。需要注意的是，对乙类传染病中传染性非典型肺炎、肺炭疽和人感染高致病性禽流感，需按照甲类传染病进行预防和采取控制措施。

传染病疫情报告要求迅速。发现甲类传染病和乙类传染病中需要按甲类进行处理的病人或疑似病人应于 2h 内通过网络上报卫生防疫机构；未实行网络直报的责任单位应于 2h 内以最快的通讯方式向当地卫生防疫机构报告，并于 2h 内寄出传染病报告卡。其他乙类、丙类传染病病人或疑似病人应于 24h 内进行网络报告；未实行网络直报的责任单位应于 24h 内寄出传染病报告卡。卫生防疫人员和医疗保健人员对疫情不得隐瞒、谎报。

对被病原体污染的场所、物品及医疗废物，必须依照法律、法规的规定实施消毒和无害化处理。对被感染的动物传染源，可采取消灭的方法，但对有经济价值的野生动物及家畜，应隔离治疗，必要时捕杀并加以消毒；无经济价值的动物予以捕杀。

（2）切断传播途径。根据不同的传播途径，采取不同的防疫措施。肠道传染病应做好床旁隔离，呕吐物消毒，加强饮食卫生及个人卫生，做好水源及粪便管理。呼吸道传染病应采取空气消毒、戴口罩、通风等措施。虫媒传染病防制须应用防虫设备，并采用药物杀虫、防虫、驱虫。

隔离消毒是管理传染源、切断传播途径，防止传染病传播基本措施。隔离是将传染病人和带菌者在传染期间安置在制订的地点，与健康人群分开，防止病原体传播的一种措施。隔离需遵循"标准预防"的原则,即医务人员视患者的血液、体液、分泌物和排泄物等均有传染性,采取相应的隔离和预防措施。根据传播途径分为接触隔离、飞沫隔离和空气隔离。标准预防的主要措施有:手卫生(包括洗手和手消毒)、戴手套、正确使用口罩、防护眼镜及面屏,适时穿隔离衣/防护服、鞋套,污染的医疗物品的消毒,环境、餐具、衣物的消毒。遵循新增加的标准预防隔离技术:呼吸道卫生/咳嗽礼仪、注射安全。

消毒是指用化学、物理、生物的方法消除和杀灭环境中的病原微生物的一种措施,是切断传播途径的重要措施。消毒可分为预防性消毒和疫源地消毒两大类。预防性消毒是指饮水消毒、空气消毒和乳品消毒等;疫源地消毒是指对现有或曾有传染源的疫源地进行消毒,目的是消灭由传染源排出的病原体。常用的消毒方法有化学消毒法和物理消毒法。

(3)保护易感人群。通过改善营养、锻炼身体和提高生活水平等提高人群抵抗力,提高机体非特异性免疫力。有重点有计划的预防接种,提高人群特异性免疫力。

早期明确传染病的诊断有利于患者的隔离和治疗。传染病的诊断需要综合分析患者的临床资料、流行病学资料和实验室等辅助检查资料。①全面而准确的临床资料来源于详尽的病史询问和细致的体格检查,发病的诱因和起病的方式对传染病的诊断具有重要参考价值,体格检查时不要忽略有重要诊断意义的体征。②流行病学资料在传染病诊断中占有重要地位。由于某些传染病在发病年龄、职业、季节、地区及生活习惯方面具有高度选择性,早期诊断必须取得流行病学资料作为参考。③实验室等辅助检查对传染病的诊断具有特殊的意义,因为病原体的检出或被分离培养可直接确定诊断,而免疫学检查亦可提供重要根据。

传染病治疗的目的不仅在于促进患者的康复,而且还在于控制传染源,防止进一步传播。治疗策略上要坚持综合治疗的原则,即治疗与护理、隔离与消毒并重,一般治疗、对症治疗和病原治疗并重的原则。

随着国民经济的不断发展,人民群众物质生活条件改善、文化素质提高以及卫生知识普及,我国近年来甲、乙类传染病的流行势头有了明显的下降,特别是一般人群的乙型肝炎表面抗原(HBsAg)携带率显著降低。从不同传播途径来看,我国传染病疾病谱变化态势较为明显。疫苗接种是呼吸道等传染病发病率下降的主要原因;饮用水消毒、自来水普及是肠道传染病发病率下降的主要原因;血液交叉污染、吸毒、不良性行为是艾滋病等性传播疾病发病率上升的主要原因(艾滋病正由高危人群向一般人群扩散);而人群流动性大、居住条件差、劳动强度高、耐药菌株出现是结核病发病率上升的主要因素。在我国,尽管少数传染病(如脊髓灰质炎)将被消灭,但传染病总的流行态势也出现了一些新的特点,如一些过去已基本控制的传染病有卷土重来、死灰复燃的态势(如结核病和梅毒等),且陆续出现了一些新的传染病。鉴于传统的传染病还没有完全控制,新的传染病已经出现,我国面临着新老传染病的双重威胁。

传染病一直被认为是威胁人类生存与健康,阻碍社会及经济发展的主要杀手之一。其在一个社会或地区的流行程度,已被作为该社会或地区人口健康水准的一项重要指标,因此只有将传染病的危害控制在最低程度,才能保证一个社会经济的可持续发展。随着经济全球化和市场化进程的加快,人口和物资的大量流动,生态环境的不断恶化,新老传染病的多发态势正在对人类生命安全和经济社会发展造成严重威胁,也给传染病的预防和控制带来新的严峻挑战。传染病的预防也是传染病工作者的一项重要任务。发现传染病患者后应及时报告和隔离患者是临床医生不可推卸的责任。同时,应针对构成传染病流行过程的三个基本环节采取综合性措施,并且根据各种传染病的特点,针对传播的主导环节,采取适当的措施,防止传染病继续传播。传染病的防治本身是一项十分庞大的系统工程,需要每个人、整个社会乃至国际间的共同努力。随着世界经济逐渐走向一体化,全人类的健康问题也将形成一体化。控制传染病的流行是人类社会共同面临的一个重要课题。传染病的控制与人类的健康和社会的发展息息相关。

第二节　医院感染性疾病

随着医学技术的不断进步,各种精密复杂仪器的广泛使用,大量介入性诊断、治疗方法的开展,以及放疗、化疗、抗生素的广泛使用,使医院感染在病原体、传播途径、易感人群等方面不断发生变化,如医院广泛使用静脉导管导致表皮葡萄球菌引起的医院感染增加,医院呼吸机的使用导致铜绿假单胞菌引起的下呼吸道感染增多。此外,由于抗生素的不合理使用,导致患者体内正常菌群失调,耐药菌株增加,疾病病程延长,感染机会增加。因此,医院感染作为一种特殊状态的感染和疾病的发生形式,越来越对病人、医院及社会构成极大的威胁,而成为目前全球突出的公共卫生问题,同时也成为现代医学研究的重要课题。因此,医院感染的预防和控制面临着巨大挑战。

一、医院感染的定义

医院感染(hospital acquired infection 或 nosocomial infection)是指住院病人在医院内获得的感染,包括在住院期间发生的感染和在医院内获得出院后发生的感染,但不包括入院前已开始或入院时已存在的感染。因此,医院感染是发生在医院内的一切感染。一切在医院内活动的人群,包括病人、工作人员、陪护和探视者等均可发生医院感染。细菌、病毒、真菌、立克次体和原虫等均可以引起医院感染。其中细菌是引起医院感染的主要病原体,约90%以上的医院感染为细菌所致。

医院感染可分为外源性感染和内源性感染。外源性感染亦称交叉感染或获得性感染,是指携带病原微生物的医院内患者、工作人员或探视者,以及医院环境中病原微生物引起的医院感染。内源性感染又称自体感染或自身感染,是指患者自身皮肤或腔道等处定植的条件致病菌,或从外界获得的定植菌由于数量或定植部位的改变而引起的感染。据估计,内源性感染约占医院感染病例的70%,在医院感染的发病中具有重要地位。

二、医院感染的流行病学及危害

医院感染作为一个全球性问题,发病率随着国家、地区、部门经济情况和医学技术发展水平而异,波动于5.0%~15.0%之间。20世纪80年代初,我国部分地区有报道医院感染率为8.4%,有专家估计全国感染率为9.7%。1998—1999年,126所入网医院的全国医院感染监控资料显示,我国医院感染率为3.92%,感染率最高为8.25%,最低为0.21%。2001年,全国医院感染监控对入网医院调查时发现,医院感染现患率为6.7%,每年有350万~500万医院感染病例。

医院感染不仅延长了患者的住院日,影响病情恢复,甚至威胁生命,而且加重医疗负担,使医疗质量难以提高,同时增加了卫生资源的损耗,造成巨大的经济损失。在我国,住院死亡病人中约 22.22% 的死因直接或间接与医院感染有关。每例增加的医疗费用 2 400 ~ 14 000 元人民币,延长住院日 15 ~ 18d。每年因医院感染造成直接经济损失 100 亿 ~ 150 亿人民币。目前认为造成我国医院感染发生的主要原因包括:医疗机构对医疗法规法律认识不足,开展违法、违纪和违规操作;医院缺少严格的日常监督和监测措施;对外源性带入感染缺少警惕,误诊、漏诊、混合收容,使传染病病原体带入医院;医院建筑布局不合理或缺少必要的防护措施;医院管理不到位,无必要制度或有章不循;不严格遵守消毒隔离措施;抗菌药滥用造成双重感染、多重耐药菌感染;血源性疾病传播;不安全注射和一次性医疗用品使用不规范。

因此,医院感染不仅是医疗质量管理中的一个十分重要的问题,而且也成为日益突出的公共卫生问题。降低医院感染的发生,防止医院感染的暴发流行是现代医院质量管理的重要目标。

三、医院感染常见病原体及其变迁趋势

了解医院感染常见病原体及菌种变迁,对防止医院感染具有重要的指导意义。目前认为,引起医院感染的病原体有细菌、真菌、病毒、支原体、衣原体和寄生虫等,但绝大多数的医院感染为细菌所致。20 世纪 30 年代前,抗菌药物尚未问世,医院感染病原菌以化脓性链球菌和肺炎链球菌为主。自 1928 年青霉素问世以来,医院感染控制的发展进入到抗生素时代。但随着抗生素的不断研制,耐药菌株的出现,医院感染的性质发生了改变。20 世纪 50 年代,金黄色葡萄球菌取代了链球菌,1/3 以上的菌血症是由金黄色葡萄球菌所致。

从 20 世纪 60 年代起,病原谱发生了改变,革兰氏阴性杆菌感染增多,尤其是近 20 年来,各种革兰氏阴性杆菌的感染占医院感染的 60.0% ~ 65.0%。主要是大肠埃希菌、肺炎杆菌、变形杆菌等肠杆菌科细菌、铜绿假单胞菌和不动杆菌属等。但随着氨基糖苷类、大环内酯类和广谱青霉素的应用,有效控制了部分革兰氏阳性球菌和革兰氏阴性杆菌的传播。然而这些抗生素对一些机会致病菌抑制能力较弱,如铜绿假单胞菌、不动杆菌、克雷伯菌、阴沟肠杆菌、沙雷菌等。因此,革兰氏阴性菌引起的感染仍在不断增加。

20 世纪 80 年代末,真菌感染曾一度增多,随着氟康唑等抗真菌药物的合成与应用,真菌感染逐渐减少。但近几年来,糖皮质激素、免疫抑制剂及放疗等的增加使机体免疫力下降,尤其是各种侵袭性诊疗操作的增多,抗生素的广泛应用甚至滥用,使得真菌感染在目前的医院感染中占相当比例。此外,长期大量应用抗生素(特别是超广谱抗生素),造成宿主体内正常菌群的平衡失调,耐药菌株广泛出现,病原菌谱发生了变迁。除了耐甲氧西林金黄色葡萄球菌(methicillin-resistant *staphylococcus aureus*,MRSA)继续增多外,耐甲氧西林表皮葡萄球菌(MRSE)、耐万古霉素肠球菌(VRE)、产超广谱 β 内酰胺酶(ESBLs)革兰氏阴性杆菌、耐青霉素肺炎链球菌(PRSP)和不动杆菌等也迅速增加。

四、医院感染的预防和控制

由于医院感染的危险因素贯穿于整个医疗活动的全过程,医院感染的发生不仅增加了病人的痛苦,延长了病人的住院时间,甚至导致了病人死亡,引发医疗纠纷,增加社会、单位和个人的经济负担。因此,医院感染管理工作显得越发重要,医院感染管理涉及医院的所有科室,涉及医院的各级各类人员,包括医师、护士、技师及工人等,任何一个环节出了问题都

是大事。医院感染管理不仅是医疗质量管理、医疗安全管理的重要组成部分,也是衡量一所医院医疗质量的重要指标。

做好医院感染的预防和控制,需要从以下 4 方面开展工作:

(1) 需要完善医院感染管理制度,加强医院感染的管理。随着医学科学的进步,医院感染管理工作在不断加强,尤其是在严重急性呼吸综合征(severe acute respiratory syndrome, SARS)以后,国家陆续颁布了许多与医院感染管理有关的法律、法规、条例和规范,医院感染管理已经步入了规范化、法制化的轨道。各级医疗机构需进一步健全各项管理制度,加强对医院管理的监测、管理和定期检查。

(2) 积极控制传染源。积极治疗医院感染者,对传染性或耐药性病原体感染者应及时隔离治疗。医务人员要严格遵循手卫生规范。手卫生是洗手、卫生手消毒和外科手消毒的总称。洗手是指用肥皂和流动水洗手,去除手部皮肤污垢、碎屑和部分致病菌的过程。洗手需遵循 WHO 推荐的"六步洗手法"。卫生手消毒指用消毒剂(主要是速干手消毒剂)揉搓手,减少手部暂居菌的过程。外科手消毒是指术前医务人员使用外科手消毒剂,清除或消灭手部暂居菌和减少常居菌的过程。手卫生的时机:接触每个患者前后,接触患者血液、体液、分泌物、排泄物后,无菌操作前,接触患者周围环境后。妥善处理感染病人的排泄物、分泌物及其所污染的物品、器械和敷料等,确保医疗用具、手术器械及药品敷料等使用安全。在进行护理或诊疗操作过程中,应严格做到每一位患者处理前后进行消毒处理,防止通过操作引起患者间的相互传播。

(3) 严格遵循医疗机构消毒技术规范。对不同的器材采取灭菌、消毒或清洁的不同消毒方法。灭菌是指清除或杀灭物体上的一切微生物,包括细菌的芽孢和真菌孢子。消毒是指用化学、物理或生物的方法清除或杀灭物体上除细胞芽孢外的各种病原微生物。清洁是指清除物体上的一切污垢,如尘埃、油脂、分泌物等。进入人体无菌组织、器官、脉管系,或有无菌体液从中流过的物品或接触破损皮肤、破损黏膜的物品属于高度危险性物品,应采用灭菌方法处理。与完整黏膜接触,而不进入人体无菌组织、器官和血流,也不接触破损皮肤、破损黏膜的物品,属于中度危险性物品,应采用达到中水平消毒以上效果的消毒方法。与完善皮肤接触而不与黏膜接触的器材属于低度危险性物品,宜采用低水平消毒方法或做清洁处理。

(4) 保护易感人群,合理使用抗生素。合理使用抗生素是控制医院感染的重要措施。使用抗生素要有的放矢,尤其是对身体虚弱、免疫功能低下的住院病人,恶性肿瘤、糖尿病及昏迷等院内感染的易感人群。不合理使用抗菌药物易造成体内微生物失衡,引起菌群失调和二重感染。因此,应严格掌握使用抗菌药物的适应证,尽可能按病原菌及其药敏结果选用抗菌药物,慎用广谱抗生素。

总之,了解医院感染的概念,掌握医院感染的最新流行病学情况,认识医院感染的常见病原体及其变迁趋势,将促使我们更加积极采取安全有效的预防和控制医院感染的措施,加强医院感染管理,规范医疗工作,进而保障患者的医疗安全和提高医疗质量。

第三节　食源性传染病

食源性传染病(food-borne infectious diseases)是指由于摄入细菌或病毒污染的食物以及

含有活的寄生虫幼虫或虫卵的食物而引起的一类疾病。该病以食源性寄生虫病最常见。其传播食物主要包括鱼类、贝类、甲壳类、蛙类、蛇类与畜、禽类等肉食品。这些食物中的一部分含有不同发育阶段的寄生虫幼虫,如生吃或食用时未煮熟,吃后则很容易得病。2015 年 5 月 16 日,原卫生部公布的《全国人体重要寄生虫病现状调查报告》显示,食源性寄生虫的感染率在我国部分省(区、市)明显上升。食源性传染病已成为影响我国食品安全和人民健康的主要因素之一,其中以华支睾吸虫病、并殖吸虫病、带绦虫病和旋毛虫病最为常见。

一、食源性传染病的临床类型

食源性传染病主要包括细菌性食源性传染病(如沙门菌、志贺菌、大肠埃希菌、弯曲菌、耶尔森菌、金黄色葡萄球菌和副溶血性弧菌等感染)、病毒性食源性传染病(如甲型肝炎病毒、戊型肝炎病毒和轮状病毒等感染)和食源性寄生虫病(如华支睾吸虫病、并殖吸虫病、带绦虫病和旋毛虫病等)。

二、食源性传染病的流行现状

细菌性食源性传染病主要引起细菌感染性腹泻。人群普遍易感,没有交叉免疫。儿童、老年人、有免疫抑制或慢性疾病的患者为高危人群,还容易出现严重的并发症。细菌性食源性传染病广泛流行于世界各地,欧美国家细菌性腹泻主要病原菌为沙门菌,其次为弯曲菌和志贺菌。我国各个地区的报道结果差异较大,有的地区以志贺菌为主,有的地区以大肠埃希菌为主,沿海地区则以沙门菌、副溶血性弧菌常见。细菌性食源性传染病全年均可发病,好发于夏秋季,部分细菌性腹泻如耶尔森菌肠炎好发于冬季。它可侵犯各年龄组,最易感染的是抵抗力弱的儿童和年老体弱者。

病毒性食源性传染病以甲型肝炎和戊型肝炎最为常见。甲型肝炎人群流行率约 80%(抗 HAV 阳性),患者和无症状感染者为传染源,以粪-口途径为主要传播途径。粪便污染饮用水源、食物、蔬菜和玩具等均可引起流行,其中水源或食物污染可致暴发流行,如 1988 年上海暴发的甲型肝炎流行,4 个月内发生 31 万例感染者,是由用粪便污染的未煮熟毛蚶引起。一般情况下,日常生活接触传播是散发性发病的主要传播方式。甲肝的流行率与居住条件、卫生习惯和教育程度有密切关系,农村高于城市,发展中国家高于发达国家。随着社会发展和卫生条件改善,感染年龄有后移的趋势,感染后可产生持久免疫。戊型肝炎主要见于亚洲和非洲的一些发展中国家。自 1980 年后,中国新疆地区曾有数次流行,其他各地均有散发性戊型肝炎的报告,约占急性散发性肝炎 10%,至少已有 6 个省(直辖市、自治区)曾报告发生戊型肝炎暴发流行。其流行特点似甲型肝炎,以水型流行最常见,有明显季节性,多见于雨季或洪水之后;发病人群以青壮年为主,孕妇易感性较高,病情重且病死率高。

食源性寄生虫病主要以华支睾吸虫病、并殖吸虫病、带绦虫病和旋毛虫病常见。华支睾吸虫病是我国流行最严重的食源性寄生虫病之一。1992 年我国人群华支睾吸虫感染率为 0.3%,2003 年感染率增至 2.4%。该病由华支睾吸虫寄生于人体肝内胆管引起,人类常因食用未经煮熟含有华支睾吸虫囊蚴的淡水鱼、虾和蟹等被感染。并殖吸虫病是由并殖吸虫寄生于人体引起的急性或慢性地方性寄生虫病,其中以肺吸虫病最为常见。目前,世界上报道的并殖吸虫有 50 余种,在中国能致病者可以归纳为两个类型,包括以卫氏并殖吸虫为代表的人兽共患型和以斯氏狸吸虫为代表的兽主人次型。该病在世界分布较广,在我国广泛分布。据2003年对全国9个省（市、区）调查，肺吸虫血清抗体阳性率为1.91%。带绦虫病包括猪带绦虫病和牛带绦虫病，呈世界分布，在我国分布较广，猪带绦虫病散发于华北、东北和西北一带，地方性流行仅见于云南；牛带绦虫于我国西南各省及西藏、内蒙古和新疆等地均有地方性流行。2004年完成的全国人体重要寄生虫病现状调查，带绦虫的平均感染率为0.28%，较1990年完成的全国人体寄生虫分布调查发现的0.18%上升了52.47%，推算全国带绦虫感染人数为55万。旋毛虫病呈世界性分布，主要是因为生食或半生食含有旋毛虫的猪肉和其他动物肉类所致，其感染方式取决于当地居民饮食习惯，呈增国外旋毛虫感染率为6%~30%，国内为3%。据目前有限资料来看，旋毛虫病主要发生于西南、中原和东北地区，所有死亡病例全部发生在西南地区。

三、食源性传染病的诊断

食源性传染病的诊断依据包括：相应的流行病学依据、典型的临床症状和体征、病原学检测（如血培养、粪便涂片和培养等）结果。对于病毒性食源性传染病和食源性寄生虫病，免疫学检查（如相关特异性感染）和其他检查（包括B超、X线、CT和脑脊液检查）具有一定的辅助诊断价值，但部分患者因为临床表现不典型、实验室检查缺乏特异性，导致无法早期诊断，甚至漏诊或误诊。这里提及的免疫学检测方法主要包括：皮内试验（ID）、间接血凝试验（IHA）、酶联免疫吸附试验（ELISA）和酶免疫测定（EIA）等。

对于细菌性食源性传染病的实验室检测主要包括粪便常规和粪便培养，其中粪便培养是确诊感染性腹泻病的依据，但一般阳性率低。近年也有报道利用免疫学方法通过检测粪便中的细菌及毒素、血清中特异性抗原抗体来诊断感染性腹泻。

对于病毒性食源性传染病主要通过检测血液中的病毒标志物来确诊。抗HAV IgM阳性是早期诊断甲肝最简便可靠的血清学标志物，其在甲肝发病后数日即可呈阳性，3~6个月转阴。抗HEV IgM阳性是近期戊肝病毒感染的标志，可在发病初期产生，大多数在3个月内转阴。需要注意的是，少数戊肝患者终身不产生抗HEV IgM和抗HEV IgG，因此两者阴性时有时并不能完全排除戊型肝炎。

食源性寄生虫病的病原学检测标本来源在不同疾病间存在一定的差异。华支睾吸虫病主要通过检测粪便和十二指肠引流胆汁中是否存在虫卵来确诊该病，十二指肠引流胆汁发现虫卵机会多于粪检，但不如粪检易行（需要注意的是，因虫卵小的缘故，粪便直接涂片法容易漏检，故多采用集卵法和十二指肠引流胆汁做离心沉淀检查）。并殖吸虫病的病原学检测目前主要依靠免疫学诊断，如皮内试验常用于普查初筛（阳性符合率高者可达95%以上，但假阳性和假阴性均较高），而ELISA的敏感性高，阳性符合率可达90%~100%，是目前较普遍使用的检测方法。带绦虫病主要依靠从患者粪便中找虫卵（可采用涂片法、沉淀法和漂浮浓集法等），尽管检测虫卵可确诊为绦虫病，但不能鉴别虫种。目前也有报道称可用ELSIA法检测宿主粪便中特异性抗原（敏感性达100%，且具有高度特异性），以及利用PCR扩增粪便中虫卵或虫体的种特异性DNA来检测人体内的猪或牛带绦虫成虫。囊尾蚴病的病原学检测多采用免疫学方法检测患者血清和脑脊液中特异性猪囊尾蚴抗体。旋毛虫病主要通过肌肉组织活检和免疫学检查来辅助诊断。

四、食源性传染病的预防与控制

目前食源性传染病防控工作取得了显著的成绩，但仍存在一些问题需要面对和解决。

不同类型的食源性传染病预防措施的侧重点有所差异。对于细菌性和病毒性食源性传染病应当早期发现病人并及时采取适当的隔离和消毒措施,同时对于多发或暴发疫情,要立刻隔离、治疗病人,采样做病原学和/或血清学检查,尽快查明病原菌和确定传染来源。

对于急性病毒性食源性传染病首先要隔离、治疗患者至病毒消失以控制传染源,同时要做好环境卫生和个人卫生,加强粪便、水源管理,做好食品卫生、食具消毒等工作,防止"病从口入";对于抗 HAV 或 HEV 抗体阴性人群,可接种相关疫苗;对于近期有与甲型或戊型肝炎患者密切接触的易感者,可用人丙种球蛋白进行被动免疫预防注射(时间越早越好,免疫期2~3个月)。

食源性寄生虫病是目前食源性传染病防控的重点。我国目前食源性寄生虫病的疾病谱已发生了明显的改变,特别是随着人们饮食方式的改变、食物谱增宽,各种生冷、猎奇的饮食方式风行一时,如生食、半生食海鲜及肉类等,以致各类新发的、罕见的食源性传染病报道增多(如舌形虫病和阔节裂头绦虫病等)。因为商品流通和物流运输业的快速发展,疫区的鱼类、活禽及畜产品等大量流入非疫区(特别是城镇),使得食源性传染病发病的空间也相应扩大。我国目前对于食源性传染病的监测和防治措施普遍不熟悉。虽然食源性传染病可能在某地十分普遍,但如果发生在其他地方,对当地的医生来说,在一定程度上也属于"新发疾病",因此临床医生面对新发的食源性传染病时,难以做到正确诊断和及时治疗。此外,对于目前食源性传染病的实验室诊断技术尚不完全成熟,且在部分食源性传染病的非流行区域,即使临床医生能够正确诊断,但因大多数医院并未配备相应的药物,患者难以得到及时的治疗。

进一步提升对食源性传染病的防控能力,需要从以下几方面入手:①加强食品卫生检疫,严格执行动物源性食品从生产、屠宰、加工到销售各环节的卫生检验,严防"问题"食品上市。②培养一批食源性传染病监测和防治队伍,建立食源性传染病的预警机制。③加强引用水和粪便管理,饮用水要及时彻底消毒,粪便进行必要的无害化处理。④积极开展健康促进教育:避免在没有卫生保障的公共场所就餐;新鲜食品经充分加热后再食用,避免生食与熟食混放混用菜板菜刀,不生食或半生食海鲜;普及卫生知识,提高群众自我保健意识,饭前便后要洗手(六步洗手法),养成良好的个人卫生习惯。⑤保持良好的环境卫生,积极灭蚊、灭蟑螂。⑥加强对食源性传染病的基础与应用科学研究工作,提升疾病监测和诊断能力,开发更多新的治疗药物。

第四节　水源性传染病(介水传染病)

水源性传染病(water-borne infectious diseases)指通过饮用或接触受病原体污染的水而传播的疾病,又称介水传染病。水源性传染病流行原因有二:①水源受病原体污染后,未经妥善处理和消毒即供居民饮用;②处理后的饮用水在输配和贮存过程中重新被病原体污染。地面水和浅井水都极易受病原体污染而导致介水传染病的发生。因此,该类传染病往往具有波及范围广、感染人数多、病原体种类多,且常呈现暴发流行等特点。

一、水源性传染病类型

目前常见的水源性传染病包括血吸虫病和钩端螺旋体病。

血吸虫病是由血吸虫寄生于人体所致的疾病。目前公认寄生于人体的血吸虫主要有五种,包括日本血吸虫、曼氏血吸虫、埃及血吸虫、间插血吸虫和湄公血吸虫。我国流行的血吸虫病是日本血吸虫病,是由日本血吸虫寄生于门静脉系统所引起的疾病。由皮肤接触含尾蚴的疫水而感染,主要病变为虫卵沉积于肠道和肝脏等组织而引起的虫卵性肉芽肿。

钩端螺旋体病是由有致病力的钩端螺旋体所致的一种自然疫源性急性传染病。钩端螺旋体病是全身性感染疾病,病程常呈自限性,由于个体免疫水平上的差别以及菌株的不同,临床表现可以轻重不一。轻者可为轻微的自限性发热;重者可出现急性炎症性肝损伤、肾损伤的症状如黄疸、出血、尿毒症等,也可出现脑膜的炎性症状如神志障碍和脑膜刺激征等;严重病人可出现肝、肾功能衰竭、肺大出血甚至死亡。

二、水源性传染病的流行病学情况

日本血吸虫病:在我国流行的血吸虫病为日本血吸虫病。据湖北江陵西汉古尸的研究表明,血吸虫病在我国已经有大约 2 100 年以上的历史。日本血吸虫病是人兽共患病,传染源是病人和保虫宿主。据世界卫生组织估计,全球约有 6 亿人口受血吸虫感染威胁,约 2 亿人受感染。2004 年疫情调查统计结果显示,我国血吸虫病病人数为 84.2 万,其中晚期病人为 2.8 万人。人群对日本血吸虫普遍易感,患者的年龄、性别、职业分布均随接触疫水的机会而异,以男性青壮年农民和渔民感染率最高,男多于女,夏秋季感染机会最多。感染后有部分免疫力,儿童及非流行区人群如遭受大量尾蚴感染,易发生急性血吸虫病。

钩端螺旋体病:分布很广,世界各地都有此病的存在或流行,在东南亚地区尤为严重。在我国已发现 25 个省、区有钩端螺旋体病人或带菌动物,其中以广东、四川较为严重。在热带地区全年都可能有病例发生,国内大部分流行区主要于 7~10 月发病,其中 8、9 月为高峰。在多数情况下,人接触被染有钩端螺旋体的疫水是传染本病的重要方式。与疫水接触时间愈长,次数愈多,发病的机会也愈多。钩端螺旋体病患者多为农民,也有在流行地区疫水中游泳或沟溪中洗澡、涉水而感染的病例。从婴儿到老年只要有机会接触病原体都可能得病,之所以有好发年龄和性别上的差别,主要是由于受感染机会的多少所致。从外地进入疫区的人员,由于缺乏免疫力,往往比本地人易感。

三、水源性传染病诊断

水源性传染病须根据流行病学情况(如疫水接触史)、临床表现和实验室辅助检查结果等综合分析加以诊断。

日本血吸虫病:有血吸虫疫水接触史,具有急性或慢性、晚期血吸虫病的症状和体征(如发热、皮炎、荨麻疹、腹痛、腹泻和肝脾肿大等),同时粪便检出活卵或孵出毛蚴即可确诊。需要注意的是,血液循环抗原检测阳性提示体内有活的成虫寄生,而其他血清免疫学检查阳性均表示已感染过血吸虫,但应注意假阳性和假阴性的可能。

钩端螺旋体病:具有流行地区、流行季节特征,易感者在最近 28d 内有接触疫水或接触病畜史;患者可有急性发热、全身酸痛、腓肠肌疼痛与压痛、腹股沟淋巴结肿大,或并发肺出血、黄疸、肾损害、脑膜脑炎,或在青霉素治疗过程中出现赫氏反应等临床表现。特异性血清学检测或病原学检测阳性可明确诊断。血清学检查包括显微凝集试验和酶联免疫吸附试验,前者是目前国内最常用的钩体血清学诊断方法,后者近年被国外较广泛应用,主要检测血清和脑脊液中的钩体 IgM,特别在鉴别原因不同脑膜炎方面具有较高的价值。

四、水源性传染病预防与控制

水源性传染病预防需采取综合措施,包括控制传染源、切断传播途径和保护易感人群。针对不同类型的水源性传染病,具体内容略有不同。

日本血吸虫病:在控制传染源方面,应每年对流行区病人和病畜进行普查普治。在切断传染源方面,消灭钉螺是预防本病的关键,粪便需经无害化处理,同时加强水源保护和改善用水。在保护易感人群方面,严禁在疫水中游泳和戏水,接触疫水时做好个人防护应穿着防护衣裤和使用防尾蚴剂或口服预防药等。

钩端螺旋体病:在控制传染源方面,因鼠类是钩体病的主要储存宿主,疫区应因地制宜,采取各种有效办法尽力消灭田间鼠类,同时也要消灭家舍鼠类;此外需要加强对猪、犬的管理,开展圈猪积肥,不让畜尿粪直接流入附近的水沟、池塘和稻田,消灭野犬和拴养家犬。在切断传播途径方面,加强疫源地改造(如开沟排水和消灭死水,兴修水利,防止洪水泛滥),搞好环境卫生和消毒工作,不要在流行地区和流行季节的池沼、水沟中捕鱼、游泳、嬉戏,减少不必要的疫区接触。在保护易感人群方面,首先需要在常年流行地区加强多价钩体病疫苗的接种(对易感人群在钩体病流行前 1 个月内完成疫苗接种,一般是 4 月底或 5 月初,接种后 1 个月左右产生免疫力,并持续 1 年左右);其次可对进入疫区短期工作的高危人群给予多西环素预防,对于高度怀疑已受钩体感染但尚无明显症状者,可经验性给予青霉素用药。

第五节 空气传播传染病

空气传播传染病(air-borne infectious diseases)主要是指病原体经空气从人体的鼻腔、咽喉、气管和支气管等呼吸道感染侵入而引起的有传染性的疾病。呼吸道与外界相通,受各种病原体侵袭的机会较多,由此而引起呼吸道传染病的发生。冬春季是呼吸道传染病的高发季节,天气骤变的情况下也易发病。儿童、老年人、体弱者、营养不良或慢性疾病患者、过度劳累者、精神高度紧张者等人群容易患气源性传染病。

一、气源性传染病类型

常见的气源性传染病主要包括传染性非典型肺炎(重症急性呼吸综合征)、人感染禽流感、流行性感冒、麻疹、水痘、风疹、流行性脑脊髓膜炎、流行性腮腺炎和肺结核等。

传染性非典型肺炎是一种由 SARS 冠状病毒(SARS-CoV)引起的急性呼吸道传染病,WHO 将其命名为重症急性呼吸综合征。2003 年 4 月 16 日,世界卫生组织根据包括中国(含内地和香港地区)、加拿大、美国在内的 11 个国家和地区的 13 个实验室通力合作研究的结果,宣布重症急性呼吸综合征的病因是一种新型的冠状病毒,称为 SARS 冠状病毒。本病为呼吸道传染性疾病,主要传播方式为近距离飞沫传播或接触患者呼吸道分泌物,也可通过气溶胶传播。

人感染禽流感是由甲型流感病毒某些亚型的毒株引起的一种从呼吸系统病症到全身败血症等多种症状的急性呼吸道传染病。至今发现能直接感染人的禽流感病毒亚型有:

H5N1、H7N1、H7N2、H7N3、H7N7、H9N2 和 H7N9 亚型。其中,高致病性 H5N1 亚型和 2013 年 3 月在人体上首次发现的新禽流感 H7N9 亚型尤为引人关注。

流行性感冒(简称流感)是流感病毒引起的急性呼吸道感染,也是一种传染性强、传播速度快的疾病。其主要通过空气中的飞沫、人与人之间的接触或与被污染物品的接触传播。该病是由流感病毒引起,可分为甲(A)、乙(B)、丙(C)三型,甲型病毒经常发生抗原变异,传染性强,传播迅速,极易发生大范围流行。甲型 H1N1 也是甲型流感病毒的一种。本病具有自限性,但在婴幼儿、老年人和存在心肺基础疾病的患者容易并发肺炎等严重并发症而导致死亡。

麻疹是由麻疹病毒引起的急性呼吸道传染病,其传染性很强,主要发生于儿童。在人口密集而未普种疫苗的地区易发生流行,2~3 年一次大流行。目前尚无特效药物治疗。我国自 1965 年,开始普种麻疹减毒活疫苗后发病显著下降。

水痘是由水痘-带状疱疹病毒初次感染引起的急性传染病。主要发生在婴幼儿和学龄前儿童,成人发病症状比儿童更严重。该病为自限性疾病,一般不留瘢痕,如合并细菌感染会留瘢痕,病后可获得终身免疫,有时病毒以静止状态存留于神经节,多年后感染复发而出现带状疱疹。

风疹是由风疹病毒引起的急性呼吸道传染病,包括先天性感染和后天获得性感染,一般病情较轻,病程短,预后良好。但风疹极易引起暴发流行,一年四季均可发生,以冬春季发病为多,流行多见于学龄前儿童。孕妇早期感染风疹病毒可导致以婴儿先天性缺陷为主的先天性风疹综合征(congenital rubella syndrome,CRS)。

流行性脑脊髓膜炎简称流脑,是由脑膜炎双球菌引起的急性化脓性脑膜炎,为急性呼吸道传染病。脑膜炎双球菌自鼻咽部侵入人体后,其发展过程取决于人体与病原菌之间的相互作用。如果人体健康且免疫力正常,则可迅速将致病菌消灭或成为带菌者。如果机体缺乏特异性杀菌抗体,或者细菌的毒力强,致病菌则从鼻咽部侵入血流形成菌血症或败血症,再侵入脑脊髓膜形成化脓性脑脊髓膜炎。

流行性腮腺炎简称流腮,是儿童和青少年期常见的呼吸道传染病,由腮腺炎病毒引起的急性全身性感染,以腮腺肿痛为主要特征,有时亦可累及其他唾液腺。本病为自限性疾病,目前尚缺乏特效药物,抗生素治疗无效,一般预后良好。

结核病是由结核分枝杆菌引起的慢性传染病,可侵及许多脏器,以肺部结核感染最为常见。人体感染结核菌后不一定发病,当抵抗力降低或细胞介导的变态反应增高时,才可能引起临床发病。若能及时诊断,并给予合理治疗,大多可痊愈。

二、气源性传染病的流行病学情况

传染性非典型肺炎:2003 年 1 月 2 日我国广东省佛山市最早发现 SARS 病例,经回顾性调查发现其最早发病时间为 2002 年 11 月 16 日。本次流行于 2003 年 6 月底终止,同年 8 月原卫生部公布我国 24 个省(直辖市、自治区),共 266 个县(市)有本病例报告,全国共有 5 327 例,死亡 349 例。本次暴发流行发生于冬末春初,有明显的家庭和医院聚集发病现象。主要流行于人口密度大的大城市,农村地区甚少发病;社区发病以散发为主,偶见点状暴发流行。

人感染禽流感:H5N1 亚型于 1997 年在香港首次发现能直接感染人类。截至 2013 年

3月,全球共报告了人感染高致病性 H5N1 禽流感 622 例(死亡 371 例),遍布全球 15 个国家,其中我国发现了 45 例(死亡 30 例)。人感染 H5N1 亚型禽流感的主要途径是密切接触病死禽,高危行为包括宰杀、拔毛和加工被感染禽类;而 H7N9 禽流感病人则是通过直接接触禽类或其排泄物污染的物品、环境而感染。

流行性感冒:该病流行多发生于冬季,常突然发生,传播迅速,流行期短。甲型流感可呈散发或暴发性流行,而乙型流感则以散发为主,但近年也常发生区域性流行。丙型流感仅呈散发流行。流行性感冒的传染源主要为急性期病人和隐性感染者(轻症病人和隐性感染者流动性大,是最危险的传染源)。人群普遍易感,流感病毒感染所引发的免疫力是持久的,但可能不完整或呈亚型特异性的。

麻疹:发病季节以冬春季为多,但全年均可发生。自 20 世纪 60 年代麻疹疫苗问世以来,普遍接种疫苗的国家发病率已大大下降。我国自普遍接种麻疹疫苗以来,麻疹流行得到了有效控制。急性患者为本病最重要传染源。人群普遍易感,易感者接触患者后 90% 以上发病,病后可获得持久免疫力。该病主要在 6 个月至 5 岁小儿间流行。但目前成人麻疹病例的报道越来越多,甚至在局部地区有小的流行。

水痘:本病一年四季均可发生,以冬春季为高。病人是唯一传染源,病毒存在于病人上呼吸道和疱疹液中,传染性极强。人群对水痘普遍易感。孕妇患水痘后,胎儿可被感染。病后可获得持久免疫,二次感染发病者极少见。

风疹:风疹遍布世界各地。自风疹疫苗问世以来,不少国家均已采取不同的免疫方案广泛接种,接种后抗体阳性率在 95% 以上,对于控制发病起到了重要作用。国际上风疹计划免疫后流行已少见。人群对风疹病毒普遍易感,感染后可获得持久性免疫力。目前风疹在我国基本处于自然流行状态。

流行性脑脊髓膜炎:本病遍布全球,在温带地区可出现地方性流行,全年经常有散发病例出现,但在冬春季节会出现季节性发病高峰。我国曾先后发生多次全国性大流行,自开展 A 群疫苗接种后,发病率持续下降,未再出现全国性大流行。近几年似有上升趋势,以往流行菌株以 A 群为主,近些年 B 群和 C 群有增多的趋势,尤其是个别省份先后发生了 C 群引起的局部流行。

结核病:随着人口流动增加、耐药结核增多及结核杆菌与艾滋病合并感染等原因,结核病在全球呈明显的上升趋势。据 WHO 在 2000 年公布的资料,全世界有 20 亿人感染过结核杆菌,年新发病例 800 万,死亡病例 300 万。我国目前结核病疫情十分严重,在全球 22 个结核病高负担国家中仅次于印度,位于第二位。全国至少 5.5 亿人感染过结核杆菌,肺结核患者 450 万例,痰涂片阳性肺结核病例 150 万。2005 年、2006 年全国报告的肺结核发病人数均超过 110 万,发病人数和死亡人数均居法定疫情报告传染病的首位,同时我国结核病原发耐药率高达 18.6%,是全球的高发区。

三、气源性传染病的诊断

气源性传染病的诊断需结合流行病学资料、患者的症状和体征、特征性影像学和实验室检查(特别是病原学检查)等来综合诊断。

传染性非典型肺炎:国内已建立间接荧光抗体法和酶联免疫吸附试验来检测血清中 SARS 病毒特异性抗体。还可将患者标本接种到细胞中进行培养,分离到病毒后,还应以

PCR 法来鉴定是否为 SARS 病毒。

人感染禽流感:采集呼吸道标本送检(如鼻咽分泌物、口腔含漱液、气管吸出物或呼吸道上皮细胞)进行病毒核酸检测和病毒分离。

流行性感冒:病毒分离为诊断本病的"金标准"。病毒的抗原和核酸检测可以用于早期诊断;抗体检测可以用于回顾性调查,但对病例的早期诊断意义不大。

麻疹:早期鼻咽分泌物找多核巨细胞及尿中检测包涵体细胞有益早期诊断。在出疹后第一天或第二天检测血清麻疹抗体,若阳性即可确诊。

风疹:咽拭子标本分离到风疹病毒或检测到风疹病毒核酸。1 个月内未接种过风疹减毒活疫苗而在血清中查到风疹 IgM 抗体,恢复期患者血清风疹 IgG 抗体滴度较急性期有 4 倍或 4 倍以上升高,或急性期抗体阴性而恢复期抗体阳转等可协助诊断。

流行性脑脊髓膜炎:脑脊液中抗原的检测有利于早期诊断,其敏感性高,特异性强。血培养在流脑时阳性率较低,但血培养对普通型流脑败血症期、暴发型败血症及慢性脑膜炎球菌败血症诊断甚为重要,故必须注意在应用抗菌药物前采血作细菌培养,并宜多次采血送检。

结核病:有痰涂片和培养、结核菌素试验和淋巴细胞培养+γ 干扰素释放试验等检测手段,其中淋巴细胞培养+γ 干扰素释放试验比结核菌素试验更敏感和更特异,不受既往卡介苗注射的干扰,但不能区分隐性感染或活动性结核。

四、气源性传染病的预防与控制

气源性传染病的预防需要从监测及控制传染源(如治疗和隔离患者)、切断传播途径(如避免去公共场所和人多拥挤处)和保护易感人群(如疫苗接种)三方面入手。在监测及控制传染源方面,遵循早发现、早报告、早隔离、早治疗的原则,并对其密切接触者进行医学观察。医院需将患者安置在负压病房中。制订探视制度,并限制探视人数和时间。疑似患者单间安置,确诊的同种病原体感染的患者可安置在同一病房,床间距不小于1.2m。严格空气消毒。做好呼吸道卫生,患者佩戴医用外科口罩,在咳嗽或打喷嚏时用纸巾包住口鼻,接触呼吸道分泌物后实施手卫生,并与其他人保持 1m 以上距离。在切断传播途径方面,医院应遵循医院空气净化管理规范(WS/T368)的要求进行空气净化和消毒,遵循医疗机构消毒技术规范(WS/T367)的相关要求对物体表面进行清洁和消毒。患者死亡后,应使用防渗漏的尸体袋双层装放,必要时消毒尸袋表面,并尽快火化。医疗废物的处理应遵循医疗废物管理的有关规定。对诊治疑似或确诊经空气传播疾病的患者是,医务人员应在标准防护的基础上,根据疾病的传播途径采取空气隔离的防护措施。进入人感染禽流感等病区时,要注意做好个人防护措施,须带 N95 口罩和穿隔离衣。应重视社区综合性预防,建立和保持良好的个人卫生习惯(如不随地吐痰),做好环境卫生,保持室内通风,必要时对公共场所进行消毒,同时对患者的用具及分泌物进行消毒。同时避免大型集会和集体活动,避免去公共场所或人多拥挤处(特别是不要携带婴儿至公共场所),出入应戴口罩;无并发症的患者家中隔离,以减少传播和继发医院感染。在保护易感人群方面,主要是接种相关疫苗。目前传染性非典型肺炎、人感染禽流感和肺结核等空气传播传染病临床上尚无相关疫苗,对高致病性禽流感密切接触者或可疑患者,必要时可根据既往经验给予达菲等抗病毒药物。

小　结

　　本章简要介绍了感染性疾病概况。内容主要包括传染病、医院感染性疾病、食源性传染病、水源性传染病(介水传染病)和空气传播传染病(气源性传染病)的概况、临床类型、流行现状、诊断、预防和控制。

 思考题

　　1. 简述感染的定义和其类型。
　　2. 简述传染病、医院感染性疾病、食源性传染病、水源性传染病(介水传染病)和空气传播传染病(气源性传染病)的定义。

(陈恩强　编　陈昭斌　审)

第八章

消毒目标微生物

消毒目标微生物（target microorganism of disinfection）是每次消毒活动针对的微生物，了解消毒目标微生物的基本情况对于消毒来说十分重要。消毒目标微生物包括真核微生物、原核微生物、病毒和亚病毒。

第一节　真核微生物

真核微生物（eukaryotic microorganism）是指具有发育完好的细胞核、高度分化的细胞器，并进行有丝分裂的微生物。发育完好的细胞核是指核内有核仁和染色质，有核膜将细胞核和细胞质分开，两者有明显的界线；高度分化的细胞器包括高尔基体、内质网、溶酶体及线粒体或者叶绿体等。真核微生物包括藻类（algae）、酵母菌（yeasts）、霉菌（molds）、原虫（传统称为原生动物）（protozoa）及微型后生动物（micro-metazoa）等，但不包括蓝藻（蓝细菌）。其中，酵母和霉菌属于真菌界，藻类和原虫属原生生物界，微型后生动物属于动物界。微型后生动物是多细胞动物，大多体型微小，要借助光学显微镜方可看清楚，如轮虫、线虫和寡毛虫、浮游甲壳动物、苔藓动物等，在天然水体、潮湿土壤、水体淤泥中均有存在，只有极少数微型后生动物寄生于人体并导致疾病，如蛔虫、鞭虫、蛲虫、钩虫、旋毛虫和类粪圆线虫等。本节只介绍真菌界和原生生物界的微生物。

一、真菌

真菌（fungus）是指具有典型细胞核，有完整的细胞器，无根、茎、叶，不含叶绿素和其他光合色素，细胞壁含几丁质（chitin）和纤维素的单细胞或多细胞异养真核细胞微生物。真菌以腐生或寄生方式生存，按有性或无性方式繁殖。在自然界中分布广泛，约 1 万个属，数十万种。绝大多数真菌对人类无害甚至有利。致病性真菌有数百种，可引起人类感染性、中毒性以及超敏性疾病。

（一）真菌的分类

真菌界分为 4 个门，即接合菌门（*Zygomycota*）、担子菌门（*Basidomycota*）、子囊菌门（*Ascomycota*）和壶菌门（*Chytridiomycota*）。

（二）真菌的生物学性状

1. **形态特征**　真菌与细菌（原核生物）相比，在大小、形态、结构和化学组成上有明显差异。真菌比细菌大很多倍；真菌细胞壁不含肽聚糖，所以 β-内酰胺类抗生素对真菌不起作用；真菌胞膜含有固醇。

　　真菌可分为单细胞和多细胞两大类。单细胞真菌大多为圆形或卵圆形,如酵母菌(yeast)和类酵母菌(yeast-like fungus)。真菌也有其他形状,如腊肠形、柠檬形或藕节形等。对人致病的主要有白假丝酵母和新生隐球菌。酵母型真菌不产生菌丝,由母细胞以芽生方式繁殖,菌落与细菌菌落较为相似。类酵母型真菌主要以芽生方式繁殖,其延长的芽体可伸进培养基,成为假菌丝(pseudohypha),其菌落与酵母型真菌相似,但在培养基内可见由假菌丝交织而成的菌丝体(mycelium),称为类酵母型菌落。多细胞真菌由菌丝(hypha)和孢子(spore)组成,菌丝延伸分枝互相交织,此类真菌称为丝状真菌(filamentous fungus),又称霉菌(mold)。对人致病的有皮肤癣菌等。有些真菌因环境因素在两种形态间互变,称为二相性(dimorphic),如球孢子菌、组织胞浆菌、牙生菌和孢子丝菌等,在含动物蛋白的培养基上呈酵母型,在普通培养基上则为丝状菌型。多细胞真菌的菌丝和孢子形态具有种属特异性,是鉴别真菌的重要标志。

　　(1) 菌丝:真菌在适宜的环境中,由孢子出芽长出芽管,逐渐延伸呈丝状,形成菌丝,是真菌的结构单位。菌丝向下深入培养基内吸取营养,称为营养菌丝(基内菌丝)。基内菌丝长出培养基外并向空间延伸,成为气生菌丝。部分气生菌丝发育分化出孢子,称为生殖菌丝。有的菌丝内有横隔,称为有隔菌丝。每个菌丝细胞中有一个、两个或多个细胞核,如高等真菌中的青霉、曲霉、蘑菇等的菌丝。大多数病原性丝状菌都有隔膜。没有隔膜的菌丝就是一个细胞,内含多个细胞核,如低等真菌中的根霉、毛霉等的菌丝。菌丝形态可呈螺旋形、结节状、鹿角状等。不同的真菌有不同的菌丝形态,故菌丝有助于鉴别真菌。

　　(2) 孢子:孢子是真菌的繁殖(生殖)结构。孢子分为有性与无性两类。有性孢子是由同一菌体或不同菌体上的两个细胞融合后经减数分裂而成,可分为卵孢子(oospore)、子囊孢子(ascospore)、接合孢子(eygospore)以及担孢子(basidio spore),多见于非致病性真菌。无性孢子由生殖菌丝发育分化、或由菌丝细胞出芽形成,可分为分生孢子(包括大分生孢子和小分生孢子)、叶状孢子[包括芽生孢子、关节孢子和厚垣孢子(chlamydospore)]和孢子囊孢子。在光学显微镜下,孢子呈圆形、椭圆形、杆状、圆柱状、瓜子状、梭状和半月状等,孢子的颜色十分丰富。孢子表面的纹饰因种而异,在电子显微镜下清晰可见,有的光滑,有的呈褶皱状、疣状、刺状、毛发状或鳞片状,刺又有粗细、大小、长短和疏密之分。真核细胞的孢子抵抗力不强,60~70℃短时间加热即死亡;而细菌芽孢以沸水煮30min也不一定能杀死。

　　2. **营养与培养**　真菌的营养要求不高,较耐干燥,生长比细菌缓慢,培养温度为22~28℃,生长环境偏酸性。因此,培养基中会加入抗生素抑制细菌生长,pH值控制在4.0~6.0。鉴定时以沙堡培养基(Sabouraud's medium)上的菌落形态为准。不同真菌可形成三种不同类型的菌落:①酵母型菌落:菌落光滑、湿润、致密、质地均匀。镜下可见单细胞芽生孢子,无菌丝;②类酵母型菌落:菌落类似酵母型菌落,镜下可见假菌丝,如白假丝酵母。③丝状型菌落:此为多细胞真菌的菌落形式。菌落呈絮状、绒毛状、粉末状,菌落质地或致密或蓬松,表面纹路也各异,菌落正反两面颜色不同,其周围培养基也呈不同颜色,镜下菌丝和孢子形态也各异。

　　3. **致病性**　真菌的致病力一般比细菌弱。真菌需要具备黏附、免疫抑制以及产生毒力因子(比如某些酶)的能力,才能引起机体感染。大多数真菌感染是机会致病性真菌在机体免疫功能低下时所致。真菌感染有以下几种情况。

　　(1) 病原性真菌感染:主要为外源性真菌感染,包括皮肤、皮下组织和全身性真菌感染。

皮肤癣菌具有嗜角质蛋白的特性,其侵犯部位仅限于角化的表皮、毛发和指(趾)甲,所致感染为浅部真菌(superficial fungi)感染。被宿主吞噬的真菌在细胞中繁殖而引起的肉芽肿炎症和组织溃疡坏死,则为深部真菌(deep fungi)感染。

（2）条件致病性真菌感染:如白假丝酵母、曲霉和毛霉等在机体免疫功能降低,或因药物作用等导致宿主体内菌群失调时,则可导致感染。

（3）真菌性超敏反应:按性质分为:①感染性超敏反应:在病原性真菌感染的基础上发生的超敏反应;②接触性超敏反应:吸入或食入真菌孢子或菌丝而引起的超敏反应。按部位分为:①皮肤超敏反应:表现为过敏性皮炎、湿疹、荨麻疹、瘙痒症等;②呼吸道超敏反应:表现为支气管哮喘和过敏性鼻炎;③消化道超敏反应:与食物中混入真菌有关。

（4）真菌毒素中毒:真菌毒素主要包括黄曲霉毒素、镰刀菌毒素等,对人和动物都有害。可引起急、慢性中毒,导致肝、肾、神经系统功能障碍以及造血功能损伤,甚至罹患癌症。例如,黄绿青霉可产生神经毒素,急性中毒表现为神经麻痹、呼吸麻痹、抽搐,慢性中毒表现为溶血性贫血;岛青霉产生的黄天精和环氯素引起肝内出血、肝坏死和肝癌;橘青霉产生的橘青霉素损害肾脏;黄曲霉毒素是强致癌物,可导致肝出血、肝硬化、肝癌和肝坏死。

4. **免疫性** 真菌病的发病率较低,因为人体对真菌具有较高的非特异性免疫。其一,皮肤黏膜对真菌具有很强的物理屏障作用,皮脂腺分泌的不饱和脂肪酸有杀灭真菌的作用。其二,人体的正常菌群对真菌具有拮抗作用。其三,免疫细胞可以吞噬真菌细胞,正常体液中的抗菌物质在抗真菌感染方面也有一定的作用。但吞噬细胞并不能完全杀灭真菌孢子,因而真菌在细胞内有机会增殖,造成组织增生,引起细胞浸润形成肉芽肿。

5. **真菌感染的防治** 皮肤癣菌的预防主要在于清洁卫生、避免接触患者,比如保持鞋袜干燥和透气,消除其增殖条件;患真菌引起的感染性疾病的患者,应及时就医,遵医嘱进行治疗。抗真菌的药物有伊曲康唑、酮康唑、两性霉素B、克霉唑和益康唑等。真菌性食物中毒的预防主要在于加强食品安全监管和提高民众对真菌性食物中毒的认知。

（三）**常见致病性真菌**

按侵犯部位的不同,临床上将真菌分为浅部真菌和深部真菌。

1. **浅部真菌** 浅部真菌主要侵犯机体皮肤、毛发和指(趾)甲,包括表皮感染真菌、皮肤癣真菌和皮下组织感染真菌三类。

（1）毛癣菌属(*Trichophyton*):有20多个种,其中14个种能引起人和动物的感染。常见的有红色毛癣菌、须癣毛癣菌、许兰毛癣菌、紫色毛癣菌和断发毛癣菌等。①生物学性状:沙保弱培养基上不同毛癣菌属的菌种菌落可呈颗粒状、粉末状、绒毛状等;颜色也各异,可为白色、奶油色、黄色、红色、橙色和紫色等。镜下可见细长、薄壁、棒状、两端钝圆的大分生孢子以及侧生、散在或葡萄状的小分生孢子;②致病性:毛癣菌属真菌易侵犯人体皮肤、毛发和指(趾)甲的角蛋白组织,产生多种角质溶解酶,引起头癣、体癣、股癣、手癣、足癣及甲癣等。皮肤癣菌通过接触传播,任何人群,只要反复接触患者皆可被传染。③预防与消毒:毛癣菌属对咪唑类、特比萘芬、阿莫洛芬、利拉萘酯和环吡酮胺等药物敏感。

（2）表皮癣菌属(*Epidermophyton*):包括絮状表皮癣菌(*E. floccosum*)和斯托克表皮癣菌(*E. stockdaleae*)。絮状表皮癣菌是本属唯一的致病真菌。①生物学性状:絮状表皮癣菌在沙保弱培养基上于室温生长较快。菌落由蜡状渐转为粉末状,颜色由白转黄绿。镜下可见菌丝侧壁及顶端形成棍棒状大分生孢子;无小分生孢子。菌丝较细,有分隔,偶呈球拍状、结节状或螺旋状;②致病性:该菌侵犯人的表皮和指(趾)甲,但不侵犯毛发。其感染导致体癣、股癣、手足癣和甲癣等,多发生于热带地区;③预防与消毒:该菌通过接触传播,尤其是通过洗浴和健身设备。药敏性同毛癣菌属。

(3)小孢子菌属(*Microsporum*):有 17 个种,对人致病的有 8 种,在我国常见的有铁锈色小孢子菌、犬小孢子菌、石膏样小孢子菌等。①生物学性状:患处标本在镜下可见孢子和菌丝。沙保弱培养基上菌落呈粉末或绒毛状,表面粗糙,颜色为灰色、棕黄色或橘红色;镜下可见梭形、壁厚的大分生孢子,菌丝侧枝末端有卵圆形小分生孢子;菌丝有分隔,呈梳状、结节状或球拍状。②致病性:该菌属主要感染皮肤和毛发,很少感染指(趾)甲。铁锈色小孢子菌可引起白头癣,多见于儿童;石膏样小孢子菌可引起人的头皮和皮肤感染;犬小孢子菌可引起人类头癣和体癣,多见于儿童;③预防与消毒:药敏性同毛癣菌属。

(4)马拉色菌属(*Pityrosporum*):也称为糠秕孢子菌属,是常见的寄生于人畜体表的嗜脂性真菌,该属分为 7 个菌种。其中,典型的为糠秕马拉色菌(*Malassezia furfur*)。①生物学性状:糠秕马拉色菌为卵圆形和正圆形的酵母样真菌,末端常有圆形凸起,因此菌体呈瓶颈状或球拍状;孢子形态变化较大,感染致病时期可长出菌丝。同本属其他菌种,喜高脂环境,35℃下生长最快;在培养基上菌落光滑,颜色为奶油色至浅棕色;②致病性:是我国主要的表皮感染真菌。如果宿主皮肤油性、多汗、有免疫缺陷等,天气高温高湿,该菌则可侵犯皮肤角质层,引起一种慢性、无症状或症状轻微的浅部真菌病,即汗斑(花斑癣);③预防与消毒:治疗该菌引起的感染,通常不需消灭菌群,而是致力于将菌群密度降至患者健康皮肤的水平。治疗药物同毛癣菌属。

(5)着色真菌属(*Chromatium*):着色真菌是分类上相近、引起相似临床症状的一些真菌的总称,多为土壤、植物中的腐生菌,主要有裴氏着色菌、卡氏枝孢菌、疣状瓶霉等。①生物学性状:在患处组织中为厚壁、圆形细胞。在培养基上菌落生长缓慢,暗棕色。镜下见棕色有隔菌丝,在分枝、侧面或顶端形成分枝孢子梗,梗上分生孢子形态多变,圆形、树枝形、花瓶形等。因其形态多变,在鉴定上需借助分子生物学方法,如二次代谢物鉴定,来鉴定此类真菌。②致病性:一般由外伤侵入人体,导致皮下组织感染,多发于面部、下肢、臀部等暴露部位,病损皮肤边界显示清晰的红色或黑色区,称为着色真菌病(chromomycosis)和暗色丝孢霉病(phaeohyphomycosis)。皮损可反复出现,结痂与感染重复发生,且长期不愈,严重可致畸、致残甚至发生癌变,也可侵犯中枢神经系统。③预防与消毒:预防一般是保护皮肤不受外伤。着色真菌病很难治愈,常用口服伊曲康唑、特比萘芬,或注射两性霉素 B 等,偶见使用冷冻治疗(cryosurgery)。

(6)孢子丝菌属(*Sporothrix*):孢子丝菌为腐生性真菌,可经由外伤感染引起孢子丝菌病。其中,主要的致病菌种为申克孢子丝菌(*sporothrix schenckii*)。①生物学性状:申克孢子丝菌主要呈现菌丝或酵母形态。在自然环境如植物上或腐殖质中为菌丝态,在患处主要为酵母态。室温培养的菌落可见菌丝,菌落湿润,表面革状或绒状,有细纹;颜色由白渐转为奶油色至深棕色。分生孢子镜下为卵圆形,或透明如玻璃状,或深色。37℃下培养的菌落或患处菌落镜下主要为酵母态,细胞多呈棒状。②致病性:该菌主要通过皮肤创伤侵入皮下组织,形成亚急性或慢性的肉芽肿。但也可引起孢子丝菌性下疳和孢子丝菌病;③预防与消毒:注意保护皮肤,勿接触腐烂草木,勿刺伤皮肤。可口服伊曲康唑,注射两性霉素 B,或 2% 碘化钾溶液或 10% 碘化钾软膏外用。

2. **深部真菌**　深部真菌包括念珠菌属、隐球菌属、曲霉属和双相型真菌等。双相型真菌多为致病菌，常见的有组织胞浆菌、马尔尼菲青霉、皮炎芽生菌等。此外，前述的申克孢子丝菌也常常被列为深部真菌。

（1）假丝酵母菌属（*Candida*）：有 154 个种，有 11 种对人有致病性，其中白假丝酵母、热带念珠菌、光滑念珠菌、近平滑念珠菌、克柔念珠菌和葡萄牙念珠菌 6 种为常见的致病菌。白假丝酵母（*Candida albicans*），俗称念珠菌，是本属最常见的致病菌。该菌为酵母样真菌，既广泛存在于自然界，也常定居于人体皮肤、黏膜、消化道及其他脏器中。①生物学性状：该菌体为圆形或卵圆形，行出牙生殖。在组织内易形成芽生孢子及假菌丝。在普通琼脂、血琼脂及沙保弱培养基上均生长良好，37℃培养 2d 后，菌落光滑，灰白或奶油色，带酵母气味。培养条件如温蒂、CO_2、营养或 pH 的变化会促使其生长转为假菌丝形态。培养基上假菌丝中间或顶端常膨大，可以发展为厚膜孢子，为本菌属特征之一。②致病性：当机体发生正常菌群失调或抵抗力降低时，念珠菌可导致浅表、深部、局部或全身的感染，这些感染统称为念珠菌病。③预防与消毒：因其为人体定居菌群之一，目前尚无对念珠菌病的防御措施，治疗上氟康唑效果较好。

（2）隐球菌属（*Cryptococcus*）：是能产荚膜的酵母样真菌，不形成假菌丝，对人致病的最主要菌种为新生隐球菌（*C. neoformans*）及其变种，包括新生隐球菌新型变种（*C. neoformans var. neoformans*）、新生隐球菌格鲁比变种（*C. neoformans var. grubii*）和新生隐球菌格特变种（*C. neoformans var. gattii*）。其他致病菌种还包括浅黄隐球菌、白色隐球菌、罗伦隐球菌、地声隐球菌和指甲隐球菌。这里重点讲述新生隐球菌。①生物学性状：新生隐球菌的菌体为圆形的酵母样细胞，菌体外周有一层厚厚的荚膜，比菌体大 1~3 倍，墨汁负染后镜检，黑色背景中可见圆形或卵圆形透亮菌体。行出芽生殖，单芽或多芽，不生假菌丝。在沙保弱培养基或血琼脂培养基上生长良好，由细小光滑乳白色菌落逐渐转变为黏稠的橘黄色、甚至棕色菌落；②致病性：新生隐球菌广泛分布于自然界，在鸟粪，尤其是鸽粪中大量存在，也存在于人体体表、口腔和肠道中。隐球菌一般为外源性感染，经呼吸道侵入人体，经血液传播，可侵犯人体所有内脏器官。人类感染者主要为免疫功能低下的人群，其流行主要发生于艾滋病患者间，肿瘤患者、器官移植患者、糖尿病患者以及使用免疫抑制剂的患者；③预防与消毒：保持环境清洁，控制处理鸽粪，可减少发病率。酮康唑、伊曲康唑、两性霉素 B 等治疗效果较好。

（3）曲霉属（*Aspergillus*）：分布很广，存在于土壤、树木、粮食及饲料等，也存在于人体皮肤和黏膜表面。曲霉有 900 多种，具有强大的分解糖类和蛋白质的能力，很多被人类用于酿造工业；也有的被用于生产抗生素。有约 30 种是条件致病菌，最常见的为烟曲霉、黄曲霉和黑曲霉。①生物学性状：曲霉的菌丝为分枝状的多细胞有隔菌丝。邻近培养基的菌丝部分可分化出厚壁膨大的足细胞，并向上生长出直立的分生孢子梗，梗顶端膨大为球形或椭圆形的顶囊，顶囊上为辐射状排列的一至二层杆状小梗，小梗顶端为分生孢子串。分生孢子为球形或柱状，有黄、蓝、棕等不同颜色，整体排列结构形成菊花头状，成为分生孢子头，为镜下鉴定的特征。曲霉在沙保弱培养基上生长良好，开始为白色有光泽菌落，逐渐转为绒毛状或絮状，菌落颜色因分生孢子而异。②致病性：曲霉产生大量孢子，散布于空气中，主要通过呼吸系统感染免疫功能低下者。呼吸系统曲霉病有三种：过敏型支气管肺曲霉病、局限型肺曲霉病和肺炎型曲霉病。全身性曲霉病的原发病灶主要为肺，发生败血症（毒血症）后扩散至全身,危及生命,多发生于晚期重症患者。此外,曲霉毒素可能会导致中毒,或致癌,如黄曲霉毒素为强致癌物。③预防与消毒:保持生活环境清洁干燥,避免霉变食品,同时注意提高机体免疫力。呼吸系统曲霉病可采用雾化吸入两性霉素 B,管内注入 5-氟胞嘧啶,或服用伊曲康唑。

(4) 根霉属(*Rhizopus*)、毛霉属(*Mucor*):是引起毛霉病的常见真菌属。根霉和毛霉均广泛分布于自然界,分解淀粉能力很强。①生物学性状:根霉的菌丝无隔膜、有分枝和假根,营养菌丝体上产生匍匐枝,匍匐枝的节间形成特有的假根,从假根处向上丛生直立、不分枝的孢囊梗,顶端膨大形成圆形的孢子囊,囊内产生孢囊孢子。毛霉菌丝无隔、多核、分枝状,在基物内外能广泛蔓延,无假根或匍匐菌丝;菌丝体上直接生出单生、总状分枝或假轴状分枝的孢囊梗;各分枝顶端着生球形孢子囊,囊内产大量球形、椭圆形、壁薄、光滑的孢囊孢子。毛霉菌丝初期白色,后灰白色至黑色。②致病性:根霉属菌主要侵犯鼻、鼻窦、脑及消化道,毛霉属菌主要侵犯肺和心。它们广泛存在于自然界中,在粮食和水果上尤为多见,通过空气、尘埃和饮食传播。免疫力低下是致病的诱发因素,感染通常发生于晚期重症患者。病菌主要通过皮肤黏膜交界处、呼吸道、消化道、手术或插管及破损皮肤进入人体。由于毛霉病发病急、进展快、病死率高,一般在患者生前难以及时诊断,多通过尸检确诊。③预防与消毒:对毛霉病的预防,首先控制原发疾病,特别是糖尿病、白血病和淋巴瘤等,以及掌握免疫抑制药物等的合理应用。一旦确诊即应积极治疗,包括氟康唑、两性霉素 B 或脂质体两性霉素 B,以及 5-氟尿嘧啶,并结合局部治疗如去除坏死组织等。

(5) 肺孢子菌属(*Pneumocystis*):广泛分布于自然界、人及多种哺乳动物肺内,在机体免疫功能弱时引起感染,导致肺孢子菌肺炎。常见的肺孢子菌称为卡氏肺孢子菌(*P. carinii*),但对于特定感染人的变种于 1999 年命名为伊氏肺孢子菌(*P. jiroveci*)。①生物学性状:肺孢子菌为单细胞型,兼具原虫与酵母菌的特点。因为其发育过程与原虫类似,经历滋养体、囊前期、孢子囊几个阶段,以前被归为原虫,称为"肺孢子虫";近年发现其超微结构、基因编码更接近真菌,因此归为真菌。自然界中存在的孢子囊被吸入肺内,孢子从中释放,形成小滋养体,逐渐长大为大滋养体,经二分裂、出芽或结合生殖进行繁殖。大滋养体结合生殖后细胞膜增厚,形成囊壁,进入囊前期,然后继续增厚形成孢子囊,囊内染色体减数分裂,细胞质包围核质形成孢子。发育成熟的包囊含 8 个孢子,以后脱囊而出形成滋养体。肺孢子菌目前还不能成功地体外培养,所以宿主外的发育阶段还不清楚。②致病性:健康人感染本虫多数为隐性感染,无症状,当宿主免疫力低下时,处于潜伏状态的本虫即进行大量繁殖,并在肺组织内扩散导致间质性浆细胞性肺炎。本病 20 世纪 50 年代前仅见于早产儿、营养不良婴儿,近二十年来随着免疫抑制剂的应用,肿瘤化疗的普及,尤其是 HIV 感染的增加,发病率明显上升,已成为 HIV 感染患者最常见的机会感染与死亡的原因。本病传播途径不甚清楚,可能与咳痰飞沫直接传染有关。③预防与消毒:对本病患者应隔离,避免交叉感染。加强血制品的检验,不滥用激素和免疫抑制剂。对可疑病人,应早期治疗。肺孢子菌对多种真菌药物不敏感,复方新诺明、戊烷脒,乙胺嘧啶和伯氨喹效果较好。

(6) 组织胞浆菌属(*Histoplasma*):只有一个种,即荚膜组织胞浆菌(*H. capsulatum*)。该种有两个变种:荚膜组织胞浆菌荚膜变种(*H. capsulatum var. capsulatum*)和荚膜组织胞浆菌杜波变种(*H. capsulatum var. duboisii*)。荚膜阿耶罗菌(*Ajellomyces capsulatus*)是荚膜组织胞浆菌的有性型。①生物学性状:荚膜组织胞浆菌是双相型真菌,在自然环境中为菌丝型,有大、小孢子;在宿主组织及营养丰富的培养基上为酵母型,菌体外周有一透明带颇似荚膜。②致病性:荚膜组织胞浆菌病是由荚膜组织胞浆菌所引起的一种传染性很强的肉芽肿性疾病,常由呼吸道传染。急性原发型病症表现为流感样症状,约2周后症状消失,愈后留肺部钙化灶;慢性空洞型可引起较大的肺损害,但症状轻微;严重散发型则预后不良。杜波变种与荚膜变种不同,很少侵犯肺,但常侵犯骨和皮肤。患者多见于男性,严重程度随患者免疫水平而异,重症患者多存在免疫功能缺陷。③预防与治疗:组织胞浆菌呈世界性分布,以热带地区为甚,我国长江流域可能也存在较高的组织胞浆菌感染风险。组织胞浆菌荚膜变种在大自然中主要存在于富含鸟粪和蝙蝠粪的土壤。常用的抗真菌药物包括:两性霉素B、酮康唑、伊曲康唑、氟康唑等,疗程宜长,且剂量必须足够。组织胞浆菌属于高致病性真菌,涉及活菌的实验操作需要在生物安全三级(biosafety level 3)实验室里进行。

(7) 青霉属(*Penicillium*):有300多种,常见的致病菌有产黄青霉(*P. chrysogenum*)、桔青霉(*P. citrinum*)、马尔尼菲青霉(*P. marneffei*)等。①生物学性状:青霉菌广泛分布于土壤、腐败的植物和空气中。一般为丝状真菌,多细胞,营养菌丝体无色、淡色或具鲜明颜色。菌丝有横隔,分生孢子梗亦有横隔,光滑或粗糙。基部无足细胞,顶端不形成膨大的顶囊,其分生孢子梗经过多次分枝,产生几轮对称或不对称的小梗,形如扫帚,称为帚状体。分生孢子球形、椭圆形或短柱形,光滑或粗糙,呈青绿色至褐色。根据分生孢子顶端的膨大与否,与曲霉属相区别。马尔尼菲青霉是青霉中唯一的呈温度双相型的致病菌,即在25℃时为菌丝型,在37℃时为酵母型,只有酵母型才有致病性,是一种罕见的致病菌。②致病性:多数青霉通常为污染菌,少数菌种在一定条件下可引起青霉病和肺青霉病。该病为非特异性的,类似肺结核或肺曲霉病,出现呼吸道症状,以及发热、食欲不振、消瘦及全身衰竭等症状;短时间内吸入较大量青霉孢子可引起过敏性支气管肺青霉病,表现为暂时性肺部浸润,外周血和痰中嗜酸性粒细胞增多,同时有间歇性气道阻塞、胸闷、喉痒痛、哮喘、荨麻疹等表现;也可导致中枢神经症状。马尔尼菲青霉病可发生于健康者,但更多见于免疫缺陷或免疫功能抑制者,主要累及单核-巨噬细胞系统,常播散全身,病死率高,是一种严重的深部真菌病。③预防与消毒:注意保持生活环境清洁干燥,提高机体免疫力。对马尔尼菲青霉病要及早治疗。结合两性霉素B和伊曲康唑之疗效果较好。

(8) 镰刀菌属(*Fusarium*):普遍存在于土壤及动植物等有机体,存在于严寒的北极和干旱炎热的沙漠中,兼寄生或腐生生活。镰刀菌属于无性真菌类。常见的致病性镰刀菌包括茄病镰刀菌(*F. solani*)、禾谷镰刀菌(*F. graminearum*)、雪腐镰刀菌(*F. nivale*)、串珠镰刀菌(*F. moniliforme*)、梨孢镰刀菌(*F. poae*)等。①生物学性状:由于镰刀菌形态变异大,分类一直以来是争议极大的难题,接受度最高的鉴定性状是大孢子的形状及小孢子和厚垣孢子的有无等。小孢子形成于气生菌丝上,着生方式有单生,串生,假头状着生。小型分生孢子形态多样,多为单细胞,少数为1~3分隔。形状有卵形、椭圆形、肾形,少数为瓜子形,梨形,纺锤形,哑铃形,披针形等。有的种类只有1~2种形状,有的种类具有多种形状,而有的种类缺乏小孢子或小孢子极少。大型分生孢子散生于气生菌丝上或生于分生孢子座上、黏孢团及黏滑层中。形状有马蹄型、镰刀形、橘瓣形、长筒形、纺锤形等。大孢子顶胞形状有锥形、锲形、鸟嘴形、渐尖、钝形等;基胞为有或无足跟。大型分生孢子的分隔数多为3~10分隔,有的分隔数更多。隔膜也不一样,有的分隔明显,而有的分隔不明显。产生于分生孢子座上的孢子形态比气生菌丝上的典型和稳定。厚垣孢子形成于菌丝及分生孢子中。厚垣孢子的有无在镰刀菌分类中具有重要意义,但其形状、着生方式等性状是次要的。②致病性:镰刀菌是引起角膜炎,角膜溃疡最常见的病原菌之一,还可引起内眼炎、骨髓炎、关节炎、鼻窦感染、甲真菌病和足菌肿等。在烧伤皮肤上镰刀菌能在痂和组织碎屑上大量繁殖,但一般不侵入周围组织,偶可引起播散性感染。镰刀菌可产生镰刀菌毒素,导致人患病和死亡,比如镰刀菌会产生 T2 毒素,抑制软骨组织生长,随之引发骨骼病症,最终导致缺血性股骨头坏死。常见的产毒镰刀菌有九个种:除上述 5 种致病菌种外,还有三线镰刀菌、拟枝孢镰刀菌、木贼镰刀菌和尖孢镰刀菌;③预防与消毒:一般使用酮康唑或伊曲康唑治疗,至少治疗一年以上。

二、原生生物

原生生物(protist)是由原核生物进化而来的真核生物。它们大部分为单细胞生物,细胞内具有细胞核和有膜的细胞器。其特点是都生活在水中,没有角质,都进行有氧呼吸。原生生物可分为三大类:藻类、原生菌类、原生动物类。

(一) 原生生物的分类

传统上原生生物依其与"更高级生物"的相似性被分为:似菌类的黏菌(*Myxomycetes*,又名 slime molds)和水霉/水藻菌(water molds);似植物的原生植物类(protophyta),多为单细胞藻类;似动物的原虫(protozoa)。按传统分类方式,依照原生生物的营养方式,将原生生物分为三类:①类似真菌的原生菌类[absorptive(fungus-like)protists]:吞噬有机物或分泌酵素,采取分解并吸收有机分子的异营营养方式;②类似植物的原生藻类[photosynthetic(plant-like)protists:algae]:含有叶绿体,采取能进行光合作用的自营营养方式;③类似动物的原生动物类[ingestive(animal like)protists:protozoa]采用吞噬食物的异营营养方式。

(二) 原生生物的性状

1. 原生菌类 原生菌类如黏菌和水霉,它们的外表特征与真菌相似,皆为异营,储藏肝糖,细胞壁含纤维素或几丁质,因此有的将黏菌与水霉归于真菌界。但它们又与真菌有较大差异,如有游走细胞(swimming cells)、鞭毛,或行变形虫运动;黏菌能吞入固体食物,将食物分解而吸收等,因此它们被归为原生生物。

(1) 黏菌:黏菌生活形态介于动物和真菌之间。在繁殖期产生具纤维质细胞壁的孢子,具有真菌性状,但是生活史中没有菌丝出现;其生长期或营养期为黏黏的、裸露的无细胞壁多核的原生质团,其营养构造、运动和摄食方式与原生动物中的变形虫相似,称变形体(plasmodium)。黏菌大多数为腐生菌。黏菌又分为原生质体黏菌(plasmodial slime molds)和细胞性黏菌(cellular slime molds)。

(2) 水霉:水霉(water molds)的学名为卵菌(oomycetes),是一种与真菌很相似的真核微生物,但根据亲缘关系,相对于真菌,水霉与褐藻及硅藻更近缘。水霉有腐生和寄生两种生活方式,其菌丝在孢子囊的底部,之间很少有间隔,菌丝微细,吸水性强,这是"水霉"名称的由来。但实际上多数水霉为陆生寄生,是不少植物性瘟疫的元凶,如爱尔兰马铃薯疫病及橡树突亡症,都是由水霉引起的。此外,水霉也感染鱼类,导致水霉病。

2. 原生藻类 原生藻类主要生长在水中、潮湿处,或与菌类(如地衣)、植物(如满江红叶部空腔内的念珠藻)、动物共生。其分布范围极广,对环境条件要求不严,适应性较强,在极低的营养浓度、极微弱的光照强度和相当低的温度下也能生长。原生藻类形态多样,有片状、管状、丝状或薄膜状等,有单株的,也有些为群体的。原生藻类可通过断裂(fragmentation)、动孢子(planospore)或不可动孢子(aplanospore)进行无性生殖。当环境恶劣时,可通过同形配子(isogamy)、不同形配子(anisogamy)或精卵结合(oogamy)进行有性生殖。原生藻类包括甲藻、隐藻、金藻(包括硅藻和浮游藻)、红藻、绿藻和褐藻;而蓝藻(或蓝绿藻)为原核生物,生殖构造复杂的轮藻则为植物。

原生藻类在生态系统中扮演初级生产者的角色,尤其在水生生态系统中,藻类是其他初级消费者如鱼、虾等的主要食物来源。它们对人类很有用处:有些藻类可以食用,如褐藻类的昆布(Laminaria)和群带菜,红藻类的发菜、紫菜和龙须菜;褐藻细胞壁中的藻素(algin)可制成安定剂;以藻类为原料制成藻胶酸盐。但它们也给人类带来困扰,当水域中某种营养过高时,易过度繁殖而产生藻华(bloom)或红潮(red tide)现象。当藻类死亡时,细菌分解藻类,水会缺氧而使鱼、虾死亡。

3. 原生动物　原生动物(protozoans),俗称为原虫,多为可运动的捕食者或寄生者。一般体形微小,直径 $10~52\mu m$,但深海中的有孔虫直径可达 20cm。它们一般生活在潮湿的环境中,如土壤、苔藓或水中。有些原虫营共生或寄生,有些捕食细菌、藻类或其他原生生物。原虫按运动方式分为四类:①具鞭毛的原生动物(flagellated protozoans):如引起非洲昏睡病的锥体虫类(trypanosomes)、感染人类生殖道的滴虫类(trichomonads);②似阿米巴的原生动物(amoeboid protozoans):借伪足移动,如有壳或无壳的变形虫(amoebas)、有孔虫类(foraminiferans)、太阳虫类(heliozoans)和放射虫类(radiolarians);③孢子虫类(sporozoans):能滑行或不能运动,如疟原虫属(Plasmodium);④纤毛虫类(ciliates):利用众多的纤毛来运动和觅食,如草履虫。

(1) 原虫的结构:原虫的结构符合单个动物细胞的基本构造,由胞膜、胞质和胞核组成。①胞膜:胞膜包裹虫体,也称表膜或质膜。其外层组成为类脂和结合多糖分子的蛋白质,内层有微管和微丝支撑,使虫体保持一定形状。原虫包膜既有分隔与沟通的作用,也有新陈代谢和运动等生理功能。某些寄生原虫的包膜带有多种受体、抗原、酶类,甚至毒素。②胞质:胞质主要由基质、细胞器和内含物组成。基质均匀透明,含有肌动蛋白组成的微丝和微管蛋白组成的微管,用以支持原虫的形状并与其运动有关。许多原虫有内、外质之分。原虫的细胞器按功能分为:①膜质细胞器:包括线粒体、高尔基复合体、内质网、溶酶体等,大多参与合成代谢。②运动细胞器:为原虫分类的重要标志,按性状分为无定形的伪足(pseudopodium)、细长的鞭毛(flagellum)、短而密的纤毛(cilia)三种,具相应运动细胞器的原虫分别称阿米巴、鞭毛虫(flagellate)和纤毛虫(ciliate)。鞭毛虫和纤毛虫大多有特殊的运动器,如波动膜、吸盘以及为鞭毛、纤毛提供动能的神经运动装置。有些鞭毛虫有动基体(kinetoplast),这是一种含 DNA 的特殊细胞器,其功能近似一个巨大的线粒体,含有与之相似的酶,但动基体 DNA 的质和量均与胞核不同。③营养细胞器:部分原虫拥有胞口、胞咽、胞肛等帮助摄食、排废;寄生性纤毛虫大多有伸缩泡,能调节虫体内的渗透压。④胞核:由核膜、核质、核仁和染色质组成。核膜为两层单位膜,具微孔沟通核内外。染色质和核仁分别富含 DNA 和 RNA,能被深染。寄生人体的原虫多数为泡状核型(vesicular nucleus)。纤毛虫为实质核型(compact nucleus)。原虫的营养期大多只含一个核,少数可有两个或更多。经染色后的细胞核形态特征是医学原虫病原学诊断的重要依据。通过染色体核型、核酸序列构成、酶谱型(zymodeme)或血清学谱型(serodeme)等的综合分析,可达到种群和株系的判定。

（2）致病性和免疫：致病性原虫多营寄生，入侵宿主后必须战胜机体的防御功能，增殖到相当数量后才表现出明显的、与致病性原虫相关的特有临床症状，比如大量疟原虫的定期裂体增殖使被寄生红细胞发生周期性裂解，导致患者出现寒热节律典型的症状；寄生在上消化道大量增殖的贾第虫附着于肠黏膜，严重影响脂肪的消化吸收，引起颇为特殊的脂肪泻。很多寄生原虫的生活史有助于其逃避免疫且利于传播，如原虫在血细胞内寄生，既能逃避宿主免疫，又利用血源进行播散；利什曼原虫和弓形虫被巨噬细胞吞噬后能在免疫细胞内增殖，并被带至全身各处，导致全身性严重感染。

（三）常见致病性原虫

致病性原虫是寄生在人体管腔、体液、组织或细胞内的原虫，有40余种，其中一些种类以其独特的生物学特性和传播规律危害人群或家畜，造成区域性流行。

1. 溶组织内阿米巴　溶组织内阿米巴（*Entamoeba histolytica*）属内阿米巴科的内阿米巴属。溶组织内阿米巴多寄生于宿主结肠内，在一定条件下侵入肠壁或由血流带到其他器官并引起疾病。内阿米巴有两个种，引起阿米巴病的种是溶组织内阿米巴（*Entamoeba histolytica*，1903），另一种虽与溶组织内阿米巴形态相似、生活史相同，但无致病性，名为迪斯帕内阿米巴（*Entamoeba dispar*，1925）。

（1）生物学特性：溶组织内阿米巴可分包囊和滋养体两个不同生活史期，成熟的4核包囊为感染期。溶组织内阿米巴的滋养体大小在 $10\sim60\mu m$ 之间。滋养体在宿主肠腔里形成包囊。包囊的胞质内有一特殊的营养储存结构，即拟染色体（chromatoid body），呈短棒状。成熟包囊有4个泡状核。溶组织内阿米巴的活动阶段只存在于宿主和新鲜松散粪便中，包囊存活在宿主体外的水、土壤和食物中。人是溶组织内阿米巴的适宜宿主，猫、狗和鼠等也可作为偶尔的宿主。被粪便污染的食品、饮水中的感染性包囊经口摄入，经包囊中的虫体运动和肠道酶以及肠道 pH 环境的作用，虫体脱囊而出，在结肠上端摄食细菌并进行二分裂增殖。包囊在外界潮湿环境中可存活并保持感染性数日至一个月，但在干燥环境中易死亡。滋养体在外界自然环境中只能短时间存活。滋养体可侵入肠黏膜，吞噬红细胞，破坏肠壁，引起肠壁溃疡，也可随血流进入其他组织或器官，引起肠外阿米巴病。

（2）致病性：溶组织内阿米巴滋养体具有侵入宿主组织或器官、适应宿主的免疫反应和表达致病因子的能力。滋养体表达的致病因子有破坏细胞外间质，溶解宿主组织和抵抗补体的溶解作用，如半乳糖/乙酰氨基半乳糖凝集素（Gal/GalNAclectin），介导滋养体吸附于宿主细胞；阿米巴穿孔素（amoeba pores）对宿主细胞形成孔状破坏；半胱氨酸蛋白酶（cysteine proteinases）溶解宿主组织，引起溃疡，导致肠外感染。

（3）预防与消毒：溶组织内阿米巴病呈世界性分布，但常见于热带和亚热带地区；感染的主要方式是经口感染，食源性暴发流行。另外，可经口-肛性行为传播，在欧洲各国和美、日等国家被列为性传播疾病。甲硝唑为目前治疗阿米巴病的首选药物，替硝唑、奥硝唑和塞克硝唑有相同作用。对于带包囊者的治疗应选择巴龙霉素、喹碘方、安特酰胺等。应该采取综合措施防止感染，包括对粪便进行无害化处理，以杀灭包囊；保护水源、食物免受污染；搞好环境卫生和驱除有害昆虫；加强宠物检疫和治疗；加强食品制作部门的卫生监督；加强民众健康卫生教育，提高自我保护能力等。

2. 蓝氏贾第鞭毛虫　蓝氏贾第鞭毛虫（*Giardia lamblia* Stiles，1915），简称贾第虫，分布于世界各地,寄生于人体小肠、胆囊,主要在十二指肠,可引起腹痛、腹泻和吸收不良等症状,引起蓝氏贾第鞭毛虫病(简称贾第虫病)(giardiasis),为人体肠道感染的常见寄生虫之一。贾第虫病在旅游者中发病率较高,故其所致疾病又称旅游者腹泻。贾第虫感染的患者,以无症状带虫者居多。潜伏期多在周左右,可长达数月。

(1)生物学特性:贾第虫生活史中有滋养体和包囊两个不同的阶段。滋养体呈倒置梨形,大小约 $18\mu m \times 8\mu m \times 3\mu m$,两侧对称,背面隆起,腹面扁平,前半部有带吸附功能的吸盘状陷窝;有 4 对鞭毛,即前侧鞭毛、后侧鞭毛、腹鞭毛和尾鞭毛各 1 对,运动活泼。滋养体期无胞口,胞质内也无食物泡,以渗透方式从体表吸收营养物质。包囊为椭圆形,大小约 $12\mu m \times 8\mu m$,囊壁较厚,未成熟的包囊有 2 个核,成熟的包囊具 4 个核。囊内可见到鞭毛、丝状物、轴柱等。成熟的 4 核包囊是感染期,包囊随污染食物和饮水进入人体,在十二指肠内脱囊形成 2 个滋养体。滋养体主要寄生在人的十二指肠内,营纵二分裂法繁殖。如果滋养体随食物到达回肠下段或结肠腔,就形成包囊,随粪便排出。包囊对外界抵抗力较强,为传播阶段。

(2)致病性:人体感染贾第虫后,无临床症状者称带虫者。患者主要症状是腹痛、腹泻、腹胀、呕吐、发热和厌食等,典型病人表现为以腹泻为主的吸收不良综合征。当虫体寄生在胆道系统时,可能引起胆囊炎或胆管炎。患者发病情况与虫株毒力、机体免疫力和共生内环境(如肠道菌群等)多种影响因素有关。

(3)预防与消毒:贾第虫是中国常见的寄生原虫,多散在发病。人是主要的传染源,尤其是携带包囊者。包囊在患者粪便中数量很大,且抵抗力较强,在经氯化消毒后的水里也可存活 2d 或 3d,但在 50℃ 以上温度或干燥环境中很易死亡。治疗贾第虫病的常用药物有灭滴灵、丙硫咪唑、氯硝唑等。彻底治愈患者和带虫者、注意饮食卫生和加强水源保护是预防本病的重要措施。

3. 弓形虫　弓形虫呈世界性分布,我国的感染率为 5%～10%。弓形虫是专性细胞内寄生虫,中医叫三尸虫,猫和其他猫科动物是弓形虫的终宿主。弓形虫病是刚地弓形虫(*Toxoplasma gondii* Nicolle & Manceaux,1908)感染人和动物的感染性疾病。弓形虫随血液流动,到达全身各部位,破坏大脑、心脏和眼底,致使人的免疫功能下降,患各种疾病。

(1)生物学特性:弓形虫生活史有 5 种形态阶段:①滋养体(又称速殖子,tachyzoite);②包囊,可长期存活于组织内,破裂后可释出缓殖子(bradyzoite);③裂殖体;④配子体;⑤囊合子(oocyst),又称卵囊。前 3 种为无性生殖,后 2 种为有性生殖。弓形虫生活史的完成需双宿主:在终宿主(猫与猫科动物)体内,上述 5 种形态俱存;在中间宿主(包括禽类、哺乳类动物和人)体内则仅有无性生殖。无性生殖常可造成全身感染,有性生殖仅在终宿主肠黏膜上皮细胞内发育造成局部感染。包囊是弓形虫在中间宿主和/或终宿主之间互相传播的主要形式。雌雄配子受精成为合子,形成卵囊,破出上皮细胞进入肠腔,随粪便排出体外。卵囊具双层囊壁,对外界抵抗力较强,对酸、碱、消毒剂均有相当强的抵抗力,但对干燥和热的抗力较差,80℃ 1min 即可杀死,因此加热是防止卵囊传播最有效的方法。

(2)致病性:弓形虫的侵袭作用取决于虫体毒力和宿主免疫状态之间的交互作用。刚地弓形虫可分为强毒和弱毒株系。强毒株的代表为 RH 株,弱毒株的代表为 Beverley 株。哺乳动物、人及禽类为易感中间宿主。滋养体期是弓形虫的主要致病阶段,滋养体对宿主细胞的侵袭力和在有核细胞内独特的内二芽殖法增殖破坏宿主细胞,导致组织的急性炎症和坏死。包囊内缓殖子是引起慢性感染的主要形式,包囊因缓殖子增殖而体积增大,挤压器官致其功能受损。免疫功能低的宿主才会患弓形虫病。

（3）预防与消毒:该病为动物源性疾病,呈世界性分布。对防治弓形虫病,应加强对家畜、家禽和可疑动物的监测和隔离;加强肉类检疫,加强饮食卫生监督,不吃生或半生的肉制品;家猫最好用干饲料和烧煮过的食物喂养,定期清扫猫窝,但孕妇不要参与清扫;定期对孕妇做弓形虫常规检查。对急性期患者应及时进行药物治疗,如磺胺类加乙胺嘧啶和螺旋霉素等。

4. 疟原虫　疟原虫属（*Plasmodium*）是一类单细胞、寄生性的原生动物。有四种疟原虫会使人类感染疟疾,包括恶性疟原虫（*Plasmodium falciparum*）、间日疟原虫（*Plasmodium vivax*）、三日疟原虫（*Plasmodium malariae*）和卵形疟原虫（*Plasmodium ovale*）。这些疟原虫有蚊和人两种宿主,在雌性按蚊体内通过有性繁殖,在人体内通过无性增殖。携带疟原虫的按蚊为其传播媒介,通过叮咬人而传播疟疾,俗称"打摆子"。

（1）生物学特性:疟原虫的基本结构包括核、胞质和胞膜,环状体以后各期尚有分解血红蛋白后的最终产物——疟色素。血片经姬氏染色（Giemsa stain）或瑞氏染色（Wright stain）后,核呈紫红色,胞质为天蓝至深蓝色,疟色素（malarial pigment）呈棕黄色、棕褐色或黑褐色。四种人体疟原虫发育各期的形态又各有不同,可鉴别。被寄生红细胞的形态有无变化以及变化特点,对鉴别疟原虫种类很有帮助。

疟原虫在红细胞内一般分为滋养体、裂殖体（schizont）和配子体（gametocyte）三个主要发育期。滋养体为疟原虫在红细胞内摄食和生长、发育的阶段。早期滋养体胞核小,胞质少,中间有空泡,虫体多呈环状,故又称之为环状体（ring form）。晚期滋养体虫体、胞核均增大,胞质增多,有时伸出伪足,胞质中开始出现疟色素（malarial pigment）。晚期滋养体发育成熟,核开始分裂后即称为裂殖体。核经反复分裂,最后胞质随之分裂,每一个核都被部分胞质包裹,成为裂殖子（merozoite）,早期的裂殖体称为未成熟裂殖体;晚期含有一定数量的裂殖子,且疟色素已经集中成团的裂殖体称为成熟裂殖体。疟原虫经过数次裂体增殖后,部分裂殖子侵入红细胞中发育长大,核增大而不再分裂,胞质增多而无伪足,最后发育成为圆形、卵圆形或新月形的个体,称为配子体。配子体有雌、雄之分,雌配子体虫体较大;雄配子体虫体较小。

寄生于人体的 4 种疟原虫需要人和按蚊二个宿主。在人体内先后寄生于肝细胞和红细胞内,进行裂体增殖（schizogony）。在红细胞内,除进行裂体增殖外,部分裂殖子形成配子体,开始有性生殖的初期发育。在蚊体内,疟原虫完成配子生殖（gametogony）后,继而进行孢子增殖（sporogony）。

（2）致病性:疟原虫的主要致病阶段是红细胞内期的裂体增殖期。疟疾的一次典型发作表现为寒战、高热和出汗退热三个连续阶段。发作是由红细胞内期的裂体增殖所致,大量的裂殖子、原虫代谢产物及红细胞碎片进入血流,其中一部分被巨噬细胞、中性粒细胞吞噬,刺激这些细胞产生内源性热原质,引起发热。随着血内刺激物被吞噬和降解,机体通过大量出汗,体温逐渐恢复正常,机体进入发作间歇阶段。发作具有周期性,此周期与红细胞内期裂体增殖周期一致。随着机体对疟原虫产生的免疫功能逐渐增强,大量原虫被消灭,发作可自行停止。疟疾初发停止后,患者无再感染,仅由于体内残存的少量红细胞内期疟原虫在一定条件下重新大量繁殖而引起的疟疾发作,称为疟疾的再燃(recrudescence)。再燃与宿主抵抗力和特异性免疫功能下降及疟原虫抗原变异有关。疟疾发作数次后,患者可出现贫血,尤以恶性疟为甚,怀孕妇女和儿童最常见。人体在感染疟疾后能对入侵的同种疟原虫产生有效的特异性免疫。体液免疫和细胞介导免疫在疟疾保护性免疫中有十分重要的作用。

(3) 预防与消毒:身体外周血中有配子体的患者和带虫者是疟疾的传染源,按蚊是疟疾的传播媒介。人群对疟原虫普遍易感。反复多次的疟疾感染可使机体产生一定的保护性免疫功能,因此疟区成人发病率低于儿童,而外来的无免疫功能的人群中常可发生疟疾暴发。此外,疟疾的传播强度还受温度、雨量,以及人类社会的政治、经济、文化和卫生水平等影响。

对疟疾的预防包括个体预防和群体预防。预防措施有蚊媒防控和预防服药。蚊媒防控包括灭蚊和使用蚊帐及驱蚊剂;清除蚊子滋生的环境,不留死水,不乱扔垃圾等。预防服药是保护易感人群的重要措施之一。常用的预防性抗疟药有氯喹,对耐氯喹的恶性疟,可用哌喹或哌喹加乙胺嘧啶或乙胺嘧啶加伯氨喹啉。

疟疾治疗应包括对现症病人的治疗(杀灭红细胞内期疟原虫)和疟疾发作休止期患者的治疗(杀灭红细胞外期休眠子)。按抗疟药对疟原虫不同虫期的作用,可将其分为杀灭红细胞外期裂子体及休眠子的抗复发药,如伯氨喹啉;杀灭红细胞内裂体增殖期的抗临床发作药,如氯喹、咯萘啶和青蒿素类;杀灭子孢子抑制蚊体内孢子增殖的药,如乙胺嘧啶。

5. 利什曼原虫 利什曼原虫(Leishmania)是寄生于人和动物细胞内引起利什曼原虫病的一类原虫,能引起人体疾病的主要有杜氏利什曼原虫、热带利什曼原虫、埃塞俄比亚利什曼原虫、硕大利什曼原虫、墨西哥利什曼原虫、巴西利什曼原虫和秘鲁利什曼原虫等。

(1) 生物学特性:利什曼原虫的生活史有前鞭毛体(promastigote)和无鞭毛体(amastigote)两个时期。前者寄生于节肢动物(白蛉)的消化道内,后者寄生于哺乳类或爬行动物的细胞内,通过白蛉传播。寄生于哺乳动物的利什曼原虫许多能寄生于人体而致病。在我国,杜氏利什曼原虫是主要的致病虫种。杜氏利什曼原虫的无鞭毛体主要寄生在肝、脾、骨髓、淋巴结等器官的巨噬细胞内,常引起全身症状,如发热、肝脾肿大、贫血、鼻出血等。无鞭毛体为卵圆形,大小为$(3.0\sim6.0)\mu m\times(2.0\sim4.0)\mu m$。前鞭毛体寄生于白蛉消化道内,呈梭形,长$11.0\sim16.0\mu m$。

当雌性白蛉叮刺病人或被利什曼原虫感染的动物时,血液或皮肤内含无鞭毛体的巨噬细胞被吸入白蛉胃内,经3~4d发育为成熟前鞭毛体。前鞭毛体活动明显加强,并以纵二分裂法大量繁殖,同时虫体逐渐向白蛉前胃、食管和咽部移动。第7天具感染力的前鞭毛体大量聚集在白蛉口腔及喙。当白蛉叮刺健康人时,前鞭毛体即随白蛉唾液进入人体。进入人体或哺乳动物体内的前鞭毛体部分被多形核白细胞吞噬消灭,另一部分被巨噬细胞吞噬。被巨噬细胞吞噬的虫体逐渐变圆,向无鞭毛体期转化,此时巨噬细胞内形成纳虫空泡(parasitophorous vacuole),并与溶酶体融合,使虫体处于溶酶体酶的包围之中。由于原虫表膜上存在的抗原糖蛋白,有抗溶酶体所分泌的各种酶的作用,且其体表能分泌超氧化物歧化酶,对抗巨噬细胞内的氧化代谢物,因此虫体在纳虫空泡内不但可以存活,而且还能进行分裂繁殖,最终导致巨噬细胞破裂。游离的无鞭毛体又可被其他巨噬细胞吞噬,重复上述增殖过程。

(2)致病性:白蛉叮咬传入的利什曼原虫前鞭毛体在巨噬细胞中繁殖,并随血液流至全身,破坏巨噬细胞,又被其他单核巨噬细胞所吞噬,如此反复,导致机体单核巨噬细胞大量增生,导致肝、脾、淋巴结等阻塞性充血肿大,继而导致机体免疫功能低下,易引起继发感染。

寄生于内脏巨噬细胞内引起的内脏病变,称为内脏利什曼原虫病(visceral leishmaniosis),或称黑热病(kala azar),主要病原为杜氏利什曼原虫(leishmania donovani)。脾肿大,以及血细胞在脾内遭到大量破坏而产生的贫血是黑热病最主要的体征。寄生于皮肤的巨噬细胞内引起皮肤的病变称为皮肤利什曼原虫病(cutaneous leishmaniosis),或称东方疖(oriental sore),主要病原为热带利什曼原虫、埃塞俄比亚利什曼原虫、硕大利什曼原虫、墨西哥利什曼原虫、巴西利什曼原虫和秘鲁利什曼原虫等。由于利什曼原虫虫种的不同,利什曼原虫病出现复杂的免疫现象。一类有自愈倾向,另一类无自愈倾向。黑热病的免疫无自愈倾向,患者出现免疫缺陷,易并发感染。并发症是造成黑热病患者死亡的主要原因。

(3)预防与消毒:利什曼病主要通过白蛉叮刺传播,偶可经口腔黏膜、破损皮肤、胎盘或输血传播。人群普遍易感,因可获得病后免疫,人群易感性随年龄增长而降低。主要预防措施包括使用杀虫剂(如溴氰菊酯、氯氰菊酯和马拉硫磷等)室内滞留喷洒消灭白蛉;使用细孔纱窗防止白蛉入室;环境治理措施包括保持室内、畜舍及禽圈卫生,清除周围环境内的垃圾、积水、污水等以消除白蛉幼虫孳生地。治疗利什曼病的首选药物为五价锑化合物,包括葡萄糖酸锑钠(斯锑黑克)和葡糖胺锑(甲基葡胺锑)。脂肪微粒结合五价锑剂治疗黑热病疗效极好,治愈迅速。在流行区采取查治病人、杀灭病犬和消灭白蛉的综合措施是预防黑热病的有效办法。

6. 毛滴虫　毛滴虫(Trichomonas)是引起毛滴虫病的原虫。毛滴虫病是阴道毛滴虫(T. vaginalis)、人毛滴虫(T. hominis)及口腔毛滴虫(T. buccalis)分别寄生于人体泌尿生殖道、肠道及口腔内引起疾病的总称,通过性行为或生殖器接触传播,是最常见的非病毒性性传播疾病,其中以阴道毛滴虫引起的滴虫性阴道炎最为常见。

(1)生物学特性:三种滴虫在形态上很相似,阴道毛滴虫是最大的一种。毛滴虫透明无色,呈水滴状,体积为多核白细胞的2~3倍。毛滴虫细胞为梨形,虫体顶端有鞭毛4根,体部有波动膜,后端有轴柱凸出。滴虫借鞭毛的摆动向前运动并以波动膜的扑动做螺旋式运动。从超微结构观察,其无完整的线粒体,此与其他原虫有很大不同。阴道毛滴虫属厌氧寄生原虫,对外环境有较强的适应性,能在25~42℃中生长繁殖,3~5℃仍能存活21d,在半干燥状态下生存能力较差。在pH值为5.5~6.0时最适宜生长繁殖,环境pH值大于7.5或pH值小于4.5时,生长受抑制。

虫体以纵二分裂法繁殖。滋养体既是繁殖阶段,也是感染和致病阶段。该虫通过直接或间接接触方式在人群中传播。该虫不仅寄生于女性阴道,还常侵入尿道或尿道旁腺,甚至寄生于膀胱、肾盂,以及男性的包皮褶、尿道或前列腺中。

(2)致病性:阴道毛滴虫的致病力随着虫株及宿主生理状况、免疫功能、内分泌以及阴道内细菌或真菌感染等而改变。最适宜于毛滴虫生长的pH值是5.5~6.0,如pH为5.0以下或 7.5 以上则毛滴虫的生长会受到抑制。健康妇女阴道因乳酸杆菌作用,pH 值维持在 3.8~4.4 之间,不利于滴虫生长。妊娠及月经后的阴道生理周期时 pH 值接近中性,尤其是妇女在妊娠及泌尿生殖系统生理功能失调时,这些情况下感染阴道毛滴虫的概率增加。滴虫在阴道中消耗糖原,妨碍乳酸杆菌的酵解作用,影响乳酸浓度,也会使阴道 pH 值转为中性或弱碱性,有利于毛滴虫繁殖。

(3) 预防与消毒:个人卫生对滴虫病的预防至关重要。要勤洗手、勤洗澡、勤换衣,个人卫生用品专人专用。阴道毛滴虫病主要经性交传播,也通过公共浴池、游泳池、厕所等传播。个人需注意性交、经期卫生,慎用公共泳具、浴具和厕具,不提倡盆浴。每天大量饮水、多排尿,能避免毛滴虫在尿路的繁殖,可降低尿路感染的发病率。女性护理液一定要用 pH 为 4.0 的弱酸配方的产品,以免劣质产品破坏人体的正常菌群,反而降低局部的抵抗力。性交后尽快排尿;一方患滴虫病,双方都应尽快检查并治疗。相关部门要做好游泳池、浴池以及医院等公共场所的消毒,消灭传染源并建立严格管理制度;同时,坚持对大众的卫生防疫教育。治疗上全身用药通常使用甲硝唑(metronidazole)又称灭滴灵(flagyl),口服吸收好,疗效高,毒性小,应用方便,男女双方均能应用。局部用药可先用 1% 乳酸或 0.5% 醋酸冲洗,改善阴道内环境,再使用甲硝唑栓塞。已婚者还应检查男方是否有生殖器滴虫病。

7. 隐孢子虫 隐孢子虫(*Cryptosporidium*)为体积微小的球虫类寄生虫,广泛存在多种脊椎动物体内,是人畜共患的寄生虫。人体胃肠道和呼吸道上皮细胞感染后,可引起隐孢子虫病(cryptosporidiosis),导致患者严重腹泻及腹痛,甚至死亡。隐孢子虫病的虫种主要是人隐孢子虫(*C. hominis*)和微小隐孢子虫(*C. parvum*)。

(1) 生物学特性:隐孢子虫的生活史分为无性裂体增殖、有性配子生殖和孢子生殖三个阶段,分滋养体、裂殖体、配子体、合子及卵囊 5 个生活史期,寄居于同一宿主小肠上皮细胞的刷状缘中,隐孢子虫的生活史不需要转换宿主就可完成。

隐孢子虫卵囊呈圆形或椭圆形,直径 4~5μm,成熟卵囊内含 4 个子孢子(sporozoite)和 1 个残留体(residual),为隐孢子的感染阶段。卵囊呈圆形或椭圆形,直径 4~6μm,成熟卵囊内含 4 个裸露的月牙形子孢子和残留体(residual body)。残留体由颗粒状物和一空泡组成。在改良抗酸染色标本中,卵囊为玫瑰红色,背景为蓝绿色,对比性很强,囊内子孢子排列不规则,形态多样,残留体为暗黑(棕)色颗粒状。

人摄入被卵囊污染的水、食物或经呼吸道吸入尘埃中卵囊而感染。在小肠内消化液的作用下,卵囊释放出子孢子,子孢子黏附于肠道上皮细胞发育为滋养体,经裂体增殖产生裂殖子,裂殖子可黏附于其他肠上皮细胞继续发育。经多次无性增殖后,有部分类型裂殖体释放的裂殖子逐渐分别发育为雌雄配子体,经有性生殖结合成合子,继而发育为卵囊,随粪便排出。

(2) 致病性:隐孢子虫主要寄生于小肠细胞的刷状缘、由宿主细胞形成的纳虫空泡内,虫体在生长发育过程中,使肠上皮细胞广泛受损,肠绒毛萎缩、变短、变粗,甚至融合和脱落,影响消化道吸收而发生腹泻。隐孢子虫的致病机制可能主要在于小肠黏膜的广泛受损,肠黏膜表面积减少,使得多种黏膜酶明显减少,例如乳糖酶,破坏了肠道吸收功能,特别是脂肪和糖类吸收功能障碍,导致患者长期严重腹泻,对免疫功能缺陷患者尤甚,甚至会导致患者全身器官功能衰竭而亡。

（3）预防与消毒：隐孢子虫病呈全球性分布，为当今世界上最常见的 6 种腹泻病之一。该病为人畜共患寄生虫病，感染隐孢子虫的人和动物都可作为传染源，人体感染以粪-口途径为主。在预防上应防止病人和家畜的粪便污染食物和饮水，而中国将隐孢子虫和贾第虫列为影响水质卫生的两大重要病原体。凡接触病人病畜者，应及时洗手消毒。因卵囊的抵抗力强，在加氯消毒的游泳池水中（至少含氯 1.0ppm），一般的病菌几分钟就可灭活，而隐孢子虫卵囊可以存活至少一周。而患者腹泻完全停止后，粪便中还会含有卵囊。因此腹泻病人应该痊愈两周后才可进入游泳池或游泳水体。病人用过的便盆等必须在 3% 漂白粉中浸泡 30min 后，才能予以清洗；建议使用 10% 福尔马林、5% 氨水来代替含氯消毒剂灭活卵囊，对公共场所的卫生洗浴设备和表面进行消毒。此外，65～70℃ 加热30min 可灭活卵囊，因此应提倡喝烧开过的水。如果发现疫情，应及早向当地卫生部门报告，以尽早控制疫情。

目前，治疗本病尚无特效药。健康人感染隐孢子虫在几周内会自行痊愈，但要注意多喝水和补充电解质，防止因腹泻而脱水虚弱，延长病程。美国 FDA 批准使用硝唑尼特（nitazox-anide）治疗该病，但该药对免疫力低下的病人疗效不明。螺旋霉素有一定效果，补骨脂、双氢青蒿素合剂、大蒜素也有一定疗效。艾滋病人采取抗逆转录病毒疗法，也可以提高免疫力，消除隐孢子虫病症状，但常见复发。

（吴艳霞 编　陈昭斌 审）

第二节　原核微生物

原核微生物（prokayotic microorganism）是一类无真正细胞核的单细胞生物或类似于细胞的简单组合结构的微生物。原核生物细胞结构具有以下特点：①基因载体由无核膜而分散在细胞质中的双链 DNA 组成；②缺乏由单元膜隔开的细胞器；③核糖体为 70S 型，而不是真核生物的 80S 型。

一、原核生物的分类

对原核生物的分类，国际上细菌学家普遍接受和采用的分类手册是《伯杰氏系统细菌学手册》。通过微生物的 16S rRNA 系统发育树对原核生物类群进行编排，将原核生物分为了 2 个域、25 个门、35 个纲。原核生物分为古菌和细菌两个域，其中细菌域包括细菌、放线菌、衣原体、支原体、立克次体、螺旋体及蓝细菌等。原核生物代谢方式和生理功能多样，可适应多种生态环境，存在于地球的任何一个能够产生能量的生境中。就消毒学而言，原核生物是最重要的一大类目标微生物。

二、原核生物的生物学性状

（一）古菌域原核生物的生物学性状

古菌的细胞形态和细胞器结构与细菌类似。古菌大多生活在地球上的极端环境或生命初期自然环境中，能耐受超高温、高酸碱度、高盐及无氧状态。古菌的某些大分子结构和遗传特性都不同于细菌,而更靠近真核生物。大多数古菌营专性或兼性自养生活,具有特殊的生理功能,在其细胞壁中不含肽聚糖,细胞膜中的脂类也不同于其他任何生物,RNA 聚合酶不同于原核生物而与真核生物相似。

(二) 细菌域原核生物的生物学性状

1. **细菌的生物学性状**　细菌的基本结构包括细胞壁、细胞膜、细胞质、核质及核蛋白体等。细菌最外层是细胞壁,其主要成分是肽聚糖,又称黏肽。革兰氏阳性菌的肽聚糖由聚糖骨架、四肽侧链和五肽交联桥组成;革兰氏阴性菌的肽聚糖仅由聚糖骨架和四肽侧链组成。根据胞壁成分的差异,用革兰氏染色法可以将细菌分为革兰氏阳性菌和革兰氏阴性菌两大类。有些细菌有一些特殊结构,如荚膜(capsule)、鞭毛(flagellum)、菌毛(pilus)、芽孢(spore)。这些特殊结构与运动、致病性、遗传物质传递等有关,可用于细菌分型。其中芽孢对热、干燥、辐射、化学药品均具有强大的抵抗力,可在自然界存活多年,在消毒灭菌方面需引起足够的重视。

2. **放线菌的生物学性状**　放线菌(actinomycetes)是一类呈分枝菌丝状生长、革兰氏阳性的原核微生物。放线菌因菌落在固体培养基上呈辐射状生长而得名。放线菌具有原始核质,胞壁由肽聚糖和磷壁酸组成,核蛋白沉降系数 70S,行分裂繁殖,对抗真菌药不敏感。放线菌在自然界中分布很广,主要以孢子繁殖,其次是断裂生殖。与一般细菌一样,多为腐生,少数寄生。菌丝纤细,宽度近于杆状细菌,$0.5 \sim 1\mu m$。菌丝分为营养菌丝和气生菌丝,前者又称基质菌丝,主要吸收营养物质,可产生色素,是菌种鉴定的重要依据;后者又称二级菌丝,分化出孢子丝(spore-bearing filament),并产生孢子(spore)。

3. **支原体的生物学性状**　支原体是一类只有细胞膜、没有细胞壁的原核细胞微生物。形态多样,有杆状、梨状、分枝或螺旋状长丝。支原体可通过除菌滤器,常污染培养的细胞,是能在人工培养基上生长的最小的微生物。支原体被吉姆萨染色呈淡紫色,但不被传统的细菌染料着色。培养它们须在培养基中加入 $10\% \sim 20\%$ 人或动物血清以及 10% 的新鲜酵母浸液。支原体在固体培养基上长成"油煎蛋"样微小($0.1 \sim 1.0mm$)菌落。

4. **衣原体的生物学性状**　衣原体是大小介于病毒和立克次体之间、严格在真核细胞内寄生的原核微生物,能通过除菌滤器,生活周期分为原体和网状体两相。衣原体革兰氏染色呈阴性,吉姆萨染色原体呈紫红色。衣原体有细胞壁,主要由脂多糖和蛋白质组成,且所有衣原体均含有共同的脂多糖。衣原体细胞壁不含肽聚糖,所以对 β-内酰胺类抗生素不敏感,但对大环内酯类抗生素及四环素敏感。

5. **螺旋体的生物学性状**　螺旋体是细长、弯曲、螺旋状卷曲,基本结构与细菌类似,有细胞壁、核质、脂多糖和胞壁酸的原核微生物。引起人类疾病的螺旋体属包括疏螺旋体属、密螺旋体属和钩端螺旋体属。超微结构显示螺旋体的细胞由缠绕着一根或多根轴丝的原生质圆柱体组成,原生质圆柱体和轴丝都包以外包被。螺旋体运动活泼,有三种游动形式:绕螺旋体的长轴迅速运动、细胞屈曲运动,以及沿着螺旋形或盘旋的线路移动。

6. **立克次体的生物学性状**　立克次体是一类大小介于细菌和病毒之间、呈微小杆状或球杆状、革兰氏染色阴性、除少数外仅能在宿主细胞内繁殖的原核微生物。立克次体大多数是人畜共患病的病原体;所致疾病多数为自然疫源性疾病;节肢动物为其储存宿主或传播媒介;啮齿类动物和少数家畜为其传播媒介;绝大多数立克次体只能在活的真核细胞内生长,常用的培养方法是动物接种、鸡胚接种和细胞培养;对多种抗生素敏感。

三、常见卫生细菌

从广义上讲,卫生细菌包括存在于自然界的所有细菌,即容许细菌存在的生境中一切种群的细菌,包括对人致病和不致病、对人有害和有利的细菌;从狭义上讲,卫生细菌不包括引起传染病流行的病原菌。在卫生微生物学研究过程中,由于研究对象多、检测范围广、标本类型多,从标本中直接检测目的病原微生物有一定难度,故常依靠某些带有指标性的微生物,依据这些指标性微生物的检查情况,判断样品被污染的程度。这些指标性微生物就被称为指标菌(indicator bacteria),包括一般卫生状况指标菌、粪便污染指标菌和其他指标菌。

1. **一般卫生状况指标菌**　主要包括细菌菌落总数、霉菌菌落总数和酵母菌菌落总数,该指标反映样品被微生物污染的总体程度。

2. **粪便污染指示菌**　主要有大肠菌群、耐热大肠菌群、大肠埃希菌、粪链球菌和产气荚膜梭菌。大肠菌群(coliform organisms)或称总大肠菌群(total coliforms)是指一群能在 35~37℃条件下,24~48h 内发酵乳糖产酸产气,需氧或兼性厌氧的革兰氏阴性无芽孢杆菌。大肠菌群可以反映样品被粪便污染的情况,但大肠菌群中包含的菌种有的也可在营养丰富的水体、土壤、腐败的植物等外环境检出,故要更精确地指示粪便污染状况,最好选择耐热大肠菌群作为指标。耐热大肠菌群(thermo-tolerant coliform group)或粪大肠菌群(faecal coliforms,FC)是指能在 44~45℃发酵乳糖的大肠菌群,绝大多数是埃希菌属的成员,更能反映样品被温血动物粪便污染的情况。大肠埃希菌(*Escherichia coli*)普遍存在于人和动物肠道,若在外环境出现,则被认为是由于人和动物的粪便污染所致,因而被用于指示粪便污染。粪链球菌(*streptococcus faecalis*)属于肠球菌属(*enterococcus*),是人及动物肠道中的正常菌群,在动物粪便中数量较高,故粪大肠菌群与粪链球菌的比值可以判断粪便污染的来源。产气荚膜梭菌(*clostridium perfringens*)是人和动物,特别是食草动物肠道内的常居菌,检样中产气荚膜梭菌大量检出而大肠菌群数很少时,表明检品曾受过粪便陈旧性污染。

3. **特定细菌**　在卫生微生物检验中,还有一些不得检出的特定菌,包括非致病菌(或条件致病菌)和致病菌。常见不得检出的致病菌有沙门菌、志贺菌、致病性大肠埃希菌、副溶血性弧菌、小肠结肠炎耶尔森菌、空肠弯曲菌、葡萄球菌、溶血性链球菌、肉毒梭菌、产气荚膜梭菌和蜡样芽孢杆菌等 11 种。

四、常见致病性细菌

相对于卫生细菌而言,致病菌(pathogenic bacterium)或病原菌是指那些能引起人或动物疾病的细菌。在消毒过程中,更关注的是消毒因子能否杀灭致病菌。医学范畴内的致病菌种类繁多,按其主要引起的疾病类型分为以下几类。

(一)主要引起化脓性感染和医院感染的细菌

1. **革兰氏阳性球菌**　革兰氏阳性球菌中主要引起化脓性感染的以金黄色葡萄球菌(*staphylococcus aureus*)和链球菌最为常见。金黄色葡萄球菌引起人和动物机体局部、内脏器官的化脓性感染,严重者引起败血症、脓毒血症等全身感染;此外,金黄色葡萄球菌肠毒素污染食物还能引起急性食物中毒。链球菌属(*streptococcus*)是感染率仅次于葡萄球菌属的化脓性感染病原菌,主要引起人体各种化脓性炎症;还可引起变态反应性疾病,如风湿热、肾小球肾炎等;污染食品还可引起食物中毒。链球菌属中的肺炎链球菌(*streptococcus pneumoniae*)是条件致病菌,当机体抵抗力下降时,可引发大叶性肺炎,并继发胸膜炎、脓胸,也可引起中耳炎、乳突炎、鼻窦炎、脑膜炎和败血症等,因此也是较为重要的化脓性细菌。这几种细菌对消毒剂和抗生素的敏感性差异较大,金葡菌抵抗力较强,在干燥脓汁、痰液中可存活 3 个月,加热 60℃、1h 或 80℃、30min 被杀死,对磺胺类药物敏感性低,对青霉素、红霉素等高度敏感,但近年来耐药金葡菌逐渐增多,尤其是耐甲氧西林金黄色葡萄球菌(MRSA),引起全球高度关注;链球菌对常用消毒剂敏感,一般对青霉素、红霉素及磺胺类药物敏感;肺炎链球菌对多数理化因素抵抗力较弱,对一般消毒剂敏感,在 3%苯酚或 0.1%升汞溶液中 1~2min 即死亡,对青霉素、红霉素敏感。

2. **革兰氏阴性球菌** 革兰氏阴性球菌中常见引起化脓性感染的有奈瑟菌属中的脑膜炎奈瑟菌(*neisseria meningitidis*)和淋病奈瑟菌(*neisseria gonorrhoeae*),前者引起流行性脑脊髓膜炎(流脑),后者引起人类泌尿生殖系统黏膜化脓性感染(淋病)。两菌在抵抗力上相似,对理化因素的抵抗力都较弱,对干燥、热力、消毒剂等敏感,1%苯酚、75%乙醇或 0.1%苯扎溴铵均可使其迅速死亡。

3. **革兰氏阴性杆菌** 革兰氏阴性杆菌中铜绿假单胞菌(*pseudomonas aeruginosa*)常引起医院化脓性感染,尤其在烧伤、ICU、肿瘤病房和介入诊断治疗中,该菌感染率较高。铜绿假单胞菌属于假单胞菌属(*pseudomonas*),是重要的条件致病菌,在自然界分布广泛,在有些健康人皮肤、肠道和呼吸道甚至腐败食物中存在,在机体抵抗力低下的情况下引起感染。本菌抵抗力较其他革兰氏阴性菌强,对紫外线不敏感,在潮湿环境中可长期生存,耐受多种抗生素。

肠杆菌科中的变形杆菌也是常见引起医院感染的条件致病菌。该菌包括 4 个菌种,其中的普通变形杆菌和奇异变形杆菌这两个种与医学关系最为密切。变形杆菌广泛分布于自然界的水、土壤、腐败有机物和人与动物肠道中,在机体免疫力下降时可以引起原发性或继发性泌尿道感染,大量污染食品被食入后可引起食物中毒。

肠杆菌科克雷伯菌属的肺炎克雷伯菌广泛分布于自然界,是一种比较重要的条件致病菌,主要存在于人和动物肠道、呼吸道、泌尿生殖道,当机体免疫功能降低或长期大量使用抗生素导致菌群失调时引起感染。常见感染有肺炎、支气管炎、泌尿道和创伤感染,有时引起严重的败血症、脑膜炎、腹膜炎等。由于抗生素广泛使用,肺炎克雷伯菌耐药性普遍存在,在临床治疗上需引起重视。

(二) **主要引起肠道感染或食物中毒的细菌**

1. **肠杆菌科细菌** 肠杆菌科的大多数致病菌以及弧菌属的一些细菌主要引起肠道感染或食物中毒,如肠杆菌科致泻性大肠埃希菌、志贺菌和沙门菌等。

致泻性大肠埃希菌根据致病机制分为 5 个类型,肠产毒型大肠埃希菌(*entero-toxigenic E. coli*,ETEC)分泌热稳定肠毒素(heat-stable enterotoxin,ST)和热不稳定肠毒素(heat-labile enterotoxin,LT),引起细菌性腹泻和旅游者腹泻;肠侵袭型大肠埃希菌(*entero-invasive E. coli*,EIEC)引起症状与细菌性痢疾相似的肠道感染;肠出血型大肠埃希菌(*entero-hemorrhagic*

E. coli，EHEC)引起人类出血性肠炎，典型症状为血便、腹痛、低热或不发热，少数病人发展为溶血性尿毒综合征及血栓性血小板减少性紫癜，造成多系统损伤，引起死亡；此外还有肠致病型大肠埃希菌(*entero-pathogenic E. coli*，EPEC)和肠聚集型大肠埃希菌(*entero-aggregative E. coli*，EAEC)。致泻性大肠埃希菌的抵抗力较其他无芽孢菌强，在室温可存活数周，在土壤、水中存活数月，60℃、30min可灭活此菌，对漂白粉、酚、甲醛等较敏感。

志贺菌(*shigella*)引起人类细菌性痢疾，有A、B、C、D四个血清群。志贺菌具有侵袭力，通过菌毛黏附，随后穿入回肠和结肠上皮细胞，并在其内生长繁殖，在黏膜固有层繁殖形成感染灶，引起炎症反应，形成溃疡。此外，还能产生强烈的内毒素和毒性极强的外毒素(志贺毒素)。该菌对温度敏感，在日光下照射30min、60℃加热10min或100℃加热1min可杀灭；对常用消毒剂如苯扎溴铵、过氧乙酸、石灰乳和酚等均很敏感。

沙门菌(*salmonella*)血清型众多，分布广泛，能引起人或动物的肠道感染。伤寒沙门菌和副伤寒沙门菌引起伤寒和副伤寒，是我国传染病防治法中规定报告的乙类传染病之一。沙门菌还是常见的食物中毒病原菌。沙门菌有较强的内毒素，有一定的侵袭力，个别菌型能产生肠毒素。该菌在自然环境中的存活力较强，在水中可存活1~3周，在粪便中存活1~2个月。对热的抵抗力较弱，60℃加热10~20min即被杀灭，对一般化学消毒剂敏感，在5%苯酚溶液或1:500氯化汞中5min可被杀灭，当饮用水中消毒余氯达0.2~0.4mg/L时迅速死亡。

2. 弧菌科细菌　弧菌属中霍乱弧菌和副溶血性弧菌。

弧菌属中的霍乱弧菌(*vibrio cholerae*)引起烈性传染病霍乱，是我国传染病防治法中规定报告的甲类传染病之一。霍乱弧菌根据菌体抗原不同，分为O1群和非O1群；根据生物学特征，O1群霍乱弧菌又分为古典生物型和埃尔托生物型；根据O抗原的不同，O1群霍乱弧菌的古典生物型和埃尔托生物型分为小川、稻叶和彦岛3个血清型；埃尔托生物型又可分为流行株和非流行株。霍乱以每日多次大量水样便为特征，伴喷射状呕吐。由于频繁呕吐和腹泻引起大量水和电解质丧失，病人出现脱水、循环衰竭、代谢性酸中毒等症状。病人和带菌者是霍乱传染源，常经水、食物、生活接触和苍蝇等传播。埃尔托生物型和其他非O1群霍乱弧菌在外环境中的生存力较古典生物型强，在河水、井水及海水中可存活1~3周。该菌55℃、15min或100℃、1~2min或0.5ppm氯、15min被杀死。以1:4比例加漂白粉处理病人排泄物或呕吐物1h，可达到消毒目的。

弧菌属中副溶血性弧菌(*vibrio parahaemolyticus*)是一种常见引起食物中毒的细菌。该菌具有嗜盐性，常存在于近海岸的海水、海底沉积物和鱼、虾、贝类等海产品中。副溶血性弧菌污染海产品等可引起食物中毒和急性腹泻；而溶藻性弧菌不引起食物中毒；两种弧菌均可引起局限性感染。本菌对一般化学消毒剂敏感，对氯、石碳酸、来苏儿(甲酚皂溶液)溶液抵抗力较弱。不耐热，56℃、30min被杀死；在淡水中生存时间短，但在海水中能长时间存活。对酸敏感，在2%冰醋酸或普通食醋中5min即死亡。

类志贺邻单胞菌(*Plesiomonas shigelloides*)是引起人类肠道失调的病原菌，也是水(尤其是淡水)中的自然栖居菌。类志贺邻单胞菌能引起人的腹泻，是一种重要的肠道致病菌，此菌可引起食物中毒。

3. 芽孢杆菌科细菌　芽孢杆菌属中的蜡样芽孢杆菌(*bacillus cereus*)产生的肠毒素是引

起食物中毒的主要物质,分为致腹泻型肠毒素和致呕吐型肠毒素。致腹泻型肠毒素引起腹泻型食物中毒,症状以腹痛、腹泻为主;致呕吐型肠毒素引起呕吐型食物中毒,症状以恶心、呕吐、头晕、四肢无力为主。本菌引起食物中毒的食品多为剩米饭、米粉、甜酒酿、剩菜、甜点心等,当细菌在食品中的含量≥10^5CFU/g(mL)时,就有可能引起食物中毒。本菌对来苏儿及苯扎溴胺有较强抵抗力,对75%酒精(乙醇)也有很强抵抗力,2%碘酒对其有较强杀灭力,1min即可将该菌完全杀灭。

4. 梭菌科细菌 肉毒梭菌(*clostridium botulinum*)引起的食物中毒症状为典型的肉毒毒素中毒的神经麻痹症状,如头晕、视力模糊、复视、眼睑下垂、吞咽困难等,病死率较高。肉毒梭菌中毒的直接致病因素是肉毒毒素,该毒素是一种具有神经和细胞毒性的外毒素,具有极强的毒性,主要作用于颅脑神经核和外周神经-肌肉接头处以及自主神经末梢,阻碍胆碱能神经末梢介质释放,导致肌肉麻痹。本菌对酸的抵抗力较强,对碱较敏感。肉毒毒素在pH值3.5~6.8时稳定,在pH值10.0~11.0时减毒较快。

5. 弯曲菌科细菌 空肠弯曲菌(*campylobacter jejuni*)是弯曲菌属的一个亚种,是人畜共患病病原菌,可引起人急性肠炎和食物中毒,并引发吉兰-巴雷综合征、反应性关节炎和肝炎等严重并发症。空肠弯曲菌感染的潜伏期一般是3~5d,短的1d,长的可达10d。大多数感染表现为急性、自限性肠炎,主要表现为腹泻、发热、腹痛。腹泻一般为水样便或黏液便,重症为血便。腹泻次数多,有腐臭味,伴有发热。空肠弯曲菌感染的局部并发症包括胆囊炎、胰腺炎、腹膜炎和胃肠大出血;严重的并发症为吉兰-巴雷综合征。本菌对外界抵抗力较弱,培养物在0℃很快死亡,56℃ 5min即死亡,干燥环境中仅存活3h。

(三) 引起其他疾病的细菌

1. 耶尔森菌(*Yersinia*) 包括11个菌种,其中的鼠疫耶尔森菌(*Y. pestis*)、小肠结肠炎耶尔森菌(*Y. enterocolitica*)和假结核耶尔森菌(*Y. pseudotuberculosis*)对人致病。鼠疫耶尔森菌是烈性传染病鼠疫的病原菌;小肠结肠炎耶尔森菌主要引起人和动物肠道感染,也可引起肠道外感染;假结核耶尔森菌主要对啮齿类动物致病,人类感染较少,在感染部位形成结核样肉芽肿。鼠疫耶尔森菌在干燥条件下容易死亡,对高温敏感,煮沸数秒即死亡,对常用消毒剂抵抗力不强,氯化汞、苯酚、苯扎溴铵、甲醛消毒剂可以很好地杀灭该菌。

2. 炭疽芽孢杆菌(*bacillus anthracis*) 是炭疽的病原菌。炭疽是一种人畜共患病,人感染炭疽分为皮肤炭疽、肠炭疽和肺炭疽,后两者病死率较高。炭疽芽孢杆菌是最大的革兰氏阳性杆菌,在氧气充分,25~35℃时易形成芽孢。炭疽芽孢杆菌繁殖体的抵抗力与一般细菌相似,但芽孢抵抗力很强,煮沸10min,高压蒸汽121.3℃灭菌15min或干热140℃ 3h才能杀灭芽孢,对化学消毒剂的抵抗力很强,对碘及氧化剂较敏感。

3. 产气荚膜梭菌(*Clostridium perfringens*) 属于厌氧芽孢杆菌属,广泛存在于自然界的水体、土壤、尘埃中,是人体肠道正常菌群之一。产气荚膜梭菌是一种创伤感染病原菌,也是食源性疾病的病原菌,引起食物中毒。产气荚膜梭菌感染伤口引起气性坏疽,以组织坏死、水肿、胀气、全身中毒为特征,病死率高达30%;引起食物中毒主要表现为腹部痉挛性疼痛、胀气、腹泻,以A型菌为主;C型菌引起疾病少见,但症状严重,表现为剧烈腹痛、腹泻、肠黏膜出血性坏死,引发坏死性肠炎,病死率高达40%。产气荚膜梭菌芽孢抵抗力强,耐热型芽孢能耐受100℃高温1~6h,不耐热芽孢在80℃存活10min,100℃很快被杀死。

4. **结核分枝杆菌(*Mycobacterium tuberculosis*)**　结核分枝杆菌引起人和动物结核病。结核病至今仍是全球重要的传染病之一,是一个重要的公共卫生问题。本菌对物理及化学因素的抵抗力较一般细菌强,对乙醇敏感,在70%~75%的乙醇溶液中数分钟即被杀死。结核分枝杆菌对干燥的抵抗力很强,在尘埃上可保持传染性8~10d,在干燥痰内可存活6~8个月。近年来结核杆菌多重耐药问题日益严重,在临床治疗上需引起重视。

5. **军团菌(*legionella*)**　最早于1976年在美国宾夕法尼亚州费城被发现,引起急性呼吸道传染病,被称为军团病。军团病以发热、咳嗽和肺部炎症为主,症状较重,初期表现为低热、头痛,1~2d后出现高热、干咳、呼吸困难、畏寒、胸痛等,重症患者可有肝功能改变,肾功能衰竭;轻型为庞蒂亚克热。本菌在自然界中存活时间久,在水中可存活1年左右,对苯酚、碘等化学消毒剂较敏感,对酸有抵抗力。

6. **单增李斯特菌(*listeria monocytogenes*)**　引起李斯特菌病,表现为败血症、脑膜炎、单核细胞增多和胃肠炎等,潜伏期为3~70d,表现为突然发热、剧烈头痛、恶心、呕吐、腹泻,孕妇感染后可引发流产,严重者死亡,病死率达30%以上。最近几年由单增李斯特菌引起的食物中毒的报道也不断增多。本菌生存力较强,对热的耐受能力较一般无芽孢菌强,经巴氏消毒后仍有部分能存活,能耐受较高渗透压,在25%~30%的NaCl溶液中能生长,能抵抗反复冻融、阳光、紫外线的作用。

7. **布鲁氏菌(*brucella*)**　引起人畜共患疾病布鲁氏菌病(简称布病)。人类布病在我国属于乙类传染病。人类布病潜伏期1~3周,平均2周,多数病例发病缓慢,最常出现的症状是发热,典型热型为波浪式起伏,伴有多汗、关节肌肉痛,主要是大关节痛。布鲁氏菌对低温干燥有较强抵抗力,在皮毛上可存活1~6个月,在鲜牛乳、肉制品内可存活15d至18个月。对湿热、紫外线和常用消毒剂敏感,100℃ 1~2min,1%~2%苯酚1~5min即死亡。

8. **气单胞菌(*aeromonas*)**　对人类是一种低毒的条件致病菌,但近年来关于该菌引起健康人腹泻的报道逐渐增多。气单胞菌引起的食源性疾病包括肠道内感染和肠道外感染。潜伏期1~2d,分为3个临床类型,包括急性胃肠炎型、败血症和外伤型或局灶感染型。

9. **放线菌(*actinomycesbovis*)**　引起人放线菌病,归属于放线菌目、放线菌科。放线菌属广泛存在于人体口腔及上呼吸道等部位,是口腔正常菌群之一,在正常条件下不致病,当机体免疫功能下降、口腔卫生不良、拔牙或外伤以及大量使用免疫抑制药物时,易导致内源性放线菌病,主要临床表现为面颈部慢性或亚急性的局部肉芽肿、坏死性脓疡以及多发性瘘管;此外,还可经呼吸道或消化道引起肺、胸部或腹部放线菌病。放线菌属细菌对热和消毒剂的抵抗力不强,60℃ 15min即可杀灭。对常用抗生素敏感,如青霉素、克林霉素、红霉素、林可霉素等,对甲氧氨苄嘧啶-磺胺甲噁唑高度敏感,对抗真菌药物不敏感。

五、其他致病性原核生物

(一) 支原体

支原体(*mycoplasma*)主要存在于人和动物的腔道黏膜上,寄居于人体的支原体现在发现的有16种,如溶脲脲原体、人型支原体、生殖器支原体等8种存在于人泌尿生殖道。肺炎支原体和解脲脲原体是重要的致病性支原体。肺炎支原体主要通过飞沫传播,引起呼吸道和肺部的急性炎症。临床表现以呼吸道症状为主,亦可伴多器官损伤,甚至直接以肺外表现起病,而仅有轻微肺部体征。解脲脲原体主要引起泌尿生殖道感染,引起尿道炎、阴道炎、盆腔炎、前列腺炎、附睾炎等,还可导致尿路结石。有报道显示,其还能通过胎盘感染胎儿,引起早产、流产、死胎及新生儿呼吸道感染,并与不孕症有关。

支原体对热的抵抗力与细菌相似,45℃ 15～30min 或 55℃ 5～15min 即被杀死。耐热,对干燥敏感,对渗透作用敏感,易被脂类溶剂、清洁剂、特异性抗体和补体等溶解,因无细胞壁,故对青霉素、头孢等抗生素不敏感,但对干扰蛋白质合成或作用于核蛋白体的抗生素敏感。

(二) 衣原体

衣原体(*chlamydia*)主要是沙眼衣原体和肺炎衣原体。沙眼衣原体根据所致疾病和生物性状分为 3 个亚种:沙眼生物亚种(*biovar trachoma*)、性病性淋巴肉芽肿亚种(*biovar lymphogranuloma venereum*)和鼠亚种(*biovar mouse*),鼠亚种不引起人疾病。沙眼衣原体沙眼生物亚种主要寄生在人体,引起沙眼、包涵体结膜炎、泌尿生殖道感染等。沙眼衣原体感染眼结膜上皮细胞,在其中增殖并在胞浆内形成散在型、帽型、桑椹型或填塞型包涵体,引起局部炎症,即沙眼。沙眼主要由沙眼生物亚种 A、B、Ba、C 血清型引起,早期症状是流泪、有黏性脓性分泌物、结膜充血及滤泡增生;后期出现结膜瘢痕、眼睑内翻、倒睫等,严重的导致失明。包涵体结膜炎包括婴儿和成人两种,症状较轻。泌尿生殖道感染由沙眼生物亚种 E、F、D、Ia、J、K 血清型引起,通过性接触传播,引起男性尿道炎、附睾炎等;女性则引起阴道炎、输卵管炎、不孕等。沙眼衣原体性病淋巴肉芽肿亚种通过直接性接触传播,侵犯男性腹股沟淋巴结,引起化脓性淋巴结炎和慢性淋巴肉芽肿;侵犯女性会阴、肛门、直肠,引起会阴-肛门-直肠狭窄和梗阻。肺炎支原体主要寄生于人类呼吸道,主要经飞沫或呼吸道分泌物传播,引起青少年急性呼吸道感染,包括肺炎、支气管炎、咽炎和鼻窦炎。近年研究发现,肺炎支原体慢性感染还与冠状动脉硬化、支气管哮喘、急性心肌梗死等的发生有关。

(三) 立克次体

立克次体(*rickettsia*)是一类专性寄生于真核细胞内的 G⁻ 原核生物。普氏立克次体(*rickettsia prowazekii*)于 1910 年在斑疹伤寒病人的血液中发现,是流行性斑疹伤寒的病原体。流行性斑疹伤寒患者是该病唯一的传染源,通过虱传播。流行性斑疹伤寒在寒冷的冬春季较易发生,潜伏期为 5～21d,主要表现为高热、皮疹,伴有神经系统、心血管系统或其他实质内脏器官损害的症状。典型斑疹伤寒分为侵袭期、发疹期和恢复期,在病程第 4～6d 出现皮疹,数小时至 1d 内遍及全身。

莫氏立克次体(*rickettsia mooseri*)是引起鼠型斑疹伤寒的病原体,以鼠蚤为传播媒介。莫氏立克次体分布在胞浆内,形态较为一致,呈类球形小棒状,短线状排列,革兰氏染色阴性,姬姆尼茨染色呈红色。人类鼠型斑疹伤寒的主要传染源是啮齿动物,鼠蚤是本病的主要传播媒介,人虱参与本病的传播。鼠型斑疹伤寒的症状、体征与临床经过与流行性斑疹伤寒相似,但病情轻、病程短。

恙虫病东方体(*rickettsia tsutsugamushi*)是恙虫病病原体。恙虫病东方体在宿主细胞内呈圆形、椭圆形、短杆状、哑铃状等,以球杆状或短杆状为常见。恙虫病东方体抵抗力最弱,56℃ 数分钟即可死亡。

贝纳柯克斯体(*coxiella burnetii*)引起 Q 热,又称为 Q 热柯克斯体。Q 热柯克斯体是立克次体中唯一可以不通过媒介节肢动物而经接触或呼吸道等途径感染人类的病原体。本病主要症状为发热、头痛、腰痛等,重症病人可并发心内膜炎。抵抗力强,耐热,煮沸 10min 以上才能被杀灭,耐干燥,1%甲醛作用 48h 才能将其灭活。

(四) 螺旋体

螺旋体(spirochaeta)中能引起人类疾病的为疏螺旋体属、密螺旋体属和钩端螺旋体属,共 3 个属。疏螺旋体属对人致病的主要有伯氏疏螺旋体、回归热疏螺旋体和奋森疏螺旋体;密螺旋体属对人致病的主要有梅毒螺旋体和雅司螺旋体;钩端螺旋体菌体一端或两端弯曲成钩状,对人致病的是问号钩端螺旋体。

梅毒螺旋体引起人类梅毒。梅毒是性传播疾病中危害很大的一种,是我国传染病防治法规定的乙类传染病。梅毒螺旋体在体内可长期生存繁殖,条件适宜时,以横断裂方式一分为二进行繁殖;条件不利时,便以分芽方式繁殖。梅毒螺旋体离开人体后生活力及抵抗力极弱,在体外干燥条件下不易生存,对红霉素、青霉素或砷剂敏感,煮沸、干燥、肥皂水和一般的消毒剂都能将其杀灭。

钩端螺旋体简称钩体,引起钩体病,是一种广泛流传的人畜共患病,为我国传染病防治法规定的乙类传染病。钩体病临床表现复杂多样,典型病例起病急,早期有高热、倦怠无力、全身酸痛、结膜充血、腓肠肌压痛、表浅淋巴结增大;中期伴肺弥漫性出血,明显的肝、肾、中枢神经系统损伤;随后进入恢复期。钩体对干燥很敏感,极易被稀盐酸、70%乙醇、漂白粉、来苏儿、苯酚、肥皂水和 0.5%氯化汞杀灭;紫外线、50~55℃、30min 均可杀灭钩体。

伯氏疏螺旋体引起莱姆病,硬蜱为主要传播媒介。莱姆病症状主要表现为慢性炎症性多系统损害,除慢性游走性红斑和关节炎外,还常伴有心脏损害和神经系统受累等症状。

（汪　川　编　陈昭斌　审）

第三节　病毒和亚病毒

一、病毒分类及生物学特征

(一) 病毒的定义

病毒(virus)是一类由一种核酸(DNA 或 RNA)与蛋白质,或仅由一种核酸,或仅由蛋白质所构成的非细胞型微生物。病毒个体微小,无细胞结构,依赖宿主细胞的能量和代谢系统,具有严格的寄生性;但可以在细胞中实现复制,具有遗传、变异、进化的能力。

(二) 病毒的分类

国际病毒分类委员会(international committee on taxonomy of viruses,ICTV)于 2011 年发表了最新的病毒分类第九次报告,将目前 ICTV 所承认的 5 000 多种病毒归为 6 个目、87 个科、19 个亚科、349 个属、2 284 多个种。

从病毒结构分类,可以将病毒分为真病毒(euvirus)和亚病毒(subvirus)。真病毒简称病毒,亚病毒包括类病毒(viroid)、拟病毒(virusoid)和朊病毒(prion)。

从消毒学的角度,按照传播途径进行病毒分类更便于应用,可以将病毒分为呼吸道传播病毒、肠道传播病毒、血液传播病毒、虫媒传播病毒、接触传播病毒、母婴传播病毒、性传播病毒。需注意的是,同一种病毒可能有多种传播途径,如人类免疫缺陷病毒可以通过性传播途径、血液传播途径、母婴传播途径进行传播;埃博拉病毒主要通过接触患者或已感染动物的血液、体液、分泌物以及排泄物等途径而被传播感染,人与人之间还可通过气溶胶造成吸入性传播。上述传播途径之间也有交叉,如性传播途径属于接触传播。

(三) 病毒的生物学特征

1. 病毒的大小与形态　病毒是最小的微生物,一般都能通过细菌滤器,在电子显微镜下才能观察到。多数病毒直径在100nm左右,大的病毒直径为200~300nm,如痘类病毒,较小的病毒直径仅18~50nm,如鼻病毒、脊髓灰质炎病毒。

2. 病毒的结构和化学组成　通常成熟、结构完整的DNA病毒和RNA病毒主要由内部的遗传物质和蛋白质外壳(核衣壳)组成,叫作病毒颗粒(virion)。核酸位于核衣壳的中心,为病毒的基因组(genome)。病毒基因组简单,仅为细菌基因组的1/1 000~1/10。有一些病毒的基因组具有感染性,被称为感染性核酸。近年来发现,新型类病毒为环状裸露的RNA分子,不编码任何蛋白质,可以以多种方式传播,但感染力比病毒颗粒弱,易被核酸酶分解或理化因素破坏。包围在病毒基因组之外的蛋白质为病毒的衣壳(capsid),是病毒颗粒的主要支架结构和抗原成分,有保护核酸等作用,衣壳蛋白的完整性是检测消毒剂对病毒灭活效果的重要依据。有些病毒的衣壳外还被一层含蛋白质或糖蛋白的类脂双层膜覆盖着,这层膜称为包膜(envelope),为病毒以出芽方式繁殖时获取的宿主细胞膜成分。包膜病毒对脂溶剂、去垢剂敏感,易于灭活。近年来,病毒学研究的新发现颠覆了对传统病毒结构的认识,尤其是亚病毒传染因子中的类病毒、拟病毒和朊病毒,其结构与其他病毒完全不同。

3. 病毒的增殖　病毒通过复制实现增殖,病毒复制指病毒颗粒入侵宿主细胞到最后宿主细胞释放出子代毒粒的全过程,一次完整的复制过程也叫复制周期,大致可分为连续的五个步骤:吸附、穿入、脱壳、生物合成、装配和释放,各步骤的细节因病毒而异。

4. 病毒的遗传与变异　病毒的基因组很小,为充分利用其核酸,病毒几个相连的编码基因常有相互重叠的现象。病毒的核酸复制很快,如单个腺病毒在一个细胞内可产生相当于17代的25万个子代DNA分子,故病毒较其他微生物具有更大的基因变异性。病毒基因的变异主要分为基因突变、基因重组与重配和基因整合。

5. 理化因素对病毒的影响　病毒在理化因素的作用下失去感染性称为灭活(inactivation)。通常温和的灭活方式不破坏病毒的抗原性,仍然可以利用抗原-抗体特异性结合的原理检测病毒。

(1) 物理因素:①温度:多数病毒耐冷不耐热,在0℃以下可长期保持感染性,温度越低,保存时间越长。热力通过破坏病毒的蛋白质和核酸而导致病毒灭活,大多数病毒经50~60℃,几分钟到十几分钟即被灭活,100℃通常几秒钟可灭活多数病毒。包膜病毒受热后糖蛋白刺突发生变化,即丧失感染性,因此,包膜病毒对温度的敏感性大于无包膜病毒。乙型肝炎病毒在60℃可存活4h,而艾滋病毒56℃、2min即灭活。②酸碱度:大多数病毒在pH值5.0~9.0的范围比较稳定,但不同病毒差异很大,如肠道病毒可以耐受pH值3.0~5.0的酸性环境。③紫外线:紫外线使微生物核酸中的胸腺嘧啶转变为二聚体,使病毒失去复制能力。但需注意的是,在可见光的照射下,受损核酸有可能修复而复活。④电离辐射:γ射线、X射线通过物理学、化学和生物学效应引起病毒灭活。

（2）化学因素：①脂溶剂：包膜病毒易被乙醚、三氯甲烷、去氧胆酸盐等脂溶剂破坏包膜而失活,但无包膜病毒对脂溶剂的抵抗力较强。常用乙醚灭活试验鉴定病毒有无包膜。②酚类化合物：酚及其衍生物为蛋白变性剂,可灭活病毒,但作用较弱。③氧化剂、卤素及其化合物：病毒对氧化剂、卤素及其化合物均很敏感。④醛类化合物：甲醛和戊二醛常用作病毒灭活的消毒剂,戊二醛为理想的蛋白交联剂,对病毒的灭活作用很强。⑤季铵盐类和醇类：这两类消毒剂对病毒的灭活作用整体上较弱,对包膜病毒有一定灭活作用。⑥中草药：近年来的研究表明,多种中草药单方或复方可以抑制病毒在细胞内的复制,但其机理尚不清楚。

二、常见致病性病毒

（一）呼吸道病毒

呼吸道病毒是指以呼吸道为入侵门户,在呼吸道黏膜上皮细胞中增殖,引起呼吸道局部感染或呼吸道以外组织器官病变的病毒,主要包括正黏病毒科的流感病毒,副黏病毒科的副流感病毒、呼吸道合胞病毒、麻疹病毒等,披膜病毒科的风疹病毒,冠状病毒科的SARS冠状病毒等。

1. 流感病毒　正黏病毒是指对人或某些动物细胞表面的黏蛋白有亲和力、有包膜、具有分节段RNA基因组的一类病毒,只有流行性感冒病毒一个种,分为甲、乙、丙三型。

（1）生物学性状：该科病毒呈球形,直径80～120nm,有包膜,表面有糖蛋白突起,为血凝素（hemagglutinin,HA）和神经氨酸酶（neuraminidase,NA）。核酸全长13 600bp,甲型和乙型流感病毒基因组由8个节段的负链RNA串联组成。流感病毒可在鸡胚羊膜腔和尿囊腔中增殖,在小鼠中连续传代可提高毒力,雪貂是易感动物。甲型流感病毒血凝素和神经氨酸酶的抗原性易发生变异,小变异（抗原性漂移）时出现病毒变种,引起不同程度的流行;大变异（抗原性转变）时出现新亚型,可造成世界性大流行。

（2）致病性：流感流行多呈季节性,北方以冬季为主,南方四季都有,夏季和冬季更多见。传染源主要是患者,其次为隐性感染者,感染的动物也可传染人。主要通过飞沫、气溶胶在人与人之间传播,潜伏期一般为1～4d。通常引起呼吸道局部感染,患者常出现畏寒、头痛、发热、浑身酸痛、鼻塞、流涕、咳嗽等症状。在症状出现的前两天,病毒随分泌物大量排出,以后迅速减少。

（3）预防与消毒：对老人、幼儿及免疫功能下降的人群接种流感疫苗可以降低感染概率或减轻流感症状。必要的空气消毒可以在一定程度上预防流感的发生,但难以大范围实施;通风和进风的净化有很好的作用,在流感流行季节,人群密集的公共场所佩戴质量可靠的口罩可以降低感染的概率。

2. 麻疹病毒　副黏病毒与正黏病毒一样,与黏液蛋白有亲和性,但具有不同的基因结构、抗原性、免疫性和致病性,包括副流感病毒、麻疹病毒、呼吸道合胞病毒、腮腺炎病毒等,其中麻疹病毒最为常见,现将其介绍如下。

（1）生物学性状：麻疹病毒呈球形或丝形,直径120～250nm,有包膜,衣壳呈螺旋对称,基因组全长16kb。包膜表面糖蛋白为血凝素（hemagglutinin,HA）和溶血素（haemolysin,HL）,HA可凝集猴红细胞,HL具有溶血和促进感染细胞融合形成多核巨细胞的作用。

（2）致病性：麻疹病毒只感染人类，传染性强，主要通过飞沫传播，也可经患者用品或密切接触传播，麻疹冬、春季节高发，发病急，常见于儿童，潜伏期为 9~12d，以皮肤丘疹、发热及呼吸道症状为特征。

（3）预防与消毒：麻疹病毒传染性强，预防麻疹的主要措施是隔离患者并强化儿童免疫接种。麻疹病毒对理化因素的抵抗力较弱，干燥、日光、高温和一般消毒剂都将其灭活。56℃时、30min，37℃、5d，室温 26d 可使病毒灭活。该病毒耐受低温，4℃可存活数周，零下15℃能存活数年。

3. **冠状病毒** 冠状病毒属于冠状病毒科冠状病毒属，大多数感染脊椎动物，目前已鉴定出二十多种新型冠状病毒。2003 年冠状病毒的一个变种 SARS 冠状病毒（SARS-CoV）曾在全球范围内引起恐慌，2012 年在沙特发现中东呼吸综合征（Middle Mast respiratory syndrome，MERS）是由一种新型的冠状病毒（MERS-CoV）引起的。

目前认为，对人致病的冠状病毒主要有 3 种：①引发普通感冒的 HCoV-229E 和 HCoV-OC43；②引起严重急性呼吸综合征的 SARS-CoV；③引起小儿或免疫功能低下者急性下呼吸道感染的 HCoV-NL63 和 HCoV-HKU1。

（1）生物学性状：冠状病毒直径 60~220nm，为正链单股 RNA 病毒，RNA 长 27 000~32 000bp，是基因组最大的 RNA 病毒。病毒有包膜，包膜上存在向四周突起的刺突，状若花冠。冠状病毒可在人胚肾、肠、肺的原代细胞中生长，连续传代后毒力加强。SARS-CoV 可引起 Vero 细胞、FRhk-4 细胞明显的病变。

（2）致病性：冠状病毒主要感染成人或较年长的儿童，引起普通感冒症状和腹泻。SARS-CoV 引起严重呼吸道综合征，病毒主要经气溶胶（飞沫、含病毒的微小液滴）传播，也可经过粪口途径和接触传播。主要表现为发热、咳嗽、头痛、肌肉痛以及呼吸道感染，X 线摄影光片中片状阴影是 SARS 患者的典型表现。大多数 SARS 患者可自愈或治愈，病死率约14%，有潜在疾病的人群（如冠心病、糖尿病、哮喘以及慢性肺病）感染 SARS-CoV 后病死率高。

（3）预防与消毒：一般的冠状病毒感染对症治疗有效，病死率很低，但 SARS 病死率较高。冠状病毒抵抗力不强，56℃、10min、常用脂溶剂、消毒剂以及紫外线照射，均可有效灭活病毒。

4. **风疹病毒** 风疹病毒是披膜病毒科常见致病性病毒，引起风疹，孕妇感染风疹可能引起胎儿畸形，危害较大。

（1）生物学性状：风疹病毒为单股正链 RNA 病毒，直径 60nm，衣壳为二十面体对称，基因组长 9 700bp，为感染性 RNA。有双层类脂质包膜，包膜糖蛋白刺突为血凝素，可凝集人和多种动物的红细胞。

（2）致病性：风疹病毒主要通过飞沫传播，也可通过密切接触传播，传染性强，但亚临床型或隐性感染者数量比显性感染者多，病人是唯一传染源，一年四季均可发生流行，冬春季发病最高。风疹多发于儿童，风疹最严重的危害是通过垂直传播引起胎儿先天性感染，严重的引起胎儿死亡、流产，还可导致胎儿先天性风疹综合征（congenital rubella syndrome，CRS）。

（3）预防与消毒：风疹病毒感染后患者可获得持久的免疫功能，妇女在怀孕前可以检测风疹病毒抗体滴度，如滴度低应及时接种疫苗，预防胎儿感染。风疹病毒不耐热，56℃、

30min,37℃、1.5h 均可将病毒灭活,4℃保存不稳定,在−70～−60℃可保持活力 3 个月,干燥冰冻条件下可保存 9 个月。对外界抵抗力不强,常用消毒剂均可杀灭病毒。

（二）肠道病毒

肠道病毒是指经消化道感染和传播,能在肠道中复制并引起人类相关疾病的胃肠道感染病毒,主要包括脊髓灰质炎病毒、柯萨奇病毒、埃可病毒、新型肠道病毒等。均属于小 RNA 病毒科,无包膜,基因组为单正链 RNA,基因组长约 7.4kb,主要经粪-口途径传播,以隐性感染多见。虽然肠道病毒在肠道中增殖,却可引起多种肠道外感染性疾病。肠道病毒抵抗力较强,在污水、粪便中能存活数月;pH 值 3.0～5.0 条件下 1～3h 还能保持稳定;能耐受蛋白酶和胆汁的作用;对乙醚、热和去垢剂有一定抗性。

1. 新型肠道病毒 71 型　肠道病毒 71 型(EV71)是引起婴幼儿手足口病(hand-foot and mouth disease,HFMD)的主要病原体,小儿感染较为常见。

（1）生物学性状:EV71 可分为 A、B、C 三个基因型,B 型和 C 型各自包括五个亚型(B1～B5 和 C1～C5)。A 型多流行于美国,B 型和 C 型呈全球性分布。EV71 感染常累及中枢神经系统,导致较高的重症率和病死率。

（2）致病性:手足口病在全世界都有流行,病原主要为:EV71 和柯萨奇 A16,其中 EV71 引起的重症病例较多。主要经粪-口途径、飞沫传播,也可经接触感染。全年散发,热带地区四季可发病,温带地区夏、秋季多流行,7、8 月份高发,可出现幼儿园集体感染和家庭聚集发病现象。EV71 近年来导致的手足口病在我国幼儿中呈持续流行态势,已成为我国严重的公共卫生问题之一,被列入丙类传染病,其发病率与外围环境的公共卫生状况有密切关系。

（3）预防与消毒:EV71 目前无疫苗,预防主要是通过做好个人、家庭以及托幼机构的卫生来降低感染概率。EV71 对外界环境抵抗力强,耐酸,对 75% 乙醇和 5% 来苏儿具耐受性,可在下水道污水中存活 3～5d,不耐热,氧化消毒剂、甲醛、碘酒灭活效果较好,因此在手足口病大流行期需用含氯消毒剂等处理污染的物品及环境,医用酒精起不到消毒效果。

2. 脊髓灰质炎病毒、柯萨奇病毒、埃可病毒　脊髓灰质炎病毒、柯萨奇病毒、埃可病毒这三种病毒的生物学性状以及感染、免疫过程相似。脊髓灰质炎病毒引起脊髓灰质炎,是一种急性传染病,该疾病曾经广泛传播。自 1988 年世界卫生组织发起"全球消灭脊髓灰质炎行动"以来,脊髓灰质炎的发病率大幅度下降,多个国家和地区宣布实现无脊髓灰质炎。

柯萨奇病毒、埃可病毒均可引起无菌性脑膜炎,柯萨奇病毒还可引起疱疹性咽峡炎、流行性胸痛、急性结膜炎、心肌炎等,不同的肠道病毒可以引起相同的临床综合征,同一种病毒也可引起几种不同的临床症状。

（1）生物学性状:这三种病毒均为球形,无包膜。主要通过粪-口途径传播,也可能通过飞沫传播,传染源为病人和无症状病毒携带者,人群普遍易感但隐性感染为主,14 岁以下儿童感染率较高,夏秋季发病率高于冬春季。

（2）致病性:脊髓灰质炎病毒经呼吸道和肠道黏膜进入人体,可引起两次病毒血症,侵犯呼吸道、消化道、心、肾等非神经组织,此时若免疫系统正常,病毒可被清除而不发生神经系统病变。若病毒突破血-脑脊液屏障侵入中枢神经系统,则引起脊髓前角灰质炎,导致肢体松弛性麻痹,多见于儿童,故名小儿麻痹。

柯萨奇病毒和埃可病毒显性感染者常表现为发热、咽痛、头痛、疲乏、皮疹等,重症表现为无菌性脑膜炎、脑炎和轻瘫,但比例较低。柯萨奇病毒还可引起手足口病(A16亚型)、急性结膜炎(A24亚型)、流行性胸痛和心肌炎、心包炎(B组);埃可病毒引起脑膜炎、脑炎、咽喉炎、支气管炎、胃肠炎和心肌炎等。

(3) 预防与消毒:经过长期、普遍的脊髓灰质炎疫苗免疫接种,全球已消除了脊髓灰质炎新发感染。柯萨奇病毒和埃可病毒目前尚无疫苗。三种病毒抵抗力强,其消毒、灭活方法参照EV71病毒。

(三) 急性胃肠炎病毒

急性胃肠炎病毒是指经消化道感染和传播,引起急性肠道内感染性疾病的病毒,其引起的急性胃肠炎又称病毒性腹泻,起病急,病例表现为恶心、呕吐、腹痛、腹泻,排水样便或稀便,也可有发热及全身不适等症状,一般病程短,病死率低。急性胃肠炎病毒均通过粪-口途径传播,有些以飞沫为介质通过呼吸道传播。与急性胃肠炎有关的病毒种类较多,包括轮状病毒、杯状病毒、星状病毒和肠道腺病毒等,其中较为重要的、研究较多的是轮状病毒。

轮状病毒(rotavirus,RV)因电镜下的病毒颗粒形态酷似"车轮状"而得名,属于呼肠孤病毒科,是引起人类、哺乳动物和鸟类腹泻的主要病原体。轮状病毒可分为A~G 7个组,其中A组轮状病毒是世界范围内引起婴幼儿重症腹泻最常见病原体,B组轮状病毒主要引起成人腹泻,C组主要引起散发病例,其他组主要感染各种动物。

1. **生物学性状**　轮状病毒颗粒为球形,无包膜,在粪便和细胞培养中以两种形态存在,一种是完整的实心光滑型颗粒,具有内外双层衣壳,具感染性,直径70~75nm;另一种为不含外壳的粗糙型颗粒,不具感染性,大小50~60nm。

2. **致病性**　人群对轮状病毒普遍易感,A组轮状病毒是引起婴幼儿腹泻的主要病原体之一。临床表现为突然发病、发热,水样腹泻每日可达5~10次或以上,伴呕吐,一般持续3~8d,病情严重者可出现脱水和酸中毒症状,若不及时治疗,可导致患儿死亡。B组轮状病毒可引起成人腹泻,在我国有过暴发流行的报道。

3. **预防与消毒**　目前,尚无比较理想的轮状病毒疫苗。控制传染源和切断传播途径是预防轮状病毒感染的最主要方法,其中消毒污染物品和加强洗手很关键。对于婴儿,提倡母乳喂养,重视水源和环境卫生对于降低感染率非常重要。轮状病毒对理化因素有较强的抵抗力,耐酸、碱、乙醚、三氯甲烷和反复冻融,不耐热,但在室温下相对稳定,在粪便中可存活数天到数周。95%乙醇是轮状病毒最有效的灭活剂。

(四) 肝炎病毒

肝炎病毒是指一类主要侵犯肝脏并引起病毒性肝炎的病毒。人类肝炎病毒有甲型肝炎病毒(hepatitis A virus,HAV)、乙型肝炎病毒(hepatitis B virus,HBV)、丙型肝炎病毒(hepatitis C virus,HCV)、丁型肝炎病毒(hepatitis D virus,HDV)和戊型肝炎病毒(hepatitis E virus,HEV),在分类学上分别隶属于不同病毒科的不同病毒属。

1. **甲型、戊型肝炎病毒**　HAV为小RNA病毒科嗜肝病毒属,HEV属于肝炎病毒科戊型肝炎病毒属。两种病毒均通过消化道途径传播,在我国均引起过大流行。

(1) 生物学性状:HAV呈球形,无包膜,核酸为单正链RNA,长约7.5kb,仅有一个血清型。HEV呈球形,无包膜,形似杯状,核酸为单正链RNA,长约7.5kb,在我国主要流行基因型Ⅰ和基因型Ⅳ。

（2）致病性：HAV 经口侵入人体，首先在口咽部或唾液腺中初步增殖，然后到达肠黏膜及局部淋巴结中大量增殖，并侵入血液形成病毒血症，最终侵犯靶器官肝脏，在肝脏中增殖后通过胆汁随粪便排出。HAV 感染后可获得持久的免疫力。HEV 经粪-口途径传播，病毒经胃肠道进入血流，在肝细胞内复制，然后释放到血液和胆汁中，经粪便排出体外。灵长类动物、猪、羊、牛等以及啮齿类动物也可感染 HEV，成为散发性戊型肝炎的传染源。戊型肝炎临床表现与甲型肝炎相似，孕妇感染 HEV 后病情常较重。戊型肝炎为自限性疾病，患者不发展为慢性肝炎或病毒携带者。

（3）预防与消毒：HAV 疫苗接种效果良好，目前已在我国大规模使用。甲型肝炎的预防以做好宣教工作，加强食物、水源和粪便管理为主。HEV 目前尚无疫苗，其防治方法与HAV 相似。HAV 对理化因素有较强的抵抗力，耐酸、乙醚、三氯甲烷等，耐热，在 60℃可存活 4h。在淡水、海水、泥沙和毛蚶等水生贝类中可存活数天到数月。对紫外线、甲醛和含氯消毒剂敏感，100℃、5min 可使之灭活。HEV 不稳定，对高盐、氯化铯、氯仿敏感。

2. 乙型肝炎病毒、丙型感染病毒、丁型肝炎病毒　HBV 属于嗜肝 DNA 病毒科正嗜肝DNA 病毒属，HCV 属于黄病毒科丙型肝炎病毒属，HDV 为缺陷病毒，尚未确定分类学归属。HBV、HCV 感染是全球性的公共卫生问题，我国是乙型肝炎的高发国，人群 HBV 携带率为8%～9%，HCV 感染率也较高，达 3.2%。这三种病毒的主要传播途径均为血液传播，也可通过性传播及密切接触传播，HBV 还可以通过母-婴途径传播。

（1）生物学性状：HBV 有三种不同形态的颗粒，即大球形颗粒（Dane 颗粒）、小球形颗粒和管型颗粒，只有 Dane 颗粒具有完整的结构，有感染性。HBV 基因组为不完全双链DNA，长链约 3 200bp。HBV 可分为 A～H 8 个基因型，我国及亚洲地区主要流行 B 型和 C型。HBsAg 大量存在于感染者的血液中，是 HBV 感染的主要标志；HBcAg 作为 HBV 的衣壳蛋白，一般不游离于血液循环中；HBV 的 e 抗原（HBeAg）游离于血循环中，其消长与病毒颗粒及病毒 DNA 多聚酶的消长基本一致，故可作为 HBV 复制及具有强传染性的指标之一。HCV 呈球形，有包膜，核酸为单正链线状 RNA，长度约 9.5kb，HCV 有 6 个基因型，11 个亚型，我国以 1a、2a、2b 亚型较为多见。HDV 为球形，有包膜，包膜蛋白为 HBV 的 HBsAg，病毒颗粒内部为 RNA 和与之结合的 HDV 抗原（HDAg）。HDV RNA 为单负链环状 RNA，长度约1.7kb，是已知最小的动物病毒基因组。

（2）致病性：HBV 引起乙型肝炎，临床表现呈多样性，可表现为无症状 HBV 携带者、急性肝炎、慢性肝炎及重症肝炎。HCV 感染者临床表现为急性肝炎、慢性肝炎和无症状携带者。HCV 感染极易慢性化，40%～50%的丙肝患者可转变为慢性肝炎，约 20%的慢性丙肝可发展成肝硬化，有一部分发展为肝癌。HDV 为缺陷病毒，需有 HBV 或其他嗜肝 DNA 病毒的辅助才能完成复制、表达抗原及引起肝损害。

（3）预防与消毒：加强对献血者的筛选，可以大大降低 HBV、HCV 及 HDV 的传播。患者的血液、分泌物和排泄物，用过的食具、药杯、衣物等均需消毒，提倡使用一次性注射器具。推广 HBV 疫苗接种可以大大降低 HBV 和 HDV 的感染率，HCV 尚无理想疫苗。HBV 对外界抵抗力强，对低温、干燥、紫外线均有耐受性，不被 70%乙醇灭活。消毒 HBV 污染的物品需用过氧化物类或含氯消毒剂进行消毒，100℃加热 10min 可灭活 HBV，但并不破坏 HBsAg的抗原性。HCV 对理化因素抵抗力不强，对有机溶剂敏感，100℃、5min、紫外线照射、甲醛及含氯消毒剂均可使之灭活。血液或血液制品经 60℃ 处理 30min 可使 HCV 的传染性消失。

（五）虫媒病毒

虫媒病毒是指通过吸血的节肢动物叮咬易感脊椎动物而传播的病毒。节肢动物既是病毒的传播媒介，又是储存宿主。目前，已证实的传播媒介达 586 种，主要是蚊和蜱。大多数虫媒病毒既引起自然疫源性疾病，又引起人兽共患病。由于节肢动物的分布、消长和活动与自然环境和季节密切相关，所以虫媒病毒具有明显的地方性和季节性，在我国主要流行登革病毒、流行性乙型脑炎病毒、森林脑炎病毒、基孔肯雅病毒等。

1. 登革病毒　登革病毒（dengue virus, DENV）是登革热、登革出血热/登革休克综合征的病原体，埃及伊蚊和白纹伊蚊是登革病毒的主要传播媒介，人类和灵长类动物是登革病毒的自然宿主。登革热广泛流行于全球的热带、亚热带地区，我国南方常发生登革热的流行或暴发流行。

（1）生物学性状：登革病毒属于黄病毒科黄病毒属，有包膜，基因组长约 11kb。灵长类动物对登革病毒易感，小白鼠乳鼠也可作为实验动物。

（2）致病性：在热带和亚热带丛林地区，灵长类动物是登革热主要传染源，在城市和乡村地区，患者和隐性感染者是登革热主要传染源。登革病毒进入人体，先在毛细血管内皮细胞和单核细胞系统内增殖，经血液扩散，引起疾病。

（3）预防与消毒：在登革热流行期间，典型感染者只占全部感染者的小部分，单纯隔离患者不足以控制流行。预防的重点应为在消灭伊蚊和防止被伊蚊叮咬。登革病毒对理化因素的抵抗力较弱，对酸、脂溶剂、洗涤剂及胰蛋白酶均不耐受，用乙醚、紫外线、0.65% 甲醛溶液或 50℃、30min 处理即可灭活。

2. 流行性乙型脑炎病毒　流行性乙型脑炎病毒（epidemic type B encephalitis virus）简称乙脑病毒，经蚊子叮咬传播，引起流行性乙型脑炎，简称乙脑，常留下神经系统后遗症。

（1）生物学性状：乙脑病毒属于黄病毒科黄病毒属，病毒颗粒呈球形，有包膜，包膜上含有糖蛋白刺突。基因组为单正链 RNA，基因组全长 10 976bp，只有一个血清型。

（2）致病性：乙脑主要在亚洲的热带和亚热带国家流行，我国是乙脑主要流行国家，乙脑的流行与蚊虫密度密切相关，以夏、秋季为主，主要在 7、8、9 三个月。人群对乙脑病毒普遍易感，但感染后多表现为隐性感染，显性感染与隐性感染的比例约为 1∶300。猪是乙脑病毒的主要传染源和中间宿主。病毒经蚊子叮咬进入人体后，引起两次病毒血症，免疫功能不强的患者，病毒可突破血-脑脊液屏障侵犯中枢神经系统，出现高热、头痛、意识障碍、抽搐和脑膜刺激征等，严重者可出现昏迷、中枢性呼吸衰竭或脑疝，病死率高达 10%~30%，5%~20% 的重症患者留下痴呆、失语、瘫痪及精神障碍等后遗症。

（3）预防与消毒：预防乙型脑炎的关键措施包括接种疫苗，防蚊灭蚊和动物宿主管理。乙脑疫苗有灭活疫苗和减毒疫苗两类，我国主要使用乙脑减毒活疫苗，预防效果良好。乙脑病毒对理化因素抵抗力不强，对酸、乙醚、三氯甲烷等脂溶剂及化学消毒剂敏感，不耐热，56℃、30min 即可灭活病毒。

（六）出血热病毒

出血热是一大类疾病的统称，以高热、出血、低血压为主要共同临床特征，并有较高的病死率。引起出血热的病毒种类很多，它们分属于 5 个病毒科的 7 个病毒属，并由不同的媒介和途径传播,引起不同的出血热。我国发现的出血热病毒有汉坦病毒、克里米亚-刚果出血热病毒。埃博拉病毒可引起高致死性的出血热,自1976年以来已在非洲暴发数次大流行,近年来其在非洲的暴发引起了世界的关注。

1. **汉坦病毒**　汉坦病毒(*hantaan virus*)在临床上主要引起两种急性传染病,一种是以发热、出血、急性肾功能损害和免疫功能紊乱为主要特征的肾综合征出血热(hemorrhagic fever with renal syndrome,HFRS);另一种是以肺浸润及肺间质水肿,迅速发展为呼吸窘迫、呼吸衰竭为特征的汉坦病毒肺综合征(hantavirus pulmonary syndrome,HPS)。中国是世界上HFRS疫情最严重的国家,流行范围广、发病人数多、病死率较高,但我国尚未见HPS的病例报道。

(1) 生物学性状:汉坦病毒属于布尼亚病毒科汉坦病毒属,有包膜,核酸为单股负链RNA,汉坦病毒颗粒具有多形性,多数呈圆形或卵圆形。

(2) 致病性:HFRS传播途径多样,包括动物源性传播(经呼吸道、消化道和伤口途径)、垂直(胎盘传播)和虫媒(螨媒)传播,其中动物源性传播是主要途径。在我国,汉坦病毒的主要宿主和传染源是黑线姬鼠和褐家鼠,主要存在姬鼠型疫区、家鼠型疫区和混合型疫区。

(3) 预防与消毒:目前,国内所使用的HFRS疫苗为灭活双价疫苗,对预防HFRS有较好的效果。汉坦病毒抵抗力不强,对酸和脂溶剂敏感,一般消毒剂如苯扎溴铵等即可灭活病毒,56~60℃、1h,紫外线照射也可灭活病毒。

2. **埃博拉病毒**　埃博拉病毒(*ebola virus*)可引起高致死性的出血热,临床表现为高热、全身疼痛、广泛性出血、多器官功能障碍和休克,该病病死率为50%~90%,是致死率最高的病毒之一。

(1) 生物学性状:埃博拉病毒属于丝状病毒科,病毒颗粒为多形性的细长丝状,直径为80nm,长度800~1 400nm,有包膜,基因组为单股负链RNA,长约12.7kb。

(2) 致病性:埃博拉病毒主要在猴群中传播,通过猴传给人,并在人间传播和流行。病毒传染性强,主要通过接触患者或已感染动物的血液、体液、分泌物以及排泄物等途径而被感染,人与人之间还可通过气溶胶造成吸入性传播,人群普遍易感。临床特征为突然发病,开始表现为高热、头痛、肌痛等,随后病情迅速发展,出现恶心、呕吐、腹痛、腹泻等,接着可发生出血现象,表现为黏膜出血、呕吐、黑便等,发病7~16d,患者常因休克、多器官功能障碍而死亡。

(3) 预防与消毒:埃博拉病毒尚无疫苗,需要采用全面的预防控制措施阻断传播链,包括患者隔离、严格消毒患者接触过的物品及其分泌物、排泄物和血液等,尸体应立即火化。与患者密切接触者应严格隔离,出现发热立即隔离,并采取严格的防护措施保护医护人员不被感染。埃博拉病毒抵抗力不强,对紫外线、脂溶剂、酚类及次氯酸敏感,60℃、30min可灭活病毒。但体液、分泌物中的病毒可稳定地保持其感染性。

(七) 疱疹病毒

疱疹病毒(*herpes virus*)是一群有包膜的DNA病毒,归属于疱疹病毒科,现已发现100多种疱疹病毒,分α、β、γ三个亚科,可感染人和多种动物。感染人的疱疹病毒称为人疱疹病毒(*human herpes virus*,HHV),目前有8种,α疱疹病毒亚科有单纯疱疹病毒(1型和2型)、水痘-带状疱疹病毒,均可感染上皮细胞,潜伏于神经细胞;β 疱疹病毒亚科有人巨细胞病毒、人疱疹病毒(6 型和 7 型),可感染并潜伏在多种组织中;γ 疱疹病毒亚科有 EB 病毒和人疱疹病毒(8 型),主要感染和潜伏在淋巴细胞。

1. 疱疹病毒的主要生物学特性 病毒颗粒呈球形,衣壳周围有一层被膜,最外层是包膜,病毒核酸为线性 dsDNA,长度为 125~245kb。病毒建立潜伏感染后可持续存在宿主体内,在免疫功能下降时激活,开始新的复制周期。有些疱疹病毒(如单纯疱疹病毒)可通过垂直传播感染胎儿造成先天性畸形。有些疱疹病毒感染会导致相关肿瘤高发,如 EB 病毒导致鼻咽癌。病毒感染的控制主要依赖于细胞免疫。疱疹病毒对外界抵抗力不强,一般对脂溶剂敏感,常用的含氯消毒剂、过氧化物及醛类消毒剂均可使之灭活。

2. 单纯疱疹病毒 单纯疱疹病毒(herpes simplex virus,HSV)有两种血清型:HSV-1、HSV-2。其感染类型有 3 种形式:原发感染、潜伏感染和复发性感染。密切接触和性接触是主要传播途径。HSV-1 可致龈口炎、唇疱疹、角膜结膜炎、脑炎。HSV-2 可致生殖器疱疹和新生儿疱疹。免疫功能低下的患者(器官移植、血液病患者或艾滋病患者等)易发生严重的疱疹病毒感染。

3. 人巨细胞病毒 人巨细胞病毒(human cytomegalovirus,HCMV)目前只确定一个血清型,人类是 HCMV 唯一的宿主。HCMV 是引起胎儿先天性畸形的最常见的病原体,基因组长 240kb,HCMV 感染极为普遍,我国成人 HCMV 抗体阳性率达 60%~90%。其造成的感染类型包括先天性感染、围生期感染、儿童和成人原发感染、免疫功能低下者感染。健康人感染 HCMV 后,病情常为自限性。

4. EB 病毒 EB 病毒(epstein-barr virus,EBV)具有嗜 B 淋巴细胞特性,主要经唾液传播,也可经性传播,感染非常普遍,我国 3 岁左右儿童 EBV 抗体阳性率高达 90% 以上。EBV 进入人体后具有潜伏和转化的特性。在原发感染中,约有半数患者表现为传染性单核细胞增多症,95% 的传染性单核细胞增多症患者均可恢复。EBV 所致疾病还包括非洲儿童恶性淋巴瘤、鼻咽癌及淋巴组织增生性疾病。

(八)逆转录病毒

逆转录病毒科(retroviridae)病毒是一组含有逆转录酶的 RNA 病毒,对人体致病的主要是慢病毒属中的人类免疫缺陷病毒(human immunodeficiency virus,HIV)和 δ 逆转录病毒属中的人类嗜 T 细胞病毒(human T lymphocyte virus,HTLV)。

1. 逆转录病毒的主要特性:逆转录病毒呈球形,直径 80~120nm,有包膜,基因组由两条相同的单正链 RNA 组成。病毒需借助膜蛋白和细胞表面受体的特异性结合才能进入靶细胞,脱壳后释放的 RNA 先逆转录为双链 DNA,然后在整合酶的作用下整合到细胞染色体DNA 中,构成前病毒。

2. 人类免疫缺陷病毒 人类免疫缺陷病毒(human immunodeficiency virus,HIV)是获得性免疫缺陷综合征(acquired immunodeficiency syndrome,AIDS)的病原体,HIV 分为 HIV-1 型和 HIV-2 型,HIV-1 在全球流行,HIV-2 主要在西非和西欧局部流行。HIV 主要通过性接触、血液和母婴途径传播。

(1)生物学性状:HIV-1 基因组全长 9.181kb,由于 HIV-1 逆转录酶缺乏校对功能,HIV-1 基因很容易产生突变,形成众多的基因亚型,分为 M 组、O 组和 N 组,M 组又分为 A~K 11个亚型,还有众多的重组亚型。

（2）致病性：HIV 进入人体后，侵犯表达 CD4$^+$分子的淋巴细胞，主要是 CD4$^+$ T 淋巴细胞，导致其数量进行性下降，细胞功能亦严重受损。CD4$^+$ T 淋巴细胞数量下降和功能损伤到一定程度，病毒载量开始升高，感染者表现为持续低热、盗汗、全身倦怠、慢性腹泻及全身淋巴结肿大等，进入艾滋病（AIDS）期，出现机会性感染症状及 AIDS 相关肿瘤。

（3）预防与消毒：艾滋病疫苗的研制面临多重困难，减少 HIV 传播需要做到社会综合防治。HIV 对理化因素抵抗力较弱，常用消毒剂均可有效杀灭病毒。病毒不耐热、干燥环境易灭活，阳光直射对病毒有灭活作用。

3. 人类嗜 T 细胞病毒　HTLV 是引起人类恶性肿瘤的 RNA 肿瘤病毒，HTLV-1 主要感染 CD4$^+$ T 淋巴细胞，引起成人 T 淋巴细胞白血病（ALT），也能引起热带下肢痉挛性瘫痪和 B 细胞淋巴瘤；HTLV-2 引起毛细胞白血病。HTLV-1 传染途径与 HIV 类似，目前尚无疫苗，控制措施为及时发现感染、切断感染途径。

（九）其他病毒

还有一些常见的致病病毒分布在各科、属，如狂犬病病毒（*rabies virus*）、人乳头瘤病毒（*human papillomavirus*，HPV）、痘病毒（*poxvirus*）等。

1. 狂犬病病毒　狂犬病病毒属于弹状病毒科狂犬病病毒属，形似子弹，核酸为 RNA，有包膜。狂犬病病毒可感染人、犬、猫及野生动物（狼、狐狸）等，在感染生物中枢神经细胞中形成内基小体（negri body）。狂犬病病毒通过带毒动物咬伤、抓伤或密切接触感染人体，潜伏期通常为 3~8 周。狂犬病临床上表现为恐水、呼吸困难和吞咽困难等，可引起心血管功能紊乱或猝死。狂犬病一旦发病，病死率接近 100%。狂犬病病毒灭活疫苗接种可有效控制狂犬病的发生，人被可疑患病动物咬伤后，应立即对伤口进行处理，可用清水、3%~5%肥皂水或 0.1%苯扎溴铵充分清洗伤口，对于严重咬伤有较深伤口的患者，应该对伤口深部进行灌流清洗，再用 75%乙醇或碘伏消毒。伤口严重时，应联合人或马抗狂犬病免疫球蛋白进行被动免疫，必要时联合使用干扰素以增强保护效果。狂犬病病毒对热、紫外线、日光、干燥的抵抗力弱，酸、碱、脂溶剂、肥皂水、去垢剂均可灭活病毒。

2. 人乳头瘤病毒　HPV 属于乳头瘤病毒科乳头瘤病毒属，无包膜，基因组是双链环状 DNA。HPV16 和 HPV18 高危基因型可引起人类皮肤黏膜的增生性病变，与人子宫颈癌等恶性肿瘤的发生密切相关，低危型 HPV6、HPV11 型引起生殖器尖锐湿疣。HPV 根据感染部位可分为嗜皮肤性和嗜黏膜性两大类，所致疾病还包括皮肤疣、跖疣、扁平疣、生殖道湿疣和喉部乳头瘤等。HPV 疫苗包括治疗性疫苗和预防性疫苗，预防性疫苗对于预防子宫颈癌以及生殖器疣有较好效果。

三、亚病毒传染因子

对亚病毒研究的深入逐渐模糊了生物大分子与生物之间的界限，亚病毒甚至不具备病毒的基本结构，仅仅为核酸分子或蛋白质分子，这些分子可以借助周围的其他分子进行复制，且具有传染性。因此，亚病毒也被称为亚病毒传染因子。近年来发现的亚病毒传染因子越来越多，按照新的分类标准可分为三类：卫星病毒（satellite viruses）、类病毒（viroid）和朊病毒（prion）。对人类影响较大的为朊病毒，其是人和动物的病原体。

1. 生物学性状　朊病毒的本质是一种异常折叠的朊蛋白（prion protein，PrP），分子量为 27~30kDa，在电镜下呈纤维状或杆状，称为羊瘙痒病相关纤维。

2. 致病性　朊病毒病是一种人和动物的慢性退行性、致死性中枢神经系统疾病,即传染性海绵状脑病(transmissible spongiform encephalopathy,TSE),在某些 TSE 的脑组织中,朊病毒可聚集形成光学显微镜下可见的淀粉样斑块。该病的共同特点:①潜伏期长,可达数年至数十年,一旦发病,病情呈亚急性、急性进展;②患者以痴呆、共济失调、震颤等中枢神经系统症状为主要临床表现;③病理学特征是脑皮质神经元空泡变性、死亡,星形胶质细胞增生,脑皮质疏松呈海绵状,并有淀粉样斑块形成,脑组织中无炎症反应;④朊病毒的免疫原性低,不能诱导机体产生特异性的免疫应答。

动物朊病毒病包括羊瘙痒病和牛海绵状脑病(疯牛病),主要的人类朊病毒病包括库鲁病(Kuru disease)、克雅病(Creutzfeld-Jakob disease,CJD)及变异型克雅病(variant CJD,vCJD),现已证明人变异型克雅病的发生与疯牛病密切相关。

3. 预防与消毒　朊病毒病没有有效药物,也没有疫苗,预防措施主要为切断传播途径。朊病毒对理化因素抵抗力强,能抵抗蛋白酶 K 的消化作用,标准的压力蒸汽灭菌(121.3℃、20min)不能破坏朊病毒,需要高压蒸汽134℃超过2h才能使之失去传染性。朊病毒对辐射、紫外线及常用消毒剂也有很强的抗性。

目前,灭活朊病毒传染性的主要做法是对患者的手术器械、血液、体液等污染物彻底灭菌处理,彻底销毁含朊病毒的动物尸体。具体措施包括:室温用 1mmol/L NaOH 溶液处理 1h 后,再用高压蒸汽灭菌 134℃、2h;对带有 PrP^{Sc} 的提取物、血液等要用 100g/L 漂白粉溶液或 5%次氯酸钠处理 2h 以上。

预防朊病毒传染,医护人员需严格遵守安全操作规程,加强防范意识。严禁朊病毒病患者及任何退行性中枢神经系统疾病患者捐献器官。防止动物感染需禁用牛、羊等动物的骨肉粉作为饲料添加剂喂养牛、羊等反刍动物。海关检疫要加强对流行羊瘙痒病和疯牛病国家进口的活牛(包括胚胎)或者牛制品等的检疫,杜绝输入性感染。

(王晓辉　编　　陈昭斌　审)

 小 结

本章简要介绍了真核微生物、原核微生物、病毒和亚病毒。真核微生物包括真菌(浅部真菌和深部真菌)、原生生物(原生藻类、原生菌类、原生动物类)以及常见致病性原虫(包括溶组织内阿米巴、蓝氏贾第鞭毛虫、弓形虫等)。原核微生物涉及古菌、细菌、支原体、放线菌、衣原体、螺旋体和立克次体。病毒涵盖呼吸道病毒、肠道病毒、急性胃肠炎病毒、肝炎病毒、虫媒病毒、出血热病毒、疱疹病毒、逆转录病毒、狂犬病病毒、人乳头瘤病毒,以及亚病毒中的朊病毒。

 思考题

1. 简述真菌感染的几种情况。
2. 常见的致病性真菌有几类?
3. 原虫的生活史有几种?举 2 或 3 个例子说明。
4. 简述原核生物与真核生物的区别。
5. 原核生物的分类方法有哪些?

6. 致泻性大肠埃希菌包含哪几种大肠埃希菌？各自会引起什么疾病？

7. 能够引起人类疾病的螺旋体有哪些？各自会引起什么疾病？

8. 如何做好埃博拉病毒的消毒工作？

9. 简述包膜病毒和非包膜病毒对理化因素抵抗力的差别。

10. 简述病毒的传播途径。传播途径对选择消毒方法有什么影响？

（吴艳霞 汪 川 王晓辉 编 陈昭斌 审）

第九章

消毒指示微生物

消毒学效果评价中,能起到指示消毒效果作用的微生物,称为消毒指示微生物(indicator microorganism of disinfection),主要包括指示真菌、指示细菌、指示细菌芽孢、指示病毒及指示噬菌体等。选择指示微生物的意义:①选用安全性已知的指示微生物有利于实验人员的自身保护;②选择代表性的指示微生物可以大大减少工作量,因为用每种微生物来做试验是不实际的;③使用指示微生物可以评价比较不同消毒剂杀灭具有同等抵抗力的同类微生物作用;④根据杀灭指示微生物的消毒因子的使用剂量,可以合理推测同种消毒剂对其他微生物的杀灭剂量。

第一节　消毒指示真菌

一、选择指示真菌的原则

消毒指示真菌(indicator fungus of disinfection)指用作消毒指示微生物的真菌。选择指示真菌的原则:①选用生物安全性已知,且安全性高的指示真菌;②选择的指示真菌应为非致病菌,或条件致病菌的国际标准菌株,其对消毒因子的抵抗力与致病力最强且对消毒因子抵抗力最强的致病性真菌相当或略高;③选择的指示真菌应是对不同消毒因子抵抗力最强的标准菌株。

二、常见的指示真菌

1. **须毛癣菌**(*trichophyton mentagrophytes*)　又名须发毛癣菌、须癣毛癣菌、石膏样毛癣菌,属于毛癣菌属,是引起人类皮肤感染的第二大病原真菌,可引起头癣、股癣、手足癣、甲癣、深部蜂窝状毛囊炎、Majocchi 肉芽肿等。在沙氏培养基上,亲人型的须毛癣菌多表现为茸毛至棉毛状菌落,镜下可见较多细小的小分生孢子和螺旋菌丝;亲动物型的须毛癣菌多表现为颗粒状,镜下可见到较多棒状的大分生孢子和螺旋菌丝。

2. **白假丝酵母**(*candida albicans*)　又名白色念珠菌,属于假丝酵母属,是本属最常见的致病菌,可引起皮肤、黏膜、内脏、中枢神经系统的急性或慢性炎症,即白假丝酵母病。镜下菌体呈圆形或卵圆形,特征结构为厚膜孢子。在普通琼脂、血琼脂及沙氏培养基上均生长良好,以出芽方式繁殖。37℃,培养 2~3d 后出现灰白或奶油色,表面光滑,且带有浓厚酵母气味的典型类酵母型菌落,继续培养后,可观察到菌落变大,颜色变深,质地变硬或有褶皱。

3. **黑曲霉**(*aspergillus niger*)　属于曲霉属。在沙氏培养基上发育良好,37℃培养,起初可见白色绒毛状菌落,以后迅速蔓延生长,此时菌丝体为白色;而后孢子成熟,变为中央呈黑色厚绒状的菌落,中心可见孢子形成的黑色颗粒,有环状沟纹。载片培养物镜检可见菌丝发达而多分枝,顶端可见球形或近球形的顶囊,顶囊上以辐射方式生长两层杆状小梗,分生孢子头呈黑褐色放射状,宛若"菊花"。

4. 烟曲霉(*aspergillus fumigatus*)　属于曲霉属。广泛存在于谷物、土壤、霉腐物等,是引起人和动物曲霉病的重要病原菌,能够感染肺部和其他器官,还可引起过敏。该菌在查氏琼脂、查氏酵母膏琼脂、麦芽汁琼脂上生长良好。该菌在查氏培养基上生长迅速,25℃培养 8d 后,菌落直径可达到 50~56mm,其中心稍凸起或平坦,有的有少量辐射状皱纹,质地由丝绒状到絮状,或者是丝绒状到颗粒状,或一直都是絮状。分生孢子头呈球形或近球形。

三、全球主要国家和地区批准使用的指示真菌

(一)中国批准使用的指示真菌

《消毒技术规范》(2002)的杀真菌试验,其目的是在实验室内测定消毒剂杀灭悬液中或载体上真菌繁殖体或真菌孢子所需剂量,以验证对真菌及其孢子实用消毒剂量。

选用的指示真菌:白假丝酵母 ATCC 10231 和黑曲霉菌 ATCC 16404。根据试验方法的不同,试验中需要制备指示真菌菌悬液,含菌量为 $1×10^7 ~ 5×10^7$ cfu/mL;或者菌片,其中的回收菌数应达 $5×10^5 ~ 5×10^6$ cfu/片。

(二)美国批准使用的指示真菌

美国官方分析化学家协会(AOAC)的杀真菌试验是应用最多的杀真菌试验之一,标准号:AOAC 955. 17-1995,名称为:《消毒剂的杀真菌活性用须毛癣菌》(*Fungicidal activity of disinfectants. Using trichophyton mentagrophytes*)。本试验的指示真菌为须毛癣菌 ATCC 9533。该菌株分离自患皮癣病患者的足部病灶。该实验需要制备 $1.25×10^8 ~ 1.55×10^8$ cfu/mL 的分生孢子悬液,其应用浓度为 $5×10^6$ cfu/mL;杀真菌剂稀释液的稀释度范围应包括该杀真菌剂 5~15min 内杀灭真菌的临界浓度。

(三)欧洲批准使用的指示真菌

欧盟中涉及杀真菌剂的杀真菌试验的标准较多,主要介绍以下两个标准。

1. EN 1275-2005 使用的指示真菌　2005 年,欧洲标准化委员会(European Committee for Standardization,CEN)发布的标准 EN 1275-2005《化学消毒剂和抗毒剂杀真菌的基础活性-试验方法和要求》(第一阶段)(Chemical Disinfectants and Aantiseptics-Basic Fungicidal Activity-Test Method and Requirements(phase 1))。其中选用的指示真菌为白假丝酵母 ATCC 10231 和黑曲霉 ATCC 16404 的孢子,前者作为酵母菌的代表,后者作为霉菌的代表。根据消毒剂和抗毒药特殊用途,可以加选下列菌株:酿酒酵母(*saccharomyces cerevisiae*) ATCC 9763、DSM 1333 或酿酒酵母糖化变种(*saccharomyces cerevisiae var. diastaticus*) DSM 70487。

2. EN 1650-1998 使用的指示真菌　1998 年,欧洲标准化委员会发布的标准 EN 1650-1998《化学消毒剂和抗毒剂-定量悬浮实验评价食品、工业、家用和机构区域中使用的化学消毒剂和抗毒剂的杀真菌活性-试验方法与要求》(第二阶段/第一步)[*Chemical Disinfectants and Antiseptics-Quantitative Suspension Test for the Evaluation of Fungicidal Activity of Chemical Disinfectants and Antiseptics used in Food, Industrial, Domestic and Institutional Areas-Test Method and Requirements*(phase 2/step 1)]。其选用的指示真菌为酿酒酵母。

第二节 消毒指示细菌

一、选择指示细菌的原则

消毒指示细菌(indicator bacterium of disinfection)指用做消毒指示微生物的细菌。

《消毒技术规范》(2002 年版)中规定,所有消毒剂都需要进行微生物杀灭试验。选择合适的指示微生物对消毒剂、消毒器械的鉴定十分重要。选择指示细菌的原则:①不同用途的消毒剂和消毒器械,选择的细菌种类不同;②若特指对某种细菌有效时,需进行相应细菌的杀灭试验;③对于专用于灭菌,不作他用的消毒剂,只需做枯草杆菌黑色变种芽孢杀灭试验;④对既用于灭菌,又用于消毒的消毒剂需按要求选择相应细菌进行试验;⑤对枯草芽孢杆菌黑色变种杀灭试验达到消毒要求的消毒剂,在不低于此浓度用做消毒时可不进行其他微生物杀灭试验。

二、常见的指示细菌

1. 金黄色葡萄球菌和白色葡萄球菌 在评价消毒剂消毒效果时,中国选用金黄色葡萄球菌 ATCC 6538 作为细菌繁殖体中化脓性球菌的代表;白色葡萄球菌 8032,作为空气中细菌的代表。用于手、皮肤和黏膜、足、中水平消毒医疗器械、低水平消毒医疗器械、一般物品表面和织物的消毒剂,都必须做金黄色葡萄球菌的杀灭试验;用于空气的消毒剂必须做白色葡萄球菌杀灭试验。

2. 龟分枝杆菌脓肿亚种 在评价消毒剂消毒效果时,中国选用龟分枝杆菌脓肿亚种(*mycobacterium chelonae* subsp. *abscessus*)ATCC 93326 作为人结核分枝杆菌的代表。用于医疗器械和用品中水平消毒的消毒剂,必须做龟分枝杆菌脓肿亚种杀灭试验。

目前,我国的结核病发病率居高不下,肺结核报告发病数仅次于病毒性肝炎,位居第二,防控形势十分严峻。消毒是切断传染病传播的有效方式,所以某些用途消毒剂的杀分枝杆菌效力需要评估。龟分枝杆菌和结核分枝杆菌,均属分枝杆菌属,该属细菌是一类细长略弯曲的杆菌,有分枝生长的趋势。无鞭毛、芽孢,也不产生内、外毒素。龟分枝杆菌是一种常见的环境腐生菌。在定量杀灭试验中,相对结核分枝杆菌而言,其生长速度较快,分离培养 5~7d 即可见到粗糙型菌落,而结核分枝杆菌需分离培养 21~27d 才出现肉眼可见菌落。此外,它对人体的危害性比结核分枝杆菌小。

3. 枯草芽孢杆菌黑色变种 在评价消毒剂消毒效果时,中国选用枯草芽孢杆菌黑色变种芽孢(*bacillus subtilis var. niger*)ATCC 9372 作为细菌芽孢的代表。用于灭菌与高水平消毒医疗器械和用品的消毒剂,必须做杀芽孢试验。

枯草芽孢杆菌黑色变种属于芽孢杆菌属,营养细胞为杆状,呈单个或短链状排列,革兰氏染色阳性;芽孢为椭圆形,中生,不膨大;在胰胨大豆琼脂培养基上菌落表面光滑,不透明,圆形,在含有机氮培养基上菌落呈褐色或棕红色。目前国际上较权威的菌种保藏机构如美国典型培养物保藏中心(ATCC)、德国微生物菌种保藏中心(DSMZ)、日本技术评价研究所生物资源中心(NBRC)等已经将 ATCC 9372 由枯草芽孢杆菌黑色变种更名为萎缩芽孢杆菌,国内目前仍然将 ATCC 9372 称之为枯草芽孢杆菌黑色变种。

4. 铜绿假单胞菌　在评价消毒剂消毒效果时,中国选用铜绿假单胞菌(*pseudomonas aeruginosa*)ATCC 15442 作为医院感染中最常分离的细菌繁殖体的代表。用于皮肤和黏膜、中水平消毒的医疗器械和用品、低水平消毒的医疗器械和用品的消毒剂,必须做铜绿假单胞菌杀灭试验。

铜绿假单胞菌,属于假单胞菌属,为革兰氏阴性杆菌,有荚膜和鞭毛,无芽孢。在普通培养基上生长良好,最适生长温度为 35℃,在 4℃不生长,而在 42℃时可以生长,在生长过程中可产生绿色水溶性色素。铜绿假单胞菌广泛分布在医院环境中,是人体的正常菌群之一,条件致病。其感染多见于皮肤黏膜受损部位,也多见于长期化疗或使用免疫抑制剂的患者。铜绿假单胞菌的感染表现为局部化脓性炎症,也可引起中耳炎、菌血症等。医院感染中由该菌引起者占 10%左右,因此选它作为医院感染的代表菌株,进行消毒剂的杀灭试验。

5. 大肠埃希菌　在评价消毒剂消毒效果时,中国选用大肠埃希菌(*escherichia coli*)8099 作为细菌繁殖体中肠道菌的代表。用于手、一般物品表面和织物、食(饮)具、饮水和游泳池水、瓜果、蔬菜的消毒剂,必须做大肠埃希菌的杀灭试验。

大肠埃希菌是埃希菌属在临床中最常见、最重要的一个菌种,为肠道正常菌群,革兰氏阴性,多数菌株周身有鞭毛,有菌毛,无芽孢。在人和动物肠道中繁殖速度较慢,成倍增长的时间为 1d,大肠埃希菌在土壤表层可以存活数月。所致疾病分为胃肠炎和肠道外感染两大类,后者以化脓性感染和泌尿道感染最为常见,还可引发新生儿脑膜炎。

三、全球主要国家和地区批准使用的指示细菌

(一)中国批准使用的指示细菌

1. 消毒相关产品效果鉴定使用的指示细菌　主要包括:①微生物杀灭试验:选用金黄色葡萄球菌 ATCC 6538 作为细菌繁殖体中化脓性球菌的代表;白色葡萄球菌 8032,作为空气中细菌的代表;龟分枝杆菌脓肿亚种 ATCC 93326 作为人结核分枝杆菌的代表;枯草杆菌黑色变种芽孢 ATCC 9372 作为细菌芽孢的代表;铜绿假单胞菌 ATCC 15442 作为医院感染中最常分离的细菌繁殖体的代表;大肠埃希菌 8099 作为细菌繁殖体中肠道菌的代表。②消毒剂模拟现场和现场消毒鉴定试验:大肠埃希菌 8099 或 NCTC 10538、枯草杆菌黑色变种芽孢 ATCC 9372、金黄色葡萄球菌 ATCC 6538。③灭菌与消毒指示器材鉴定试验:嗜热脂肪杆菌芽孢 ATCC 7953 或 SSI K31。④灭菌医疗用品包装材料鉴定试验:金黄色葡萄球菌 ATCC 6538、枯草杆菌黑色变种芽孢 ATCC 9372。⑤抗(抑)菌试验:金黄色葡萄球菌 ATCC 6538、大肠埃希菌 8099、白假丝酵母 ATCC 10231。⑥角膜接触镜护理液鉴定试验:大肠埃希菌 ATCC 8739 或 8099、金黄色葡萄球菌 ATCC 6538、绿脓杆菌 ATCC 9027、白假丝酵母 ATCC 10231、茄科镰刀霉菌 ATCC 36031。⑦一次性使用卫生用品鉴定试验:金黄色葡萄球菌 ATCC 6538、大肠埃希菌 8099 或 ATCC 25922、白假丝酵母 ATCC 10231、短小杆菌芽孢 E 601ATCC 27142。

2. 医疗卫生机构是消毒、灭菌使用的指示细菌　医疗卫生机构是消毒、灭菌方法使用最主要的领域。生物检测法是常用的监测方法之一,应根据不同的消毒灭菌方法和对象选择合适的指示微生物,消毒相关活动消毒效果监测选用的指示细菌具体如下:①压力蒸汽灭菌法:嗜热脂肪杆菌芽孢 ATCC 7953 或 SSI K31;②干热灭菌、环氧乙烷灭菌法:枯草杆菌黑色变种芽孢 ATCC 9372;③紫外线消毒法:菌落总数;④手和皮肤、物体表面、空气消毒:菌落

总数。

（二）　美国批准使用的指示细菌

美国环境保护局（EPA）将消毒剂分为高、中、低水平消毒剂。高水平消毒剂（HLDs）可以杀死除大量细菌芽孢外的所有微生物。现在高水平消毒剂的管辖权属于美国食品药品管理局（FDA）；中水平消毒剂可以杀死分枝杆菌，细菌繁殖体以及大多数的细菌；低水平消毒剂可以杀死部分病毒和细菌繁殖体。在美国，消毒剂的检测方法包括美国材料试验学会国际（ASTM International）和美国官方分析化学家协会国际（AOAC International）等机构推荐的方法。ASTM 推荐的 E1174《评价卫生人员洗手液配方效果的标准试验方法》（*Standard Test Method for Evaluation of the Effectiveness of Health Care Personnel Handwash Formulations*），现行标准号为 ASTM E1174-2013，其中选用的指示细菌为黏质沙雷氏菌（*Serratia marcescens*）ATCC 14756 和大肠埃希菌 ATCC 11229。

（三）　欧洲批准使用的指示细菌

欧盟的成员国众多，为保证各国之间的合作顺利，欧洲标准委员会（CEN）发布了TC216，其目标是对消毒学实验中的各个术语、条件、检测方法进行标准化，内容包括在实际使用中化学消毒剂和抗毒剂的潜在功效、使用要求、外部标签。

按照 ENTC 216 的规定，消毒相关产品的消毒效果的评价实验分为三个阶段：第一阶段为杀微生物基本试验，即检测消毒品对指示微生物的杀灭作用；第二阶段为模拟现场试验，就是在实验室中模拟消毒剂的实际使用情况，检测其是否依然具有杀菌效果。模拟情况中需要选择合适试验菌株、干扰物质、温度、反应时间。第三阶段为现场试验，现场试验的花费较高、难以标准化、重复性不高，准确度无法保证。不同消毒对象的消毒剂鉴定实验，选用的指示细菌不同，以第二阶段的实验为主。

以 EN 1040 为例，1997 年发布的 EN1040《化学消毒剂和抗毒剂-定量悬浮实验评价化学消毒剂与抗毒剂杀灭细菌的基础活性-试验方法和要求》（第一阶段）[*Chemical disinfectants and antiseptics-Quantitative suspension test for the evaluation of basic bactericidal activity of chemical disinfectants and antiseptics-Test method and requirements*（phase 1）]。现行标准有 BS EN 1040-2005，其选用的指示细菌为铜绿假单胞菌 ATCC 15442 和金黄色葡萄球菌 ATCC 6538。

第三节　消毒指示病毒

一、选择指示病毒的原则

消毒指示病毒（indicator virus of disinfection）指用做消毒指示微生物的病毒。选择指示病毒的目的是在消毒和灭菌试验中，评价消毒和灭菌效果时，用其替代有传染性危险的、培养困难的、或难以标准化的病毒。在国外文献中，指示病毒的英文名称有多种表述，如 indicator virus 或 virus indicator；也有模型病毒（model for virus）、替代病毒（surrogate for virus，surrogate virus，virus surrogate，viral surrogates）；或测试病毒（test virus）等名称。

寻找各种核酸类型的致病性病毒的理想指示病毒，一直是国内外消毒学界关注的焦点问题之一。选择指示病毒应遵循如下原则：

1. **安全性**　任何的实验操作，安全都是排在第一位的。指示病毒的安全性需要格外注意,最好选用疫苗株。从病人身上新分离的病毒具有较高的危险性,而且在实验室中可能难以培养。生物安全等级高于Ⅱ级的微生物都不能用作替代病毒。如果有安全有效的疫苗,应该给处理病毒的人员进行接种,以进一步降低实验室获得性感染的危险。

2. **可操作性**　指示病毒应相对容易处理,在消毒学实验中对病毒的定量检测较多,所以其感染能力也应便于在细胞培养系统进行定量检测。在可能范围内,尽量使用敏感细胞接种培养的病毒,其次是用鸡胚接种培养的病毒,最后才选择用实验动物接种培养的病毒,应该尽量避免使用外来的或濒临灭绝的动物进行病毒培养和定量检测。

3. **稳定性**　指示病毒应该能稳定地保存和存活,在载体试验所需的接种物的起始干燥阶段应该能够保持良好活性。

4. **便于大量培养**　指示病毒能够高滴度大量培养对于实验室灭活试验非常重要。一般杀灭试验中都需要较高滴度的微生物量,用以补偿杀灭试验中的稀释和进行高浓度微生物的杀灭性能试验。慢性乙肝病毒携带者血浆中的乙肝病毒或许可以成为例外,在灭活试验中,乙肝病人体液所含的病毒野生株可以用作效应病毒,不受野生株病毒应用的限制。从体液中浓缩传染性病原体非常困难、费用高、过程烦琐,许多检测实验室达不到相应要求。

5. **抵抗力有代表性**　指示病毒应该具有一定的抵抗力,方能在现场条件下反映所替代的同一抵抗力等级的病毒,具有代表性。通过向病毒悬液中添加一定量的有机物甚至土壤等保护剂,能够进一步提高试验病毒对消毒剂的抵抗力等级。

6. **容易标准化**　在标准实验中,使用特点明确、结构组成已经清楚了解的指示病毒,可方便不同实验室的数据进行比较,其结果也更有意义,而且还可以为样品检测提供标准化的检测条件。如果使用病毒的野生株则不可能达到这种标准化效果,所以一般不选用病毒的野生株。

7. **其他参考条件**

(1) **现场中目标微生物的未知性**:在绝大多数现场环境中,目标病原体(将要杀灭的病原体)具有未知性,如血液和粪便中可能含有不止一种致病生物。如果一个产品仅能够杀灭目标病原体中弱抵抗力者,那么这种消毒剂的应用就会造成一种错误的安全感,应对抵抗力强的病原体进行进一步筛选试验。在可能的情况下,希望选择具有更广谱消毒能力的产品。

(2) **未知病毒病原体**:随着新的病原体的不断发现,许多新发病原体对实验室来说具有极高的危险性,或者难以在实验室中进行操作。然而,通过选择合适的替代病毒,应该能够预测一个产品对此类新发病原体的杀灭效果。

(3) **尚不能培养的病毒**:某些重要的人类病原体,如诺如病毒,在实验室中还不能进行培养,使用合适的替代病毒是预测化学消毒剂对这些病原体杀灭活性的唯一方法。虽然人乙肝病毒能感染黑猩猩,但应用此类珍稀动物来检测消毒剂很难实现。

(4) **统计效能**:判断一个产品是否可以用做消毒剂,要求该产品符合已有的特定产品评价标准,而且要求在可预测的基础上,不同批次产品重复同一试验也应达到要求。因此,产品性能检测数据的任何统计学分析,都需要足够次数的重复试验来确定重复性和推断变异度。在使用濒危动物进行消毒剂产品的检测时,伦理学观点是非常重要的考虑因素。即使撇开伦理因素,使用珍稀动物进行消毒剂检测也难以获得足够数据以满足统计学分析的要求。

二、全球主要国家和地区批准使用的指示病毒

1. 中国批准使用的指示病毒　2002 年,规定用脊髓灰质炎病毒 I 型(poliovirus type I)疫苗株和艾滋病毒 I 型美国株作为指示病毒,分别代表肠道致病病毒和艾滋病病毒,并对悬液定量灭活病毒试验方法做出详细规定,但没有规定载体试验方法。

以脊髓灰质炎病毒 I 型疫苗株为指示病毒的灭活试验,可采用 VERO 细胞系、BGM 细胞、Hela 细胞系或 FL 细胞系,作为脊髓灰质炎病毒 I 型疫苗株的宿主细胞。本实验目的在于测定消毒剂对 PV 灭活所需的剂量,以验证病毒污染物的实际消毒使用剂量。可采用终点稀释法或噬斑法计算消毒作用前后样本中的病毒滴度进而计算灭活对数值。

2. 美国批准使用的指示病毒　1996 年,美国材料与试验协会(ASTM)批准评价病毒灭活剂对悬液中病毒灭活效果的标准试验方法,标准号为 E-1052-96;评价病毒灭活剂对无生命环境物表上病毒的灭活效果的标准试验方法,标准号为 E-1053-96,为列入北美 4 个载体试验方法目录的第一个定量载体试验。该标准列出了对液体化学消毒剂有不同抵抗力的 10 种不同的病毒,并建议只有至少对脊髓灰质炎病毒、疱疹病毒和腺病毒等病毒灭活符合要求的,才能宣称该消毒剂对病毒有杀灭作用。ASTM 还批准利用成人志愿者的指垫测定洗手剂的去除病毒效果的标准试验方法,标准号为 E-1838-96。

3. 欧洲批准使用的指示病毒　2002 年,欧洲标准化委员会(CEN)制定并批准了《化学消毒剂和防腐剂 人类医学中使用的化学消毒剂和抗毒剂的病毒定量悬浮试验 试验方法和要求(第 2 阶段,第一步)》,标准号为 BS EN 14476;目前已更新至 BS EN 14476-2013。其中推荐的指示病毒为脊髓灰质炎病毒(poliovirus)、腺病毒(adenovirus)、鼠诺如病毒(murine norovirus)、努尔细小病毒(nur parvovirus)、细小病毒(parvovirus)、诺如病毒(norovirus)

4. 加拿大批准使用的指示病毒　1997 年,加拿大通用标准委员会(CGSB)批准了《应用于环境表面和医疗器械抗菌剂杀菌的评价》,标准号为 CGSB 2.161-97-CAN/CGSB-1997。其中,推荐的指示病毒为脊髓灰质炎 I 型 Sabin 疫苗株。

5. 德国批准使用的指示病毒　1979 年,德国兽医学会已经公开发布一个用于消毒剂杀灭病毒活性的详细草案。实验方法中使用了在 20% 的小牛血清中含 ID_{50} 为 10^6 cfu/mL 的病毒悬浮液。实验中用了 4 种病毒,2 种有包膜和 2 种无包膜,肠道致细胞病变的小牛孤儿病毒(属于小 RNA 病毒)、传染性犬肝炎病毒(属于腺病毒)、新城疫病毒(属于副黏病毒)和牛痘病毒(属于痘病毒)。在悬浮实验中,用和不用 20% 的牛血清的试验都要做。在载体实验中,用木头和纱布也给予了规定说明(病毒在 37℃干燥 90min),加入适当稀释浓度的消毒剂后,作用 15min、30min、60min 和 120min。实验样品被接种到细胞培养物和鸡胚中。消毒剂对细胞培养物和鸡胚的毒性必须单独评价,按照完全灭活或限定的杀病毒活性的有效浓度,对消毒剂进行评价。

2008 年,德国病毒性疾病控制协会(DVV)发布的《DVV 和 RKI 关于人类医疗场所用化学消毒剂杀病毒效果检验的指南》中选用牛痘病毒 Elstree 株、牛病毒性腹泻病毒(BVDV)NADL 株、脊髓灰质炎病毒疫苗株 I 型 LSc-2ab 株、腺病毒 5 型 75 株、多瘤病毒(SV40)777 株和牛细小病毒 Haden 株。其要求在悬液法中,病毒减少 $4\log_{10}$ 才能达到消毒要求。

6. 法国批准使用的指示病毒　1989 年,法国标准化协会(AFNOR)发布的 AFNOR T72-

180 中列出,化学消毒剂的病毒灭活实验要求使用的指示病毒是脊髓灰质炎病毒Ⅰ型疫苗株,腺病毒 5 型和牛痘病毒。

7. 英国批准使用的指示病毒　1970 年,英国农业、渔业和食品部颁布了一个实验方案,用于评价批准消毒家禽疫病的消毒剂灭活病毒的效果,指示病毒为新城疫病毒和鸡瘟病毒代表禽流感病毒。

目前,因用指示病毒作消毒效果评价制定的标准比较少,没有统一的国际标准。因此,筛选指示病毒和制定统一的地区标准乃至国际标准是今后消毒学界面临的巨大任务。

三、消毒指示噬菌体

(一) 选择消毒指示噬菌体的意义

消毒指示噬菌体(disinfection indicator bacteriophage)指用做消毒指示微生物的噬菌体。噬菌体(bacteriophage)是一类能感染细菌、放线菌、真菌、螺旋体等微生物的病毒,属于专性细胞内寄生的微生物。由英国科学家特沃特(Frederick William Twort)于 1915 年在英格兰,以及加拿大出生的法国微生物学家代列耳(Félix d'Herelle)于 1917 年在法国巴黎的巴斯德研究所分别独立发现。噬菌体在自然界中分布广泛,凡是有细菌的场所均可能存在相应的噬菌体。按照核酸分类,噬菌体可分为双链 DNA(dsDNA)噬菌体、单链 DNA(ssDNA)噬菌体、双链 RNA(dsRNA)噬菌体、单链 RNA(ssRNA)噬菌体。

目前,国内外针对消毒剂、消毒器械的消毒效果评价中,多选择哺乳动物病毒作为指示病毒,如脊髓灰质炎病毒、疱疹病毒、腺病毒及牛痘病毒等(具体见本章第三节相关内容)。由于噬菌体具有严格的宿主特异性,对人类和动物均不具有感染性,从而可保证试验的安全性。噬菌体的灭活试验和病毒的灭活试验大部分的实验原理类似,但噬菌体的培养和计数方法过程比病毒经济、省时,试验程序上的简便性和可操作性比较强。因此,选择合适的噬菌体作为病毒灭活指示物是消毒试验方法学研究中令人感兴趣的课题。

(二) 噬菌体作肠道病毒指示病毒的价值

在噬菌体中,性菌毛噬菌体(肠杆菌噬菌体)(F-RNA male-specific phages)从理论上来看,应该是肠道病毒的最好指示病毒,两者几乎都从人体和其他温血动物的粪便中来,就组成、结构和大小而言,也类似于人类肠道病毒。以 MS2 和 f2 噬菌体为例,其与典型的肠道病毒——脊髓灰质炎病毒相比,均为 20 面体结构的单链线状 RNA 病毒,而且已有研究表明在物理、化学性质方面两者也类似。

噬菌体的上述特征从理论上证实了其作为水体中肠道病毒的指示病毒的价值。与常用的作为粪便污染指示菌的大肠菌群和粪链球菌相比,噬菌体的生物结构、体积大小、组成成分和复制方式与肠道病毒更加相似。另外,噬菌体接近满足作为水体中肠道病毒指示物的基本要求:噬菌体在有肠道病毒污染的水体中普遍存在;它们数量甚多,与肠病毒相似或更多;对水体净化和消毒处理的抵抗力至少与肠道病毒相当;在粪便污染的水中容易找到,在未污染的水中不能发现;它们不会在水中繁殖;不具有致病性,可以通过简单、快速、低廉的方法检测。许多实验室和现场实验也证实了噬菌体作为肠道病毒指示病毒的可行性。

通过对淡水和海水的研究,1948 年,格林(Guelin A.)第一个提出用噬菌体作为肠道病毒的指示病毒。此后,在实验室条件下对不同噬菌体在自然水体中的存活情况及其对常用消毒剂的抵抗力做了研究。研究结果表明,大多数噬菌体在水体中生存时间比肠道病毒长,对常用消毒剂(如氯)的抵抗力与肠道病毒相似。在对从污水深度处理得到的饮用水中噬菌体和病毒的实验研究中,也得到相似的结果。噬菌体已经作为病毒的模型或代用病毒成为对处理前、后饮用水的常规监测项目,同时作为家用净水器效果评价的指标。

噬菌体在实验室的实验中作为肠道病毒指示病毒的可行性可能更高,因为在实验室严格控制的实验条件下,可对噬菌体和病毒的存活情况进行直接比较。

(三) 噬菌体作肠道病毒的指示病毒的研究现状

1. 水质的消毒效果评价 目前研究较多的是性菌毛感染大肠埃希菌噬菌体[male-specific coliphages (F$^+$)]和菌体感染大肠埃希菌噬菌体(somatic coliphage)。前者通过 F$^+$性菌毛感染宿主菌,在生物学特性和对消毒剂的抗性上最接近肠道病毒,适宜作肠道病毒的指示物;后者通过细胞外膜感染宿主菌株。由于大肠菌群等细菌指标已有效表征了样品的一般卫生情况,所以近年来更加重视肠道病毒污染状况的有效评价,F-特异性大肠埃希菌噬菌体的研究更多。其中研究最多的是 MS2 和 f2 噬菌体。

2. 消毒剂、消毒器械的消毒效果评价 已经有许多实验噬菌体作为替代病毒,无论是单独使用还是与其他哺乳动物病毒同时使用,用于研究杀微生物剂的效力。1984 年,勒佩吉(Lepage C)和雷蒙德(Romond C)使用 T2 噬菌体、MS2 噬菌体和 ΦX174 噬菌体来检测碘伏、乙醛、次氯酸盐、季铵盐和两性化合物杀灭病毒的活性。1983 年,ΦX174 噬菌体能够同时用于悬液法和载体法,来检测消毒剂杀灭病毒的活性。1993 年,MS2 噬菌体已经被用做指示病毒,以评估洗手过程中消毒剂杀灭病毒的活性。

(四) 全球主要国家和地区批准使用的指示噬菌体

1. 国际标准化组织使用的指示噬菌体 饮用水消毒效果评价国际标准化组织(ISO)于1995 年制定了以 MS2 噬菌体(NCTC 2487 或 ATCC 15597-B1)作指示病毒用于水质评价的国际标准(ISO 10705-1),确立了噬菌体检查和计数的标准方法,结果用 1mL 水中空斑形成单位(PFU)来表示。

2. 欧洲使用的指示噬菌体 消毒剂、消毒器械消毒效果评价:标准化委员会制定的食品标准 EN 13610-2002《化学消毒剂 评价食品和工业领域中使用的化学消毒剂抵御噬菌体的杀病毒作用的定量悬浮试验-试验方法和要求》[*Chemical disinfectants-Quantitative suspension test for the evaluation of virucidal activity against bacteriophages of chemical disinfectants used in food and industrial areas-Test method and requirements* (phase2, step1)]中使用的噬菌体是乳酸乳球菌乳酸亚种(*Lactococcus lactis* subsp. *lactis*)噬菌体 P001 和 P008。

3. 中国使用的指示噬菌体 目前,中国的相关标准中还没有使用噬菌体灭活实验进行消毒剂、消毒器械功效评价的标准。

 小 结

本章简要介绍了消毒指示微生物的情况。这些指示微生物主要包括消毒指示真菌、消毒指示细菌和消毒指示病毒。不同的指示微生物其内容涉及指示微生物的选择原则、常见的指示微生物以及国内外指示微生物的应用等。

思考题

1. 简述选择消毒指示真菌的原则及常见指示真菌。
2. 简述选择消毒指示细菌的原则及常见指示细菌。
3. 简述选择消毒指示病毒的原则及常见指示病毒。
4. 噬菌体作为指示病毒有何意义？

（陈昭斌 编 张朝武 审）

第十章

消毒效果影响因素和消毒方法选择原则

消毒因子对微生物的作用效果受诸多因素的影响,这些消毒效果影响因素(influence factor of disinfection effect)涉及消毒因子、微生物和作用环境三个方面。这些因素中有的对消毒效果具有促进作用,有的对消毒效果具有抑制作用。消毒方法选择原则(selecting principle of disinfection method)是基于消毒因子作用水平、消毒对象物品对人体健康造成危险性的程度和消毒目标微生物对消毒因子抵抗力的大小来决定的。

第一节　消毒效果影响因素

消毒因子杀灭微生物的作用除了受消毒因子强度和作用时间的影响外,还受微生物种类和数量的影响,以及其他因素的影响,如消毒剂的作用温度、pH 值、有机干扰物等的影响,一些物理消毒方法也会受到有机干扰物、温度以及湿度等的影响。为确保消毒品的使用效果,应找出影响消毒效果的因素,并对其影响程度作用进行评价,以便在实际应用中根据评价结果进行调整,真正做到科学、合理使用消毒品。

一、消毒因子强度

消毒因子强度指在消毒灭菌过程中,作用于待处理物品上的消毒因子的实际强度。对于物理因子通常描述为强度(如温度、辐照强度、压力值等),对于化学或生物消毒灭菌因子,则主要指消毒因子的浓度。

通常,有效消毒因子强度越大,对微生物的杀灭能力越强。如热力消毒灭菌方法中,作用温度越高,对微生物的杀灭效果越好,表现在杀灭的微生物种类范围越广,杀灭微生物的速度也越快。多数化学消毒剂也遵循"浓度越高,效果越好"的规律,但也有少数消毒剂例外,如乙醇消毒剂的最佳浓度范围在 70%~75%,过高浓度的乙醇会使微生物表面的蛋白质快速变性凝固,降低进入微生物内部乙醇的浓度,导致对微生物的杀灭作用下降。

二、消毒因子作用时间

消毒因子对微生物的杀灭效果与作用时间有关。任何消毒因子都必须作用于微生物上的特定作用位点,通过破坏微生物结构、改变微生物生理活性等方式导致微生物死亡,这个作用过程需要一定的时间才能达到。不同的消毒因子,其发挥作用所需的最短时间不同。对于特定种类消毒因子,其作用时间越长,消毒效果越好。在一定范围内,消毒因子的强度增加,所需的有效作用时间相应缩短,反之,消毒因子强度降低,达到同样消毒效果所需的作用时间会延长。

三、消毒目标微生物种类和数量

不同种类(或类型)的微生物,因其结构特征、组成成分不同,所以对消毒剂的敏感性也会不同。如细菌芽孢因含水量少(约40%),蛋白质受热不易变性;芽孢形成时能合成一些特殊的酶,这些酶较之繁殖体中的酶具有更强的耐热性;芽孢含有大量吡啶二羧酸(dipicolinic acid,DPA),DPA能使芽孢的酶类具有很高的稳定性;所以芽孢对热的抵抗力很强;芽孢壳通透性极低,消毒剂不能进入,导致芽孢对消毒剂的抵抗力也很强。分枝杆菌不同于普通细菌繁殖体,在于其细胞壁含有大量的脂质,故对亲脂性消毒剂(如乙醇)敏感,在70%乙醇中2min死亡;脂质可防止菌体水分丢失,故对干燥的抵抗力特别强,黏附在尘埃上保持传染性8~10d,在干燥痰内可存活6~8个月;其细胞壁的类脂质,尤其是蜡样物质,具有疏水性,和普通细菌相比较,对物理和多种化学消毒因子具有较强的抵抗力。同理,有包膜病毒对脂溶性消毒剂的敏感性高于无包膜病毒。

同种微生物的不同生理状态下,对消毒灭菌因子的抵抗力也有不同,如老龄菌比幼龄菌抵抗力强。

物品上微生物污染程度越高,消毒就越困难。原因之一是物品上微生物的数量增加,彼此重叠加强了机械保护作用;其二是微生物的数量多,抵抗力强的个体也随之增多。因此,消毒污染严重的物品,需提高能量(或药物浓度),或延长作用时间方能达到消毒合格要求。

四、消毒环境温度

温度对消毒器效果的影响表现为两个方面,一是影响消毒因子的产生,二是影响微生物对消毒因子的敏感性。热力消毒完全依靠高温的作用杀灭微生物,温度对其影响不言而喻。其他消毒方法也受温度的影响,无论物理或化学消毒方法,一般温度越高消毒效果越好。如含氯消毒剂温度每提高10℃,杀芽孢时间可减半。5%的甲醛溶液,20℃杀灭炭疽杆菌芽孢需要32h,但37℃仅需要1.5h。不同的消毒剂受温度影响的程度也不同,如过氧乙酸受温度变化的影响较小,3%的过氧乙酸在-30℃的条件下作用1h仍可达到灭菌,乙醇稀释过氧乙酸可防冻,适于0℃以下消毒。但也有少数例外,如臭氧水消毒,低温有利于臭氧溶于水,从而增强其杀菌效果。过氧化物稳定性差,碘在40℃时可升华,故采用过氧化物消毒剂和碘消毒剂消毒时不宜加热。紫外线在室温20~35℃时杀菌作用最强,随着温度降低,紫外线的输出减少,消毒效果下降;但若温度过高,辐射的紫外线又会因为吸收增加,从而也会导致输出减少。大多数微生物在低温时对紫外线较敏感,但低温又可影响紫外线灯的输出强度而影响消毒效果。因此,温度过高或过低对紫外线的消毒效果均有影响。多数臭氧发生器的消毒效果也受环境温度的影响,温度较高时,产生的臭氧含量下降,在较低温度时产生的臭氧浓度相对较高。

五、消毒环境湿度

空气的相对湿度(RH)对气体消毒剂影响显著。使用环氧乙烷或甲醛消毒都有最适

RH 范围,过高过低都会影响杀灭效果。环氧乙烷消毒一般以 RH 80% 为宜,甲醛气体消毒以 RH 80%~90% 为宜。臭氧气体消毒物品表面,相对湿度 ≥70%,才能达到消毒效果。RH 对空气消毒的影响也显著。过氧乙酸喷雾消毒,空气 RH 在 20%~80% 时,湿度越大,杀菌效果越好。当相对湿度低于 20% 时,则杀菌作用较差。臭氧空气消毒,相对湿度 ≥60%,才能达到消毒效果。

环境的湿度水平对紫外等消毒器的效果也会产生影响,原因是水分子能吸收紫外线,空气湿度较大时会降低紫外线的穿透力,降低消毒效果。研究发现,在一定的范围内,紫外线灯辐射强度与空气含湿量成反比,在室内湿度 55% 以下时,紫外线空气消毒机消毒效果无明显影响,当相对湿度为增加到 70%、80%、90% 时,紫外辐射强度需分别增加 50%、80%、90% 才能达到同样的消毒效果。湿度对臭氧发生器的消毒效果也有影响,研究发现,当进入臭氧放电管的气体含水分或油污时,产生的臭氧浓度下降,消毒效果下降。

实际工作中,应根据各消毒方法的要求,调整相对湿度至最适范围,保障消毒灭菌效果。

六、消毒环境酸碱度

酸碱度的变化可严重影响某些消毒剂的杀菌作用。一方面酸碱度影响消毒剂有效成分的释放,另一方面酸碱度的变化也影响微生物的生命活动。如戊二醛在碱性条件下可使杀菌能力提高,但易聚合失效,在酸性溶液较稳定,但杀菌力下降;而含氯消毒剂类在碱性条件下稳定,杀菌最适 pH 值为 6.0~8.0,pH 值<4.0 时易分解;氯己定溶液 pH 值在 5.5~8.0 时具杀菌活性,偏碱更好,但不宜超过 pH 值 8.0;季铵盐类最适杀菌 pH 值为 9.0~10.0,不宜低于 7.0;而酸碱度对甲醛杀菌作用影响不大。在实际工作中可通过调整消毒环境的 pH 值,以利于消毒方法发挥其应有的效果。

七、消毒环境拮抗物质

某些消毒剂能与一些特定的化合物反应,消耗消毒剂从而使其消毒效果下降;另一些化学物则可能对微生物起到保护作用,从而导致消毒效果下降。这些能使消毒效果下降的物质称为化学拮抗物质。例如,蛋白质、油脂类有机物包围在微生物外面可阻碍消毒因子的穿透,并消耗一部分消毒剂,可使杀菌效果下降。因此,应将污染物品清洗后进行消毒,或提高浓度,或延长作用时间。受有机物影响较大的消毒剂有含氯消毒剂类、季铵盐类、氯己定和醇类等。此外,锰、亚硝酸盐、铁、硫化物可减弱含氯消毒剂的杀菌作用;棉纱布或合成纤维可吸附季铵盐类减弱杀菌作用;阴离子表面活性剂,以及钙、镁、铁、铝等离子亦可减弱季铵盐类的活性;含氯消毒剂、含碘消毒剂、过氧化物类消毒剂易被还原剂中和。在实际应用中,需注意避免拮抗物质对消毒剂的作用,才能更好保证消毒与灭菌的效果。

八、连续消毒

某些物品的消毒处理工作中,常存在将多件物品连续放入同一消毒剂溶液中进行消毒处理的现象(如浸洗拖布的消毒液、浸泡污染医疗器械的消毒液、浸泡洗手消毒液)。随着处理物品的增加,消毒剂有效成分含量会不断下降,消毒效果也会随之下降。为了解连续加入待处理物品对消毒效果的影响,需要通过实验验证消毒剂用于多次消毒的可靠性。在消毒品鉴定与评价中,用于了解或验证消毒剂用于多次消毒可靠性的试验称为能力试验(capacity test)或能量试验。目前广泛应用的能力试验都依据凯尔西-赛克斯(Kelsey-Sykes)试验原理而设计,该试验由凯尔西和赛克斯于1969年建立。

九、消毒液表面张力

对于化学消毒剂,尤其是液体消毒剂而言,表面张力影响消毒剂与待消毒处理物品及其上微生物的接触、穿透,从而影响消毒效果。消毒剂溶液的表面张力降低有利于接触微生物而促进杀灭作用。所以在配置消毒剂时,选择表面张力低的溶剂,或在消毒剂中加入某些表面活性剂。如石碳酸溶液中加入某些湿润剂、氯代二甲酚溶液中加入少许饱和脂肪酸肥皂,都能提高消毒效果。温度升高也具有降低表面张力的作用。

十、电压

对于采用电力消毒灭菌器械,电压会对其作用效果产生影响。电压变化会导致消毒器产生的消毒因子强度发生变化,从而影响消毒效果。如电压变化可以改变微波功率、影响紫外线辐照强度,影响臭氧产生的效率和浓度等。红外加热消毒柜电压下降时,其柜内最高温度也相应下降;在消毒器中内置温度监测系统,并以实际温度为控制条件,可以在一定程度上弥补电压变化所致的影响。

十一、压力

以蒸汽或气体形式发挥作用的消毒因子,其效果受消毒器内部压力的影响。某些消毒器运行过程中需要负压过程,如环氧乙烷灭菌柜、预真空压力蒸汽灭菌器等,其负压的程度影响到空气的残留从而影响到环氧乙烷气体或高温蒸汽的穿透力,最终影响到消毒灭菌效果。在湿热消毒灭菌时,消毒环境的气压决定了水的沸点,也是饱和蒸汽的温度,所以气压对湿热灭菌的效果有重要影响。气压越高,水的沸点越高,水蒸气的温度越高,消毒效果越好,达到灭菌的时间越短。但如果压力蒸汽灭菌器中的冷空气未排净时,虽然压力达到要求,但可因其穿透力不及水蒸气而降低消毒灭菌效果。

十二、气体成分

某些消毒器的消毒效果受气体成分的影响,如电离辐射消毒灭菌,在有氧气存在时会产生过氧化物,从而增强杀菌作用。采用高压放电制备臭氧的臭氧发生器,采用氧气比采用空气作为电离源,臭氧产生量要更大,制备的臭氧气体浓度更高。

十三、被消毒物品的包装情况

消毒因子必须作用于待消毒处理物品上的微生物才能发挥杀灭作用。而带消毒处理物品或者因为包装,或者因为物品大小不同,消毒因子需要穿透这些物品或者包装才能真正作用于微生物。消毒器所产生(释放)的消毒因子必须穿透被消毒灭菌物品的包装,接触到微生物才能发挥杀灭作用,因此被消毒灭菌物品的包装情况会影响消毒因子的作用效果。

不同的消毒因子,其穿透能力不同。穿透能力强的物理因子有电离辐射、微波和湿热;紫外线穿透能力弱;湿热穿透能力比干热强,但饱和蒸汽不能穿透油性液体和固体,油性液体和固体只能干热法灭菌。穿透能力强的化学因子有环氧乙烷和戊二醛,甲醛气体穿透能力差。

实际工作中,除要保证有足够的穿透时间外,还需为消毒因子的穿透创造条件。例如,热力消毒时,物品不宜包扎太大、太紧;甲醛熏蒸时,消毒对象要充分暴露,不能堆放;消毒粪便、痰液时,应将消毒剂与之搅拌均匀等。

十四、被消毒物品在消毒器内的放置位置

很多时候,消毒器产生(释放)的消毒因子在消毒器中分布并不均匀,导致各位置消毒因子剂量变化不一致,因此各个位置点上的消毒效果也会有不同。如紫外线的穿透能力差,所以在紫外消毒时,被遮挡位置的消毒效果往往较差。

(王国庆　编　陈昭斌　审)

第二节　消毒方法选择原则

一、根据消毒因子作用水平分类消毒方法

根据消毒因子在一定的处理剂量,即强度(温度、照射强度、剂量率或浓度等)和作用时间下对微生物的杀灭能力,可将消毒方法分为4个作用水平的消毒方法。

1. **灭菌法**　杀灭一切微生物达到无菌保证水平的方法,包括热力灭菌、电离辐射灭菌、微波灭菌、等离子体灭菌等物理灭菌方法,以及用甲醛、戊二醛、环氧乙烷、过氧乙酸、过氧化氢等灭菌剂进行灭菌的方法。

2. **高水平消毒法**　杀灭各种微生物,对细菌芽孢杀灭达到消毒效果的方法,包括热力、电力辐射、微波和紫外线等以及用含氯、二氧化氯、过氧乙酸、过氧化氢、含溴、臭氧、二溴海因和某些复配消毒剂等消毒因子进行消毒的方法。

3. **中水平消毒法**　杀灭和去除细菌芽孢以外的各种微生物的消毒方法,包括碘类、醇类、醇类和氯己定的复方、醇类和季铵盐的复方、酚类等消毒剂,以及超声波等物理因子进行消毒的方法。

4. **低水平消毒法**　只能杀灭分枝杆菌以外的细菌繁殖体和亲脂病毒的消毒方法,包括单链季铵盐类、双胍类、植物类和汞、银、铜等金属离子消毒剂,以及通风换气、冲洗等机械除菌法。

二、根据医疗物品对人体的危险性大小分类医疗物品

医疗物品对人体的危险性是指物品污染后可能对人体造成危害的程度。根据危害程度将其分为三类:

1. **高度危险性物品**　指穿过皮肤或黏膜进入无菌组织或器官内部,或与破损组织、皮肤、黏膜密切接触的医疗用品,如手术器械和用品、穿刺针、输血器材、血液和血液制品、输液器材、注射的药物和液体、透析器、导尿管、膀胱镜、腹腔镜、脏器移植物和活体组织检查钳等。

2. **中度危险性物品**　指仅和破损皮肤、黏膜相接触,而不进入无菌组织内部的医疗用品。如呼吸机管道、气管镜、麻醉机管道、胃肠道内镜、子宫帽、避孕环、压舌板、喉镜、体温

表等。

3. 低度危险性物品　指仅直接或间接地和健康无损的皮肤相接触,微生物污染,一般情况下无害,只有当受到一定量的病原微生物污染时才造成危害的医疗用品,包括生活卫生用品和病人、医护人员生活和工作环境中的物品,如,一般诊断用品(听诊器、血压计袖带等)、毛巾、面盆、餐具、茶具、痰盂(杯)、便器、地面、墙面、桌面、床面、被褥等。

三、微生物对消毒因子敏感性或抵抗力的顺序

微生物对消毒因子的敏感性从高到低(即微生物对消毒因子的抵抗力由弱至强)的顺序:亲脂病毒(有脂质膜的病毒,如乙型肝炎病毒、流感病毒等)、细菌繁殖体、真菌、亲水病毒(没有脂质包膜的病毒,如甲型肝炎病毒、脊髓灰质炎病毒等)、分枝杆菌(如结核分枝杆菌、龟分枝杆菌等)、细菌芽孢(如炭疽杆菌芽孢、枯草杆菌芽孢等)、朊病毒(感染性蛋白质)。

四、选择消毒方法的原则

1. 使用国家批准的消毒品(消毒药剂和消毒器),并按照使用说明进行。

2. 根据消毒对象污染的危害程度选择消毒、灭菌方法。①高度危险性物品,须用灭菌法;②中度危险性物品,可选用中水平或高水平消毒法,如内镜、体温表等必须用高水平消毒法;③低度危险性物品,可用低水平消毒法或只作清洁法,仅在特殊情况下,才做特殊消毒处理。如,有病原微生物污染时,必须针对污染病原微生物的种类和数量选用有效的消毒法。

3. 根据消毒对象上污染微生物的种类、数量和危害性选择消毒方法。①受细菌芽孢、真菌孢子、分枝杆菌和经血传播病原体(乙型肝炎病毒、丙型肝炎病毒、人类免疫缺陷病毒等)等污染的物品,选用高水平消毒法或灭菌法;②受真菌、螺旋体、支原体、衣原体、亲水病毒等病原微生物污染的物品,选用中水平以上的消毒方法;③受一般细菌和亲脂病毒等污染的物品,选用中水平或低水平消毒法;④对存在较多有机物的物品消毒时,应加大消毒剂的使用剂量和/或延长消毒作用时间;⑤消毒物品上微生物污染特别严重时,应加大消毒剂的使用剂量和/或延长消毒作用时间。

4. 根据消毒物品的性质选择消毒方法。选择消毒方法时,一是要达到消毒效果,二是要保护消毒物品不受损坏。可按以下原则进行:①耐高温、耐高湿的物品和器材,应首选压力蒸汽灭菌;②耐高温、不耐高湿的玻璃器材、油剂类和干粉类等可选用干热灭菌;③不耐高温、不耐高湿,以及贵重物品,可选择环氧乙烷或低温蒸汽甲醛气体消毒、灭菌;④器械的浸泡灭菌,应选择对金属基本无腐蚀性的消毒剂;⑤物体表面的消毒,应考虑表面的性质:光滑表面可选择紫外线消毒器近距离照射或液体消毒剂擦拭,多孔材料表面可采用喷雾消毒法。

五、消毒基本程序

对甲类传染病病人,以及病毒性肝炎、结核病、艾滋病、炭疽、严重急性呼吸综合征(SARS)、朊病毒感染的病人(库鲁病、克雅氏病、格斯特曼综合征和致死性家族性失眠症)、埃博拉病毒病等病人的排泄物、分泌物、血液等污染的物品,应先消毒再清洗,在使用前再按物品危险性的分类,选择合理的消毒方法进行消毒处理。普通病人用过的物品,可先清洗后消毒。

六、消毒工作中的个人防护

消毒因子大多对人是有害的,因此,消毒时工作人员一定要有自我保护的意识和措施,以防止消毒事故的发生和因消毒操作方法不当造成对人体的伤害。

个人防护要点如下:①热力灭菌。干热灭菌时应防止燃烧;压力蒸汽灭菌应防止发生爆炸事故及可能对操作人员造成的烫伤事故;②紫外线、微波消毒。应避免对人体的直接照射;③气体化学消毒剂。防止有毒有害消毒气体的泄漏,时常检测消毒环境,确保该类气体的浓度在国家规定的安全范围之内;对环氧乙烷气体消毒剂,还应严防发生燃烧和爆炸事故;④液体化学消毒剂。防止过敏和可能对皮肤、黏膜的损伤;⑤锐利器械和用具。采取有效防护措施,以避免可能对人体的刺、割等伤害。

(陈昭斌 编 　张朝武 审)

 小　结

本章简要介绍了消毒效果影响因素和消毒方法选择原则。消毒效果影响因素主要有消毒因子强度、作用时间、消毒目标微生物种类和数量、温度、湿度、pH 值、拮抗物质、连续消毒、消毒液表面张力、电压、压力、气体成分、被消毒物品的包装情况和放置位置等,消毒方法选择原则主要根据消毒因子作用水平、医疗物品对人体的危险性大小和微生物对消毒因子敏感性或抵抗力等进行。

 思考题

1. 简述消毒品杀灭微生物作用的影响因素。
2. 物品上微生物污染的程度如何影响消毒效果?
3. 消毒因子的强度与作用时间如何影响消毒效果?
4. 温度怎样影响消毒效果?
5. 在实际工作中,为保障消毒效果,应该怎样根据环境 pH 值使用消毒剂?
6. 简述消毒方法选择原则。

(王国庆　陈昭斌 编　陈昭斌 　张朝武 审)

第十一章

消毒学检验

消毒学检验涉及的内容非常广泛,本章仅简单介绍消毒学检验定义及范畴,消毒相关产品检验项目,消毒相关产品样品采集、保存和处理,消毒相关产品感官和一般理化检验,消毒因子有效成分检验,消毒品污染重金属含量测定,消毒相关产品标签标识和包装计量检验。而消毒因子杀灭微生物效果评价,消毒因子模拟现场和现场消毒效果评价,消毒因子抗(抑)菌效果评价,消毒因子毒理安全性评价等在本书后面章节介绍。

第一节 消毒学检验定义及范畴

一、消毒学检验的定义

消毒学检验(disinfection testing)有消毒学检验学和消毒学检验工作两方面的含义。

(一)消毒学检验学

从学科来说,消毒学检验称为消毒学检验学(science of disinfection testing),是以预防医学、分析化学、微生物学、卫生检验学和消毒学理论为基础,应用最新的物理学、化学、毒理学、仪器分析学和分子生物学等的技术手段,研究消毒相关产品消毒性能和相关环境消毒效果的理论、方法和检验技术的科学。消毒学检验学是卫生检验学的亚学科,是卫生检验学的重要组成部分,同时,消毒学检验学也是消毒学的亚学科,是消毒学的重要分支。

(二)消毒学检验工作

从日常工作来说,消毒学检验称为消毒学检验工作(work of disinfection testing),消毒学检验工作是对各种消毒相关产品的消毒性能指标和各种消毒相关活动的消毒效果的检验。各种消毒活动所涉及的人体外环境,包括空气、土壤、水体、物体表面、手和皮肤表面等,根据消毒学检验结果,经数理统计分析和判断,得出检验结论,并出具检验报告。消毒学检验工作为日常消毒活动的监管提供依据。消毒学检验工作是卫生检验的重要组成部分。

二、消毒学检验的学科范畴

消毒学检验是一门交叉学科,涉及很多其他学科的理论知识和技术,尤其是卫生检验学、卫生毒理学与消毒学技术的融合,具有其独特性。

消毒学检验的学科范畴(subject category)很广,主要研究范围包括消毒学和消毒学检验的历史,消毒学检验基本要求,消毒因子及其消毒机制,消毒目标微生物,消毒效果评价指示微生物,消毒相关产品样品的采集、保存和处理,消毒相关产品感官和一般理化检验,消毒剂无机有效成分含量测定,消毒剂有机有效成分含量测定,消毒剂生物活性成分含量测定,消毒器主要物理化学杀菌因子强度测定,消毒品污染重金属含量测定,消毒相关产品标签标识和包装计量检验,消毒品消毒效果影响因素检验,消毒剂杀灭微生物效果检验,消毒剂模拟现场和现场消毒效果检验,抗(抑)菌品的抗(抑)菌效果检验,消毒相关产品消毒效果检验,消毒剂的稳定性评价,消毒剂对金属腐蚀性测定,消毒剂毒理学检验与安全性评价,食品消毒检验,药品消毒检验,化妆品消毒检验,生活饮用水消毒检验,医疗卫生机构消毒检验,托幼机构和学校消毒检验,公共场所消毒检验,口岸消毒检验,疫源地消毒检验等。

第二节　消毒相关产品检验项目

消毒学检验是对消毒相关产品检验项目(test items)进行检测分析,其工作的范围包括消毒相关产品的性能指标的检验和消毒活动,即消毒品应用于不同环境、物体和人体等对象后的消毒效果监测检验。

一、消毒相关产品的定义

(1) 消毒相关产品(disinfection related product):指与消毒密切相关的产品,包括消毒品、消毒指示品、消毒包装品、消毒后产品等。

(2) 消毒品(disinfection product):指能产生各种消毒因子,且能用于消毒处理的产品,包括灭菌剂、消毒剂、抗毒药、抗菌剂、抑菌剂、防保剂和各种消毒器等。消毒品是消毒产品的简称。

(3) 消毒指示品(disinfection indicator product):指能指示消毒品消毒效果、消毒因子强度和消毒剂浓度以及消毒活动的消毒效果的产品,包括物理指示品、化学指示品和生物指示品等。

(4) 消毒包装品(disinfection packaging material product):指用于消毒灭菌物品包装的材料产品,包括灭菌医疗用品包装材料等。

(5) 消毒后产品(disinfected product):指经过消毒因子处理后的产品,包括一次性使用医疗和卫生用品、食品、药品、化妆品、饮用水等。消毒后产品也称已消毒产品。

二、消毒相关产品管理

按照消毒相关产品用途、使用对象的风险程度实行分类管理。第一类具有较高风险,需要严格管理,包括用于医疗器械的高水平消毒剂和消毒器械、灭菌剂和灭菌器械、皮肤黏膜消毒剂、生物指示品、灭菌效果化学指示品。第二类具有中度风险,需要加强管理,包括除第一类产品外的消毒剂、消毒器械、化学指示品,以及带有灭菌标识的灭菌物品包装物、抗(抑)菌制剂。第三类风险程度较低,实行常规管理,包括除抗(抑)菌制剂外的卫生用品。当同一个消毒相关产品涉及不同类别时,应当以较高风险类别进行管理。

三、消毒相关产品检验项目

1. **消毒剂感官和一般理化检验**　消毒剂感官和一般理化检验包括消毒剂的感官检验、pH 值测定、稳定性测定和对金属腐蚀性的测定。

2. **消毒剂有效成分含量的测定** 消毒剂有效成分系指具有杀菌作用的成分,其测定主要分为有机有效成分、无机有效成分和生物有效活性成分的测定。所有化学消毒剂均应进行本项检测。复方化学消毒剂应测定其杀菌主要成分的含量。植物消毒剂和用其提取物配制的消毒剂可不测定有效成分。

3. **消毒品重金属污染含量测定** 消毒剂或消毒器产生的重金属污染的测定,主要包括铅、砷、汞等的测定。

4. **消毒效果影响因素检验** 消毒效果影响因素检验包括影响消毒相关产品消毒效果因素测定、连续消毒对消毒剂杀菌作用影响检验(能量试验)和残留消毒剂去除试验(中和剂鉴定试验)。

5. **消毒剂对微生物的杀灭试验** 所有消毒剂均应进行本项检测。试验之前,需要选择合适的代表微生物进行本实验,如手消毒剂必须进行金黄色葡萄球菌、大肠埃希菌、白假丝酵母杀灭试验。消毒剂对微生物的杀灭试验包括定性杀菌效果的测定、杀灭细菌繁殖体效果检验、杀灭分枝杆菌效果检验、杀灭细菌芽孢效果检验、杀灭真菌繁殖体效果检验、杀灭真菌孢子效果检验、灭活肠道病毒效果检验、灭活血液传播病毒效果检验、灭活呼吸道传播病毒效果检验。

6. **消毒剂模拟现场试验与现场试验** 根据不同消毒对象选择模拟现场或现场试验。如用于空气消毒的消毒剂须进行现场试验。用于餐(饮)具、医疗器械和用品消毒的消毒剂进行模拟现场试验,其中医疗器械的模拟现场试验应区分消毒或灭菌。

7. **抗(抑)菌品的抗(抑)菌效果检验** 抗(抑)菌品的抗(抑)菌效果检验包括抑菌环试验、最小抑制浓度的测定、最小杀菌浓度的测定、滞留抑菌效果测定、洗衣粉抗菌效果测定、振荡烧瓶试验、浸渍试验和奎因试验。

8. **消毒相关产品的消毒效果检验** 物质或物品经消毒或灭菌处理之后,应检测其微生物污染情况,包括空气和水的消毒效果鉴定试验、灭菌与消毒器械消毒功效鉴定试验、灭菌与消毒指示物(器材)鉴定试验、灭菌医疗用品包装材料鉴定试验、一次性使用医疗用品细菌和真菌污染的检测、一次性使用卫生用品鉴定试验、角膜接触镜护理液鉴定试验和无菌检验。

9. **毒理学检验与安全性评价** 消毒相关产品毒理学检验包括急性经口毒性试验、急性吸入毒性试验、皮肤刺激试验、急性眼刺激试验、阴道黏膜刺激试验、皮肤变态反应试验、亚急性毒性试验、致突变试验、亚慢性毒性试验、致畸胎试验、慢性毒性试验、致癌试验及毒理学试验结果的最终判定。

10. **消毒相关产品的标签标识和包装计量检验** 根据《消毒产品标签说明书管理规范》,对在中国境内生产、经营和使用的进口和国产消毒相关产品的标签和说明书进行规范化管理。这部分的内容与实验操作可能关系不大,却是极其重要的一部分。它包括了消毒相关产品标签标识管理、消毒相关产品标签和说明必须标注的内容、消毒相关产品标签和说明禁止标注的内容。消毒相关产品包装计量检验包括消毒相关产品包装外观要求、包装检验和计量检验。

四、消毒相关产品应用于不同对象后的监测检验项目

1. **食品消毒检验** 食品消毒检验主要包括食品消毒剂和防保剂检验、食品消毒效果检

验、商业无菌检验和食(饮)具消毒效果检验。

2. **药品消毒检验**　药品生产不仅需要符合 GMP 认证的清洁场所,要防止微生物的污染,保证药品在有效期内不变质,还需要加入防保剂,因此药品的消毒检验十分重要,其主要包括药品防保剂检验、药品微生物检验和药品无菌检验。

3. **化妆品消毒检验**　化妆品是人们日常生活中不可缺少的东西,鉴于化妆品原料和化妆品本身就是有利于微生物生长的生境,且要保存一段时间,所以,化妆品中基本都添加有一定量的防保剂。化妆品的消毒检验也很重要,其主要包括化妆品防保剂检验和化妆品微生物检验。

4. **生活饮用水消毒检验**　水是最容易滋生微生物的媒介之一,日常生活离不开饮水,所以需要对饮水进行消毒处理,以杀灭其中病原微生物,使其达到卫生标准。相关的消毒检验工作包括微生物指标检验、消毒剂指标检验、消毒副产物指标检验和总体性能试验。

5. **医疗卫生机构消毒检验**　医疗卫生机构是使用消毒相关产品和实践消毒活动的主要场所,所以医疗卫生机构消毒检验极其重要,其主要包括空气微生物污染检查、物体表面微生物污染检查、医务人员手卫生检查、医疗器材检查、消毒剂检查、治疗用水检查、紫外线灯检查、消毒器械检查、医院污水检查及疫点(区)消毒效果检测评价等。

6. **托幼机构和学校消毒检验**　托幼机构和学校是幼儿和青少年集中学习、生活和活动的场所,容易产生传染病的暴发疫情,因此,需要加强这些场所、物品和人员的消毒监测检验,其主要包括室内空气、物体表面、工作人员手、食(饮)具和游泳池、戏水池等的消毒检验。

7. **公共场所消毒检验**　公共场所多是人员聚集的地方,一旦传染病在公共场所发生传播,后果十分严重。公共场所中病原微生物主要是通过空气传播、物品接触传播,所以公共场所内各种卫生用品和物品必须进行消毒处理,其消毒检验是疾病预防控制的重要工作,主要包括集中空调通风系统清洗消毒效果检验;公共场所中各种卫生用品,如理发工具、毛巾、床单等,以及需要进行消毒效果检验的物品的消毒效果检验。

8. **口岸消毒检验**　口岸是人、物流动性较大的场所,对于口岸的消毒及其检验工作尤其要重视。这些检验主要包括检疫传染病消毒检验,出入境货物消毒检验,出入境交通工具、集装箱消毒检验,出入境物品、行李、邮件消毒检验,以及口岸公共场所消毒检验。

9. **疫源地消毒检验**　疫源地是传染源排出的病原体所能波及的范围,包括空气、水、衣物和土壤等。控制传染病的传播,消毒是最好的"武器"。对疫源地消毒必须根据各类传染病疫源地消毒处理原则进行,并须对其消毒效果进行检验评价。

(陈昭斌　编　张朝武　审)

第三节　消毒相关产品样品采集、保存和处理

正确的样品采集方法和合理的保存是保证分析质量的必要前提。通常要求所采集的样品必须具有代表性,同一批次样品数量应当满足卫生质量检验、标签(铭牌)和说明书判定、留样的需要;样品采集后尽快送检,在产品标识或相关规定的保存条件下保存,样品的有效期或保质期内,包装完好,若样品保存不当,可能造成待测成分的损失或污染,必然会使检验结果出现较大的偏差甚至错误。

一、消毒相关产品样品的采集

消毒相关产品样品的采集(sampling of disinfection related products)要求在生产部门、销售部门或使用单位采集具有代表性的产品样品。在样品采集前,应首先审查样品的标签、说明书,清楚其生产日期、生产批号、使用范围、使用方法、有效期等,了解样品的存放条件以及包装情况等。毒理学试验用消毒相关产品样品,在采集样品的同时,需提供受试样品与毒性有关的资料,以及消毒剂的配方、主要成分的化学结构、含量和 pH 值等。在采样的同时应详细填写采样表格,并根据样品情况,选用合适的采样容器。

采集样品的数量和批次要符合《消毒技术规范》的要求,通常需要采集或送检至少 3 个批号的产品,大型消毒器械可只采集 1 件样品。

通常采用随机抽样的方式进行采集,使得样品具有良好的代表性。消毒相关产品种类不同,采集方法和要求不尽相同。对消毒剂的采集,根据不同的物理形态,在《生活饮用水化学处理剂卫生安全评价规范》中,规定了不同的采集方法。气体样品的采集需要使用气体采样管进行,液体样品和固体样品要求在批量产品的储存容器中,于不同深度、不同部位,分别采集足量的样品。采集的时候注意采集样品的容器以及取用样品的工具应该清洁,避免样品受到污染;样品最小销售包装应完整无破损,检测前不得开启。

二、消毒相关产品样品的保存

样品采集后,应当及时送交有资质的检验机构检测,样品按照规定程序交接,样品包装应当保持完好,并及时检测。若样品无法及时检测,样品的保存(preservation of sample)期间,需保持样品原有的性质和性状,注意避免待测成分损失和样品的污染,通常在室温、避光、干燥条件下(或按说明书标明的保存条件)保存,并在有效期进行抽样测定。

按照批量样品进行采集的消毒剂样品,分装在 3 个密封防潮的玻璃或适宜的容器中,容器需清洁、无菌,防止样品有效成分损失或被污染,标示信息完整清晰。其中一份样品用于分析,另二份样品以备重新评价。保存期为一年。

若采集的样品为灭菌后的物品,应放入洁净区的柜橱(或架子上,推车)内;柜橱或架子应由不易吸潮、表面光洁的材料制成,表面再涂以不易剥蚀脱落的涂料,使之易于清洁和消毒;灭菌物品应放于离地高 20~25cm,离天花板 50cm,离墙远于 5cm 处的载物架上,顺序排放,分类放置,并加盖防尘罩;无菌物品储存在密闭柜橱并有清洁与消毒措施,专室专用,专人负责,限制无关人员出入。

三、消毒相关产品样品的前处理

消毒相关产品检验前须对样品进行适当的处理,使其能满足检验方法的要求,通常包括样品的粉碎、混匀和分取,并根据不同的检测目的,对样品进行适当的溶解、消解、提取、净化和浓缩等步骤。

(一) 样品的制备

样品的粉碎、混匀和分取可以统称为样品的制备(preparation of sample)。抽检的样品量通常较检验所需的样品量多,因此,在样品检验之前,必须经过样品制备的过程,使检验样品具有均匀性和代表性,以获得可靠的检验结果。对于消毒剂,液体样品可直接振荡混匀后取出所需的测试样品;粉剂和片剂通常取出所需量的10倍,经研磨粉碎后,根据分析方法的要求过筛,过筛时要求样品全部通过规定的筛孔,未通过的部分样品应再粉碎后过筛,不得随意丢弃;气体消毒剂,可经流量计与空气混合成一定浓度后进行使用。对于一次性使用卫生用品和一次性使用医疗用品,通常取样品多个部位或多个样品剪碎混匀后,再进行样品前处理。

(二) 样品前处理

样品前处理(pretreatment of sample)是检验过程中十分重要的环节,其效果的好坏直接关系着检验工作的成败。样品种类、检验目的和检验方法不同,所使用的样品前处理方法不同。消毒相关产品的检验主要分为三个部分,即消毒效果检验、毒理学实验和理化检验,对同一样品,这三种检验对应的样品前处理方法差别较大。

1. 消毒产品消毒效果检验的样品前处理 在消毒效果检验时,消毒器械、消毒指示品的效果检验直接按照使用说明书在正常状态下进行即可;灭菌医疗用品包装材料则通常是根据不同的检验目的,剪切成一定尺寸的样片进行检验;消毒剂的处理较为简单,通常使用原形样品或用稀释液适当稀释即可;角膜接触镜护理液则直接取样检验,也可用薄膜过滤或中和剂中和溶解后再取样。

2. 毒理学实验的样品前处理 大多消毒相关产品进行毒理学实验时,多使用原液或原片,或适当稀释后即可使用。有些毒性试验,须将样品处理为合适的性状来使用,比如进行急性经口毒性试验、亚急性毒性试验、亚慢性毒性试验、致畸胎试验、慢性毒性试验和致癌试验时,需要对动物进行灌胃,灌胃液则需要以水或食用植物油为溶剂,将消毒相关产品配制成溶液,或采用0.5%羧甲基纤维素配制成混悬液。

3. 理化检验的样品前处理 消毒相关产品的理化检验主要根据样品的种类、待测指标、检验方法来确定样品前处理方法。消毒相关产品的理化检验主要包括有效成分含量的测定、pH值的测定和重金属的测定。有效成分含量测定时,多采用直接检验、溶剂溶解和提取、液液萃取等方式进行样品前处理,以满足不同的检测方法需要。按照《消毒技术规范》要求,所有消毒剂需测定消毒剂原液的pH值,因此样品多根据产品使用说明进行前处理;灭菌医疗用品包装材料鉴定试验亦需要测定pH值,测定方法参照"纸、纸板和纸浆水提物pH值的测定"(ISO-6588),采取其中的回流萃取的方法进行样品前处理,进行pH值的测定。

重金属的测定时,通常要求待测元素以无机离子的形态被检测,因此在测定前,样品须进行无机化处理。无机化处理通常是指采用高温和/或强氧化条件,使样品中的有机物分解并挥发逸出,待测元素以无机离子的形式被保留下来用于分析的样品前处理方法。根据操作方式的不同,可分为湿消化法和干灰化法两大类。湿消化(wet digestion)是在样品中加入氧化性强酸(常用的强酸有硝酸、高氯酸、硫酸等,有时可以加入氧化剂或催化剂,以加速样品的氧化分解),通过加热破坏有机物,使待测的无机成分释放出来并被保留,用于分析测定,是最常用的无机化处理方法之一;湿消化有多种操作方式,传统的是敞口消化法,为了更高效省时,可采用微波消解,它利用微波加热密封容器中的消解液,微波加热是由内及外,具有比传统消解更高的效率和更快的消化速度。干灰化法(dry ashing)是直接利用高温除去样品中的有机质,高温下,样品中的有机物氧化分解成二氧化碳、水和其他气体而挥发,留下的无机物供测定用;与湿消化比较,干灰化法试剂用量少、能同时处理多个样品,且灰化过程中不需一直看守,省时省事;为了减小挥发损失和坩埚吸留,可加入适量的助灰化剂。

第四节 消毒相关产品感官和一般理化检验

消毒产品的检验除感官检验外,一般理化检验(general physical and chemical test)主要包括了有效成分含量的测定、pH 值的测定和有毒有害物质检测,其中有效成分含量测定须进行稳定性试验,此外,用于金属消毒的产品还应进行金属腐蚀性测定。

一、消毒产品的感官检验

感官检验(sensory test)是以人的感觉为基础,即利用人体的视觉、听觉、嗅觉、味觉和触觉等感知物质的特征或者性质,并对样品的色、味、形和质等进行综合性评价的一种检验方法。感官检查简便易行、直观实用,通过感官性状的综合性检查,可以及时有效地检查出样品质量是否异常,如果样品的感官检查不合格,则不必再进行理化和微生物检测,因此,感官检验通常首先进行。

由于感官检验有一定的主观性,易受检验者个人的喜好、健康情况等影响,通常组织具有感官检查能力和相关知识的专业人员 3~4 人,共同进行检验。将样品进行编号,经多人感官评价,统计分析后,得出样品的感官检验结果。

进行感官检验时,通常先进行视觉检验,再进行嗅觉检验,然后进行味觉检验及触觉检验。在消毒产品的感官检验中,以视觉和嗅觉检验为主。视觉检验主要观察标签和说明书是否符合规范、包装是否完整、内容物状态和设备表面状态等。嗅觉检验主要检查是否有异味、一些具有独特味道的消毒剂是否符合其特有的嗅觉特征等,一些能产生特征性气味的化学消毒因子的消毒器械,通过嗅觉检验也能提供一些参考。

二、消毒产品的 pH 值测定

pH 值是水溶液中酸碱度的一种表示方法,pH 值愈小,溶液的酸性愈强。pH 值等于 7 表示中性,小于 7 为酸性,大于 7 则为碱性。

消毒剂 pH 值须符合产品质量要求。所有消毒剂需测定消毒剂原液的 pH 值,固体消毒剂应测定最高应用浓度的 pH 值,对于需调节 pH 后使用的消毒剂则应在 pH 调节剂加入前后分别测定 pH 值。灭菌医疗用品包装材料要求测定其水提取物的 pH 值。此外,在进行 pH 对消毒效果影响实验时,也需要对消毒产品的 pH 进行测定。

pH 值的测定方法通常有玻璃电极法、标准缓冲溶液比色法和 pH 试纸法。标准缓冲溶液比色法简易方便,但影响因素较多。pH 试纸法测定快速简单,但准确度不高。玻璃电极法是最常用的测定方法,测定准确,干扰少。玻璃电极法是一种电位测定法,以玻璃电极为指示电极,饱和甘汞电极为参比电极,插入溶液中组成原电池;在 25℃时,溶液每变化 1 个 pH 单位,电位差改变为 59.16mV,仪器上直接以 pH 的读数表示,此法可准确到 0.01 个 pH 单位。

三、消毒产品稳定性测定

稳定性测定主要是考察消毒产品在一定温度、湿度、光线等条件下随时间的变化规律,以检验产品在有效期内是否稳定或检验产品的稳定时间。所有消毒产品均应进行稳定性试验。

大多消毒剂的稳定性要求是在规定的保存条件和时间内,有效成分的含量下降率≤10%,也有一些要求特殊的,例如空气消毒剂要求,液体消毒剂在产品有效期内的有效成分下降率应≤15%。对于稳定时间的要求,多数消毒剂的稳定性要求为完整包装、在产品规定的储存条件下不少于12个月。

稳定性测定可用加速实验法,即取包装好的消毒剂,置37℃恒温保存3个月(粉剂、片剂要求相对湿度>75%)或54℃恒温保存14d,于放置前、后分别测定消毒剂有效成分含量或对微生物的抑制/杀灭效果。也可选用室温留样法,即将样品贮存于通常室温条件下,定期记录和考察有关的稳定性指标,通过与存放前结果比较,以确定该产品有效期。

此外,消毒剂模拟现场和现场消毒鉴定试验需要进行连续使用稳定性试验,以验证消毒剂在反复取放浸泡医疗器械条件下的使用有效期,即放入器械至说明书上连续使用的最长时间,吸取消毒液样本,医疗器械消毒按消毒剂对医疗器械的消毒模拟现场试验,医疗器械灭菌按消毒剂对医疗器械的模拟现场灭菌试验方法,测定该消毒液对芽孢的杀灭效果。试验重复3次,以3次试验均达到合格要求,可判为连续使用稳定性试验合格。

四、消毒剂对金属腐蚀性的测定

金属腐蚀是指金属与环境间的物理化学因素相互作用,使金属的性能发生变化,致金属、环境或由它们作为组成部分的技术体系的功能受到损伤。金属腐蚀性则指一定的体系内,环境引起金属腐蚀的效应和能力,通常以腐蚀速率(corrosion rate)来表示和评价,同时说明腐蚀效应的类型、时间关系和位置。腐蚀速率是指单位时间内金属的腐蚀效应,可采用单位时间内腐蚀深度的增加或单位时间内单位面积上金属的失重或增重等来表示。金属腐蚀性试验主要检测消毒剂和杀菌器械所产生化学杀菌因子对金属的腐蚀性。

金属腐蚀性测定有多种方法,如化学浸泡实验、盐雾试验、大气暴露实验等,在消毒产品腐蚀性试验中,多使用化学浸泡实验。根据试片与溶液的相对位置,浸泡实验分为全浸试验、半浸试验和间浸试验三种。全浸试验是将试片完全浸入溶液,此法操作简便,重现性好;半浸试验又称水线腐蚀试验,即试片的一部分浸入溶液,而且使试片的尺寸(尤其是液面上下的面积比)保持恒定,使气相和液相交界的"水线"长期保持在试片表面的固定位置上,在"水线"附近可以观察到严重局部腐蚀;间浸试验是使试片按照设定的循环程序,重复交替地暴露在溶液和气相中,又称交替浸泡试验。试验时需严格控制环境的温度和湿度,以保证试片表面的干湿变化频率。金属腐蚀性试验结果以金属腐蚀速率(R)平均值表达,腐蚀速率计算按公式11-4-1如下:

$$R=\frac{8.76\times10^7\times(m-m_t-m_k)}{S\times t\times d} \qquad 式(11\text{-}4\text{-}1)$$

式中:R 为腐蚀速率,mm/a(毫米/年);m 为试验前金属片重量,g;m_t 为试验后金属片重量,g;m_k 为化学处理去除腐蚀产物样片失重值,g,试验中未进行化学清除处理者,计算时在公式中删去 m_k 值;S 为金属片的表面积总值,cm²;t 为试验时间,h;d 为金属材料密度,kg/m³。

金属腐蚀性分级按照腐蚀效率进行,见表11-4-1:

表 11-4-1　金属腐蚀性分级标准

腐蚀速率 R(单位:mm/a)	级别	腐蚀速率 R(单位:mm/a)	级别
<0.010 0	基本无腐蚀	0.100~<1.00	中度腐蚀
0.010 0~<0.100	轻度腐蚀	≥1.00	重度腐蚀

（邹晓莉 编　陈昭斌 审）

第五节　消毒因子有效成分检验

一、物理消毒因子的测定

（一）干热温度的测定

1. **温度计法**　其原理是利用固体、液体、气体热胀冷缩的物理性质而设计的温度计来测量环境或物体的温度。

2. **温度传感器法**　其原理是利用一类能感受温度并转换成可输出信号的元器件组成的温度传感器来测量环境或物体的温度。

3. **红外辐射测温法**　其原理是基于黑体辐射定律。自然界中一切高于绝对零度的物体都在不停向外辐射能量,物体向外辐射能量的大小及其波长的分布与它的表面温度有着十分密切的联系,物体的温度越高,其发出红外辐射的能力越强。红外探测器上所接收的辐射能力与转换信号强度成正比显示,从而间接测量出目标物温度。

（二）湿热温度与压力的测定

1. **湿热温度测定**

（1）温度计法:其原理是温度计利用固体、液体、气体热胀冷缩的物理性质设计,用来测量环境或物体的温度。

（2）温度传感器法:其原理是温度测定仪利用部分材料或元器件能感受温度并转换成可输出信号的特性,测量和表征环境或物体的温度。其以温度传感器为核心,结合耐高温电池、数据储存芯片以及耐高温并能防水的外壳,可组成温度自动记录器,能够以设定的时间、频率完整记录高温杀菌空间内温度的数值。温度自动记录器中的数据可传输到电脑中,全面直观地了解杀菌工艺流程中温度变化情况。

（3）化学指示剂法:①化学指示胶带或指示标签:其原理是这些化学指示材料一般是用某些热敏化学物质与其他辅料配成热敏油墨,然后印在特定的胶带或标签上而成。使用时,将指示胶带或指示卡与其他物品同时放到灭菌容器内,在规定的饱和蒸汽温度下,胶带上热敏油墨颜色就会发生变化,一般由淡黄色变为黑色,用以指示物品已经灭菌处理。②化学指示管:其原理是利用化学物质都有一定熔点的特性制成,只有当温度达到熔点时才会熔化,熔化了的物质冷却后再凝固,其形态与未熔化时的晶体或粉末相区别。化学指示管只能指示灭菌过程中是否达到预定温度。③化学指示卡的原理:又称为综合性化学指示卡或爬行式化学指示剂,是将热敏染料和辅料制备成的化学染料块密封于卡片槽内,灭菌处理过程中,只有达到足够的湿热温度,化学染料块才开始熔化并移动,且移动距离与条件温度持续时间呈正相关。常见121℃和132℃指示卡两种,可指示灭菌时的最高温度,又可以指示达到灭菌温度后的持续时间,用以间接指示压力蒸汽灭菌效果。使用时将指示卡放入灭菌包内,灭菌后取出观察指示剂的爬行距离是否达到标准刻度即可。

2. 湿热压力的测定　压力表法:测定压力的主要工具为压力表,是一类以波登管、膜盒或波纹管等弹性元件为感受器,以其在压力下发生的弹性形变,由表内机芯的转换结构转导至指针而引起指针转动来显示压力的仪表。

（三）紫外线照射强度的测定

1. 紫外线辐射照度计法　其原理是紫外线辐射照度计是利用某些对紫外线特异敏感元件作为传感器,结合信号处理、光电转换以及结果显示等系统制作的紫外线专用检测设备,能够直接检测特定位点紫外线强度,从而间接判定紫外线杀菌能力。

2. 化学指示卡法　其原理是紫外辐照化学指示卡是将某些对紫外线具有特异敏感性的化学物质(如含氯高分子化合物)与辅料制成油墨,然后将油墨均匀涂布在纸片(卡)上制成的光敏纸片或纸卡。卡片上的油墨在一定照射时间内会随接受紫外线照射的强度发生相应的色度变化。纸片或纸卡空白处应印有标准色块,至少应包含新出厂灯管最低标准辐射强度和使用中灯管最低允许辐射强度两个标准色块,以供比对判断。

（四）电离辐射剂量的测定

1. 物理方法

（1）量热法:其原理是根据射线通过物质后,物质将吸收的辐射能全部转变为热能(不转换成化学能和其他形式的能)的原理,用灵敏仪器测定被照射物质温度的变化来确定辐射剂量。因此,量热法是测量吸收剂量的绝对方法,适于测量各种类型射线的辐射剂量,其测量剂量率的范围为 $10^{-4} \sim 10^{4}$ Gy/s。量热法主要用作一级标准来建立和校正一些其他的测量方法。

（2）电离室法:其原理是通过测量射线在气体中产生的电离效应来确定辐射剂量。常见的电离室剂量计有标准自由空气电离室和空腔电离室,用来测量 X 射线和 γ 射线的照射量和吸收剂量,是目前最常用的便携式辐射剂量探测器。

（3）电荷收集法:其原理是带电粒子的剂量可用量热法测量,但也可利用带电粒子带电的特征,通过收集和测量电荷的方法测量。用电荷收集法可测量加速器产生的电子、质子、氘核和氦核等的剂量。

2. 化学方法　其原理是射线与某些物质作用所产生的化学效应在一定的剂量范围内与该物质的吸收剂量成正比时,可用化学分析和仪器分析等方法测量被照射物质化学变化的程度以确定吸收剂量。如硫酸亚铁剂量计。

（五）微波照射功率的测定

微波功率计法,其原理是微波功率的测定一般借助微波功率计进行。微波功率计的功能是根据微波特性,将微波功率定量转化为可测量信号并以数值结果进行显示。

（六）超声波功率的测定

辐射压力法,其原理是在小振幅平面超声场中,两种媒质交界面上的辐射压力值等于交界面两侧媒质声能密度的差值,该辐射压力可以用一个置于超声场中的靶来测得,超声换能器的总辐射功率可以由作用在全反射靶上的辐射压力求得。根据抵消辐射压力方式的不同,超声功率计可以分为磁电式力平衡机构抵消声辐射力法和电子天平测量声辐射力法。

二、化学消毒因子的测定

（一）有效氯的测定方法

碘量法,其原理是含氯消毒剂遇水释放出次氯酸,在酸性条件下,次氯酸将碘化钾定量氧化成单质碘。以硫代硫酸钠标准溶液滴定析出的单质碘,以淀粉为指示剂滴定至蓝色消失。根据消耗硫代硫酸钠的体积计算有效氯的含量。

（二）有效碘的测定方法

碘量法,其原理是在酸性介质中,样品中的游离碘与硫代硫酸钠标准溶液反应,以淀粉为指示剂,当淀粉蓝色消失时代表游离碘刚好作用完全。根据消耗硫代硫酸钠的体积计算样品中有效碘含量。

（三）二溴海因及有效溴的测定方法

碘量法,其原理是在酸性溶液中,二溴海因使碘化钾氧化而析出定量的碘,以淀粉溶液为指示剂,用硫代硫酸钠标准溶液滴定析出的碘。根据消耗硫代硫酸钠的量计算有效溴及二溴海因的含量。

（四）过氧乙酸的测定方法

间接碘量法,其原理是在酸性条件下,过氧乙酸中的过氧化氢用高锰酸钾标准溶液滴定至过氧化氢恰好作用完毕,释放出一定量的氧气,然后用间接碘量法测定过氧乙酸的含量。

（五）过氧化氢的测定方法

高锰酸钾滴定法,其原理是过氧化氢在稀硫酸介质中,能被高锰酸钾定量氧化,生成氧气,当过氧化氢作用完,稍过量的高锰酸钾使溶液呈现淡粉色,且30s内不褪色,此时为滴定终点。根据消耗高锰酸钾标准溶液的体积可以计算过氧化氢的含量。

（六）过氧戊二酸的测定方法

采用碘量法进行含量测定。

（七）二氧化氯的测定方法

分光光度法,其原理是使用石英比色皿,采用紫外可见分光光度计在 $190\sim600nm$ 波长范围内扫描,观察二氧化氯水溶液特征吸收峰,二氧化氯的最大吸收峰在360nm 处,可作为定性依据。但氯气在此也有弱吸收,产生干扰。采用二氧化氯水溶液在430nm 处的吸收,吸光度与二氧化氯含量成正比,且氯气、ClO_2、ClO_3^-、ClO^- 在此无吸收,可作为定量依据。

此外还有五步碘量法。

（八）臭氧（O_3）的测定方法

臭氧浓度检查方式大致可分为化学分析法（碘量法）、物理化学分析法（比色法）和物理分析法（紫外分光光度法）三类。

1. **碘量法**　其原理是强氧化剂臭氧与碘化钾（KI）水溶液反应生成游离碘（I_2）。臭氧还原为氧气。反应式为:

$$O_3+2KI+H_2O \longrightarrow O_2+I_2+2KOH$$

游离碘显色,其在水中浓度由低至高呈浅黄至深红色。利用硫代硫酸钠标准溶液滴定,游离碘变为碘化钠（NaI）,反应终点为完全褪色。反应式为:

$$I_2+2Na_2S_2O_3 \longrightarrow 2NaI+Na_2S_4O_6$$

两反应式建立起 O_3 反应量与 $Na_2S_2O_3$ 消耗量的定量关系,根据消耗硫代硫酸钠标准溶液的体积可以计算臭氧浓度。

2. **比色法**　其原理是根据臭氧与二己基对苯二胺(DPD)反应显色或靛蓝染料脱色反应程度来确定臭氧浓度的方法,多用于检查水溶解臭氧浓度。

3. **紫外分光光度法**　其原理是利用臭氧对254nm波长的紫外线特征吸收的特性,用紫外分光光度计,选择合适长度的吸收池,依据朗伯-比尔定律(Lambert-Beer law)进行定量检测。

(九)　酸性氧化电位水的测定方法

酸性氧化电位水的主要有效成分是次氯酸,含量以有效氯表示,应为(60 ± 10)mg/L。故有效成分的测定方法参见有效氯的测定方法,其他有效成分指标的测定方法如下:

1. **pH 值试纸检测方法**　使用精密 pH 值检测试纸。pH 值应在 2.0~3.0。

2. **氧化还原电位(ORP)的检测方法**　铂电极直接测定法和去极化法测定法。氧化还原电位大于等于 1 100mV。

3. **氯离子检测方法**　采用硝酸银容量法或离子色谱法检测。残留氯离子应小于 1 000mg/L。

(十)　醛类消毒剂含量测定

甲醛分析方法有氧化还原滴定法、电化学传感器法、紫外可见光谱法、气相色谱法、高效液相色谱法以及质谱法等。甲醛消毒剂中甲醛含量的测定方法主要采用化学分析法如滴定法、比色法(乙酰丙酮法、酚试剂法、4-氨基-3-联氨-5-巯基-1,2,4-三氮杂茂(AHMT)吸收光谱法和变色酸法)等。

戊二醛消毒剂分析方法有滴定分析法、电化学分析法、光谱法、色谱法等。化学分析中的酸碱滴定法、电化学分析法中的电位滴定法、光谱法中的紫外-可见分光光度法可用于戊二醛消毒剂的日常分析。如果要进行微量戊二醛残留分析或者检测复方消毒剂中戊二醛含量,则应采用色谱法,如气相色谱法或高效液相色谱法。

邻苯二甲醛含量检测主要有滴定法、紫外分光光度法和高效液相色谱法。

1. **甲醛**　①氧化还原滴定法的原理:在碱性溶液中,碘可氧化甲醛形成甲酸,多余的碘用硫代硫酸钠滴定,根据碘的消耗量计算甲醛的含量;②乙酰丙酮比色法的原理:甲醛与乙酰丙酮及铵离子反应,生成稳定的黄紫色化合物,在波长 413nm 处测定吸光度值,以此计算出甲醛含量;③酚试剂比色法的原理:利用甲醛与酚试剂反应生成嗪,嗪在酸性溶液中被高铁离子氧化生成蓝绿色化合物,在波长 630nm 处测定吸光度,以此计算出甲醛含量;④AHMT 比色法的原理:依据甲醛与 4-氨基-3-联氨-5-巯基-1,2,4-三氮杂茂(Ⅰ)在碱性条件下缩合成 4-氨基-3-联氨-5-巯基-1,2,4-三氮杂茂(Ⅱ),然后经高碘酸钾氧化成 6-巯基-5-三氮杂茂[4,3-b]-S-四氮杂茂(Ⅲ)紫红色化合物,在波长 550nm 处测定吸光度,以此计算出甲醛含量;⑤变色酸比色法的原理:在浓硫酸溶液中,甲醛与变色酸反应形成紫色化合物,据此检测并计算出甲醛含量。

2. **戊二醛**　①三乙醇胺-盐酸羟胺酸碱滴定法的原理:戊二醛与三乙醇胺溶液反应,以含溴酚蓝的盐酸羟胺中性溶液作指示剂,用硫酸标准溶液滴定剩余三乙醇胺溶液,根据硫酸标准溶液的用量计算戊二醛的含量。通常 1mol/L 硫酸滴定液 1mL 相当于 0.100 1g 戊二醛;②电位滴定法的原理:在戊二醛消毒液中插入铂(Pt)复合电极,随着硫酸滴定剂的加入,由于发生化学反应,戊二醛浓度不断变化,指示电极的电极电位也相应地变化,在等当点附近发生电位突跃,根据测定铂复合电极电动势的变化确定滴定终点,依据滴定剂消耗量计算戊二醛含量;③紫外-可见分光光度法的原理:戊二醛在波长233nm处有特征吸收峰,据此可用紫外分光光度法测定戊二醛含量。

3. **邻苯二甲醛(OPA)** ①滴定法的原理:OPA与三乙醇胺-盐酸羟胺反应释放出盐酸,盐酸与三乙醇胺定量反应,剩余的三乙醇胺用硫酸标准溶液定量滴定。若滴定反应过程中,邻苯二甲醛中只有一个醛基参与反应,则1mol/L硫酸标准滴定溶液1mL相当于0.268 2g戊二醛;邻苯二甲醛两个醛基均参与反应,则1mol/L硫酸标准滴定溶液1mL相当于0.134 1g戊二醛。②紫外分光光度法的原理:邻苯二甲醛乙醇水溶液在波长258nm处有最大光度吸收,可通过绘制工作标准曲线测量样品中邻苯二甲醛含量。③高效液相色谱法的原理:样品中邻苯二甲醛用反相高效液相色谱柱分离,在220nm波长处检测吸光度值,根据保留时间定性、峰面积定量。

(十一) 烷基化类消毒剂含量测定

环氧乙烷含量测定方法主要有滴定分析法和气相色谱法。

1. **滴定分析法的原理** 环氧乙烷在水中与氯化镁反应可生成氢氧化镁,后者与盐酸发生中和反应;以甲基橙为指示剂,用氢氧化钠标准溶液滴定剩余的盐酸溶液至中性,指示剂由红色变为黄色,达到滴定终点。依据环氧乙烷间接消耗的氢氧化钠溶液的量可推算出溶液中环氧乙烷的含量。

2. **气相色谱法的原理** 样品进样气相色谱仪,经色谱柱分离后,用氢火焰离子化检测器(FID)检测环氧乙烷,绘制工作标准曲线,以色谱峰的保留时间定性,环氧乙烷色谱峰对应的峰面积或峰高定量。

(十二) 醇类消毒剂含量测定

1. **乙醇** 乙醇的检测方法主要有氧化还原滴定法、电化学分析法、红外光谱法、气相色谱法、酶法及比重法等。氧化还原滴定法、酶法和气相色谱法可用于血中乙醇含量的测定。电化学分析法、红外光谱法和气相色谱法适用于呼出气体中乙醇含量的测定。乙醇消毒剂中乙醇含量检测的推荐方法有气相色谱法和比重法。①气相色谱法的原理:样品经极性气相色谱柱分离,用火焰离子化检测器检测,测量色谱峰峰高,标准曲线法定量。②比重法的原理:用比重计测定。适用于仅含乙醇和水的溶液。

2. **异丙醇** 气相色谱法的原理:样品溶液经极性气相色谱柱(如聚乙二醇固定液)分离,火焰离子化检测器检测后,峰高或峰面积定量。

(十三) 酚类消毒剂含量测定

1. **苯酚** 苯酚含量的测定方法有滴定分析法、气相色谱法和高效液相色谱法等。滴定分析法的原理:试样中的苯酚在酸性条件下与过量的溴充分作用后,多余的溴与碘化钾反应产生碘,以硫代硫酸钠标准溶液滴定,依据试样消耗的溴量,计算消毒剂中苯酚的含量。

2. **甲酚** 气相色谱法的原理:采用中等极性色谱柱分离,氢火焰离子化检测器检测,根据色谱峰保留时间定性,峰高或峰面积定量。

3. **对氯间二甲苯酚** 高效液相色谱法的原理:样品中对氯间二甲苯酚用反相高效液相色谱柱分离,在220nm波长处检测吸光度值,根据保留时间定性、峰面积定量。

4. **三氯羟基二苯醚** 三氯羟基二苯醚的检测方法包括分光光度法、化学发光法、气相色谱法、高效液相色谱法、气相色谱质谱联用法、超高效液相色谱串联质谱法等。高效液相色谱法的原理:样品中的三氯羟基二苯醚用反相高效液相色谱柱分离,在280nm波长处检测吸光度值,根据保留时间定性、峰面积定量。

(十四) 胍类消毒剂含量测定

1. 聚六亚甲基双胍

消毒剂中盐酸聚六亚甲基胍有效成分的检测方法有比色法、荧光法、毛细管电泳法和高效液相色谱法。

(1) 比色测定法:其原理是聚六亚甲基双胍和曙红 Y(eosin 染料)发生显色反应,溶液颜色改变,在波长545nm处测量吸光度值,标准曲线法定量。

(2) 荧光测定法:其原理是盐酸聚六亚甲基胍的胍基与茚三酮在碱性介质中发生定量反应,生成具有黄绿色荧光的产物,最大激发波长为405nm,最大发射波长为500nm。复方消毒剂中的表面活性剂性质和浓度以及反应时间与光线均会影响反应产物的荧光强度。

2. 氯己定

(1) 醋酸氯己定:醋酸氯己定的测定方法主要有化学滴定法、双波长紫外分光光度法和高效液相色谱法等。①化学滴定法:其原理是样品用丙酮和冰醋酸溶解,加甲基橙饱和丙酮溶液,用高氯酸滴定液滴定,甲基橙指示液显橙色时停止滴定,依据高氯酸滴定液使用量,换算出醋酸氯己定含量;②高效液相色谱法:其原理是样品中的醋酸氯己定用反相高效液相色谱柱,在酸性介质中进行色谱分离,在254nm波长处检测吸光度值,根据保留时间定性、峰面积定量;③紫外分光光度法:其原理是基于醋酸氯己定乙醇溶液在波长258nm处有特征紫外吸收,通过标准曲线法进行定量分析。

(2) 葡萄糖酸氯己定:葡萄糖酸氯己定含量测定方法有紫外可见分光光度法、滴定法和高效液相色谱法。①滴定法的原理参照醋酸氯己定测定;②高效液相色谱法:其原理是样品中的葡萄糖酸氯己定在 pH 值 3.0 的磷酸缓冲溶液介质中,流经反相 C_{18} 色谱柱进行色谱分离,在波长259nm处检测吸光度值。

(十五) 季铵盐类消毒剂含量测定

1. 苯扎溴铵 苯扎溴铵含量测定方法有化学滴定法、电位滴定法、紫外分光光度法、高效液相色谱法等。

(1) 化学滴定法:其原理是滴定开始前,苯扎溴铵先与溴酚蓝结合,生成蓝色配合物,溶入三氯甲烷层显蓝色。滴定至终点时,由于四苯硼钠和苯扎溴铵的结合力较溴酚蓝为强,故溴酚蓝指示剂逐渐从蓝色配合物中游离析出,转入水层,呈现淡紫色,同时三氯甲烷层的蓝色消褪而指示终点。

(2) 电位滴定法:其原理是以离子表面活性剂电极取代溴酚蓝指示剂,通过测量在滴定过程中电位变化以确定滴定终点。

(3) 紫外分光光度法:其原理是苯扎溴铵水溶液在波长262nm处最大吸收,基于此测定吸光度值进行定量。

(4) 高效液相色谱法:其原理是在离子对试剂(如烷基磺酸钠)存在下,利用反相色谱对样品苯扎溴铵成分进行色谱分离,然后在210nm或262nm处检测吸光度值。

2. 双癸基二甲基氯化铵 双癸基二甲基氯化铵(didoctyl dimethyl ammonium chloride,

DDAC)的测定,常采用银量法或四苯硼钠法等滴定分析法。复方消毒剂中双癸基二甲基氯化铵的含量测定可用反相高效液相离子对色谱方法对复方消毒液中双癸基二甲基氯化铵的含量进行测定。

三、生物消毒因子的测定

(一) 溶菌酶蛋白浓度的测定

1. 考马斯亮蓝法　其原理是染料考马斯亮蓝 G-250 与蛋白质结合后,形成蓝色的复合物,其最大光吸收波长由 465nm 变为 595nm。在一定蛋白浓度范围内,蛋白和染料结合后吸光度的变化符合朗伯比尔定律(Lambert-Beer law)。通过测定 595nm 处的光吸收值的增加量,可对蛋白质浓度进行定量测定。溶菌酶是一种小分子蛋白,分子量约 14kD,由 129 个氨基酸组成,属一种碱性蛋白质。

2. 分光光度法　其原理是溶菌酶在 281nm 波长处有最大吸收峰。溶菌酶标准品以 0.9% NaCl 溶液溶解并稀释成不同浓度梯度,在 281nm 波长处测定吸光度值,绘制标准曲线。试样经过处理,按溶菌酶标准品测定方法,测定试样中的吸光度,根据其吸光度值,由标准曲线回归方程计算试样中的溶菌酶含量。

(二) 溶菌酶活性的测定

1. 分光光度法　其原理是溶壁微球菌是从空气中分离出的一种革兰氏阳性球菌,其对营养要求不高,在普通培养基上生长良好。溶菌酶通过溶解革兰氏阳性细菌的细胞壁而裂解细菌,使菌液在可见光范围内的吸光度降低。酶的活力表示为在特定条件下单位时间内转化底物的速度。本方法以溶壁微球菌为底物,用分光光度法,在 450nm 波长处,以菌液在单位时间内吸光度降低程度为依据,测定溶菌酶活力。

2. 平板打孔法　其原理是溶菌酶通过溶解革兰氏阳性细菌的细胞壁而裂解细菌,而革兰氏阴性菌的细胞壁肽聚糖层的外面含有脂多糖和脂蛋白,在一般情况下不受溶菌酶的影响。在含有溶壁微球菌(G^+)的琼脂上打孔,在孔中加入溶菌酶,在孔周围的溶壁微球菌被溶解,可见圆形透亮的溶菌环。溶菌环的大小与溶菌酶的含量成正比。

(三) 其他酶类消毒剂有效成分测定

酶类消毒剂通常需测定其中酶的活性,如几丁质酶活性测定:其原理是几丁质也称甲壳素,在软体类动物软骨和甲壳、节肢类动物的甲壳中大量存在,是绝大多数真菌细胞壁的主要成分,而在植物中却不存在。但高等植物普遍存在着几丁质酶,并可通过几丁质酶催化几丁质的水解,使植物具有抵御真菌侵染的能力。几丁质酶主要水解几丁质多聚体 β-1,4 键,产生 N-乙酰基葡萄糖胺,水解可以是外切作用也可以是内切作用。几丁质酶的活性表示为样品每毫克蛋白中 1min 内由几丁质酶催化反应生成的 N-乙酰基葡萄糖胺的量。

(四) 噬菌体滴度的测定

双层琼脂平板法　其原理是噬菌体是一类专性寄生细菌等微生物的病毒,其个体形态极其微小,用常规微生物计数法无法测得其数量。当烈性噬菌体侵染细菌后会迅速引起敏感细菌裂解,释放出大量子代噬菌体,然后它们再扩散和侵染周围细胞,最终使含有敏感细菌的悬液由混浊逐渐变清,或在含有敏感细菌的平板上出现肉眼可见的空斑,即噬菌斑。

(陈昭斌　编　　张朝武　审)

第六节 消毒品污染重金属含量测定

消毒品污染重金属(heavy metals pollution of disinfection products)含量的测定对于判定消毒品是否符合国家有关的标准很重要。

一、铅的测定

1. **硫化钠比色法** 其原理是浸泡液中重金属(以铅计)与硫化钠作用,在酸性溶液中形成黄棕色硫化铅,与标准比较显色不得更深,即表示重金属含量符合标准。

2. **硫化氢比色法** 其原理是在弱酸性(pH值3.0~4.0)条件下,试样中的重金属离子与硫化氢作用,生成棕黑色物质,与同法处理的铅标准溶液比较,做限量试验。

3. **石墨炉原子吸收光谱法** 其原理是样品经干灰化或酸消化后,注入石墨炉中,高温原子化后吸收283.3nm共振线,一定浓度范围内,吸光度值与铅浓度呈正比,标准曲线法定量。

4. **氢化物发生原子荧光光谱法** 其原理是样品经硝酸-高氯酸消化,在酸性介质中,二价铅离子与$NaBH_4$或KBH_4反应生成挥发性PbH_4,PbH_4随载气(氩气)流进入电热石英管原子化器原子化,在特制铅空心阴极灯照射下,基态铅原子被激发,当激发态铅原子回到基态时,发射出特征波长的荧光,其荧光强度与铅含量成正比,标准曲线法定量。

5. **火焰原子吸收光谱法** 其原理是样品经硝酸-高氯酸湿消化或干灰化处理后,铅离子在弱碱性条件下,与二乙基二硫代氨基甲酸钠(DDTC)形成配合物,经4-甲基-2-戊酮(MI-BK)萃取分离,导入原子化器,吸收283.3nm共振线,吸光度值与铅含量呈正比,用标准曲线法定量。

6. **二硫腙比色法** 其原理是样品经消化后,在pH值为8.5~9.0时,铅离子与二硫腙生成红色配合物,经三氯甲烷萃取后,在510nm测定吸光度值,标准曲线法定量。

二、砷的测定

1. **氢化物发生原子荧光光谱法** 其原理是样品经湿消化或干灰化后,加入硫脲使五价砷还原为三价砷,再加入硼氢化钾使三价砷还原为砷化氢,由氩气导入原子化器中,高温下分解为原子态砷,在特制砷空心阴极灯的发射光激发下产生原子荧光,其荧光强度在固定条件下与被测溶液中砷的浓度成正比,用标准曲线法定量。

2. **银盐法原理** 样品经消化后,以KI和$SnCl_2$将高价砷还原为三价砷,然后与锌和酸反应生成的新生态氢反应生成砷化氢,经银盐溶液吸收后,形成红色胶态银,于520mm处测吸光度值,用标准曲线法定量。反应式如下:

$$H_3AsO_4 + 2KI + H_2SO_4 \longrightarrow H_3AsO_3 + I_2 + K_2SO_4 + H_2O$$
$$I_2 + SnCl_2 + 2HCl \longrightarrow 2HI + SnCl_4$$
$$H_3AsO_3 + 3Zn + 3H_2SO_4 \longrightarrow AsH_3 + 3ZnSO_4 + 3H_2O$$
$$AsH_3 + 6AgDDC \longrightarrow 6Ag + 3HDDC + As(DDC)_3$$

3. **硼氢化物还原比色法** 其原理是样品经消化后,当溶液中氢离子浓度大于1.0mol/L

时,加入碘化钾-硫脲并结合加热,可将五价砷还原为三价砷;用硼氢化钾将三价砷还原为砷化氢,用硝酸-硝酸银-聚乙烯醇-乙醇为吸收液,砷化氢将 Ag^+ 还原为单质银,使溶液呈黄色,400nm 处测定吸光度值,标准曲线法定量。

4. 电感耦合等离子体质谱法 其原理是样品经酸消化处理后,消解液经过雾化由载气(氩气)导入 ICP 炬焰中,经过蒸发、解离、原子化、电离等过程,大部分转化为带正电荷的正离子,经离子采集系统进入质谱仪,质谱仪根据其质荷比进行分离。对于一定的质荷比,质谱积分面积与进入质谱仪中的离子数成正比,即样品中待测物浓度与质谱积分面积或质谱峰高成正比。因此可通过测量质谱积分面积或质谱峰高测定样品中砷的浓度。

5. 砷斑法 其原理是碘化钾和氯化亚锡同时存在的情况下,可将试样液中的高价砷还原为三价砷,三价砷与锌粒和盐酸产生的新生态氢生成氢化砷气体,通过乙酸铅棉花除去硫化氢干扰,再与溴化汞试纸生成黄色至橙色的色斑,用于与标准砷斑比较做限量试验。

三、汞的测定

1. 原子荧光光谱法 其原理是样品经消化后,在酸性介质中,溶液中 Hg^{2+} 被硼氢化钾(KBH_4)还原成原子汞,由载气带入原子化器,在汞空心阴极灯照射下,基态汞原子被激发至激发态,激发态不稳定,回到基态时,发射出具有特征波长的荧光,其荧光强度与溶液中汞离子浓度呈正比,标准曲线法定量。

2. 冷原子吸收光谱法 其原理是样品经消化后,在强酸性介质中,汞离子被氯化亚锡($SnCl_2$)还原成原子汞。原子汞在载气带动下,进入测汞仪,吸收 253.7nm 波长的共振线,一定浓度范围内吸收值与汞浓度呈正比,标准曲线法定量。

第七节 消毒相关产品标签标识和包装计量检验

消毒相关产品标签标识(tag identity)和包装计量检验(packaging econometric test)对确保消毒相关产品符合国家有关标准十分必要和重要。

一、消毒相关产品标签标识检验

(一) 消毒相关产品标签标识管理

1. 中国消毒相关产品标签说明书的管理 标签指产品最小销售包装和其他包装上的所有标识。说明书指附在产品销售包装内的相关文字、音像、图案等资料。消毒相关产品标签说明书按《消毒产品标签说明书管理规范》进行管理。

2. 消毒相关产品标签、说明书各项内容书写要求 主要包括:产品名称;剂型、型号;主要有效成分及含量;批准文号;执行标准;杀灭微生物类别;使用范围和使用方法;注意事项;生产日期、有效期或保质期;生产批号和限期使用日期;主要元器件使用寿命;生产企业及其卫生许可证号等各项内容的书写要求。

(二) 消毒相关产品标签和说明书必须标注的内容

1. 消毒剂包装(最小销售包装除外)标签应当标注以下内容 产品名称;产品卫生许可批件号;生产企业(名称、地址);生产企业卫生许可证号(进口产品除外);原产国或地区名称(国产产品除外);生产日期和有效期/生产批号和限期使用日期。

2. 消毒剂最小销售包装标签应标注以下内容 产品名称;产品卫生许可批件号;生产企业(名称、地址);生产企业卫生许可证号(进口产品除外);原产国或地区名称(国产产品除外);主要有效成分及其含量;生产日期和有效期/生产批号和限期使用日期;用于黏膜的消毒剂还应标注"仅限医疗卫生机构诊疗用"的内容。

3. 消毒剂说明书应标注以下内容 产品名称;产品卫生许可批件号;剂型、规格;主要有效成分及其含量;杀灭微生物类别;使用范围和使用方法;注意事项;执行标准;生产企业(名称、地址、联系电话、邮政编码);生产企业卫生许可证号(进口产品除外);原产国或地区名称(国产产品除外);有效期;用于黏膜的消毒剂还应标注"仅限医疗卫生机构诊疗用"的内容。

4. 消毒器械包装(最小销售包装除外)标签应标注以下内容 产品名称,产品卫生许可批件号,生产企业(名称、地址),生产企业卫生许可证号(进口产品除外),原产国或地区名称(国产产品除外),生产日期,有效期(限于生物指示物、化学指示物和灭菌包装物等),运输存储条件及注意事项。

5. 消毒器械最小销售包装标签或铭牌应标注以下内容 产品名称,产品卫生许可批件号,生产企业(名称、地址),生产企业卫生许可证号(进口产品除外),原产国或地区名称(国产产品除外),生产日期,有效期(限于生物指示物、化学指示物和灭菌包装物等)及注意事项。

6. 消毒器械说明书应标注以下内容 产品名称,产品卫生许可批件号,型号规格,主要杀菌因子及其强度、杀菌原理和杀灭微生物类别,使用范围和使用方法,使用寿命(或主要元器件寿命),注意事项,执行标准,生产企业(名称、地址、联系电话、邮政编码),生产企业卫生许可证号(进口产品除外),原产国或地区名称(国产产品除外)及有效期。

此外,卫生用品包装的标签、卫生用品最小销售包装的标签、抗(抑)菌剂最小销售包装的标签、抗(抑)菌剂的说明书、角膜接触镜护理用品的说明书、应标注的内容按要求进行。同一个消毒相关产品标签和说明书上禁止使用两个及以上产品名称。

(三) 消毒相关产品标签和说明书禁止标注的内容

1. 卫生巾(纸)等产品禁止标注 消毒、灭菌、杀菌、除菌、药物、保健、除湿、润燥、止痒、抗炎、消炎、杀精子、避孕,以及无检验依据的抗(抑)菌作用等内容。

2. 卫生湿巾、湿巾等产品禁止标注 消毒、灭菌、除菌、药物、高效、无毒、预防性病、治疗疾病、减轻或缓解疾病症状、抗炎、消炎、无检验依据的使用对象和保质期等内容。湿巾还应禁止标注抗/抑菌、杀菌作用。

3. 抗(抑)菌剂产品禁止标注 高效、无毒、消毒、灭菌、除菌、抗炎、消炎、治疗疾病、减轻或缓解疾病症状、预防性病、杀精子、避孕,以及抗生素、激素等禁用成分的内容;禁止标注用于人体足部、眼睛、指甲、腋部、头皮、头发、鼻黏膜、肛肠等特定部位;抗(抑)菌产品禁止标注适用于破损皮肤、黏膜、伤口等内容。

4. 角膜接触镜护理用品禁止标注 全功能、高效、无毒、灭菌或除菌等字样,禁止标注无检验依据的消毒、抗(抑)菌作用,以及无检验依据的使用剂量和保质期。

5. 消毒剂禁止标注 广谱、速效、无毒、抗炎、消炎、治疗疾病、减轻或缓解症状、预防性病、杀精子、避孕,及抗生素、激素等禁用成分内容;禁止标注无检验依据的使用范围、剂量及方法,无检验依据的杀灭微生物类别和有效期;禁止标注用于人体足部、眼睛、指甲、腋部、头皮、头发、鼻黏膜、肛肠等特定部位等内容。

6. 消毒相关产品标签和使用说明书中均禁止标注无效批准文号或许可证号以及疾病症状、疾病名称(疾病名称作为微生物名称一部分时除外,如"脊髓灰质炎病毒"等)。

二、消毒相关产品包装计量检验

(一) 消毒相关产品包装外观要求

销售包装指以销售为主要目的的,与内装物一起到达消费者手中的包装,它具有保护、美化、宣传产品,促进销售的作用。运输包装指以运输贮存为目的的包装。它具有保障产品的安全,方便储运装卸,加速交接、点验等作用。商业包装指作为商品的一部分或便于零售过程中提携的包装。

消毒相关产品的包装印刷和标贴、瓶、盖、袋、软管、盒、喷雾罐、喷头、外盒(花盒、中盒、塑封、运输包装)的外观要求按规定进行。

(二) 包装检验

消毒相关产品的包装应符合《定量包装商品计量监督管理办法》规定。

1. **几个术语** ①过度包装(excessive package)指超出适度的包装功能需求,其包装空隙率、包装层数、包装成本超过必要程度。②初始包装指直接接触产品的包装。③初始包装体积指初始包装的外切最小长方体体积。④商品销售包装体积指商品销售包装(不含提手、扣件、绑绳等)的外切最小长方体体积。⑤包装空隙率指商品销售包装内不必要的空间体积,与商品销售包装体积的比率。⑥包装层数指完全包裹产品的包装的层数,不含初始包装层。

2. **消毒相关产品包装的要求** ①当内装产品所有单件净含量均不大于 30mL 或 30g,其包装空隙率不应超过 75%;当内装产品所有单件净含量均大于 30mL 或 30g,并不大于 50mL 或 50g,其包装空隙率不应超过 60%;②包装层数在 3 层及以下;③除初始包装之外的所有包装成本的总和不应超过商品销售价格的 20%。

(三) 计量检验

对消毒相关产品包装进行检查、检验时应当按照以下要求执行以不破坏消毒相关产品的初始包装为原则;不得改变消毒相关产品本身属性,不得破坏消毒相关产品本身质量;法律、法规规定的其他要求。

1. **包装空隙率的检验** ①基本测量和计算方法。为了计算包装空隙率,必须测量和计算消毒相关产品销售包装体积和消毒相关产品初始包装体积。一般可分为长方体包装和圆柱体包装两种类型的测量和计算方法,其他形状包装可参照此方法进行测量和计算。②测量设备用于包装的长度、宽度(或直径)和高度测量的主要测量设备为钢直尺和游标卡尺。钢直尺主要用于长度、宽度和高度测量,游标卡尺主要用于直径的测量。③长方体包装体积的测量和计算。④圆柱体包装的外切最小长方体体积的测量和计算。⑤包装空隙率的计算按公式(11-7-1)进行。

$$X = \frac{V_n - (1+k)V_0}{V_n} \times 100\% \qquad 式(11\text{-}7\text{-}1)$$

式中:X 为包装空隙率(%);

V_n 为消毒相关产品销售包装体积,mm^3;

V_0 为消毒相关产品初始包装的总体积,即同一个销售包装内各消毒相关产品的初始包装体积的总和,mm^3。

k 为消毒相关产品包装必要空间系数,本规则中,$k = 0.6$。

2. 包装层数的计算　完全包裹指定商品的包装均认定为一层;计算销售包装内的初始包装为第 0 层,接触初始包装的完全包裹的包装为第 1 层,依此类推,销售包装的最外层为第 N 层,N 即是包装的层数;同一销售包装中若含有包装层数不同的商品,仅计算对销售包装层数有限量要求的商品包装层数。对销售包装层数有限量要求的商品分别计算其包装层数,并根据销售包装层数限量要求判定该商品包装层数是否符合要求。

3. 包装成本与销售价格比率的计算　①产品包装成本与产品销售价格比率的计算按公式(11-7-2)进行。②包装成本核算方法:包装成本的计算应从商品制造商的角度确定,由商品制造商填报,并提供必要的原始凭证。包装成本是第 1 层到第 N 层所有包装物成本的总和。③销售价格核算方法:商品销售价格的核定应以商品制造商与销售商签定的合同销售价格计算,或以该商品的市场正常销售价格计算。

$$Y = \frac{C}{P} \times 100\% \qquad\qquad 式(11\text{-}7\text{-}2)$$

式中:Y 为包装成本与产品销售价格比率;

C 为包装成本;

P 为产品销售价格。

(陈昭斌　编　　张朝武　审)

小　结

本章简单介绍消毒学检验的概况。主要包括消毒学检验定义及范畴,消毒相关产品的定义和检验项目,消毒相关产品样品采集、保存和处理,消毒相关产品感官和一般理化检验,消毒因子有效成分检验,消毒品污染重金属含量测定,以及消毒相关产品标签标识和包装计量检验等 7 个方面的内容。

思考题

1. 简述消毒学检验的定义。

2. 简述消毒学、消毒、消毒相关产品、消毒品、消毒指示品、消毒包装品、消毒后产品的概念。

3. 简述样品采集和保存的基本原则。

4. 什么是无机化处理? 无机化处理的主要操作方式有哪些?

5. 什么是感官检验? 感官检查的主要目的是什么?

6. pH 值测定的主要方法有哪些? 简述各种方法的优缺点。

7. 消毒产品稳定性测定的目的是什么? 大多消毒剂的稳定性要求是什么?

8. 金属腐蚀性试验的主要检测目的? 金属腐蚀性测定的主要方法有哪些?

9. 简述湿热温度测定的主要方法原理。

10. 简述紫外线强度测定的主要方法原理。

11. 简述电离辐射剂量的测定方法及原理。

12. 简述微波功率的测定原理。

13. 简述超声波功率的测定原理。

14. 如何计算包装空隙率？

（陈昭斌　邹晓莉　编　　张朝武　陈昭斌　审）

第十二章

消毒因子杀灭微生物效果评价

    任何一种消毒方法对微生物的杀灭或抑制作用都需要通过试验来进行评价,找出合适的有效剂量和作用时间,才能保证消毒灭菌工作的科学性和有效性。在建立一种消毒灭菌方法之前,需要进行广泛的实验室研究,最终形成科学的消毒灭菌程序。某种消毒灭菌方法在不同使用条件下,是否真正达到预期的消毒灭菌目标,也需要通过实验室研究进行评价。

    消毒灭菌因子对微生物杀灭效果的评价方法包括定性与定量两大类。定性方法是将消毒因子与微生物作用后,观察其对微生物是否具有杀灭或抑制作用,或者是判断其是否达到设定的消毒灭菌标准。定量方法是观察消毒因子作用后微生物被杀灭或抑制的具体程度,以杀灭率或杀灭对数值来定量反映消毒因子在特定作用时间时所达到的作用程度。

第一节　定性杀灭微生物效果评价

    对于医疗器械灭菌的消毒剂和消毒器械灭菌功能的鉴定,要求消毒品对待处理物品作用后达到灭菌状态,需要进行定性杀菌试验,也称为定性灭菌试验。定性灭菌试验的目的在于通过对处理后的物品进行微生物学定性检验,以判定灭菌措施是否达到无菌要求。

一、试验微生物准备

    根据试验目的,定性杀菌试验以对该杀菌因子抵抗力最强的微生物作为试验微生物,可选择枯草芽孢杆菌黑色变种(ATCC 9372)芽孢、嗜热脂肪芽孢杆菌(ATCC 7953)芽孢等。

    根据该杀菌因子的具体使用方法,制备试验微生物悬液或染菌载体。将规定代次的细菌,在适宜的培养基上培养,使大量形成芽孢,采用热灭火方式杀灭残存的繁殖体后,制备成所需浓度的芽孢悬液。当采用载体试验方法时,取适宜浓度的芽孢悬液滴染至载体表面,自然干燥或烘干。制备所得到的芽孢悬液或染芽孢载体上回收存活芽孢的数量应符合试验要求,我国《消毒技术规范》要求在 $5 \times 10^5 \sim 5 \times 10^6$ cfu/片,在悬液试验中,则要求加入消毒液后芽孢的终浓度为 1×10^6 mL $\sim 1 \times 10^7$ cfu/mL。

二、消毒处理试验程序

(一)消毒器械载体定性杀菌试验

    根据消毒器械的使用要求,将染菌载体放于指定位置。通常将消毒器械分为上、中、下3层,在每层的内、中、外各设一点,共设9点。每点物品中间布放1组菌片。设置好消毒处理程序后启动运行,作用至规定时间时停止运行,取出载体。同时设置阳性对照和阴性对照,阳性对照包括定量阳性对照组和定性阳性对照。

（二）消毒剂载体定性杀菌试验

根据检验目的不同,可以设置多个消毒剂浓度和作用时间。对于同一个消毒剂浓度,根据试验设计的作用时间数量,每时间点每次 2 片载体,按照每片载体 5mL 的量吸取试验浓度的消毒剂溶液于无菌容器中(常用无菌平皿)。用无菌镊子取制备好的染菌载体放入消毒液中使其浸透于消毒液。作用至预定时间,无菌操作取出载体,分别移入含 5mL 中和剂的肉汤培养基中,振荡混匀。取 2 片载体,用 10mL PBS 代替消毒液,其余操作同上,作为定性阳性对照;取 2 片载体,用 10mL PBS 代替消毒液,作用同样时间后进行系列稀释,接种固体培养基进行活菌培养计数,作为定量阳性对照;同时作阴性对照。

（三）消毒剂悬液定性杀菌试验

该法是将细菌芽孢悬液于消毒剂均匀混合后,观察能否完全杀灭试验芽孢。根据试验设计的消毒剂浓度,采用无菌蒸馏水配制所需浓度消毒剂。于消毒剂试管中分别加入应用浓度芽孢悬液,混匀计时,作用至设定时间后(常设为 5min、10min、15min、30min 和 60min),分别吸取 0.5mL 混合液加入 4.5mL 含中和剂的营养肉汤试管中。另取 1 支试管,以同样体积的灭菌水代替消毒剂,加入芽孢悬液后作为定量阳性对照。同时用同批次稀释液、营养肉汤等作阴性对照。

三、芽孢培养与结果判断

分别将试验组、定性阳性对照组、定量阳性对照组、阴性对照组肉汤管(或计数平板)置 37℃培养 72h 后,琼脂平板进行菌落计数,肉汤试管观察有无细菌生长,如无菌生长,继续培养至第 7 天观察记录最终结果。

当阴性对照无菌生长,定性阳性对照有菌生长,定量阳性对照活菌计数在规定的范围内,判定试验结果有效。试验重复至少 5 次,全部试验组均无菌生长,可判为灭菌合格。

四、定性杀菌试验的注意事项

定性试验以是否长菌为判断依据,实验过程中应注意无菌操作,避免污染而引起的假阳性。

试验所用的中和剂应经鉴定合格。

第二节　细菌定量杀灭效果评价

细菌定量杀灭试验(简称定量杀菌试验)的原理是将试验浓度消毒剂(试验剂量的消毒品)与已知数量的细菌繁殖体、芽孢作用,至规定时间,去除残留消毒剂后检测存活的细菌数量,与作用前的数量相比,定量计算杀灭效果。

一、试验微生物及其制备

消毒学试验中常采用生物学特性较为稳定的标准菌株或参考菌株进行,较为广泛使用的有金黄色葡萄球菌和大肠埃希菌,分别作为革兰氏阳性菌和革兰氏阴性菌的代表;枯草杆菌黑色变种芽孢等作为细菌芽孢代表。其他特殊用途的消毒品可根据实际用途确定试验菌株,如分枝杆菌、铜绿假单胞菌、淋病奈瑟菌、表皮葡萄球菌等。试验菌株应在同类细菌中,对杀菌因子的抵抗力较强,以保证试验结果推广应用的安全性。进行消毒品监督检验,各国(地区、组织)推荐使用的具体试验菌株可有不同,如我国推荐使的菌株见表12-2-1。在产品研发以及科学研究中,也可根据研究目的采用临床分离株或环境分离株进行试验,但结果只适用于该试验微生物,不能外推使用。

表 12-2-1　我国《消毒技术规范》推荐的消毒评价试验用细菌菌株

细菌名称	菌株号	活菌计数培养基
金黄色葡萄球菌	ATCC 6538	胰胨大豆蛋白胨琼脂
大肠埃希菌	8099	胰胨大豆蛋白胨琼脂
铜绿假单胞菌	ATCC 15442	胰胨大豆蛋白胨琼脂
枯草杆菌黑色变种芽孢	ATCC 9372	胰胨大豆蛋白胨琼脂
龟分枝杆菌脓肿亚种	CMCC(B)93326	分枝杆菌干燥培养基

将各试验微生物在适宜的培养基和培养条件下,培养后制备试验微生物的菌悬液或染菌载体。制备的基本原则同本章第一节。

二、分组设置

试验目的不同,定量杀菌试验的分组也会不同。

(一) 消毒品的鉴定检验

可以设置一个消毒剂浓度(杀菌因子强度)组,设置 3 个作用时间。以产品说明书推荐的最低消毒剂浓度(杀菌因子强度)作为试验浓度(强度),以推荐的最短时间(记为 T)为依据,设置 $0.5T$、$1T$、$1.5T$ 3 个作用时间。根据产品的应用范围,可能需要检验产品对多种微生物的杀灭效果,每种试验微生物按照上述规则,分别设置一个浓度(强度)、3 个时间的试验分组,不同微生物所选用的浓度和时间可能有所不同。

(二) 消毒品监督机构日常监测检验

根据消毒品标准的使用范围或杀灭微生物的种类,选择一种对该产品抵抗力较强的微生物作为试验微生物,试验消毒剂浓度(杀菌因子强度)采用说明书推荐的最低浓度(强度),设置一个作用时间即可,即说明书制定的最短时间。

(三) 产品研发或其他目的的检验

根据需要设置消毒剂浓度(强度)和作用时间。不论何种目的的检验,除了相应如上的实验组,还应设置阳性对照组和阴性对照组。阳性对照采用同实验组相同的试验微生物,不经消毒处理(可用稀释液、无菌水等代替消毒剂),采用试验同批次的试剂、培养基、中和剂以及其他相关器材作为阴性对照组。

三、定量杀菌试验程序

根据消毒品的应用方式不同,杀菌试验分为悬液定量杀菌试验、载体定量杀菌试验;载体试验又分为载体浸泡定量杀菌试验、载体喷雾杀菌载体试验、载体流动浸泡定量杀菌试验等。

（一）悬液定量杀菌试验

悬液定量杀菌试验（suspension test）是将试验微生物与消毒液混合均匀后，作用至设定时间，检测剩余存活微生物的数量，与试验前微生物数量相比，计算杀灭率或杀灭对数值来达到定量评价消毒效果的一种试验。

将制备好的菌悬液定量加入制备好的消毒液中，立即混匀并计时，至设定的作用时间后，立即吸取 0.5mL 试验菌与消毒剂混合液（可简称为菌药混合液）加于 4.5mL 经灭菌的中和剂中混匀，中和作用 10min 后进行活菌计数培养。

实验同时以等体积的稀释液代替消毒剂作为阳性对照，稀释后进行活菌培养计数；取试验同批次稀释液、中和剂、培养基等作为阴性对照。

（二）载体浸泡定量杀菌试验

用于物表、器械等消毒处理的消毒剂，应进行载体浸泡定量杀菌试验。载体浸泡定量杀菌试验程序与悬液定量杀菌试验基本相同，仅在于试验微生物被染于特定载体上而不是悬液中。载体可用布片、金属片、滤纸片、塑料片等，金属载体一般用 12mm 直径圆形金属片（厚 0.5mm），其他材质载体一般为方形，大小 10mm×10mm，特定用途的消毒品可使用其他材质、形状的载体。

取无菌小平皿，标明所注入消毒液的浓度。按每片 5.0mL 的量，吸取相应浓度的消毒剂溶液注入平皿中，用无菌镊子分别放入预先制备的染菌载体，每个作用时间 1 片载体，并使之浸透于消毒液中，开始计时。待作用至各预定时间，用无菌镊子将菌片取出，移入含 5.0mL 中和剂试管中，振荡洗脱细菌，并使中和 10min，进行活菌计数培养。

另取一平皿，注入 10.0mL 稀释液代替消毒液，放入 2 片菌片，作为阳性对照组；取试验同批次稀释液、中和剂、培养基等作为阴性对照。

（三）载体喷雾定量杀菌试验

本试验适用于喷雾消毒的消毒剂鉴定。试验原则与程序与载体浸泡实验基本相同，仅杀菌处理过程不同。试验时，将染菌载体均匀排布于一未沾有任何消毒剂的清洁无菌玻璃板上（如无菌平皿内），用试验浓度的消毒剂溶液对染菌载体进行均匀喷雾。每次喷雾的距离和压力保持一致，以尽量使喷到菌片上的雾粒大小和数量一致。喷雾量以不使菌片湿透、流液为度。作用至各规定时间，取每种载体菌片 1 片，分别放入含 5.0mL 中和剂的无菌试管中。后续中和、活菌计数与载体浸泡杀菌试验相同。

用硬水代替消毒液，按同样的喷雾方法进行处理，作为阳性对照组。如为压力罐装自动喷雾式气雾消毒剂，可直接用染菌载体作活菌计数，作为处理前阳性对照组。

（四）流动浸泡载体定量杀灭试验

某些消毒器械以其产生的液体作为杀菌成分，如酸性氧化电位水、臭氧水，需要采用其不断产生的液体进行杀菌效果评价。该类产品的杀菌试验采用流动浸泡载体法。

按要求制备好染菌载体，开启消毒设备，待设备稳定后，进行杀灭试验。试验时，取尼龙网片或不锈钢网片放于 250mL 烧杯底部中央，将染菌载体放于尼龙网片或不锈钢网片表面，染菌载体上再盖一尼龙网片或不锈钢网片。将酸性氧化电位水或臭氧水通过管路沿烧杯壁流下，流动浸泡消毒至规定作用时间，用无菌镊子将染菌载体取出分别移入一含 5.0mL 中和剂试管中，中和后进行活菌培养计数。另取两个染菌载体放入 250mL 烧杯中，放置方法与试验组相同。以自来水代替消毒液，在相同流量下流动浸泡至最长作用时间，其余步骤与试验组相同,作为阳性对照组样本。活菌培养计数方法同悬液定量杀菌试验。

（五）消毒器械的载体定量杀灭试验

在研究或评价消毒柜等消毒器械对微生物的杀灭效果时,通常采用染菌载体进行。根据消毒器械的使用要求,将染菌载体放于设定位置。通常将消毒器械分为上、中、下3层,在每层的内、中、外各设一点,共设9点。每点物品中间布放1组菌片。设置好消毒处理程序后启动运行,作用至规定时间时停止运行,取出载体,进行活菌培养计数。同时设置阳性对照和阴性对照。

四、活菌培养计数与杀灭效果计算

（一）活菌培养计数

将试验组中和后菌液、阳性对照组菌液,稀释至适宜倍数后接种培养基进行活菌培养计数,每管样液接种2个平皿,以平均数作为该样液的菌落数。

培养条件视试验微生物种类而定,金黄色葡萄球菌、大肠埃希菌等可接种TSA培养基进行倾注培养,37℃培养48h观察最终结果;细菌芽孢通常培养72h;其他细菌采用对应的培养基、培养温度以及培养时间。若培养基不透明,可采用表面涂布法接种进行培养计数。

培养至规定时间后,计数平皿上生长的试验菌菌落数。首先观察阴性对照,倘若阴性对照平皿有菌生长,表明实验过程出现污染,实验结果不可信。在阴性结果无菌生长时,计数各实验组及阳性对照组各平皿的菌落数。

（二）杀灭效果计算

根据接种量和稀释倍数计算各组菌药混合液管（阳性对照则指相当于菌药混合液管）活菌浓度。再根据阳性对照和各时间组的活菌浓度,计算对应作用剂量、作用时间的杀菌效果。杀菌效果以杀灭对数值（killing log value,KL或KLV）或对数减少值（$\log_{10}$ reduction value,LRV）或杀灭率（killing rate,KR）表示,见计算公式（12-2-1）和（12-2-2）：

$$KLV = \lg Nc - \lg Nx \qquad 式（12-2-1）$$

$$KR = \frac{Nc - Nx}{Nc} \times 100\% \qquad 式（12-2-2）$$

式中,Nc为阳性对照活菌浓度,cfu/mL或cfu/片;Nx为相应作用时间的活菌浓度,cfu/mL或cfu/片。

五、结果评价与判断

定量杀菌试验需要进行3次以上重复试验,我国《消毒技术规范》规定,满足如下标准,判断消毒合格:①阴性对照无菌生长,阳性对照活菌数在1×10^7/mL~5×10^7cfu/mL（悬液定量法）或5×10^5~5×10^6cfu/片（载体法）;②悬液法的杀灭对数值大于5,载体法的杀灭对数值大于3。

在产品监督检验中,产品说明书指定的最低浓度与最低作用时间,重复试验3次,均应达到消毒合格,否则视为产品不合格;产品安全性评价检验中,要求在产品说明书指定的浓度作用说明书指定的最短时间T以及$1.5T$时,达到消毒合格,$0.5T$对不同细菌或在部分重复次数中,可容许出现不合格结果。在科学研究或其他目的的试验中,评价标准根据试验目的自行设定。

六、注意事项

1. 试验中,每次均应设置阴性对照及阳性对照。

2. 为了更好模拟消毒剂的实际使用环境,可在菌液中加入有机干扰。有机干扰物质一般采用3%(W/V)牛血清白蛋白(BSA)贮存溶液,菌药混合管中BSA实际浓度为0.3%,若某消毒剂只用于清洁物品或器械的消毒或只清洗消毒,可采用0.3%(W/V)BSA贮存溶液,最终作用浓度值则为0.03%。

第三节　真菌定量杀灭效果评价

环境中存在大量的真菌,某些真菌能引起人类疾病。评价消毒品对真菌的杀灭效果以相应的真菌作为试验微生物,对用于手、足、皮肤消毒的消毒剂鉴定需要进行真菌杀灭效果检测。

一、试验微生物

真菌包括单细胞真菌(酵母菌)和多细胞真菌,单细胞真菌的培养特性与细菌类似,但对理化因子的抵抗力稍强于普通细菌繁殖体。多细胞真菌生长方式不同于细菌,存在菌丝体(类似于细菌繁殖体)和孢子体,菌丝体难以制作成均匀的单细胞悬液,不适宜用做杀真菌试验的微生物。因此,消毒品对真菌繁殖体的杀灭效果检验的试验微生物只用酵母菌类;我国规定消毒品监督检验及安全性评价试验中,采用白色念珠菌(白假丝酵母菌)ATCC 10231作为单细胞类真菌类试验微生物的代表,杀灭试验中使用第5代或第6代培养物;采用黑曲霉(ATCC 16404)孢子作为多细胞真菌孢子的代表。其他目的试验,可根据需要选择其他真菌种类。

制备黑曲霉孢子时,将新鲜斜面培养物洗下,接种罗氏瓶,并摇动使菌液布满MEA培养基表面,然后吸去多余液体,置(30±1)℃培养7~9d。用含吐温80的生理盐水刮洗下黑曲霉分生孢子,用垂熔玻璃滤器滤过除去菌丝。滤过后,显微镜下(400倍)观察是否存在菌丝,若悬液中有菌丝存在,可采用5 000~6 000r/min速度离心20min去除,直至无菌丝存在。黑曲霉菌分生孢子悬液在2~8℃储存不能超过2d。在使用黑曲霉孢子悬液前,混合均匀后,取少许孢子悬液于显微镜下(400倍)观察是否有孢子出芽,若有孢子出芽,则不得使用。

根据实验要求,制备真菌悬液或染菌载体。

二、定量杀灭真菌试验程序

根据需要选择悬液定量杀菌试验或载体定量杀菌试验进行。操作方法与细菌定量杀灭试验相同。

三、活菌培养计数

作用后的样液或载体洗脱液,接种适宜培养基(白色念珠菌采用沙堡葡萄糖琼脂,黑曲霉采用麦芽浸膏琼脂),37℃培养48h(黑曲霉采用30℃培养72h),计数菌落数。

四、结果判断

产品监督检验,按产品使用说明书指定的使用浓度和作用时间,重复试验3次,悬液定量杀菌试验中对白色假丝酵母各次试验的杀灭对数值均≥4.00$\log_{10}$,或载体定量杀灭试验的杀灭对数值均≥3.00$\log_{10}$,可判定该产品对白色假丝酵母消毒合格。

产品安全性评价试验,按产品使用说明书指定的使用浓度和3个作用时间,重复试验3次,在产品使用说明书规定使用浓度与最短作用时间,以及最短作用时间的1.5倍时,要求悬液定量杀灭试验的杀灭对数值均≥4.00$\log_{10}$或载体定量杀灭试验杀灭对数值均≥3.00$\log_{10}$,在产品使用说明书规定使用浓度与最低作用时间的0.5倍时,允许杀灭对数值<4.00$\log_{10}$(悬液法)或3.00$\log_{10}$(载体法),可判为实验室试验该产品对单细胞真菌污染物消毒的有效剂量。

五、注意事项

黑曲霉孢子杀灭试验应注意生物安全防护,试验区域应与细菌试验区域分开,实验室内配制专用的压力蒸汽灭菌器(不排气)。试验操作应在Ⅱ级生物安全柜内进行,避免造成环境污染和操作者受感染;试验后的物品和培养物应经过压力蒸汽灭菌后洗涤或丢弃。

第四节 病毒定量灭活效果评价

一、试验病毒株

根据消毒品有效因子的特性和使用范围,选择灭活试验所用的病毒,我国对消毒品监督检验和消毒品安全性评价要求规定,采用脊髓灰质炎病毒Ⅰ型(poliovirus-I,PV-I)疫苗株、艾滋病病毒1型(HIV-1)美国株进行试验评价。也可根据研究目的,选择其他病毒,如乙型肝炎病毒(HBV)或丙型肝炎病毒(HCV)等,见表12-4-1。

表 12-4-1 我国《消毒技术规范》推荐的消毒评价试验用病毒毒株

细菌名称	宿主细胞
脊髓灰质炎病毒Ⅰ型(PV-Ⅰ)疫苗株	VERO 细胞系、BGM 细胞、Hela 细胞系或 FL 细胞系
艾滋病病毒1型(HIV-1)美国株	含 HTLV-1 基因的人淋巴细胞(MT4 株)

将试验病毒株接种相对应的细胞株,逐日观察病变,待3/4细胞出现病变时,收获病毒。收获时,将培养液取出,用超声波或反复冻融破碎宿主细胞,尽快离心(5 000r/min 左右 5min),并将含病毒的上清液按每管 1.0mL 分装于无菌离心管(1.5mL)中,冷冻保存于-80℃备用。

制备染病毒载体时,取出病毒液(若采用低温冻存的病毒悬液,需室温融化),与等量有机干扰物混合,取 0.01mL 滴染于载体片上,室温晾干后备用。

二、病毒灭活试验程序

根据需要选择悬液定量灭活试验或载体定量灭活试验进行。操作方法与细菌定量杀灭试验相同。

三、残存病毒计数——病毒滴度测定

作用后的样液或载体洗脱液,接种病毒对应的宿主细胞进行培养,可采用终点稀释法或噬斑法测定病毒滴度。

1. **终点稀释法**　先用细胞维持培养液对待滴定样本做 10 倍系列稀释,分别接种单层细胞,每稀释度 4 孔,逐日在显微镜下观察细胞病变,连续观察 3d,逐孔观察并记录细胞病变情况。以能引起细胞孔中 50% 细胞病变的稀释度——半数细胞感染剂量($TCID_{50}$),作为病毒滴度。

2. **噬斑法**　先用细胞维持培养液对待滴定样本做 10 倍系列稀释,然后接种于单层细胞培养瓶,37℃培养 48~72h。每瓶细胞加入 2mL 甲醛溶液固定数分钟,用自来水冲洗后加结晶紫溶液染色数分钟,冲洗干净后计数噬斑数(number of plaque,NP),再根据相应的稀释度、接种体积,按公式(12-4-1)计算该作用剂量(消毒剂浓度与作用时间的组合)组的病毒滴度(titer of virus,TV)。

$$TV = \frac{NP \times n}{V} \qquad\qquad 式(12-4-1)$$

式中:TV 为病毒滴度,PFU/mL;NP 为某稀释度细胞瓶中噬斑平均数,pfu;n 为稀释倍数;V 为接种体积,mL。

注意:为了便于计数,病毒噬斑数一般控制在每细胞瓶 10~30pfu。

四、杀灭效果计算与判断

(一)平均灭活对数值的计算

对于 $TCID_{50}$ 测定法,直接采用阳性对照的 $TCID_{50}$ 对数值减去各实验组 $TCID_{50}$ 对数值,即得各实验组的杀灭对数。对于噬斑法,按公式(12-4-2)计算灭活对数值($\log_{10}$ inactivation value,LIV 或 $\log_{10}$ reduction value,LRV):

$$LIV = \log_{10} N_0 - \log_{10} N_x \qquad\qquad 式(12-4-2)$$

式中,N_0 为阳性对照组的噬斑数,pfu/mL(或 pfu/片);N_x 为某作用时间的噬斑数,pfu/mL(或 pfu/片)。

(二)判断标准

试验重复 3 次,悬液定量杀灭试验中,阳性对照组病毒滴度对数值在 5~7 之间,杀灭对数值≥4.00$\log_{10}$ 为消毒合格;载体定量灭活试验中,阳性对照组病毒滴度对数值在 4~6 之间,杀灭对数值≥3.00$\log_{10}$ 为消毒合格。

五、注意事项

对 HIV 病毒的试验,应在三级生物安全防护(BSL-3)条件下进行,操作人员应具有较丰富的病毒学实验工作经验,必须绝对遵守 BSL3 实验室的安全制度。身体状态欠佳,或有伤口时,应暂时停止工作。有感染可能性的操作,均应在 BSL-3 实验室的层流负压超净工作台中进行。

第五节　杀灭生物膜效果评价

生物膜(biofilm)也称为生物被膜,是指细菌在接触的物体(有生命或无生命物体)表面黏附生长,细菌与其分泌的胞外多糖、蛋白质和核苷酸等物质形成的有组织的细菌群体,在物体表面形成膜状。生物膜中的细菌与浮游状态的细菌相比,其对抗生素、消毒剂等环境中的不利因子抵抗力更强,所以不能采用浮游状态的细菌来研究消毒方法对细菌生物膜的杀灭作用。

目前尚无关于生物膜消毒评价的标准方法,但方法研究涉及细菌生物膜的制备、生物膜中的细菌检测等几个方面。

一、细菌生物膜的制备

生物膜制备的基本原理是模拟生物膜自然形成的过程,将试验细菌与特定的载体在人工条件下共同培养,让细菌在载体表面黏附生长并最终形成生物膜。生物膜制备方法受试验菌株、载体类型、培养条件等影响,所获得的生物膜中的细菌的抵抗力也可能有不同。

1. **试管法**　用相应的液体培养基将试验菌株稀释至适当浓度,分装入小试管中(也可用其他类似容器),于适当的温度下静置培养,一定时间后,细菌将会在试管壁上形成生物膜。根据菌种厌氧、好氧特性不同,生物膜分别倾向形成于试管的底部或者气液交界面。

2. **置片法**　最初的置片法是在细菌培养液中加入玻璃片或其他片状物体作为载体,以提供额外的可供生物膜附着并可移动处理的表面。随着研究范围的扩大,也可以采用管状等其他形式的载体。此类载体方便转移处理,在生物膜的研究中应用日益广泛。

3. **管路法**　该法属于动态造膜方法,具体措施是将菌液注入特定管路中,静置一定时间利于细菌黏附于管壁,然后使液体培养基在管路中以一定的速度持续流动,维持该流动的条件下培养,最终形成生物膜。这种方法的生物膜在生长过程中始终受液体剪切力的影响,生物膜的一些特性与静置培养的生物膜有所不同,主要用于水管、医用导管等生物膜的模拟研究。

二、生物膜的检测

生物膜制备后需要进行检测,了解所制备的生物膜质量是否满足研究需要;生物膜经消毒处理后,生物膜的结构、其中细菌数量等是否达到消毒的目的,也需要对生物膜进行检测。生物膜的检测包括活菌计数、染色镜检、电镜观察等方法。

1. **活菌计数**　将长有生物膜的载体用无菌生理盐水冲洗 3 次,以去除载体壁上的浮游菌。然后用无菌采样棉拭子往返涂搽载体表面(或载体的规定区域),将采样后的棉拭子置含 1% 吐温 80 的稀释液中充分振荡洗脱。也有研究人员直接将生物膜在体置于洗脱液中,采用超声或其他方法剥离生物膜进行采样。洗脱液经稀释后进行活菌培养计数,换算出单位面积上的菌落数。

2. 染色镜检　利用生物膜内物质与某些染料的结合,通过染色的办法对生物膜进行定量。基本程序是:载体表面先用生理盐水冲洗去除浮游菌,方法同上。对载体上的生物膜用甲醛溶液固定5min,再用结晶紫草酸铵溶液染色3min,用无菌蒸馏水将残留染料冲洗干净。干燥后,用显微镜观察。该法主要用于观察生物膜的覆盖情况。

另一种可用的方法是荧光染色。用Syto 9及碘化丙锭显示不同颜色的荧光可以区分生物膜中的死活菌,这对于生物膜的清除研究有重要价值。也可以用荧光标记的抗体对生物膜中的某些成分而显色,有助于了解生物膜内的物质分布。

3. 电镜观察　载体同样经冲洗去除浮游菌后,经过相应的固定等处理后,采用扫描电镜或透射电镜观察。该法用于观察生物膜的覆盖情况和内部结构。

三、生物膜消毒的影响因素

生物膜不同于浮游状态下的细菌,其中的细菌由于有分泌物的保护,消毒方法不易穿透,故而消毒效果会大为下降。不同的生物膜,由于其中细菌种类不同、生物膜特性等不同,也会影响消毒效果。

1. 生物膜的形成时间　生物膜有细菌和其分泌至胞外的多糖、蛋白等共同组成。在不同的时间段,细菌的活性并不完全相同,胞外成分的分泌也有不同,会影响生物膜的组成从而影响消毒效果。经过一定时间后,生物膜的结构会相对稳定,该时期用于评价生物膜的消毒效果较为合适。生物膜形成很长时间后,由于内部细菌的衰亡,生物膜可能会脱落或剥离,也会影响消毒效果。

2. 载体类型　载体类型严重影响生物膜特性。光滑表面、粗糙表面、有机体表面、多孔表面上面生长的细菌生物膜黏附性能力不同,影响消毒效果。某些载体表面的荷电性、亲水性等及影响细菌生物膜的黏附,也会影响消毒因子渗透,从而影响消毒效果。

小　结

本章简要介绍了消毒因子杀灭微生物效果评价。这些杀灭效果评价主要包括定性杀灭微生物效果评价、细菌定量杀灭试验、真菌定量杀灭效果评价、病毒灭活效果定量评价试验和杀灭生物膜效果评价等5个方面。

思考题

1. 简述微生物定量杀灭效果评价试验的设计原则。
2. 比较病毒定量灭活试验与细菌定量杀灭试验的异同?
3. 应用于病毒灭活试验的中和剂应符合哪些条件?
4. 简述真菌定量杀灭效果评价。
5. 简述杀灭生物膜效果评价。

（王国庆　编　　陈昭斌　审）

第十三章

消毒因子模拟现场和现场
消毒效果评价

消毒因子模拟现场和现场消毒效果评价(evaluation for disinfection effect of disinfection agents by the simulated on-the-spot and on-the-spot trials)非常重要。其中消毒剂模拟现场和现场消毒效果评价包括对食(饮)具、医疗器械、手、皮肤和其他表面模拟现场消毒效果评价,对手、皮肤和其他表面现场消毒效果评价以及消毒剂连续使用稳定性评价。

第一节 消毒剂对餐(饮)具模拟现场消毒效果评价

对于公用餐(饮)具,其消毒效果的好坏直接关系到使用者的健康。因此,餐(饮)具的消毒效果评价至关重要,通常使用模拟现场试验的方法。该方法是模拟最难消毒条件,人工将指示微生物污染实用食(饮)具表面,进行消毒处理,测定消毒剂对食(饮)具上指示微生物的杀灭作用,以验证该消毒剂对食(饮)具消毒处理时安全消毒使用剂量。

试验菌为大肠埃希菌(8099),分别采用滴染法或蘸染法在试验用瓷碗(盘)内侧面或竹(木)筷前端制作染菌样本。根据实验室定量杀菌试验结果或产品使用说明书确定消毒剂浓度与作用时间,进行杀灭试验。将染菌样本,依次定时放入含消毒剂溶液的容器中,使其完全浸没。作用至规定时间后取出,进行中和采样,倾注培养后与阳性、阴性对照组比较进行消毒效果判定。

第二节 消毒剂对医疗器械模拟现场消毒效果评价

对于非高度危险性医疗器械,要求达到消毒合格水平,通常使用模拟现场消毒试验方法进行检验。消毒剂对医疗器械模拟现场消毒效果检验是以人工方法将模拟试验载体污染指示微生物,测定消毒剂用于医疗器械消毒时的效果,以验证消毒剂对医疗器械消毒处理的实用剂量。

试验菌包括枯草芽孢杆菌黑色变种(ATCC 9372)芽孢(以下简称芽孢),用于高水平消毒剂的鉴定;龟分枝杆菌脓肿亚种(ATCC 19977),用于中水平消毒剂的鉴定;白色念珠菌(ATCC 10231)/金黄色葡萄球菌(ATCC 6538),用于低水平消毒剂的鉴定。

上述微生物菌悬液使用滴染法染于医用止血钳截断后轴至齿端部分的载体上,作为染菌样本。根据实验室定量杀菌试验结果或产品使用说明书,选择消毒剂浓度与作用时间,进行载体浸泡定量杀菌试验。作用至规定时间,取出样本进行中和后震荡,培养观察并与阳性对照组、阴性对照组比较进行消毒结果判定。

第三节　消毒剂对医疗器械模拟现场灭菌效果评价

对于高度危险性医疗器械,要求达到灭菌合格水平,通常使用模拟现场灭菌试验方法进行检验。消毒剂对医疗器械模拟现场灭菌效果检验是以人工方法将模拟试验载体污染指示微生物,测定消毒剂用于医疗器械灭菌时的效果,以验证其对医疗器械灭菌处理的实用剂量。

根据医疗器械模拟现场消毒与灭菌效果检验选择试验菌。通常为枯草杆菌黑色变种(ATCC 9372)芽孢。根据实验室定量杀菌试验结果或产品使用说明书,选择消毒剂最低使用浓度与 0.5 倍最短作用时间。将染菌样本浸没于消毒液中进行灭菌处理,作用至规定时间,将样本取出,中和后定性培养。与阳性对照组、阴性对照组比较后进行灭菌效果判定。

第四节　消毒剂连续使用稳定性评价

消毒剂连续使用稳定性检验的目的是验证消毒剂在连续使用有效期内对医疗器械的消毒灭菌效果。

根据医疗器械模拟现场消毒与灭菌效果检验选择试验菌。通常为枯草芽孢杆菌黑色变种(ATCC 9372)芽孢。试验时,配制双份消毒液,分别盛装于 2 个无菌带盖搪瓷盘中。各放入清洁的试验用医疗器械(医用剪刀、止血钳等小型器械,或根据需要选用其他器械),达到满载要求。每次试验,同时对 2 个搪瓷盘中的消毒液进行检测。

搪瓷盘内放入器械后,每日将器械取出,用清水洗涤,沥干,再回放入消毒液中。连续每日将器械取出、洗涤、沥干、再放入,直至试验结束。

放入器械至连续使用的最长时间,吸取消毒液样本,医疗器械消毒按消毒剂对医疗器械的消毒模拟现场试验(第十三章第二节),医疗器械灭菌按消毒剂对医疗器械的模拟现场灭菌试验(第十三章第三节)的方法,测定该消毒液对芽孢的杀灭效果。根据结果进行连续使用稳定性判定。

第五节　消毒剂对手模拟现场消毒效果评价

在传染病的传播及流行过程中,手是病原体传播的重要媒介。因此,加强手的消毒是控制疾病传播、降低感染发生率的重要环节之一。消毒剂对手模拟现场消毒效果检验是以人工方法在手部皮肤污染指示微生物,测定消毒剂对其杀灭效果,作为确定该消毒剂对手消毒实用剂量的参考。

试验菌为大肠埃希菌(8099)或大肠埃希菌(NCTC 10538),对尚需用于杀灭其他特定细菌目的者,可增用该特定细菌进行试验。将志愿者随机分为两组,第一组使用参考消毒剂(卫生手消毒时使用 60% 正丙醇(V/V),外科手消毒时使用 60% 异丙醇(V/V),第二组使用试验消毒剂。

去除手表面污染的自然菌后,将手掌中间到指端部位浸入菌悬液中染菌。取拇指与其他手指指端搓洗 1min 后的 TSB,稀释培养计数,作为试验前菌数。

第一组对于卫生手消毒,取 60% 异丙醇 3mL,倒入手心中,按标准洗手方法(图 13-5-1)用力搓擦。对于外科手消毒,使用 60% 正丙醇 6mL,按标准洗手方法用力搓擦,保持作用 3~5min。用流动自来水冲洗 5s,抖掉手上残留水,立刻取拇指与其他手指指端搓洗 1min 后的中和剂,稀释培养计数作为试验组。

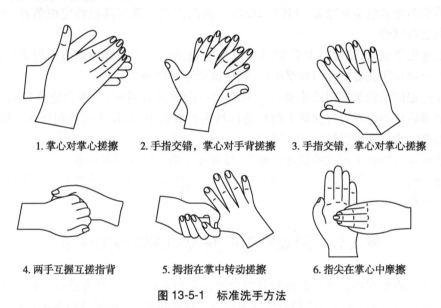

1. 掌心对掌心搓擦　　2. 手指交错,掌心对手背搓擦　　3. 手指交错,掌心对掌心搓擦

4. 两手互握互搓指背　　5. 拇指在掌中转动搓擦　　6. 指尖在掌心中摩擦

图 13-5-1　标准洗手方法

第二组按选定的消毒剂实际用量、作用时间和使用频率采用标准的洗手方法搓擦一定时间后冲洗,其余步骤同第一组。

在试验当日,第一组与第二组样品对换,重复上述试验。分别计算参考组、试验组菌数减少的对数值,进行消毒剂对手模拟现场消毒效果判定。

第六节　消毒剂对手现场消毒效果评价

消毒剂对手现场消毒效果检验是以自然菌为指示微生物,对志愿者的手进行消毒处理,测定受试消毒剂对手表面自然菌的消毒效果,以验证该消毒剂对手消毒的实用剂量。

在使用现场,随机选定受试者。试验不少于 30 人次。消毒前,在受试者双手相互充分搓擦后,在五指屈面进行涂搽采样,作为阳性对照组样本。根据选定的消毒剂浓度与时间对右手进行消毒,对手的卫生消毒一般设定作用时间为 1min,对外科洗手后的泡手一般设定作用时间为 3min。消毒后用中和剂代替稀释液,用与阳性对照组同样的方法对受试者右手上残留的自然菌采样一次,作为试验组样本。分别将未用过的同批中和剂、稀释液、棉拭子作为阴性对照组样本。

取试验组、阳性对照组和阴性对照组样本接种、培养、计数后,计算杀灭对数值,进行消毒剂对手现场消毒效果判定。

第七节　消毒剂对皮肤模拟现场消毒效果评价

皮肤是机体的外部屏障,具有阻挡病原微生物入侵组织的作用。日常生活中,应注意皮肤的消毒以达到防止感染的目的。消毒剂对皮肤模拟现场消毒效果检验是以人工方法向前臂内侧皮肤污染指示微生物,测定消毒剂对其杀灭效果,作为确定该消毒剂对皮肤消毒实用剂量的参考。

试验菌为金黄色葡萄球菌(ATCC 27217),对尚需用于杀灭其他特定细菌者,可增用该特定细菌进行试验。

随机选定受试者,试验不少于 30 人次。实验前清洗去除前臂内侧表面污染的自然菌。用采样玻璃筒扣印在受试者两前臂中段,划分试验区并接种菌悬液。

根据选定的消毒剂使用浓度和时间对右前臂内侧进行消毒,一般设定作用时间为 1~3min。消毒后使用金属筒对前臂上接种的区域进行取样中和,作为试验组样本。以蒸馏水代替消毒剂对左前臂中段做同样处理,作为对照组样本。

每次试验分别将未用过的同批中和剂、稀释液作为阴性对照组样本。

取试验组、阳性对照组和阴性对照组样本接种、培养、计数后,计算杀灭对数值,进行消毒剂对皮肤模拟现场消毒效果判定。

第八节　消毒剂对皮肤现场消毒效果评价

消毒剂对皮肤现场消毒效果检验是以自然菌为指示微生物,对志愿者的前臂内侧皮肤进行消毒处理,以测定受试消毒剂对皮肤表面自然菌消毒效果,验证该消毒剂对皮肤消毒的实用剂量。

在使用现场,随机选定受试者。试验不少于 30 人次。消毒前,让受试者将左右前臂内侧中段相互充分对搓后,将规格板放于受试者左前臂内侧中段表面,用无菌棉拭子浸湿采样。

根据选定的消毒剂浓度与时间对右前臂内侧进行消毒,一般设定作用时间为 1~3min。消毒后用中和剂代替稀释液,与阳性对照组同样的方法对受试者右前臂内侧表面残留的自然菌采样一次,作为试验组样本。

分别将未用过的同批中和剂、稀释液和棉拭子作为阴性对照组样本。

取试验组、阳性对照组和阴性对照组样本接种、培养、计数后,计算杀灭对数值,进行消毒剂对皮肤现场消毒效果判定。

第九节　消毒剂对其他物体表面模拟现场消毒效果评价

消毒剂对其他表面消毒模拟现场消毒效果评价用于鉴定消毒剂对人工污染于一般物体表面微生物的杀灭作用,以验证该消毒剂对上述表面消毒的实用剂量。

试验菌为大肠埃希菌(8099)与金黄色葡萄球菌(ATCC 6538)。如需用于杀灭特定微生物者,可增用该特定微生物进行试验。以人工染菌实物如桌面、地面、墙壁等为消毒对象。

在无特殊要求情况下,可用木制桌面为代表,进行消毒效果观察。使用无菌棉拭子沾取菌悬液均匀涂抹方式进行染菌。30 个区块作为阳性对照区,30 个区块为试验区。根据选定的消毒剂使用剂量将消毒剂喷洒或涂搽于物体表面进行消毒。消毒后,使用中和剂沾湿的无菌棉拭子分别对消毒区块进行涂抹采样。阳性对照区同样使用棉拭子采样法。

将用过的同批次中和剂、稀释液接种培养基,作为阴性对照组样本。

取试验组、阳性对照组和阴性对照组样本接种、培养、计数后,计算杀灭对数值,并进行消毒剂对其他物体表面模拟现场消毒效果判定。

第十节　消毒剂对其他物体表面现场消毒效果评价

消毒剂对其他表面消毒现场消毒效果检验是在实用现场以自然菌为指示微生物,鉴定消毒剂对一般物体[(指本章已有专门规定如食(饮)具、医疗器械等以外的物体]表面自然菌的杀灭效果,以验证消毒剂对上述表面消毒的实用剂量。

每次试验,物品检测样本数应大于等于 30 份。随机取物体表面(桌面、台面、门等),用规格板标定 2 块面积各为 5.0cm×5.0cm 的区块,一供消毒前采样,一供消毒后采样。消毒前,使用稀释液沾湿的无菌棉拭子对一区块涂抹采样,作为阳性对照组样本。根据规定的剂量和作用时间,将消毒剂喷洒或涂搽于物体表面进行消毒。消毒后,使用中和剂沾湿的无菌棉拭子对消毒区块涂抹采样。

将用过的同批次中和剂、稀释液接种培养基,作为阴性对照组样本。

取试验组、阳性对照组和阴性对照组样本进行接种、培养、计数后,计算杀灭对数值,判定消毒剂对其他物体表面现场消毒效果。

小　结

本章简要介绍了消毒因子模拟现场和现场消毒效果评价。这些消毒效果评价主要包括消毒剂对食(饮)具模拟现场消毒效果评价、消毒剂对医疗器械模拟现场消毒效果评价、消毒剂对医疗器械模拟现场灭菌效果评价、消毒剂连续使用稳定性评价、消毒剂对手模拟现场消毒效果评价、消毒剂对手现场消毒效果评价、消毒剂对皮肤模拟现场消毒效果评价、消毒剂对皮肤现场消毒效果评价、消毒剂对其他表面模拟现场消毒效果评价以及消毒剂对其他表面现场消毒效果评价等。

思考题

1. 简述常用餐饮具染菌样本的制备。
2. 简述医疗器械模拟现场消毒实验操作程序。
3. 简述医疗器械模拟现场灭菌实验操作程序。
4. 简述消毒剂连续使用稳定性检验的目的及通常使用的试验菌。
5. 简述消毒剂对手模拟现场消毒效果检验的试验菌。
6. 简述消毒剂对手现场消毒效果检验的操作程序。
7. 简述消毒剂对皮肤模拟现场消毒效果检验时如何进行试验组采样。

8. 简述消毒剂对皮肤现场消毒效果检验时如何进行对照组与试验组采样。

9. 简述消毒剂对其他物体表面模拟现场消毒效果检验染菌过程。

10. 简述消毒剂对其他物体表面现场消毒效果检验的试验分组。

（魏秋华　编　陈昭斌　审）

第十四章

消毒相关产品抗菌抑菌效果评价

抑菌试验是测定抗菌抑菌药物和抗菌抑菌产品等消毒相关产品体外抗菌抑菌效果的试验,包括抑菌环、最小抑制浓度、最小杀菌浓度、滞留抑菌效果和洗衣粉抗菌效果试验,以及振荡烧瓶试验、浸渍试验、奎因试验和贴膜试验等。

第一节 抑菌环试验

抑菌环试验(test of bacterial inhibition ring):在营养琼脂平板上均匀涂布指示菌液后,放置抑菌剂载体。抑菌剂载体上定量的抑菌剂不断释放,经琼脂向四周扩散形成不同浓度环形梯度,在达到抑菌效果的环形梯度内指示菌无法生长,形成抑菌环。抑菌环的直径与抑菌剂的抑菌效果成正比。本试验为鉴定抗(抑)菌产品有无抑菌能力的定性试验,采用金黄色葡萄球菌(ATCC 6538)、大肠杆菌(8099 或 ATCC 11229)、白假丝酵母(ATCC 10231)三种指示微生物,通过抑菌环大小判断其是否具有抑菌能力,适用于抑菌剂与溶出性抗(抑)菌产品的抗(抑)菌效果鉴定。

第二节 最小抑菌浓度试验

最小抑菌浓度(minimum inhibitory concentration,MIC)为评价抗(抑)菌效果的重要定量指标,测定试验分为琼脂稀释法和营养肉汤稀释法,分别用于非溶出性抗(抑)菌产品和溶出性抑菌产品抗(抑)菌效果的鉴定。

琼脂稀释法将不同浓度的抑菌剂混合溶解在琼脂培养基中,然后点种指示微生物,通过指示微生物的生长与否,确定抗(抑)菌物质抑制受试菌生长的最低浓度,即最小抑菌浓度。营养肉汤稀释法将不同浓度的抑菌剂混合溶解于营养肉汤培养基中,然后接种指示微生物,通过指示微生物的生长与否,确定抑菌剂抑制受试菌生长的最小抑菌浓度。

第三节 最小杀菌浓度试验

最小杀菌浓度(minimum bactericidal concentration,MBC)为杀灭微生物所需的最低消毒剂浓度。传统的 MBC 试验与 MIC 试验是连续的,以营养肉汤稀释法为例,在 MIC 试验后期,培养基接种培养 24h 后,在无菌生长的试管内加入中和剂,再培养 24h 后,以无菌生长的最低浓度为 MBC 值。在 MIC 和 MBC 试验时,均应设阳性对照和阴性对照,MBC 试验中还应设中和剂对照。

有些药物的 MBC 与其 MIC 非常接近,如氨基糖苷类。有些药物的 MBC 比 MIC 大,如 β 内酰胺类。如果受试药物对供试微生物的 MBC 显著大于 MIC,可判定该微生物对受试药物产生了耐药性,具体情况需根据受试药物和供试微生物的种类而判断。

通常,只有通过 MIC 和 MBC 试验证明是有效的化合物,才有必要继续进行定量消毒试验和灭菌试验。

第四节　滞留抑菌效果试验

滞留抑菌效果(residual bacteriostatic efficacy)鉴定试验:用抗菌抑菌样品及其阴性对照品分别处理受试者皮肤表面,然后接种已知数量的试验菌,模拟适合细菌生长、繁殖和可能产生感染的皮肤条件,以 3M 公司 Darapore 胶带封包作用一定时间后回收试验菌,培养计数,测定抑菌率来判断样品的滞留抑菌效果。该试验按照随机、双盲、对照的设计方法,检测抗(抑)菌样品 12h 或 24h 的滞留抑菌效果,适用于含抗(抑)菌药物的洗漱、皮肤消毒类产品的滞留抑菌效果鉴定。

第五节　洗衣粉抗菌抑菌效果试验

洗衣粉抗菌抑菌效果(antibacterial and bacteriostatic efficacy of detergent)鉴定试验本方法制备细菌悬液接种于特制载体,使用专用设备模拟洗衣机的洗衣过程,设置对照组,计算抑菌率,评价洗涤时洗衣粉对染菌载体上试验菌的去除和抑制作用大小,以此判定洗衣粉抗(抑)菌效果。

第六节　振荡烧瓶试验

振荡烧瓶试验(test of shake flask):对于含有非溶出性消毒因子的织物,为了评价其抗(抑)菌效果,将其放入含有定量试验菌悬液的烧瓶中快速、长时间振荡,增加试验菌与抗(抑)菌织物内抗(抑)菌成分的接触,计数振荡前、后平均菌落数,根据抑菌率大小判断其是否具有抑菌能力。该方法也可以用于疏水性抗(抑)菌物质、金属材料(如纳米银)处理膜、生物活性膜的抗(抑)菌效果鉴定。

第七节　浸　渍　试　验

浸渍试验(immersion test):制备标准大小试样和对照织物(以能吸收 1mL 菌液且三角瓶中不留残液为度),将定量的试样和对照织物分别放于三角瓶中,将含有已定量试验菌的肉汤培养基悬液接种于试样和对照织物上,培养后,分别将培养前后试样上的细菌洗下,测定细菌的数量,可计算出试样上细菌减少的百分率。该方法适用于溶出性抗菌织物抗(抑)效果的检测。

第八节　奎因试验

奎因试验(Quinn test)：对于非溶出性硬质表面抗(抑)菌产品的鉴定，可以将试验菌悬液直接滴于抗(抑)菌产品上，用培养基覆盖一定时间以加强试验菌和试样的接触，设置不含抗(抑)成分的同质样片作为对照，计算抑菌率，根据抑菌率大小判断试样是否具有抑菌能力。

第九节　贴膜试验

贴膜试验(test of cover film)是将试验菌接种于抗菌制品表面，然后用塑料薄膜覆盖，使试验菌与试样表面充分接触后共同作用一定时间，洗脱试样表面的试验菌进行定量培养，设置阴性对照，计算抗菌活性值以评价其抗(抑)菌效果。

该方法与奎因试验不同之处在于奎因试验中试验菌在培养过程中一直处于抗菌制品的作用下，无需洗脱；而贴膜试验中试验菌在与抗菌制品作用一定时间后，需洗脱下来进行培养、定量。同时，两种方法的判定标准也不一样。

这两种方法均用于非溶出性硬质表面抗(抑)菌产品的鉴定，方法的选择可视抗菌制品性状而定，对于表面疏水的抗菌制品，如抗菌塑料、抗菌地板、抗菌瓷砖等，可采用贴膜试验。

小　结

本章简要介绍了消毒相关产品抗菌抑菌效果评价实验方法。这些实验方法主要包括抑菌环试验、最小抑菌浓度测定试验、最小杀菌浓度试验、滞留抑菌效果鉴定试验、洗衣粉抗(抑)菌效果鉴定试验、振荡烧瓶试验、浸渍试验、奎因试验和贴膜试验。

思考题

1. 简述抑菌环试验和最小抑制浓度测定的原理。
2. 简述振荡烧瓶试验、浸渍试验、奎因试验、贴膜试验的原理。
3. 简述最小杀菌浓度测定的原理。
4. 简述滞留抑菌效果测定的原理。
5. 简述洗衣粉抗菌效果测定的原理。

（王晓辉　编　　陈昭斌　审）

第十五章

消毒相关产品消毒效果评价

消毒相关产品消毒效果评价包括对空气和水消毒效果评价、消毒器械消毒功效评价、消毒指示物评价、包装材料评价、一次性使用医疗用品和一次性使用卫生用品评价、角膜接触镜护理液评价以及灭菌产品无菌检验。

第一节　消毒空气效果评价

消毒空气效果评价(evaluation of disinfection efficacy of air)用于检测消毒器械或消毒剂对空气中指示细菌的杀灭和(或)清除作用,以验证其对空气的消毒效果。

(1) 消毒空气的实验室试验与模拟现场试验,在专用的一对相邻的空气消毒气雾柜/室(一个用于消毒试验,一个用于试验对照)里,喷雾染菌,待染菌量达到要求后,用空气采样器采样并检测空气中指示菌的菌量(作为试验组消毒处理前和对照组试验开始前的阳性对照)。按消毒器械或消毒剂规定的方法对试验气雾柜/室内进行消毒,对照气雾室同时做不含消毒剂的相应处理。作用至规定时间,按前述方法同时对两柜/室进行采样并检测空气中指示菌的菌量。计算空气中指示菌的杀灭率或杀灭对数值,根据计算结果判断消毒空气是否合格。

(2) 消毒空气的现场试验,选择有代表性的房间并在室内无人情况下进行空气中自然菌采样检测,作为消毒前样本(阳性对照)。消毒处理后,再做一次采样检测,作为消毒后的试验样本。计算空气中自然菌的消亡率,根据计算结果判断消毒空气是否合格。

第二节　消毒水效果评价

消毒水效果评价(evaluation of disinfection efficacy of water):此处指生活饮用水消毒效果鉴定试验,用于验证所用消毒因子及其消毒方法对生活饮用水的消毒效果。

饮用水消毒效果的鉴定应经过实验室消毒试验、天然水样消毒试验两个阶段的检测。实验室试验以大肠埃希菌为试验菌,用悬液定量杀菌试验法测出在试管中消毒所需的剂量。天然水样消毒试验由自然水体取样,进一步验证受试消毒剂或方法对成分较复杂的天然水消毒效果。对用于较大水体(如高层建筑二次供水)消毒的设备和方法,必要时需进行模拟现场或现场试验,以进一步验证其消毒效果。

由于生活饮用水卫生标准,除微生物外还需考虑化学污染等方面,因此对其安全评价尚需由有关专业单位对其他条件(如化学物质含量和 pH 值等)进行检测和判定,以对所鉴定的消毒剂或器械做出合格与否的综合评价。

第三节　灭菌与消毒器械消毒功效评价

灭菌与消毒器械消毒功效评价(evaluation of disinfection efficacy of sterilization and disinfection devices)十分重要,下面简要介绍。

一、压力蒸汽灭菌器灭菌效果鉴定

用于鉴定压力蒸汽灭菌器的灭菌效果。将灭菌指示物或菌片置于标准测试包中心部位。对下排气式压力蒸汽灭菌器,在灭菌器室内排气口上方放置标准测试包;对预真空式压力蒸汽灭菌器,在灭菌器内每层各放置一个标准测试包;对小型压力蒸汽灭菌器,用通气贮物盒代替标准测试包,盒内盛满中试管,指示菌片或灭菌指示物放于中心部位的两只灭菌试管内(试管口用灭菌牛皮纸包封),将贮物盒平放于小型压力蒸汽灭菌器底部。按灭菌器设定的灭菌时间(不包括穿透时间)进行灭菌后,取出指示菌片培养观察,判定灭菌器灭菌效果是否合格。

二、干热灭菌柜灭菌效果鉴定试验

分别包括柜内温度测定与指示微生物灭菌效果测定,用于鉴定干热灭菌柜的灭菌效果。

柜内温度测定是将多点温度测定仪的各个探头,分别放于灭菌柜内各层对角线的内、中、外3点,相邻层对角线交叉。在柜内摆放满载物品至满载,按灭菌柜设计程序进行灭菌。每3min记录各点的温度至灭菌程序结束。计算各点不同时间的平均温度,列出图表。观察各点平均温度是否达到设计要求。

指示微生物灭菌效果测定是将指示微生物菌片分别放于灭菌柜内各层对角线的内、中、外3点,相邻层对角线交叉。在柜内摆放物品至满载。按灭菌柜设计程序时间的0.5倍时间进行灭菌。灭菌完毕,取出平皿,将菌片进行培养观察。同时与阳性对照组、阴性对照组比较,判定干热灭菌柜灭菌效果是否合格。

三、红外线食具消毒柜消毒效果鉴定试验

分别包括柜内温度测定、微生物消毒效果测定。

柜内温度测定是将多点温度测定仪的探头分别于消毒碗柜每层的内、外两点(大型碗柜在内、中、外3点)放置,在柜内摆放食(饮)具至满载。关闭柜门,开启电源,按消毒碗柜设定程序进行消毒。每3min记录各点的温度至消毒程序结束。试验重复3次,计算各点不同时间的平均温度,列出图表。

微生物消毒效果测定是在消毒碗柜满载的情况下,将指示微生物载片置无菌平皿内。在消毒碗柜每层的内、外两个点各放一含载片的平皿(大型碗柜在内、中、外各放一平皿),打开平皿盖。按消毒碗柜原设计程序进行消毒。消毒完毕,

进行培养观察,同时与阳性对照组、阴性对照组比较,判定红外线食具消毒柜是否消毒合格。

四、微波灭菌柜消毒与灭菌效果鉴定试验

按说明书在灭菌柜内摆放满载用物品至满载,并做预处理。将放入牛皮纸小袋中的试验菌片按一定数量放于柜室各层中央和四角的物品中间,按说明书中消毒程序或灭菌程序的半周期进行消毒或灭菌处理。待消毒或灭菌试验组达规定作用时间后,立即将菌片进行培养观察,同时与阳性对照组、阴性对照组比较,判定微波灭菌柜消毒与灭菌效果是否合格。

五、紫外线灯辐射照度的测定和消毒试验

分别包括辐射照度测定、细菌及其芽孢和真菌杀灭效果的测定、臭氧产生量的测定以及有效使用期的测定。

辐射照度测定是将待测紫外线灯管固定于测定架,待紫外线灯稳定后,用照度计在灯管下方的中心处测量其辐射照度值($\mu W/cm^2$)。普通型或低臭氧型直管紫外线灯(30W),在灯管下方垂直1m的中心处,新灯管的辐照度值应$\geq 90\mu W/cm^2$。使用中的灯管,可在原装置处进行测定。使用中灯管的辐照度值应$\geq 70\mu W/cm^2$,低于此值者应予更换。多灯管组合灯具的测定方法和合格标准,同单支灯管。对异型(非直管型)、高照度型等灯管的检测距离和辐射照度值合格标准,随产品用途和使用方法而定。辐射照度检测,每次鉴定抽查10支灯管,每支灯管重复测定3次。各次数据均达标准,辐射照度判定为合格。

细菌及其芽孢和真菌杀灭效果的测定,是将菌片平置于无菌平皿中,置于测定架预先确定的照射位置上进行照射。按选定的紫外线灯作用时间的0.5倍、1.0倍和1.5倍设置3个作用时间进行试验。将照射后样本送实验室进行活菌培养观察,同时与阳性对照组、阴性对照组比较,判定紫外线灯消毒效果是否合格。

紫外线灯产生的臭氧量不同可影响杀菌效果和使用的安全,故应测定臭氧浓度以便进行综合考虑。臭氧浓度测定条件应以产品使用说明中规定的使用方法、面积(或容积)和时间为准,进行现场(或模拟现场)测定。臭氧浓度应在使用说明书中注明,低臭氧紫外线灯产生的臭氧浓度不超过国家规定的工作场所安全浓度($0.16mg/m^3$)。

有效使用期的测定是将灯管装设于测试架上,通电连续照射。每周测试一次辐照度值,直至低于$70\mu W/cm^2$时为止。该样本连续照射的时间(h)即为其有效使用时间(h)。随机抽样,重复测试5支灯管,取其最低值。

六、紫外线消毒箱消毒效果鉴定试验

包括紫外线辐射照度的测定与微生物杀灭效果的测定。

紫外线辐射照度的测定是将消毒箱内装紫外线灯管取下,在紫外线灯测定架上测定其照射强度的辐照度值,以确定是否与产品质量标准或企业标准中规定的相同。必要时,以也可将与箱门(或盖)一样大小的铝板,用胶带固定于消毒箱的门框(或消毒箱盖)上。通过铝板上小圆孔用照度计测定射出紫外线的辐照度值($\mu W/cm^2$)。

对微生物杀灭效果的测定是根据消毒箱容积的大小,放入一定数量装有样片的平皿,或直接涂染的样本,消毒箱内满载。关闭消毒箱门(或盖),打开紫外线灯,照射至规定时间。取出样本,进行活菌培养观察,同时与阳性对照组、阴性对照组比较,判定紫外线消毒箱微生物杀灭效果是否合格。

七、环氧乙烷灭菌器灭菌效果鉴定试验

用于测定环氧乙烷灭菌器的灭菌效果。将指示微生物菌片放入聚乙烯塑料袋内密封包装。依据灭菌柜(室)可用体积大小,将一定量装有菌片的聚乙烯塑料袋或灭菌指示物先放置于被灭菌物品中,然后再放入灭菌柜(室)。放置点的选择首先应考虑最难灭菌位置(可根据产品设计参数或温湿度监测数据设置,如靠近柜(室)不受热的位置或柜门处等),其余再均匀分布于灭菌柜(室)中。

按使用说明书所规定的环氧乙烷浓度、0.5倍作用时间(灭菌周期中灭菌处理时间的一半)、柜内的温度和相对湿度,在满载条件下进行环氧乙烷灭菌处理。灭菌完毕,取出菌片,进行定性培养观察。同时与阳性对照组、阴性对照组比较,判定环氧乙烷灭菌器灭菌效果是否合格。

八、臭氧消毒柜消毒效果鉴定试验

分别包括臭氧浓度的测定和微生物消毒效果测定。

臭氧浓度可用臭氧测定仪测定,操作按仪器使用说明书规定进行。也可按化学滴定法测定。

微生物消毒效果测定是按使用说明书中的额定参数设定进行消毒试验。制备菌片,按说明书中规定的最高装载量装载物品至满载。将菌片置一无菌平皿中,分层放于柜内。按照使用说明书要求,调节柜内温度与相对湿度,开启臭氧消毒柜进行消毒。消毒至规定时间,取出菌片,进行活菌培养,同时与阳性对照组、阴性对照组比较,判定臭氧消毒柜消毒效果是否合格。

九、臭氧水消毒器对物品表面消毒效果鉴定试验

分别包括臭氧浓度测定与微生物杀灭效果测定。

臭氧浓度测定可使用仪器测定法按仪器使用说明书要求进行。使用化学滴定法,还应针对不同原理的设备按不同要求测定:通过式臭氧消毒设备,使用水流量计测定水样流出消毒设备后臭氧浓度由高到低的衰变曲线;暴气式臭氧消毒设备,测定一定容量的水体中臭氧浓度由低到高,直到臭氧浓度达饱和时的浓度变化曲线。

微生物杀灭效果测定可按制备臭氧水消毒剂的方式,分为暴气式与通过式两类。暴气式臭氧消毒设备杀灭微生物试验是将染菌布片放不锈钢网表面后置于盛水容器底部中央。开启臭氧消毒设备,开始消毒处理。待臭氧暴气浸泡消毒至说明书中规定作用时间、0.5倍和1.5倍的作用时间,分别以无菌操作方法取出样片,进行中和后培养观察,并与阳性对照和阴性对照组比较进行判定。通过式臭氧消毒设备杀灭微生物试验是按流动载体浸泡试验,将臭氧水消毒设备开机5min,使臭氧水中臭氧含量稳定。微生物试验按流动载体浸泡试验进行臭氧水消毒器消毒效果判定。

十、酸性氧化电位水生成器消毒效果鉴定试验

包括微生物杀灭试验及现场和模拟现场试验。

微生物杀灭试验是按相关方法制备试验用菌悬液或病毒悬液。开启生成器,待产生的

酸性氧化电位水中有效成分处于稳定状态时,用三角烧瓶接取满瓶后,盖好瓶盖,置(20±1)℃水浴备用。按比例取微生物悬液、有机干扰物混匀,然后加入酸性氧化电位水,混匀,至20℃水浴中作用至规定时间后培养观察,并根据阳性对照与阴性对照进行微生物杀灭效果判定。

酸性氧化电位水现场和模拟现场试验所用实验器材、染菌方法、采样方法、培养方法和评价方法与本书第十八章"消毒剂模拟现场和现场消毒效果检验"相同。消毒方法视消毒对象而定,对瓜果蔬菜、餐饮具、医疗器械、较小的物体表面(如塑料玩具),采用流动冲洗浸泡的方法,即将被消毒物品放入容器内,将酸性氧化电位水连续不断地加入到容器中,使被消毒物品完全浸泡于酸性氧化电位水中;卫生手、皮肤黏膜的消毒采用流动冲洗的消毒方法;对环境地面和物体表面(如桌、台面)可采用无纺布等在酸性氧化电位水中浸湿后擦洗消毒的方法。消毒时间按使用说明书规定的消毒作用时间进行。

十一、甲醛低温蒸汽灭菌柜灭菌效果鉴定试验

分别包括工作环境中甲醛浓度测定和灭菌效果鉴定。

工作环境中甲醛浓度测定是测定灭菌前、灭菌过程中、灭菌结束开启灭菌柜门时,距灭菌柜1m内甲醛浓度及排气时排水口的甲醛浓度。测定方法按甲醛浓度测定仪使用说明书进行。

灭菌鉴定试验是将菌片放入灭菌过程验证装置(process challenge device,PCD)中设定的位置,将PCD放入聚乙烯塑料袋内密封。每层四角和中央各放置一个PCD。按使用说明书所规定的甲醛浓度、0.5倍有效作用时间(灭菌周期中灭菌处理时间的一半)、柜内温度,在满载条件下进行灭菌处理。灭菌完毕,取出菌片,定性培养观察,同时与阳性对照组和阴性对照组比较,进行灭菌柜灭菌效果判定。

十二、过氧化氢气体等离子体灭菌效果鉴定试验

用于鉴定过氧化氢气体等离子体灭菌效果。

将染菌载体放入模拟医疗器械管腔中间位置,或不锈钢管腔内,置专用等离子体灭菌包装袋内。灭菌于满载条件下进行。放有染菌载体的专用包装袋置于灭菌柜各层最难灭菌的位置,关闭柜门。按说明书的要求加入规定量及规格的过氧化氢。设定半周期灭菌程序,并启动该灭菌程序,进行灭菌处理试验。灭菌程序结束后,在无菌条件下取出染菌载体,进行定性培养观察,同时与阳性对照组和阴性对照组比较,进行灭菌效果判定。

十三、内镜清洗消毒机消毒效果鉴定试验

用于内镜清洗消毒机的消毒效果鉴定。

将染菌载体两端依次与各截模拟内镜紧密相套连接,使其完全套入到模拟内镜管内。按说明书将模拟内镜装放于消毒机内设定的位置,开启内镜清洗消毒机按设定的消毒程序进行处理。消毒程序结束后,以无菌操作方式取出各载体,加入到含有中和剂溶液的试管内,振打稀释后进行活菌培养观察,同时与阳性对照组与阴性对照组比较,进行消毒效果判定。

第四节　灭菌与消毒指示器材评价

灭菌与消毒指示器材评价（evaluation of indicators of sterilization and disinfection）很重要，下面简要介绍。

一、压力蒸汽灭菌用微生物指示物的鉴定试验

用于测定压力蒸汽灭菌的微生物指示器的含菌量及其在（121±0.5）℃饱和蒸汽作用下的存活时间、杀灭时间与D值是否达到要求。

含菌量测定，应随机抽取微生物指示器样本，直接用PBS做适当稀释后，进行活菌培养计数即可。如样本为含菌载体式指示器（如菌片），应先置回收液（含0.1%吐温80的PBS液）中洗下芽孢，并以PBS稀释至适当浓度，再进行活菌计数培养。检测菌量符合要求者为合格。

存活时间和杀灭时间的测定，以微生物指示管的测定为例，按作用时间分为3.9min和19min两组，各组测定20个样本。启动抵抗力检测器工作程序，使其自动运行两个循环，以保证柜室等得到充分的预热。将微生物指示管（每批放20个样本）放置在专用载物架上并置抗力检测器柜室中，保证每个样本都可充分暴露于蒸汽中。关闭柜门，先设定规定的灭菌时间。启动抵抗力检测器工作程序。完成后打开柜门，取出微生物指示管，尽快进行定性培养，观察最终结果，并根据阳性对照与阴性对照组进行判定。

D值的测定应随机抽取50个样本，在0~20min范围内分成10个作用时间组进行试验。作用时间递增幅度可根据预备试验结果适当变动（最长时间必须达到使细菌全部死亡的作用时间）。各组样本按程序分次进行灭菌处理。完毕后按本节"微生物指示器含菌量的测定"所示对各组样本随机抽取3个进行活菌培养计数。计算每个作用时间样本上平均存活芽孢数的对数值。算出芽孢存活（Y）与作用时间（X）的回归方程（$Y=a+bX$），计算各实际测定值与直线回归方程的相关系数。根据所得直线回归方程式，计算出减少90%芽孢数所需的作用时间（D值）。D值符合"微生物指示器微生物含量与抗力标准"者为合格。

稳定性试验应在规定的贮存条件下，存放足量产品。按使用说明书规定的有效期限抽样检测，先观察外观，特别注意指示器中的培养液颜色有无变化。在外观正常情况下，进一步按本节所示方法测定活菌数量、存活时间、杀灭时间。菌量数下降小于50%，存活时间和杀灭时间又在规定合格范围内者，该贮存期可视为产品的有效保存期。

二、压力蒸汽灭菌化学指示卡鉴定试验

用于测定下排气式、预真空式和脉动真空式压力蒸汽灭菌化学指示卡（下简称化学指示卡）在饱和蒸汽作用下所产生的颜色变化，与拟代表的温度、杀菌作用时间的吻合情况，以作为判断该指示卡是否合格的依据。对其他相似类型化学指示物的鉴定，可参照本试验的有关原则进行。

试验分组根据作用温度和时间分组。每组试验，将化学指示卡、微生物指示器和留点温度计60~140℃，应经检定合格），同时放入抵抗力检测器中。操作抵抗力检测器，按程序分次进行处理。立即打开柜门，取出上述物品，进行检测。观察留点温度计所示温度；对比化

学指示卡上变色色块与标准合格色块的颜色,确认是否达到合格要求;将微生物指示器进行定性培养,并观察是否有菌生长。系统记录各组留点温度计、化学指示卡和生物指示物的结果。

稳定性试验应取包装完好并在室温、避光、干燥条件下,保存至一定时间(至少半年)的化学指示卡,用实验室试验方法进行检测。若结果符合上述要求,可视为指示卡在该保存期内性能稳定。

三、压力蒸汽灭菌化学指示胶带与化学指示标签的鉴定试验

用于测定压力蒸汽灭菌用化学指示胶带与化学指示标签在规定温度的饱和蒸汽和作用时间下的变色情况,以判断该指示胶带和标签是否适用于作为经压力蒸汽灭菌处理的标志。

试验使用下排气式压力蒸汽灭菌器与预真空或脉动真空压力蒸汽灭菌器鉴定,根据作用温度和时间分组。每组试验将标签或来自不同卷的胶带,黏贴于厚纸片上,随同一留点温度计放入相应的压力蒸汽灭菌器中。按常规灭菌方法处理,待达到要求的温度及相应的压力,持续至规定的时间,排空柜室内蒸汽使成常压。打开柜门,取出样本。观察、记录化学指示胶带、标签是否变色和留点温度计60~140℃,经鉴定合格)显示的温度进行判定。

稳定性试验应取包装完好的样本,在室温、避光、干燥条件下保存至使用说明书规定的有效期限,用上述试验操作程序规定的方法进行检测,若结果符合要求,所测指示胶带与标签可视为在该保存期内性能稳定。

四、紫外线灯管照射强度化学指示卡鉴定试验

用于测定紫外线灯管照射强度化学指示卡(下简称指示卡)在照射后颜色的变化与所受照射剂量的相关情况,从而确定其是否可用于使用单位对紫外线灯管照射强度的自检。

将紫外线灯装于测定架上,指示卡置灯管下方垂直中心位置的照射台上。开启紫外线灯,待灯管工作稳定,按指示卡上各标准色块注明的强度,分别调整好灯管下照射台中心测试点处的紫外线照射强度(用照度计测定)。照射时,在测定架上对指示卡变色区进行照射。照射后,即刻用肉眼观察照射过的指示卡,比较其变色区色块与相应标准色块的颜色。同时用照度计测定紫外线照射强度,以与指示卡结果核对。变色区色块与标准色块,以及指示卡检测结果与照度计测定结果的符合率均大于等于90%者,可判定为合格。

稳定性试验应在室温避光条件下,存放足量指示卡。按使用说明书规定的期限抽样,按上述试验操作程序进行检测。试验结果符合合格要求,可认为该存放时间即为其储存有效期。

五、消毒剂浓度试纸鉴定试验

通过检测消毒剂浓度试纸(以下简称试纸)颜色反应情况与溶液中消毒剂浓度相关程度,以对其应用做出评价。

鉴定中,应根据试纸使用说明书所列可测试消毒剂种类分别进行测试。配制各种消毒剂的高、中、低3组浓度溶液,并按本书中有关方法测定其主要有效成分浓度。对各消毒剂浓度组,分别用试纸浸于溶液中,润湿即取出。半分钟后与标准色块比较,确定所测浓度。将试纸测得的浓度与化学滴定法测得的浓度比较,该组样本总符合率大于等于90%者为

合格。

稳定性试验应按说明书要求,在室温存放足量指示卡。按使用说明书规定的期限抽样,按上述试验操作程序进行检测。试验结果符合合格要求者,可认为该存放时间即为其贮存有效期。

第五节 灭菌医疗用品包装材料评价

灭菌医疗用品包装材料评价(evaluation of packing material of medical supplies)也十分重要,以下简要介绍。

一、理化性能鉴定

分别包括一般检查,质量测定和 pH 值测定。

一般检查是在日光或良好的人工光源下检查,包装应无削弱其功能的洞孔、裂缝、撕裂、皱痕或会影响其功能的局部加厚或变薄。包装内医疗用品应无未经保护的,可能会破坏包装的尖锐边缘或突出物。

质量测定在温度(23±1)℃,相对湿度(50±2)%条件下进行。取 5 份样品,按每片面积为 500cm^2(200mm×250mm)制样片,每份样品切 4 片样片,共 20 个样片。称取每片样片质量,以 g 为单位,保留 3 位有效数字。

pH 值测定首先应称取样品,粉碎后放入带塞细颈玻璃烧瓶内。将 100mL 蒸馏水加入另一同样带塞细颈玻璃烧瓶内,连接回流冷凝器,将水加热到接近沸腾。移去冷凝器,将接近沸腾的水加入含有样品的烧瓶内,连接冷凝器慢煮 1h。用冷凝器快速冷却至 20~25℃。让纤维沉淀,并轻轻将抽提液倒入小烧杯内,进行 pH 值测定。包装材料水提取物的 pH 值应在 5~8。

二、灭菌因子穿透性能鉴定

压力蒸汽灭菌为 121℃,20~30min;134℃,2~6min。环氧乙烷灭菌为温度 54℃,环氧乙烷浓度 600~1 000mg/L,作用至预定时间。辐照灭菌为辐照剂量 10~30kGy。

压力蒸汽灭菌按 GB 18278-2000 进行。环氧乙烷灭菌参照环氧乙烷灭菌效果鉴定试验进行。辐照灭菌按 GB 18280-2000 进行。

结果报告为包装袋上化学指示色块变色情况及包装内生物指示剂灭菌情况。

在灭菌条件下,所有化学指示色块均达规定颜色,包装内生物指示剂无菌生长,可判断为合格。

三、环氧乙烷残留水平测定

参照 GB/T 16886.7-2001。

四、对包装标识的影响

1. 包装及其标识不因灭菌而变色。
2. 包装标识不因灭菌而变得难以辨认。

五、微生物屏障性能鉴定

包括包装材料不透气性试验和透气性材料微生物屏障试验。

包装材料不透气性试验是染色渗透试验。取一块面积与样片相同的吸纸,放在玻璃表面,将待测样片的内表面与吸纸接触。将染色液倒入浅盘中,使海绵在浅盘内滞留1min,取出海绵,靠着盘的边把多余的液体挤出。将海绵放在样片上静置后取走海绵,检查试纸被污染的情况。结果报被沾染的吸纸样片数量。吸纸上不沾染染色液为合格。

透气性材料微生物屏障试验包括湿性条件下微生物屏障性能测定与干性条件下微生物屏障性能测定。

湿性条件下微生物屏障性能测定是将样片压力蒸汽灭菌后真空干燥。将金黄色葡萄球菌(ATCC 6538)接种于葡萄糖营养肉汤培养基内,进行培养活菌计数。将预处理的样片(面积50mm×50mm)外表面朝上平铺于无菌平皿内。将金黄色葡萄球菌悬液滴到样片后使其干燥。将染菌样片平铺于血琼脂培养基表面,完全接触后移开。血琼脂培养基培养后进行菌落计数并判定。

干性条件下微生物屏障性能是取一定量乙醇(96%)悬液与无菌石英粉混合后干燥16h。在试验瓶内加入营养琼脂培养基并使凝固。将圆形样片分别置于试验瓶两个密封垫圈之间,并用螺旋盖适当压紧,使样片被密封垫圈紧压在瓶沿上。将试验瓶用铝箔包裹后灭菌。冷却后,移去铝箔包裹,称取一定量染菌石英粉均匀撒于样片上。试验瓶放入培养箱加热后取出放入冷藏箱冷藏,重复5次。最后将试验瓶培养,计数菌落并判定。

六、毒性鉴定

接触医疗用品与病人的包装材料,在灭菌前后均应无皮肤刺激、眼刺激与致敏作用,且无细胞毒性。按规定的方法测试。

七、无菌有效期鉴定

1. **样品放置条件** 自然留样法是将样片放置室温下,模拟室内货架贮存,每周记录湿度与温度,按产品使用说明书规定的有效期取样检测。加速老化法是把样片置于温度为60~65℃、相对湿度为(80±5)%的干燥器内7d后抽样进行检测,相当于室温下放置180d。

2. **鉴定项目** 微生物屏障性能鉴定按本节"微生物屏障性能鉴定"方法进行。无菌性保持鉴定按《中华人民共和国药典》"无菌检查法"进行。

第六节　一次性使用医疗用品消毒后残存微生物检测

一次性使用医疗用品消毒后残存微生物检测(testing of residual microorganism after disinfection of disposable medical articles)试验,用于检测一次性使用医疗用品消毒后残存细菌或真菌的状况,检验产品存放一定时间后是否被细菌或真菌污染及其污染程度。

临床用于涉及病人检查、治疗、护理用的指套、手套、吸痰管、阴道窥镜、肛镜、印模托盘、治疗巾、皮肤清洁巾、擦手巾、压舌板、臀垫和中单等接触完整黏膜、皮肤的各类一次性使用医疗、护理用品等的检测。

为使样品具有良好的代表性,采用随机抽样方法。随机选取不同 3 个批号的产品。根据检验要求,从每个批号产品中随机抽取同等数量的样品,尽量选自多个大包装。不得在同一批号内的同一包装内邻近部位集中选取全部样品。

检测应在 100 级洁净室或 100 级层流超净工作台(下简称超净台)内开展,严格无菌操作,防止污染。按照相关要求抽取一定数量的样品,根据不同物品种类进行样品制作。通常为剪碎后投入洗脱液中或直接投入洗脱液振荡洗脱培养,或用无菌棉拭子涂抹法采样,每个样本涂抹采样面积 25cm^2。采样后,按无菌操作原则剪下棉拭采样端置于样液试管中进行振荡洗脱,取各管采样液分别进行培养观察。

第七节　一次性使用卫生用品评价

一次性使用卫生用品是指使用一次后即丢弃的、与人体直接或间接接触的,并为达到维持人体生理卫生或卫生保健(抗菌或抑菌)目的而使用的各种日常生活用品。一次性使用卫生用品产品性状可以是固体,也可以是液体。例如,一次性使用手套或指套(不包括医用手套或指套)、纸巾、湿巾、卫生湿巾、卫生棉(棒、签、球)、化妆棉(纸、巾)、纸质餐饮具、电话膜、帽子、口罩、内裤、妇女经期卫生用品(包括卫生护垫)、尿布等排泄物卫生用品(不包括皱纹卫生纸等厕所用纸)、避孕套等。一次性使用卫生用品评价(evaluation of disposable sanitary product)包括产品微生物污染鉴定,产品杀菌性能、抑菌性能及其稳定性鉴定,产品环氧乙烷残留量测试,产品毒理学鉴定,以及消毒效果生物监测评价。

一、样品采集与微生物污染鉴定

样品采集应于同一批号的 3 个运输包装中至少抽取 12 个最小销售包装样品,1/4 样品用于检测,1/4 样品用于留样,另 2/4 样品(可就地封存)必要时用于复检。抽样的最小销售包装不应有破裂,检验前不得启开。

样品微生物污染鉴定应在 100 级净化条件下进行,用无菌方法打开用于检测的至少 3 个包装,从每个包装中取样,准确称取样品。剪碎后加入到 0.9%氯化钠(如产品中含有抑菌或杀菌成分,须加入相应的中和剂)中,充分混匀。液体产品用原液直接作样液。如被检样品含有大量吸水树脂材料而导致不能吸出足够样液时,稀释液量可按每次 50mL 递增,直至能吸出足够测试用样液。

样品微生物污染鉴定主要包括细菌菌落总数与初始污染菌检测、大肠菌群检测、铜绿假单胞菌检测、金黄色葡萄球菌检测方法、溶血性链球菌检测方法、真菌菌落总数检测方法、真菌定性检测方法。

二、产品杀菌性能、抑菌性能及其稳定性鉴定

杀菌性能测试中和剂鉴定试验参照本书第十三章"中和剂鉴定试验"方法进行。杀菌试验参照本书第十三章"载体浸泡定量杀菌试验"方法进行。

溶出性抗(抑)菌产品抑菌性能测试是将试验菌制成菌悬液。取被试样片(或样液)和对照样片(或样液)各 4 片或 4 管,其中对照样片与被试样片材料同质,同等大小,但不含抗

菌材料,且经灭菌处理)。分别在每个被试样片(或样液)和对照样片(或样液)上(或内)滴加菌液,均匀涂布/混合后记时,作用 2min、5min、10min 和 20min,将样片或样液投入含 PBS 的试管内混匀,稀释后培养观察,并根据阳性对照与阴性对照进行抑菌性能判定。

非溶出性抗(抑)菌产品抑菌性能测试方法参照"振荡烧瓶试验"方法进行。

稳定性测试方法中,自然留样是将原包装样品置室温下按使用说明书规定的时间抽样进行抑菌或杀菌性能测试。加速试验是将原包装样品置 54~56℃ 恒温箱内 14d 或 37~40℃ 恒温箱内 3 个月,保持相对湿度大于等于 75%,抽样进行抑菌或杀菌性能测试。

自然留样的杀菌率或抑菌率达到规定的标准值,产品的杀菌或抑菌作用有效期为自然留样时间。54℃加速试验的杀菌率或抑菌率达到规定的标准值,产品的杀菌或抑菌作用有效期为室温保存至少 1 年。37℃加速试验的杀菌率或抑菌率达到规定的标准值,产品的杀菌或抑菌作用有效期为室温下至少保持 2 年。

三、产品环氧乙烷残留量测试

产品环氧乙烷残留量测试方法可参见 GB 15979-2002。

四、产品毒理学鉴定

当原材料、生产工艺等发生变化可能影响产品毒性时,应按表 15-7-1,根据不同产品种类提供有效的(经政府认定的第三方)成品毒理学测试报告。

表 15-7-1　产品毒理学试验选项

产品种类	皮肤刺激试验	阴道黏膜刺激试验	皮肤变态反应试验
手套或指套、内裤	√	-	√
抗菌(或抑菌)液体产品	√	根据用途选择*	√
湿巾、卫生湿巾	√	根据用途选择*	根据材料选择
口罩	√		
妇女经期卫生用品	-	√	√
尿布等排泄物卫生用品	√	-	√
避孕套	-	√	√

*用于阴道黏膜的产品须做阴道黏膜刺激试验,但无须做皮肤刺激试验。

五、消毒效果生物监测评价

分别包括环氧乙烷灭菌或消毒、电离辐射灭菌或消毒、压力蒸汽灭菌或消毒效果监测。

环氧乙烷灭菌或消毒生物指示菌为枯草杆菌黑色变种(ATCC 9372)芽孢。每次测试至少布放 10 片生物指示剂于最难杀灭处。消毒完毕,取出指示菌片接种培养做定量或定性检测,将未处理阳性对照菌片作相同接种培养进行判定。

电离辐射灭菌或消毒生物指示菌为短小杆菌芽孢 E 601(ATCC 27142)。每次测试至少选 5 箱,每箱产品布放 3 片生物指示剂,将待检箱置最小剂量处。消毒完毕,取出指示菌片接种培养作定量或定性检测,将未处理阳性对照菌片做相同接种培养进行判定。

压力蒸汽灭菌或消毒参照《消毒与灭菌效果的评价方法与标准》中"压力蒸汽灭菌效果评价方法与标准"的规定执行。

第八节　角膜接触镜护理液评价

角膜接触镜护理液(contact lens care solution)是指专用于角膜接触镜护理的,具有清洁、杀菌、冲洗或保存镜片,中和清洁剂或消毒剂,物理缓解(或润滑)角膜接触镜引起的眼部不适等功能的溶液或可配制成溶液使用的可溶性固态制剂。

一、样品采集

随机抽取 3 个批号的最小容量包装产品进行测试,每个批号至少抽取 3 件,1/3 用于检测,1/3 必要时复测,1/3 留样。

二、鉴定方法

分别包括理化性能鉴定、微生物污染鉴定、消毒效果鉴定、安全性鉴定和稳定性鉴定等。

理化性能鉴定应按照《中华人民共和国药典》及相关国家、行业标准规定的方法进行外观、pH 值、渗透压及杀菌有效成分含量的测定。

微生物污染鉴定首先进行样品处理。固态样品精确称取后放入 PBS 或中和剂内完全溶解,液体样品(如含有抑菌成分,则用薄膜过滤或中和剂中和)直接取样。处理后样液接种营养琼脂培养基,进行培养计数。致病菌按本章第七节"一次性使用卫生用品鉴定试验"进行大肠菌群、金黄色葡萄球菌与铜绿假单胞菌检测。无菌检查按《中华人民共和国药典》(2015 年版四部通则 1101)""无菌检查法"测试。

消毒效果鉴定应参照相关方法进行中和剂鉴定试验、悬液定量杀菌试验、

有机物对消毒效果影响试验以及模拟现场试验(镜片定量杀菌试验)。

安全性鉴定中毒理学检验按规定的方法进行。过氧化氢残留量测定按说明书规定的方法和最短作用时间进行中和,取中和后样液使用高锰酸钾标准溶液滴定。同时做空白对照。按公式(15-8-1)计算过氧化氢残留量。

$$X(mg/L) = \frac{(V-V_0) \times C \times 85.05}{5.0} \times 1\,000 \qquad 式(15\text{-}8\text{-}1)$$

式中:X 为样品中过氧化氢残留量,mg/L;V 为样品消耗高锰酸钾标准溶液的体积,mL;V_0 为空白消耗高锰酸钾标准溶液的体积,mL;C 为高锰酸钾标准溶液的浓度,mol/L。

稳定性鉴定中成品稳定性按稳定性试验进行测定。开封产品抛弃日期测定目的是用于确定多次量产品(multidose products)角膜接触镜护理液开封后的最长使用期限。试验微生物选择消毒效果试验中抗力最强的一种细菌与一种酵母菌。接种日期为试验开始、拟抛弃日期的 25%、50%、75%、100%。取样日期为拟抛弃日期的 25%、50%、75%、100%,拟抛弃日期后 2 周。在上述取样日期,每管吸取试样进行中和混匀,活菌培养观察,并与阳性对照、阴性对照比较进行判定。

第九节　灭菌品无菌检验

灭菌品无菌检验(sterility testing of sterilization products)用以检测医疗用品经灭菌处理后是否达到无菌标准。试验应在 100 级洁净室或 100 级层流超净工作台(以下分别简称洁净室与超净台)内开展。

为使样品具有良好的代表性,采用随机抽样方法。对单一品牌、型别(或规格)产品鉴定取样,随机选取 3 个不同批号的产品。从每个批号产品中随机抽取 3 个大包装。对同一品牌、不同型别(或规格)产品鉴定取样,分别对不同型别(或规格)产品进行随机抽检。对每个型别(或规格)产品随机选取 3 个不同批号产品。

应提前做好采样前准备,如检测洁净室或超净台内空气的含菌量,进行培养基培养性能检查,洗脱液无菌检查,培养基无菌检查、阳性对照菌悬液制备等。

工作人员穿戴无菌隔离衣、帽、口罩、鞋后进入无菌室,按规定方法制备样本接种需氧-厌氧培养管与真菌培养管。

将接种样本或接种样本洗脱液、采样棉拭子后的需氧-厌氧菌培养管、真菌培养管、阳性对照管与阴性对照管进行培养观察,并根据结果进行灭菌物品无菌性判定。

 小　结

本章简要介绍了消毒相关产品消毒效果评价,主要包括消毒空气效果评价、消毒水效果评价、灭菌与消毒器械消毒功效评价、灭菌与消毒指示器材评价、灭菌医疗用品包装材料评价、一次性使用医疗用品消毒后残存微生物检测、一次性使用卫生用品评价、角膜接触镜护理液评价和灭菌品无菌检验。

 思考题

1. 简述消毒空气效果评价。
2. 简述消毒水效果评价。
3. 简述灭菌与消毒器械消毒功效评价。
4. 简述灭菌与消毒指示物(器材)评价。
5. 简述灭菌医疗用品包装材料评价。
6. 简述一次性使用卫生用品评价。
7. 简述角膜接触镜护理液评价。
8. 简述灭菌品无菌检验。

(魏秋华 编　陈昭斌 审)

第十六章

消毒相关产品毒理安全性评价

消毒因子,尤其是产生化学消毒因子的消毒剂,其主要成分是化学物质,在一定的剂量下都会表现出相应的毒性,因此需要对产生消毒因子的产品和受到消毒因子处理后的产品进行毒理安全性评价(evaluation of toxicological safety)。通过科学评价,确定某种消毒产品或消毒后产品是否能够进入市场,以及在使用这些产品的过程中需要注意哪些事项等。

第一节　消毒相关产品原料及其产品安全性要求

消毒剂在配方组分或者杂质(污染物)含量方面必须达到国家有关部门颁发的相关技术法规的要求,对限用或者禁用物质也有相应的强制性标准。此外,消毒剂还需要进行相应的安全性毒理学评价。

消毒相关产品的毒理学安全性评价工作属于法规毒理学的范畴,评价工作不仅需要讲求科学性,还需要依据相应的法规来进行。中国目前对于消毒相关产品的毒理学安全性评价管理主要是依据卫健委(原卫生部)颁布的《消毒技术规范》(2002 年版),需根据程序要求对每种产品的样品进行毒性效应检测试验。

一、多阶段的安全性评价

消毒剂的毒理学安全性评价可以分为 4 个阶段进行,基本框架如下。

1. **第一阶段(急性毒性试验、皮肤刺激试验和黏膜刺激试验)**　包括急性经口毒性试验、急性吸入毒性试验、皮肤刺激试验、急性眼刺激试验、阴道黏膜刺激试验和皮肤变态反应试验。

2. **第二阶段(亚急性毒性试验和致突变试验)**　包括亚急性毒性试验和致突变试验。后者又包括体外哺乳动物细胞基因突变试验(体细胞、基因水平、体外实验;有 L5178Y 细胞基因突变试验和 V79 细胞基因突变试验两个试验)、体外哺乳动物细胞染色体畸变试验(体细胞、染色体水平、体外实验)、小鼠骨髓嗜多染红细胞微核试验(体细胞、染色体水平、体内试验)、哺乳动物骨髓细胞染色体畸变试验(体细胞、染色体水平、体内试验)、程序外 DNA 修复合成试验(DNA 水平、体外实验)、小鼠精子畸形试验(性细胞、基因和染色体水平、体内试验)、睾丸生殖细胞染色体畸变试验(性细胞、染色体水平、体内试验;有小鼠精原细胞染色体畸变试验和小鼠精母细胞染色体畸变试验两个试验)。

3. **第三阶段(亚慢性毒性试验和致畸胎试验)**　包括亚慢性毒性试验和致畸胎试验。

4. 第四阶段(慢性毒性试验和致癌试验) 包括慢性毒性试验和致癌试验。

二、不同类型消毒剂的安全性评价要求

为了便于对消毒相关产品进行毒理学评价,将消毒剂分为三类:

1. 第一类消毒剂 指中国首创或者根据国内外文献报道首次生产的消毒剂。原则上需要进行4个阶段的毒理学试验。首先,必须做急性经口毒性试验(包括小鼠和大鼠)、亚急性毒性试验、亚慢性毒性试验、致畸胎试验和三项致突变试验(包括反映基因水平、体细胞染色体水平和性细胞染色体水平三种类型试验)。根据试验结果,判断是否需要继续做其他项目试验。

2. 第二类消毒剂 指中国之外已经批准生产、现在由中国首次生产或者首次进口的消毒剂。首先,必须做急性经口毒性试验、亚急性毒性试验和两项致突变试验(包括反映基因水平和染色体水平两种类型试验)。根据试验结果,判断是否需要继续做其他项目试验。

3. 第三类消毒剂 指与中国国内已获准生产的消毒剂属于同类产品或者植物成分组配的消毒剂。首先,必须做急性经口毒性试验和一项致突变试验(反映体细胞基因水平或染色体水平类型的试验);若消毒剂(皮肤黏膜消毒剂)直接用于人体,并有可能重复接触的,还必须增做亚急性毒性试验。根据试验结果,判断是否需要继续做其他项目试验。

三、不同用途消毒剂的安全性评价要求

1. 室内空气消毒剂 除了按照第一类、第二类或第三类消毒剂的要求进行毒理学试验外,还必须做急性吸入毒性试验和急性眼刺激试验。根据试验结果,判断是否需要继续做其他项目试验。

2. 手和皮肤消毒剂 除了按照第一类、第二类或第三类消毒剂的要求进行毒理学试验外,还必须进行完整皮肤刺激试验。如果偶尔使用或者间隔数日使用的消毒剂,采用一次完整皮肤刺激试验;如果每日使用或者连续数日使用的消毒剂,采用多次完整皮肤刺激试验。接触皮肤伤口的消毒剂,还必须增做一次破损皮肤刺激试验;接触创面的消毒剂,应增做眼刺激试验。使用过程中,必须接触皮肤的其他消毒剂,也应增做完整皮肤刺激试验。根据消毒剂的成分,估计可能有致敏作用者,还需要增做皮肤变态反应试验。

3. 黏膜消毒剂 除了按照第一类、第二类或第三类消毒剂的要求进行毒理学试验外,还必须做急性眼刺激试验和阴道黏膜刺激试验。如果偶尔使用或者间隔数日使用的消毒剂,采用一次阴道黏膜刺激试验;如果每日使用或者连续数日使用的消毒剂,采用多次阴道黏膜刺激试验。

四、一次性使用卫生用品产品毒理学鉴定

(一) 产品毒理学试验选项

当原材料、生产工艺等发生变化可能影响产品毒性时,应按照表16-1-1根据不同的产品类型提供有效的(经政府认定的第三方)成品毒理学测试报告。

表 16-1-1　消毒相关产品毒理学试验选项

产品种类	皮肤刺激试验	阴道黏膜刺激试验	皮肤变态反应试验
手套或指套、内裤	√	-	√
抗菌(或抑菌)液体产品	√	根据用途选择*	√
湿巾、卫生湿巾	√	根据用途选择*	√
口罩	√		
妇女经期卫生用品	-	√	√
尿布等排泄物卫生用品	√		√
避孕套	-	√	√

*用于阴道黏膜的产品必须做阴道黏膜刺激试验,但是无需做皮肤刺激试验。

(二) 试验方法中的具体要求

用于皮肤刺激试验中的空白对照应为生理盐水和斑贴纸。在皮肤变态反应中,致敏处理和激发处理所用的剂量保持一致。

五、用于毒理学试验的消毒相关产品样品的规定

1. 受试品必须是按照既定的生产工艺和配方进行规范化生产的消毒相关产品,其成分和浓度与实际生产和销售的相同

2. 提供受试样品与毒性有关的物理、化学性质的资料,以及消毒剂的配方、主要成分的化学结构和含量、pH 值等,但是植物成分组配的消毒剂可不提供化学结构。

3. **进行安全性毒理学评价用的受试物**　根据不同的毒理学实验目的,采用相应的受试物。

(1) 在进行急性经口毒性试验、急性吸入毒性试验、亚急性毒性试验、致突变试验、亚慢性毒性试验、致畸胎试验、慢性毒性试验和致癌试验时,一般采用消毒剂原形样品。消毒剂原形是指在销售过程中原包装的粉剂、片剂或者原液。对于二元或者多元包装的消毒剂,以按比例混合配制后作为消毒剂原形。

(2) 在皮肤刺激试验、急性眼刺激试验和阴道黏膜刺激试验中所用受试物的浓度,通常是采用对皮肤、黏膜消毒时应用液浓度的 5 倍。使用原形(原液)对皮肤、黏膜进行消毒的消毒剂,则采用消毒剂原形(原液)作为试验受试物,不需要对消毒剂原形再进行浓缩。

(3) 在皮肤变态反应试验时,采用的诱导浓度应该为引起皮肤刺激反应的最低浓度或者原液,激发浓度应为不引起皮肤刺激反应的最高浓度或者原液。

六、一次性使用卫生用品、产品毒理学鉴定时样品的制备

1. 皮肤刺激试验和皮肤变态反应试验以横断方式剪一块斑贴大小的产品。对于干的产品(如尿布和妇女经期卫生用品),用生理盐水润湿后贴到皮肤上,再用斑贴纸覆盖。湿的产品(如湿巾)则可以按要求裁剪合适的面积,直接贴到皮肤上,再用斑贴纸覆盖。

2. **阴道黏膜刺激试验**　①干的产品(如妇女经期卫生用品)以横断方式剪取足够重量的产品,按照 1g/10mL 的比例加入灭菌生理盐水,密封于萃取容器中,搅拌后,置于(37 ±

1)℃下24h。冷却到室温,搅拌后,吸取样液备检。②湿的产品(如卫生湿巾),在进行阴道黏膜刺激试验的当天,挤出湿巾里的添加液作为样品。

第二节　消毒相关产品毒理学评价试验

一、急性经口毒性试验

急性毒性试验是毒理学评价中最初步的工作。1927年Trevan引入了半数致死剂量(LD_{50})的概念来评价急性毒性,此后该指标得到了广泛的应用,并且成为急性毒性的主要指标。急性毒性是指实验动物一次接触或者24h内多次接触某一化学物所引起的毒性效应,甚至死亡。"一次"接触在经呼吸道暴露和经皮肤暴露时,是指在一个规定的时间段内,持续接触化学物的过程。

1. **目的**　检测消毒剂对实验动物的急性毒性作用和强度,计算LD_{50}值;初步进行毒性分级;为亚急(慢)性毒性试验提供剂量设计的依据。

2. **实验动物**　小鼠或大鼠任选一种,雌雄各半。小鼠体重18~22g,大鼠体重180~220g。根据不同的计算LD_{50}的方法,选用适当的动物数量,一般每组10只。

3. **剂量分组**　如果应用概率单位-对数图解法计算LD_{50},随机分组5~6组,每组动物数10只,通常最高剂量动物死亡率应该≥90%,最低剂量组动物死亡率应该≤10%。可以先用较大组距、较少量的动物进行预试,找出其粗略致死剂量范围,然后再设计正式试验的剂量分组。

4. **操作程序**　参见《消毒技术规范》,2002年版。

5. **数据与评价**　评价等级:①LD_{50}大于5 000mg/kg者属于实际无毒;②LD_{50}为501~5 000mg/kg者属于低毒;③LD_{50}为51~500mg/kg者属于中等毒;④LD_{50}为1~50mg/kg者属于高毒;⑤LD_{50}小于1mg/kg者属于剧毒。

注:为评价消毒剂在实际应用时对人体的安全性,当产品原形LD_{50}≤5 000mg/kg时,需要增做消毒剂最高应用液浓度5倍溶液的急性经口毒性试验,并计算其LD_{50}。

二、急性吸入毒性试验

化学物呼吸道暴露是进入人体的常见途径之一,而通过呼吸道上皮进入机体与通过消化道上皮进入机体的动力学过程会有区别。因此有必要观察化学物经过呼吸道暴露所引起的急性毒性,同时为后期的进一步毒性研究提供剂量设计和指标选择的依据。

1. **研究目的**　检测消毒剂对实验动物的急性吸入毒性作用和强度。

2. **实验动物**　小鼠或者大鼠任选一种,雌雄各半。小鼠体重为18~22g;大鼠体重为180~200g。

3. **剂量分组**　如果应用概率单位-对数图解法计算LC_{50},随机分组5~6组,每组动物数10只,通常最高剂量动物死亡率应该≥90%,最低剂量组动物死亡率应该≤10%。可以先用较大组距、较少量动物进行预试,找出其粗略致死剂量范围,然后再设计正式试验的剂量分组。

4. **操作程序**　参见《消毒技术规范》,2002年版。

5. **数据与评价**　评价等级：①$LC_{50}2h$ 大于 $10g/m^3$ 者属于实际无毒；②$LC_{50}2h$ 为 $1\,001mg/kg \sim 10\,000mg/m^3$ 者属于低毒；③$LC_{50}2h$ 为 $101mg/kg \sim 1\,000mg/m^3$ 者属于中等毒；④$LC_{50}2h$ 为 $10mg/kg \sim 100mg/m^3$ 者属于高毒；⑤$LC_{50}2h$ 小于 $10mg/m^3$ 者属于剧毒。

三、皮肤刺激试验

皮肤是机体阻挡外环境与机体内环境的一个屏障系统，主要发挥对机体内环境的保护作用，也是外环境中物质接触机体的一种常见途径。很多消毒剂就是直接对皮肤进行消毒，可能会对皮肤直接造成损伤，因此需要了解可能经过皮肤接触的化学物所引起的刺激性及腐蚀性特征。

1. **目的**　检测消毒剂对实验动物皮肤是否有刺激或腐蚀作用及其强度。

2. **实验动物**　成年健康家兔或豚鼠，首选动物为白色家兔，且皮肤完好。皮肤刺激试验需要至少 3 只家兔或豚鼠，体重要求一般为家兔 $2.0 \sim 3.0kg$，豚鼠 $350 \sim 450g$。

3. **操作程序**　参见《消毒技术规范》，2002 年版。

4. **数据与评价**

（1）一次皮肤刺激试验：在各个观察时间点，将实验动物得到的评分相加，然后除以动物数，获得不同时间点的皮肤刺激反应评分均值（刺激指数）。取其中的最高皮肤刺激指数，按照表 16-2-1 判定受试物对动物皮肤刺激强度的级别。

表 16-2-1　皮肤刺激强度分级

强度	分值	强度	分值
无刺激性	$0 \sim <0.5$	中等刺激性	$2.0 \sim <6.0$
轻度刺激性	$0.5 \sim <2.0$	强刺激性	$6.0 \sim 8.0$

（引自《消毒技术规范》，2002 年版）

（2）多次皮肤刺激试验：按照公式（16-2-1）计算每天每只动物平均积分（刺激指数），并且按照表 16-2-1 判定皮肤刺激强度。

$$SI = \frac{\sum(A+B)}{(N_a \times 14)} \qquad 式（16-2-1）$$

式中：SI 为刺激指数（stimulation index，SI），即每天每只动物平均积分；A 为每只动物 14d 的红斑评分，B 为每只动物 14d 的水肿评分；N_a 为受试动物数（number of test animals，N_a）。

四、急性眼刺激性试验

眼睛是体表可以直接接触外界物质，但是组织结构与皮肤又完全不同的器官。外用消毒剂在使用过程中有可能接触到眼部，因此需要对可能接触眼部的物质进行有关刺激和腐蚀相关损伤的研究。

1. **目的**　检测消毒剂对实验动物眼睛的急性刺激和腐蚀作用。

2. **实验动物**　选用成年健康白色家兔，体重 $2 \sim 3kg$。每组至少 3 只。试验前 24h 先观察并记录家兔角膜、虹膜及结膜情况，对已有病变或炎症者，剔除不用。

3. 操作程序　参见《消毒技术规范》,2002 年版。

4. 数据与评价　分别以动物眼角膜、虹膜和结膜充血、水肿的平均评分和恢复时间进行,按照表 16-2-2 和表 16-2-3 眼刺激分级标准判定受试物对眼睛的刺激强度。

表 16-2-2　眼刺激性反应分级标准(一)

损伤类型	判定结论	试验结果
可逆性损伤	无刺激性	3 只动物的平均评分:角膜损害<1、虹膜损害<1、结膜充血<2 和结膜水肿<2 或 3 只动物中至少有 2 只动物的平均评分符合上述标准,另外 1 只动物的刺激反应在 21d 内完全恢复
	轻刺激性	3 只动物中有 2 只动物的平均评分:角膜损害≥1、虹膜损害≥1、结膜充血≥2 和结膜水肿≥2,且 7d 内全部动物的刺激反应完全恢复
	刺激性[*]	3 只动物中有 2 只动物的平均评分:角膜损害≥1、虹膜损害≥1、结膜充血≥2 和结膜水肿≥2,且 21d 内全部动物的刺激反应完全恢复
不可逆性损伤	腐蚀性[**]	至少有 1 只动物的角膜、虹膜或结膜的刺激反应在 21d 的观察期内未完全恢复或/和在 3 动物中有 2 只动物的平均评分:角膜损害≥3;虹膜损害>1.5

注:完全恢复是指动物的眼刺激反应评分:角膜损害=0,虹膜损害=0,结膜充血=0 或 1,和结膜水肿=0 或 1。[*] 刺激性:接触受试物后所产生的可逆性炎性反应。[**] 腐蚀性:接触受试物后所产生的不可逆性组织损伤。
(引自《消毒技术规范》,2002 年版)

表 16-2-3　眼刺激性反应分级标准(二)

平均评分	动物数(只)	恢复时间(d)[*]	判定结论
角膜损害<1 和 虹膜损害<1 和 结膜充血<2 和 结膜水肿<2	≥2	≤21	无刺激性
角膜损害≥1 或 虹膜损害≥1 或 结膜充血≥2 或	≥2	≤7	轻刺激性
结膜水肿≥2		≤21	刺激性
角膜损害≥3 或 虹膜损害≥1.5	≥2		腐蚀性[**]
角膜损害≥1 或 虹膜损害≥1 或 结膜充血≥1 或 结膜水肿≥1	≥1	≤21	

[*] 恢复时间:为动物刺激反应评分恢复至角膜损害=0,虹膜损害=0,结膜充血=0 或 1,结膜水肿=0 或 1。
[**] 腐蚀性:至少有 1 只动物于 21d 尚存在角膜黏连或血管翳,也可判为腐蚀性。
(引自《消毒技术规范》,2002 年版)

五、阴道黏膜刺激试验

1. **研究目的**　检测消毒剂对实验动物阴道黏膜的刺激作用和强度。

2. **实验动物**　选用健康、初成年的雌性白色家兔,同一品系,体重 2.0~2.5kg。试验前应该检查动物阴道口有无分泌物、充血、水肿和其他损伤情况。如果有炎症和(或)损伤,应弃用。最好选择动物的非动情期做试验。

3. **试验分组**　分为染毒组和对照组,每组 3 只。

4. **操作程序**　参见《消毒技术规范》,2002 年版。

5. **数据与评价**　组织病理学检查结果,按照规定对阴道黏膜的刺激反应进行评分,将实验组 3 只动物 3 个部位的刺激反应积分相加后,再除以观察总数(动物数×3),得出实验组阴道黏膜刺激反应的平均积分,最大计分为 16。对照组评分方法同上。

将实验组平均积分减去对照组平均积分得出刺激指数,按照表 16-2-4 进行刺激强度分级。当对照组动物阴道黏膜刺激反应平均积分大于 9 时,应采用 6 只动物进行复试,以鉴别是否与操作损伤有关。

表 16-2-4　阴道黏膜刺激强度分级

阴道黏膜刺激指数	阴道黏膜刺激反应强度	阴道黏膜刺激指数	阴道黏膜刺激反应强度
<1	无	9~<12	中度
1~<5	极轻	≥12	重度
5~<9	轻度		

(引自《消毒技术规范》,2002 年版)

六、皮肤变态反应试验

1. **研究目的**　检测消毒剂重复接触后,实验动物产生皮肤变态反应的可能性及其强度。

2. **实验动物**　健康成年皮肤完好的豚鼠,雌雄各半,体重 200~300g。

3. **试验分组**　将豚鼠随机分为试验组、阴性对照组和阳性对照组,每组动物至少 16 只。

4. **操作程序**　参见《消毒技术规范》,2002 年版。

5. **数据与评价**　化学物质引起的过敏性接触性皮炎,属于迟发型变态反应。对于动物,仅可见皮肤红斑和水肿。将出现皮肤反应(评分≥1)的动物数除以该组实验动物数,求得致敏率(%),按照表 16-2-5 评定致敏强度。

表 16-2-5　致敏强度

致敏率/%	致敏强度	致敏率/%	致敏强度
0~8	极轻	65~80	强
9~28	轻	81~100	极强
29~64	中		

注:当致敏率为 0 时,可判为未见皮肤致敏反应。
(引自《消毒技术规范》,2002 年版)

七、亚急性毒性试验

1. 研究目的 检测消毒剂多次接触对实验动物的蓄积毒性作用及其靶器官;描述亚急性毒效应谱;确定亚急性毒性的最小观察到有害作用剂量或最大未观察到有害作用的剂量;为亚慢性毒性、慢性毒性研究和致癌试验提供剂量设计的依据。

2. 实验动物 一般用啮齿类动物,首选大鼠,选择 6~8 周的大鼠,全部实验至少需用 80 只动物,雌雄各半。

3. 实验分组 将实验动物随机分为 3 个剂量组和 1 个对照组,每组 20 只,对照组应为溶剂对照组。溶剂对照组根据受试物配制的情况来确定给予的溶剂类型。实验的高剂量选择应该出现明显的毒性效应,但是不引起死亡,如果出现死亡,死亡的动物数不能超过 10%;中间剂量组应该可以观察到轻微的毒性效应;低剂量组应该不会引起任何毒性效应(属于未观察到有害作用的剂量)。具体操作时,可以考虑选择 LD_{50} 的 $1/10 \sim 1/5$ 作为高剂量,高、中、低 3 个剂量组之间的组距以 3~5 倍为宜,最低不小于 2 倍。对于 $LD_{50} > 5\ 000mg/kg$ 的消毒剂,高剂量应用 1 000mg/kg。

4. 操作程序 参见《消毒技术规范》,2002 年版。

5. 数据与评价

(1) 结果处理:提供所有单只动物数据,数据汇总表包括:每组动物数,出现损伤的动物数,损伤类型和所占动物数的构成比。在数据分析时,历史对照对于实验结果的解释非常重要。所有的数据资料根据资料类型选择适当的统计学分析方法进行分析。

(2) 结果评价:比较各个剂量组与对照组各观察指标的差异,计算分析其剂量-反应关系,评定受试物最小观察到有害作用剂量和最大未观察到有害作用剂量。确定毒性作用的靶器官。

八、致突变试验

致突变试验类型很多,综合来看目前选择较多的试验为:AMES 试验、小鼠淋巴瘤细胞 TK 试验、体外染色体畸变试验、骨髓嗜多染红细胞微核试验、骨髓细胞染色体畸变试验。由于消毒剂本身往往具有细菌抑制或者杀灭作用,因此,细菌基因突变试验不适合用于进行消毒剂的检测,因此本章介绍其他几个试验。

(一) L5178Y 细胞基因突变试验

1. 目的 检测消毒剂诱导体外培养的哺乳动物细胞的基因突变作用,以作为评价消毒剂致突变性的依据。

2. 试剂和细胞

(1) 细胞培养基:含不同浓度马血清的 RPMI 1640 培养基,马血清在使用前经 56℃ 灭活 60min,并于临用时加入培养基中。

(2) 试剂:三氟胸苷(TFT)贮备液;0.1mg/mL 氨甲喋呤(MTX)溶液;THG 溶液;THMG 溶液。

(3) 代谢活化系统的制备:临用时按要求配制 S9 混合液。对于不加 S9 活化者,以 1mL150mMKCl 代替 1mLS9 混合液。

(4) 细胞:小鼠淋巴瘤 L5178Y3.7.2$ctk^{+/-}$细胞,为了降低细胞的自发突变率在 $5 \times 10^{-5} \sim$

2×10^{-4} 的水平,在试验前或冻存前,应先降低其自发突变率。

3. **试验设计**

(1) 对照品:①阴性对照品:选用供试品的溶剂通常选用培养基或水。在水中不溶解或溶解度小的供试品可用丙酮、甲醇、乙醇或 DMSO 等有机溶剂,细胞悬液中所加 DMSO 或其它有机溶剂的终浓度不应超过 1%。②阳性对照品:在不加 S9 时,可用 $10\mu g/mL$ 甲基磺酸甲酯(MMS),或 $0.1\mu g/mL$ 4-硝基喹啉-1-氧化物(4-NQO,溶于 DMSO);加 S9 时可用 $3\mu g/mL$ 环磷酰胺(CP),或 $200\mu g/mL$ 苯并(a)芘[B(a)P,溶于 DMSO。上述浓度均指终浓度。

(2) 剂量范围确定:每个供试品需预先进行细胞毒性试验,在与正式试验相同的条件下处理细胞,计算各浓度组的相对悬浮生长(relative suspension growth,RSG)作为供试品处理引起的细胞毒性指标,以确定正式试验中供试品的合理剂量。

当供试品出现细胞毒性时,则以 RSG 为 10%~20% 的浓度作为正式试验的最高浓度,以 2~4 倍稀释度向下再设定 2~5 个浓度组进行试验。

4. **操作程序**　参见《消毒技术规范》,2002 年版。计算细胞的集落形成效率(colony formation efficiency,CFE)

5. **数据与评价**

(1) 指标计算按公式(16-2-2)、式(16-2-3)和式(16-2-4)进行:

$$CFE_a = \frac{C_f}{C_0} \qquad 式(16\text{-}2\text{-}2)$$

式中:CFE_a 为绝对 CFE,即细胞的绝对集落形成效率(absolute colony formation efficiency,CFE_a),%;C_f 为细胞形成集落数(number of cells formed colony,C_f);C_0 为细胞接种数(number of cells inoculated,C_0)。

$$CFE_C = \frac{CFE_{a\text{-}t}}{CFE_{a\text{-}c}} \times 100\% \qquad 式(16\text{-}2\text{-}3)$$

式中:$CFEr$ 为相对 CFE,即细胞的相对集落形成效率(relative colony formation efficiency,$CFEr$),%;$CFE_{a\text{-}t}$ 为试验组细胞的绝对集落形成效率;$CFE_{a\text{-}c}$ 为溶剂对照组细胞的绝对集落形成效率。

$$MF = \frac{TFT_c}{VC_c} \times n \qquad 式(16\text{-}2\text{-}4)$$

式中:MF 为突变频率(mutation frequency,MF);TFT_c 为 TFT 平皿集落数(trifluorothymidine,TFT);VC_c 为 VC 平皿集落数;n 为稀释系数,在此实验中,稀释系数为 2×10^{-4}。

(2) 评价规定:用适当的显著性检验方法进行统计学处理,当各剂量组 MF 与溶剂对照组相比有显著意义的增加,且呈现剂量-反应关系时,或者仅有一个剂量组具有统计学意义的增加并经过重复验证者,均可判为阳性结果。具有致突变性。

(二) 体外培养细胞染色体畸变试验

1. **目的**　用细胞遗传学方法检测体外培养的哺乳动物细胞染色体畸变,评价消毒剂的致突变性。

2. 试剂与细胞

（1）细胞：中国地鼠肺（CHL）细胞株或卵巢（CHO）细胞株、人或其他哺乳动物外周血淋巴细胞（lymphocyte）

（2）试剂：①细胞培养基的配制：DMEM 中含抗菌素（青霉素 100IU/mL，链霉素 100μg/mL）；②平衡盐溶液配制（即无钙镁磷酸缓冲液）；③细胞消化液配制；④秋水仙素溶液（0.04%）；⑤小牛血清；⑥0.075mol/L KCl；⑦Giemsa 染液；⑧冰乙酸：甲醇为 1∶3 的固定液；⑨pH6.8 磷酸缓冲液。

3. 实验设计

（1）受试物的配制：固体受试物需溶解或悬浮于溶剂中，用前稀释至适合浓度；液体受试物可以直接加入试验系统和/或用前稀释至适合浓度。

（2）剂量选择：首先预试测定受试物的 IC_{50}，根据 IC_{50} 确定给药量；最高浓度可以给到 IC_{50}。正式试验设三个剂量组，另设阴性对照组（溶剂对照）、阳性对照组。

（3）对照组：阳性对照物在加 S9 混合液时可用环磷酰胺（40μg/mL），不加 S9-mixture 时用丝裂霉素 C（0.5μg/mL），每个剂量设 2 个平行样品。阴性对照采用溶剂对照。

4. 操作程序　参见《消毒技术规范》，2002 年版。

5. 数据与评价

（1）结果观察：在油镜下进行观察染色体畸变现象，每个剂量观察 100 个中期分裂相细胞。常见的染色体畸变类型如下：

1）染色体数目的变化：即为多倍体，分为整倍体改变与非整倍体改变。

2）染色体结构畸变的类型：①裂隙（gap，G），②断裂（break，B），③环状染色体（ring，R），④粉碎化（pulverization，Pu），⑤三辐体（triradial，T），⑥四辐体（quadriradial，Q），⑦双着丝点（dicentric chromosome，D），⑧断片（fragment，F）。

（2）计数方法：①凡出现上述数目和结构变化的细胞，即可记为畸变细胞，计算各剂量组及对照组发生畸变细胞的百分率（%），一个细胞中出现几种类型的畸变或一种类型的畸变在一个细胞中出现几次仍记为一个畸变细胞；②裂隙、核内复制和整倍体改变一般不作为畸变类型。

（3）评价：采用 χ^2 检验对各剂量组间染色体畸变率进行分析，也可用每组平均畸变数表示，用方差分析进行分析和 SNK 法进行组间两两比较。

如染色体畸变率呈现剂量-依赖的增加，并有统计学意义的增加。或者今有一个剂量组有显著性意义，经过重复试验证实，可判断该受试物具有致突变性。

（三）动物骨髓细胞染色体畸变试验

1. 目的　用细胞遗传学方法检测整体动物骨髓细胞染色体畸变率，以评价消毒剂的体内致突变效应。

2. 实验动物与试剂

（1）动物：成年小鼠（体重 25～30g）或者大鼠（体重 180～220g），每组 6～10 只，雌雄各半。

（2）试剂：秋水仙素、生理盐水、低渗液（0.75%KCl）、固定液、pH7.4 磷酸缓冲液、Giemsa 染液（贮备液及应用液）等。

3. 剂量分组　常规选用高、中、低 3 个剂量，分别为 $1/2LD_{50}$、$1/5LD_{50}$ 和 $1/20LD_{50}$。若

采用一次最大限度试验,测得的 $LD_{50} > 5\,000mg/kg$,即以 $5\,000mg/kg$ 为高剂量,中剂量组 1/2 高剂量,低剂量组 1/2 中剂量。同时设立阳性对照和阴性对照,阳性对照组用环磷酰胺,以 40mg/kg 体重的剂量腹腔注射,或者选择丝裂霉素 C($1.5 \sim 2.0mg/kg$);阴性对照组使用等体积的溶剂。

4. 操作程序　参见《消毒技术规范》,2002 年版。

5. 数据与评价　用 χ^2 检验或者其他适当的显著性检验方法对所得试验数据进行统计学处理。当各个剂量组与阴性(溶剂)对照相比,畸变细胞率的增加有显著性意义,并且有剂量-反应关系时;或者仅仅有一个剂量组畸变细胞率增加具有显著性意义,并且经过重复试验证实时,可判断为该受试物在本试验中具有致突变性。

(四) 小鼠骨髓嗜多染红细胞微核试验

1. 目的　检测消毒剂对小鼠骨髓嗜多染红细胞微核形成的影响,评价消毒剂的染色体损伤毒性。

2. 实验动物与试剂

(1) 动物:成年小鼠(体重 $25 \sim 30g$),每组 10 只,雌雄各半。

(2) 试剂:阳性对照物(环磷酰胺或者丝裂霉素 C),小牛血清,吉姆萨染液。

(3) 样品处理:溶剂选择通常用蒸馏水、等渗盐水、植物油、食用淀粉、羧甲基纤维素钠等。

3. 剂量分组　常规选用高、中、低 3 个剂量,分别为 $1/2LD_{50}$、$1/5LD_{50}$ 和 $1/20LD_{50}$,以得到剂量-反应关系,高剂量组应不引起动物死亡,不引起明显的骨髓抑制。若采用一次最大限度试验,测得的 $LD_{50} > 5\,000mg/kg$,即以 $5\,000mg/kg$ 为高剂量,中剂量组 1/2 高剂量,低剂量组 1/2 中剂量。同时设立阳性对照和阴性对照,阳性对照组用环磷酰胺,以 40mg/kg 体重的剂量腹腔注射,或者选择丝裂霉素 C($1.0 \sim 1.5mg/kg$);阴性对照组使用等体积的溶剂。

4. 操作程序　参见《消毒技术规范》,2002 年版。

5. 数据与评价

(1) 阴性对照组小鼠一般微核细胞率不超过 0.3%。

(2) 用泊松分布 u 检验或者其他适当的统计学方法进行数据处理,并按动物性别分别统计。试验组与对照组相比,试验组微核细胞率明显增加,有统计学意义并且存在剂量-反应关系时,或者仅有一个剂量组微核细胞率增加具有显著性意义,并且经过重复试验证实时,均可判断为该受试物具有染色体损伤作用。

九、亚慢性毒性试验

在重复暴露的毒性研究中,从动物离乳到完全发育成熟进入成年期,是一个相对较长的时期,这期间经历了青春发育期,性成熟期以及机体各个系统发育达到鼎盛,开始进入相对稳定的时期。这种长期暴露对机体的损伤效应,更有助于全面描述特定化学物的毒作用损伤特征,也能更全面地了解该化学物的毒作用效应普。亚慢性毒性研究是指实验动物连续(通常 $1 \sim 3$ 个月)重复染毒外源化学物所引起的毒性效应。

1. 目的　确定受试物较长期染毒后对实验动物产生的毒性作用,即亚慢性毒效应谱;研究亚慢性毒性作用的靶器官;确定亚慢性毒性的最小观察到有害作用剂量或最大未观察到有害作用的剂量;为慢性毒性研究和致癌试验提供剂量设计的依据。

2. **实验动物** 选择 4~6 周的大鼠,全部实验至少需用 80 只动物,雌雄各半。如果试验中期需要处死部分动物进行观察,则需要在实验起始点增加动物的数量。

3. **实验分组** 将实验动物随机分为 3 个剂量组和 1 个对照组,每组 20 只,对照组应为溶剂对照组。溶剂对照组根据受试物配制的情况来确定给予的溶剂类型。实验的高剂量选择应该出现明显的毒性效应,但是不引起死亡,如果出现死亡,死亡的动物数不能超过 10%;中间剂量组应该可以观察到轻微的毒性效应;低剂量组应该不会引起任何毒性效应(属于未观察到有害作用的剂量)。具体操作时,可以考虑选择 LD_{50} 的 1/20~1/5 做为高剂量,高、中、低 3 个剂量组之间的组距以 3~5 倍为宜,最低不小于 2 倍。

4. **操作程序** 参见《消毒技术规范》,2002 年版。

5. **数据与评价**

(1)结果处理:提供所有单只动物数据,数据汇总表包括:每组动物数,出现损伤的动物数,损伤类型和所占动物数的百分比。在数据分析时,历史对照对于实验结果的解释非常重要。所有的数据资料根据资料类型选择适当的统计学分析方法进行分析。

(2)结果评价:比较各个剂量组与对照组各观察指标的差异,计算分析其剂量-反应关系,评定受试物最小观察到有害作用剂量和最大未观察到有害作用剂量。确定毒性作用的靶器官。

十、致畸试验

在胚胎的个体发育过程中,经历了胚胎细胞的细胞增殖、凋亡、分化、识别、迁移和功能表达,以及组织和器官的形成等,这些变化具有复杂和精密的规律,具有精细的时间顺序和空间关系。特异性或者非特异性的影响到其中的任何一个环节,都可能引起畸形或者其他的发育毒性。致畸试验主要是评价自胚泡着床到硬腭闭合阶段暴露受试物对妊娠母体和胚胎与胎仔发育的有害效应。包括母体毒性、胚胎或胎儿死亡、生长改变和结构异常。

1. **目的** 检测消毒剂对妊娠实验动物有无致畸胎性,确定其未观察到致畸效应的剂量。

2. **实验动物** 致畸试验一般需选用两种哺乳动物,一种为啮齿类,常用大鼠和小鼠,第二种非啮齿类动物多选用家兔,在消毒剂的致畸试验中,可以选用大鼠或者小鼠,动物要求健康、性成熟、未交配过。大鼠体重为 200~250g,小鼠体重为 25~30g。每组动物数应满足的统计学要求,孕鼠每组最少 15 只。

3. **剂量分组** 试验至少设 4 个组,其中一个溶剂对照组和 3 个受试物剂量组。对于实验室首次进行的种和品系必须设阳性对照组,为了保证试验方法的可靠性,每隔半年需要用阳性对照物检查一次。阳性物的选择可以用乙酰水杨酸(300mg/kg),敌枯双(1mg/kg)或者维生素 A(40 000IU)。

高剂量组可用雌鼠的 $1/10LD_{50}$ 作为试验剂量;低剂量组可以用雌性动物的 $1/100LD_{50}$ 作为试验剂量。

4. **操作程序** 参见《消毒技术规范》,2002 年版。

5. **数据与评价**

(1)动物畸胎出现率、着床数、活胎数、早死胎数、晚死胎数,活胎的体重、身长和尾长等。

(2)观察全部结果的剂量-反应关系,确定受试物的母体毒性、发育毒性及致畸性。计算受试物的最小致畸剂量和最大无致畸作用剂量。

（3）计算致畸指数（teratogenic index,TI）按公式（16-2-5）进行：

$$TI = \frac{(FR)LD_{50}}{T_{md}}$$ 式（16-2-5）

式中：TI 为致畸指数；$(FR)LD_{50}$ 为雌鼠（female rats）的 LD_{50}；T_{md} 为最小致畸剂量（minimum teratogenic dose,T_{md}）。

（4）致畸性判断：致畸指数小于或等于 10 为基本不致畸；位于 10 到 100 之间为具有致畸性；大于 100 为具有强致畸性。

十一、慢性毒性试验

慢性毒性试验是重复性暴露毒性研究的内容之一，一般是指化学物暴露期在半年之上的毒性研究，一般需要选择两个不同物种的实验动物进行研究，常见的选择为大鼠和狗。由于慢性毒性研究的化学物暴露期很长，成本也很高，因此，可以和致癌试验合并在一起进行研究，提高研究效率。在消毒剂的毒理学安全性评价中选用大鼠进行研究。

1. **目的**　确定受试物长期染毒后对实验动物产生的毒性作用，即慢性毒效应谱；研究慢性毒性作用的靶器官；确定其最小观察到有害作用剂量或最大未观察到有害作用的剂量。

2. **实验动物**　选择刚离乳大鼠（3 周），每个剂量保证在实验结束时各性别动物不少于 10 只。如果试验中期需要处死部分动物进行观察，则需要在实验起始点增加动物的数量。

3. **实验分组**　将实验动物随机分为 3 个剂量组和 1 个对照组，对照组应为溶剂对照组。溶剂对照组根据受试物配制的情况来确定给予的溶剂类型。实验剂量的选择应根据亚慢性毒性试验的结果，最高剂量应该选择在能识别到主要靶器官和毒性效应的水平，同时应避免实验动物痛苦、严重的毒性反应、患病和死亡。最高剂量通常选择能引起毒性的水平，如体重增加降低 10% 左右。也可以选择亚慢性毒性效应的最大耐受剂量，最高不超过 1 000mg/kg。低剂量组不应出现毒性效应。

4. **操作程序**　参见《消毒技术规范》,2002 年版。

5. **数据与评价**

（1）结果处理：提供所有单只动物数据，数据汇总表包括：每组试验起始时的动物数,试验期间死亡或者处死的动物数及死亡时间，出现中毒体征的动物数，描述观察到的中毒体征，包括发作时间、持续期和严重程度，出现损伤的动物数，损伤类型和所占动物数的百分比。在数据分析时，历史对照对于实验结果的解释非常重要。所有的数据资料根据资料类型选择适当的统计学分析方法进行分析。

（2）结果评价：比较各个剂量组与对照组各观察指标的差异，计算分析其剂量-反应关系，确定受试物最小观察到有害作用剂量和最大未观察到有害作用剂量。确定毒性作用的靶器官。

十二、致癌试验

哺乳动物致癌试验是鉴定化学物具有致癌性的标准体内试验。哺乳动物致癌试验用来确定受试物对实验动物的致癌性、剂量-反应关系及诱发肿瘤的靶器官。在下列情况下，一般应考虑进行致癌性评价:人体可能长期暴露于该化学物;化学物或其代谢物的化学结构与已知的致癌物相似;重复染毒实验提示化学物可能产生癌前病变。此外,如果在 3 种遗传毒理学短期实验均得到阳性结果,可预测为遗传毒性致癌物;如果在 3 种遗传毒理学短期实验均得到阴性结果,可预测为表遗传毒性非致癌物;如果经过 5 种遗传毒理学试验仍不能预测其致癌性的化学品,应优先进行哺乳动物致癌试验。

1. **目的** 检测长期接触消毒剂后实验动物出现的肿瘤发生情况,通过与并行的对照组进行比较,根据肿瘤发生数增加、恶性肿瘤比例上升、肿瘤出现时间缩短等变化来鉴定化学品致癌性。确定肿瘤出现的时间,确定肿瘤发生器官,描述肿瘤发生的剂量-反应关系。

2. **实验动物** 刚离乳的大鼠或者小鼠进行试验,如果与慢性毒性试验合并进行时,通常选用大鼠。各剂量组和阴性对照组使用的有效动物数至少为雌雄各 50 只。如果与慢性毒性试验合并进行,实验中间需要处死动物进行检查时,需要增加相应的动物数。

3. **试验分组** 实验动物分组一般为 3 个剂量组与一个溶剂对照组,根据亚慢性毒性试验结果确定致癌试验的高剂量,最高剂量组为最大耐受剂量,可以引起轻度的毒性效应,但是不能因肿瘤以外的因素明显缩短动物生命期限。最低剂量应该不影响动物的正常生长、发育和寿命,既不引起任何毒性效应。中间剂量处于最高剂量和低剂量之间。

4. **操作程序** 参见《消毒技术规范》,2002 年版。

5. **结果评定**

(1) 肿瘤发生率:肿瘤发生率是整个实验时,患瘤动物总数在有效动物总数中所占的百分率,计算按公式(16-2-6)进行。有效动物总数是指最早出现肿瘤时的存活动物总数。

$$CI = \frac{N_{a-c}}{N} \times 100\% \qquad 式(16-2-6)$$

式中:CI 为肿瘤发生率(tumor incidence,cancer incidence,CI),%;N_{a-c} 为实验终了时患瘤动物总数;N 为有效动物总数。

(2) 致癌试验阳性的判断标准:按照世界卫生组织(WHO,1969)提出的下列 4 条致癌试验阳性标准进行评价。①对照组出现的一种或者多种肿瘤,试验组均有发生,而且发生率超对对照组;②试验组出现对照组没有的肿瘤;③试验组肿瘤的发生时间早于对照组;④试验组每只动物的平均肿瘤数超过对照组。

(3) 致癌试验阴性结果的确立:假如动物试验为两个物种、两种性别,至少有 3 个剂量组,其中一个剂量接近或等于最大耐受剂量,每组动物数至少 100 只,试验组肿瘤发生率与对照组没有差异。

(4) 试验报告:在结果报告中,应写明所发现的肿瘤部位、数量、性质、癌前病变;其他毒性效应;剂量-反应关系及统计学分析的结果。

第三节 毒理学试验结果的最终判定

毒理学试验结果的最终判定(final judgment)影响着整个毒理学试验的最终结论,极其重要。

一、第一阶段试验结果的判定

1. **在急性经口毒性试验结果中**　如果 $LD_{50}>5\,000mg/kg$，则可以通过；对于稀释使用的消毒剂，当 $LD_{50}<5\,000mg/kg$ 时，则需要增加做消毒剂最高应用浓度 5 倍的经口急性毒性实验，如果 $LD_{50}>5\,000mg/kg$，则可以通过；否则，应增做消毒剂原形样品的亚慢性毒性试验。

2. **在急性吸入毒性试验中**　$LC_{50}>10\,000mg/m^3$ 的受试物，属于实际无毒，可以通过；否则，应放弃使用。

3. **在皮肤刺激试验中**　如果结果为无刺激或者仅具有轻度刺激作用，可以通过；否则，应放弃使用。

4. **在急性眼刺激试验中**　如果结果为对眼无刺激性或者具有轻刺激性，可以通过；否则，应放弃使用。

5. **在阴道黏膜刺激试验中**　如果结果为对阴道黏膜无刺激性或者具有极轻刺激性，可以通过；否则，应放弃使用。

6. **在皮肤变态反应试验中**　如果消毒剂对皮肤不具有致敏性或者仅有极轻度的致敏作用，可以通过；否则，应放弃使用。

二、第二阶段试验结果的判定

1. **在亚急性毒性试验中**　如各剂量组均未观察到毒作用，可通过；否则，根据试验的最小观察到有害作用剂量或者最大未观察到有害作用剂量，再参考消毒剂毒理学作用特点和适用条件，由专家评定。

2. **致突变试验结果的判定**　对于第一类消毒剂所进行的分别反映基因水平、体细胞染色体水平和性细胞染色体水平的 3 种类型致突变试验中，如果有 2 种或者 3 种类型的试验结果均为阳性，该消毒剂应该放弃使用。如果仅有一种类型的试验结果为阳性，应该再增加做另一项同类型的致突变试验。若其结果仍为阳性，该消毒剂应该放弃使用。

对于第二类消毒剂所进行的分别反映基因水平和染色体水平类型的两项致突变试验中，如果均为阳性，该消毒剂应该放弃使用。如果仅有一种类型的试验结果为阳性，应该再增加做另一项同类型的致突变试验。若结果为阴性，可通过；若其结果为阳性，进入第三或者第四阶段试验。

对于第三类消毒剂所进行的分别反映基因水平或体细胞染色体水平类型的两项致突变试验中，如果结果为阴性，可通过；如果结果呈阳性，应该再增加做另一种类型的一项致突变试验，若仍为阳性，该消毒剂应该放弃使用。

三、第三阶段试验结果判定

根据亚慢性毒性试验和致畸试验中的最小观察到有害作用的剂量或最大未观察到有害作用的剂量，再参考消毒剂的毒性作用特点和适用条件，由专家评定。

四、第四阶段试验结果的判定

根据慢性毒性试验中观察到的最小有害作用剂量或最大未观察到有害作用剂量，或者在任何一个剂量组发现有致癌作用，均需要由有关专家评议作出结论。

小　结

　　本章简要介绍了有关消毒剂的毒理学安全性评价试验。首先是介绍了消毒相关产品原料及其产品安全性要求,其次是介绍了消毒相关产品多阶段的安全性评价试验,包括第一阶段的急性经口毒性试验、急性吸入毒性试验、皮肤刺激试验、急性眼刺激试验、阴道黏膜刺激试验和皮肤变态反应试验;第二阶段的亚急性毒性试验和致突变试验;第三阶段的亚慢性毒性试验和致畸试验;第四阶段的慢性毒性试验和致癌试验。最后介绍了毒理学试验结果的最终判定。

 思考题

1. 简述消毒剂的毒理安全性评价分阶段和每个阶段包含的试验。
2. 简述急性经口毒性的研究目的。
3. 简述皮肤刺激试验和皮肤致敏试验的研究目的。
4. 简述毒理学试验结果的最终判断。

(魏雪涛　编　陈昭斌　审)

第十七章

食品和食具消毒

食品消毒(disinfection of food)是指对食品加工生产环境、食品原料、加工食品和半成品的微生物进行控制,一是消除其对食品本身可能产生的污染和腐败变质;二是消除其可能通过食用食品对人体健康产生危害,如食物中毒等。

第一节 食品消毒

食品是指可供人类食用或饮用的物质,包括食品原料、加工食品和半成品。食品具有丰富的营养,容易受到外界生物的侵害而发生变质,食用变质食品会严重影响人体的健康。微生物导致的食源性疾病一直是食物中毒的首要因素。据 WHO 统计数据显示,发达国家每年大约有三分之一的人感染食源性疾病,治疗感染食源性疾病的医疗费用占国民医疗费用总额的百分之一。加强食品微生物污染的控制,保障食品安全,维护人民群众身体健康,一直是各国政府重要的工作任务。

食品消毒灭菌技术可分为物理消毒灭菌技术和化学消毒灭菌技术。物理消毒灭菌技术主要有热力消毒灭菌(包括低温消毒与高温灭菌)以及辐照灭菌、超高压灭菌、紫外线消毒、臭氧消毒、微波消毒等。

一、食品腐败变质

(一) 食品腐败变质原因

食品腐败变质是指食品中碳水化合物、脂肪、蛋白质等被微生物代谢分解或自身组织酶所致的某些生物化学的反应,从而使食品降低或丧失食用价值的一切变化。食品腐败变质的原因主要有以下三个方面:

1. **生物因素**　由于昆虫等小动物的侵害和微生物的污染所引起的腐败变质和产生有毒有害物质等。

2. **酶活性因素**　是指食品在自身酶消解、酶褐变、酶分解、酶氧化等作用下使营养成分分解变质的一种现象。如蔬菜和水果等植物性食品在氧化酶的作用下促进自身的呼吸作用,消耗营养成分而变得枯黄乏味。

3. **化学因素**　非酶作用引起食品变质包括氧化作用、呼吸作用、机械损伤等,如脂类及其他成分的氧化、非酶褐变等。

上述因素中,生物因素,特别是微生物是引起食物腐败变质的主要原因。因此,在食品工业中,大量应用热力、化学消毒剂、电离辐射、微波、紫外线和过滤等消毒方法,消除、抑制和杀灭食品及其生产设备、工器具、生产环境、包装材料上污染的微生物,以防止食品的腐败变质。

（二）引起食品腐败变质的常见微生物

引起食品腐败变质的微生物主要有以下四大类:

1. 需氧性或兼性厌氧性细菌如假单胞菌、变形菌、沙雷氏菌、肠杆菌、埃希氏菌、无色杆菌、微球菌、链球菌、乳酸杆菌等。

2. 专性厌氧菌如梭状芽孢杆菌。

3. 酵母菌类如酵母菌属、球拟酵母菌属、结合酵母菌属。

4. 霉菌类如曲霉菌、青霉菌、毛霉菌、根霉菌、链孢霉菌等。

著名细菌学家 Beijerinck 提出的优势菌群理论认为:在食品中的微生物,由于受到食品的成分、水分、温度、pH 值、氧化还原电位等多种复杂因素的影响,有的得以生长繁殖,有的受到抑制,有的则难以生存。因而在食品中,最容易生长繁殖的微生物则形成一定的微生物群,对食品的腐败变质起到主要的作用。他把在标准贮藏条件下,能引起食品腐败变质的一些特定细菌称为优势腐败菌群。进一步研究表明,共存的优势腐败菌与食品种类有关,即不同种类的食品有不同的优势腐败菌群,见表 17-1-1。

表 17-1-1　各类食品中优势腐败菌

食品种类	标准贮藏条件下腐败时的优势菌群
乳与乳制品	链球菌属、乳杆菌属、微杆菌属、假单胞菌属、黄杆菌属、芽孢杆菌属
鲜肉	假单胞菌属、黄杆菌属、微球菌属、枝孢属、枝霉属
禽肉	假单胞菌属、黄杆菌属、微球菌属
香肠、培根火腿	微球菌属、乳杆菌属、链球菌属
鱼和海产品	假单胞菌属、黄杆菌属、微球菌属
蛋和蛋制品	假单胞菌属、枝孢属、青霉属、侧孢霉属、产碱菌属、变形菌属、埃希菌属
蔬菜	假单胞菌属、黄杆菌属、乳杆菌属、芽孢杆菌属
面包	芽孢杆菌属

二、食品生产中常用消毒方法

在食品生产和经营过程中,对食品及其生产设备、工器具、环境及包装材料进行消毒灭菌处理,是保证食品质量、提高食品安全的重要措施之一,直接影响到食品的品质和货架期。需要指出的是,在食品生产及经营领域,消毒泛指一切用以减少和杀灭微生物以及抑制微生物繁殖的技术措施,包括食品生产中的清洗、消毒、灭菌、防腐和商业杀菌等方式,其目的是杀灭在食品正常保质期内导致食品腐败变质的微生物,不一定要杀死所有微生物。在食品工业领域,"杀菌"一般是指消毒学中的消毒和灭菌,如牛奶中的杀菌是指消毒处理,而罐头食品的杀菌是指商业灭菌。商业灭菌（commercial sterilization）是从商品角度对某些食品所提出的灭菌方法,是指食品经过杀菌处理后,按照所规定的微生物检验方法,在所检食品中无活的微生物检出,或者仅能检出极少数的非病原微生物但在产品储存、运输及销售期间不能繁殖,在产品有效期内能够保持质量稳定和良好的商业价值。

食品生产经营涉及环节众多,各种来源污染的微生物种类多样,对消毒措施的敏感性不同。同一种类微生物因食品基质类型、包装方式不同,对消毒措施的抵抗力也不一样。在食品工业实际应用中,消毒措施的选择应综合考虑消毒目的、食品基质状态、生产工艺流程、包装方式和环境条件等多种因素。

(一) 物理消毒技术

1. 热力消毒法 指以杀灭微生物为主要目的的热处理形式,通常可以压力、温度、时间、加热介质和设备等条件来划分。如按加热介质可分为干热灭菌和湿热灭菌;按温度可分为以巴氏杀菌为代表的低温热杀菌和以高压蒸汽灭菌为代表的高温杀菌等。

(1) 干热灭菌法:常用的有火焰灭菌法和干热灭菌法。前者利用火焰高温直接对微生物接种工具和污染物品进行灭菌,也可用来对小型金属罐装的罐头进行短时间快速加热杀菌,加热火焰温度高达1 300℃以上;干热灭菌法主要在干燥箱中利用热空气进行杀菌,通常采用160℃处理1~2h可达到灭菌目的,适用于玻璃器皿、金属用具等耐热物品的灭菌。

(2) 湿热消毒灭菌法:在食品生产中应用较多,常见灭菌类型有:①常压湿热消毒灭菌:主要以水(或水蒸汽)为加热介质,杀菌温度在100℃或100℃以下,用于酸性食品或杀菌程度要求不高的低酸性食品的杀菌。杀菌时食品处于常压下,适合于金属罐、玻璃瓶和软性包装材料,杀菌设备有间歇式和连续式。其中,巴氏杀菌温度一般在60~85℃处理15~30min,可以杀死大部分微生物繁殖体而又尽量不影响食品本身风味,但不能达到完全灭菌目的。主要用于不适于高温灭菌的食品,如牛乳、酱腌菜、果汁、啤酒、果酒和蜂蜜等。②高压蒸汽消毒灭菌:是实验室和罐头工业常用的灭菌方法。高压蒸汽灭菌利用饱和水蒸汽作为加热介质,在高压蒸汽灭菌锅内进行。杀菌时杀菌设备中的冷空气必须被排尽,一般采用9.8×10^4Pa的压力,121℃处理15~30min。冷却时,常采用空气反压冷却。罐头工业中要根据食品种类和杀菌对象灌装量等因素决定杀菌条件。③高压水煮消毒灭菌:利用空气加压下的水作为加热介质,杀菌温度高于100℃,主要用于玻璃瓶和软性材料为容器的低酸性罐头的灭菌。灭菌(包括冷却)时罐头浸没于水中以使传热均匀,并防止由于罐内外压差太大或温度变化过剧而造成的容器破损。杀菌时,需保持空气和水的良好循环以使温度均匀。④热灌装密封消毒灭菌:对灌装前的食品进行加热处理,然后趁热立即将食品灌装密封,利用食品的余热完成对密封后食品的杀菌或者进行二次杀菌。此类杀菌方式对装罐容器的洁净度要求较高,密封后需将容器倒置,以保证对盖子的杀菌。⑤超高温瞬时消毒灭菌:加热温度设为135~150℃,加热时间为2~8s,可杀死微生物的繁殖体和部分耐热性较强的细菌芽孢,加热后产品达到商业无菌要求,又能够较好地保留食品风味。现广泛应用于各种果汁、牛乳、花生乳、酱油等液态食品的杀菌。

2. 非热物理消毒灭菌法 指在杀菌过程中食品或其他待杀菌物质温度并不升高或升高很小,既有利于保持食品中功能成分的生理活性,又有利于保持色、香、味及营养成分。非热物理灭菌一般采用物理手段,如电磁波、压力、紫外线等对食品、生产环境及工器具中微生物进行杀菌,常见的灭菌技术有:

(1) 超高压消毒灭菌:在密闭的超高压容器内,用水作为介质对软包装食品等物料施以400~600MPa的压力或用高级液压油施加以100~1 000MPa的压力,从而杀死其中几乎所有的细菌、霉菌和酵母菌,而且不会像高温杀菌那样造成营养成分破坏和风味变化;

（2）辐照消毒灭菌：利用一定剂量的波长极短的电离射线对食品进行杀菌。常用放射线包括同位素^{60}Co、^{157}Cs 产生的 γ 射线或低能加速器放射出的 β 射线。4~10kGy 的低剂量辐照可有效地减少腐败性微生物数量，也能够杀死绝大多数致病性微生物。以 25~50kGy 剂量辐照，能够杀死食品中所有微生物，使食品达到无菌状态，使食品在常温（21~38℃）下能贮藏 2 年以上，可保持正常色香味；

（3）微波消毒：利用微波具有穿透力强、节约能源和加热效率高等特点，直接杀死食品中的微生物和昆虫。微波杀菌温度一般控制在 75~100℃，处理时间 3~5min，能较好地保持食品的营养成分及色、香、味。该方法用于食品杀菌具有便于控制、相对加热均匀、耗时短等优点，目前主要用于肉、鱼、豆制品、牛乳、水果及啤酒等的杀菌；

（4）紫外线消毒：利用紫外线照射物质，使物体表面微生物细胞内核酸分子构造发生变化而引起死亡。紫外线具有杀菌广谱性、无二次污染、运行维护简单、费用低等优点，在食品工业中广泛用于空气、水及食品表面、食品包装材料、工作台面的消毒处理。用于空间内部空气消毒时，应确保每立方米辐照强度不小于 1.5W，每次消毒时间不少于 30min。用于物品表面消毒时，紫外灯管距照射表面应不高于 1m 为宜；

（5）过滤除菌消毒：利用现代膜分离技术不仅可以去除不同大小的悬浮颗粒、部分胶体，而且可以截留微生物，起到除菌的目的。一般认为，膜孔径 3μm 能截留霉菌孢子，1.2μm 能截留酵母孢子，0.45μm 能截留大肠埃希菌等各类细菌。该技术由于对环境卫生和管理的要求极高，因此主要应用于实验室或高洁净度要求的液态食品，并须结合无菌灌装方式进行。

（二）化学消毒法

化学消毒法又称消毒剂法。在食品生产经营中使用的化学消毒剂，除了需要关注其抗菌活力和有效性外，还要重视各种消毒剂在食品中的化学残留的安全性，以及消毒剂使用对环境的污染。世界各国对可用于食品生产的化学消毒剂都制定相应法规进行严格管控。如美国环境保护局（EPA）负责对用于食品和食品接触表面及非接触表面的化学消毒剂和抗菌剂进行登记。美国食品药品监督管理局（FDA）对食品用消毒剂进行严格审批，并以联邦法规形式明确可用于食品生产经营中的消毒剂种类、使用说明及其用量。

《中华人民共和国食品安全法》明确规定，食品生产经营中使用的洗涤剂、消毒剂应当对人体安全、无害；饮具集中消毒服务单位使用的洗涤剂、消毒剂应当符合相关食品安全国家标准和其他国家标准、卫生规范。中国卫生行政部门对食品用消毒剂的基础原料种类做出了规定，依据《食品用消毒剂原料（成分）名单（2009 版）》（卫办监督发〔2010〕17 号），目前可用于食品消毒剂的原料（成分）见表 17-1-2。除经申报批准外，不准使用名单以外的消毒剂原料生产食品用消毒剂，且所有食品用消毒剂质量必须符合《食品安全国家标准 消毒剂》（GB 14930.2）及所执行的产品标准。

需要注意的是，实际应用的消毒剂多为一种或几种消毒剂原料为基础，添加各种辅料制成的商品化产品。使用中，应选用正规生产厂家的产品，并根据消毒需求，严格按照其说明书进行配制和使用。如常见的含氯消毒剂，用于洗手消毒时有效氯浓度为 50mg/L，用于消毒工器具时为 100mg/L，用于消毒鞋靴时为 200~300mg/L。还应注意消毒剂使用的禁忌，如季铵盐类消毒剂不应与肥皂以及阴离子洗涤剂共用，使用浓度一般 200~1 000mg/L。此外，食品生产加工用消毒剂必须做到专人保管，消毒液的配制和使用都应按操作规程进行，如实做好记录，并在盛装容器上做好明显标识，防止误用或污染食品。

表 17-1-2　食品用消毒剂[1] 原料(成分)名单

序号	中文名	CAS 编码
1	(2-((2-((2-羧乙基)(2-羟乙基)氨基)乙基)氨基)-2-氧乙基)椰油烷基二甲基,季铵盐氢氧化物内盐	100085-64-1
2	2,2-二溴-2-氰基乙酰胺	10222-01-2
3	苯扎氯铵	8001-54-5
4	苯扎溴铵	91080-29-4
5	$C_{12} \sim C_{18}$ 烷基苄基二甲基,1,2-苯并异噻唑-3(2H)-酮,1,1-二氧化物(1:1)盐化季铵盐化合物	68989-01-5
6	$C_{12} \sim C_{14}$ 烷基((苯乙基)甲基)二甲基氯化铵	85409-23-0
7	$C_8 \sim C_{10}$ 二烷基二甲基氯化铵	68424-95-3
8	$C_{12} \sim C_{14}$ 烷基苄基二甲基氯化铵	85409-22-9
9	C_{12}-C_{16} 烷基苄基二甲基氯化铵	68424-85-1
10	臭氧及臭氧水[2]	
11	酸性氧化电位水[2]	
12	次氯酸钙	7778-54-3
13	次氯酸钠[3]	7681-52-9
14	醋酸氯己定	56-95-1
15	碘	7553-56-2
16	二氯海因	118-52-5
17	二氯异氰尿酸钠	2893-78-9
18	二溴二甲基乙内酰尿	77-48-5
19	二氧化氯[3]	10049-04-4
20	高锰酸钾	7722-64-7
21	寡[2-(2-乙氧基)-乙氧基乙酯]氯化胍	374572-91-5
22	癸酸	334-48-5
23	单过硫酸氢钾复合盐	70693-62-8
24	过氧化氢	7722-84-1
25	过氧乙酸	79-21-0
26	聚六亚甲基胍	31961-54-3
27	聚六亚甲基双胍盐酸盐	32289-58-0
28	聚维酮碘	25655-41-8
29	六亚甲基四胺	100-97-0
30	氯	7782-50-5

续表

序号	中文名	CAS 编码
31	氯铵 T	127-65-1
32	氯化,溴化,或过氧化的苄基烷基二甲基季铵盐化合物(烷基来自 $C_8 \sim C_{22}$ 的饱和和不饱和烷基,如动物脂肪烷基,椰油烷基,豆油烷基)	季铵盐混合物
33	氯化,溴化,或硫酸甲酯化的二烷基二甲基季铵盐化合物(烷基来自 $C_6 \sim C_{18}$ 的饱和和不饱和烷基,如动物脂肪烷基,椰油烷基,豆油烷基)	季铵盐混合物
34	氯化磷酸三钠	56802-99-4 11084-85-8
35	壬酸	112-05-0
36	三氯羟基二苯醚(三氯生)	3380-34-5
37	三氯异氰尿酸	87-90-1
38	十二烷基二甲基苄基氯化铵	139-07-1
39	十二烷基三甲基溴化铵	1119-94-4
40	辛酸	124-07-2
41	溴	7726-95-6
42	溴氯-5,5-二甲基咪唑烷-2,4-二酮	32718-18-6
43	溴氯海因	16079-88-2
44	乙醇	64-17-5
45	异丙醇	67-63-0
46	氧化铵(二甲基烷基氧化铵)	70592-80-2
47	二癸基二甲基氯化铵	7173-51-5

辅助成分[4]

序号	中文名	CAS 编码
48	草酸	144-62-7
49	氯化硼	10043-11-5
50	丁二酸	110-15-6
51	硅胶	112926-00-8
52	硫酸	7664-93-9
53	硫酸钴	10124-43-3
54	硫酸镁	7487-88-9
55	硫酸氢钠	7681-38-1
56	氯化钠	7647-14-5

续表

序号	中文名	CAS 编码
57	木质素磺酸钠	8061-51-6
58	硼砂	1303-96-4
59	硼酸	10043-35-3
60	偏硅酸钠	6834-92-0
61	氢氧化钠	1310-73-2
62	壬基酚聚氧乙烯醚	37205-87-1
63	十二烷基苯磺酸钠	25155-30-0
64	十二烷基磺酸钠	2386-53-0
65	十二烷基硫酸钠	151-21-3
66	十五烷基苯磺酸	31169-63-8
67	羧甲基纤维素	9004-32-4
68	溴化钠	7647-15-6

注:1. 食品用消毒剂指直接用于消毒食品、餐饮具以及直接接触食品的工具、设备或者食品包装材料和容器的物质。
2. 臭氧及臭氧水、酸性氧化电位水是由发生器或生成器产生,可直接使用。
3. 二氧化氯或次氯酸钠可通过二氧化氯或次氯酸钠发生器产生。
4. 列入《食品安全国家标准 食品添加剂使用标准》(GB 2760)的食品添加剂,可作为食品用消毒剂的辅助成分。

臭氧消毒:臭氧中氧原子的氧化作用可以破坏生物膜的结构,能够高效快速地杀灭包括细菌、病毒、霉菌、真菌及原虫、卵囊在内的各种微生物,是一种新的优良杀菌剂。臭氧灭菌后会自行分解为氧气,不产生残留污染,应用方便,在食品工业中也日益受到重视,广泛用于食品生产车间空气杀菌消毒、更衣室和工作服消毒、生产用水的杀菌净化等环节。一般生产车间用 5~10ppm 浓度的臭氧动态消毒,可控制浮游菌和沉降菌指标达到要求,还能对室内物品表面起到一定的消毒作用。用臭氧制备的高浓度的臭氧水,可以作为新型消毒剂用于食品原料处理和生产工具的清洗消毒等。此外,臭氧消毒还同时具有降低或消除环境异味的效果。

(三)其他与食品消毒相关的方法

1. **清洗** 食品消毒之前一般都必须先进行清洗操作,因为绝大多数消毒措施都不能去除污垢和微粒等有机污染物,任何表面残留的有机物都会影响消毒介质的穿透力并严重降低其消毒效果。同时,清洗操作本身能显著降低微生物污染的数量,降低后续消毒压力,减少消毒剂的用量。一些实际应用中,清洗和消毒可以融合在一起,既是清洗同时又是消毒,如广泛应用的消毒灵,就是一种同时含有表面活性剂和消毒剂的复配洗涤剂,能够同时起到清洗、消毒甚至杀菌的功能。

2. **干燥** 水分是维持微生物的正常生命活动必不可少的关键因素。干燥会造成微生物失水、代谢停止以至于死亡。不同微生物对干燥的抵抗力不一样,以细菌芽孢抵抗力最强,真菌和酵母菌的孢子也具有较强的抵抗力,其次为革兰氏阳性球菌、酵母的繁殖体、真菌的菌丝。影响微生物对干燥抵抗力的因素较多,干燥时温度升高,微生物容易死亡,微生物在低温下干燥时,抵抗力强。干燥的速度快,微生物抵抗力强,缓慢干燥时,微生物死亡多。

利用上述规律,食品工业中大量采用干燥的方式来生产食品,以抑制微生物繁殖能力,延长食品保藏时间。

3. **渗透压** 大多数微生物在等渗的环境生长。若置于高渗环境中,微生物细胞内的水分将通过细胞膜进入周围环境中,造成细胞脱水而引起质壁分离,使细胞不能生长甚至死亡。若将微生物置于低渗溶液中,外环境中的水会从溶液中进入细胞引起细胞膨胀,其至破裂致死。

一般微生物不能耐受高渗透压,因此,食品工业中常用高浓度的盐或糖保存食品,如腌渍蔬菜、肉类及果脯蜜饯等,糖的浓度通常在50%~70%,盐的浓度为5%~7%。由于盐的分子量小,并能电离,在二者百分浓度相等的情况下,盐的保存效果优于糖。

4. **pH 值** 微生物生长的 pH 值范围很广,一般在 pH 值 2.0~8.0 之间,有少数种类还可超出这一范围。事实上,绝大多数微生物都生长在 pH 值 5.0~9.0 之间。

不同的微生物都有其最适生长 pH 值,并可耐受一定范围的 pH 值,即最高、最适与最低三个数值。在最适 pH 值范围内,微生物生长繁殖速度最快,在最低或最高 pH 值的环境中,微生物虽然能够生存和生长,但生长非常缓慢而且容易死亡。一般真菌能适应 pH 值范围最大,酵母菌适应的范围较小,细菌最小。真菌和酵母生长的最适 pH 值在 5.0~6.0 之间,而细菌生长的最适 pH 值在 7.0 左右。一些最适生长 pH 值偏于碱性范围内微生物,有的是嗜碱性,称为嗜碱性微生物,如硝化菌、尿素分解菌、根瘤菌和放线菌等。有的不一定要在碱性条件下生活,但能耐较碱的条件,称耐碱性微生物,如若干链真菌等。生长 pH 值偏于酸性范围的微生物也有两类,一类是嗜酸性微生物,如硫杆菌属等,另一类是耐酸性微生物,如乳酸杆菌、醋酸杆菌、许多肠杆菌和假单胞菌等。

5. **食品防腐剂** 食品在一般的自然环境中,因微生物的作用将失去原有的营养价值、组织性状以及色、香、味,变成不符合标准要求的食品。食品防腐剂是指为食品防腐和食品加工、储运的需要,加入食品中的化学合成物质或天然物质。它能防止食品因微生物引起的腐败变质,使食品在一般的自然环境中具有一定的保存期。

食品防腐剂是食品添加剂的一类,国际食品法典委员会(CAC)等国际组织及世界各国对其应用和管理都有非常严格的规定,基本上都采用允许使用清单制度。哪一种防腐剂能够在食品中使用,在哪些食品种类中可以应用,其应用限量是多少,各个国家都需要在本国法律框架内,根据基础毒理数据和本国膳食实际情况进行评估确认,并制定相应的法规或标准。因此,在法规或标准要求的范围内规范合理地使用防腐剂,是保证食品防腐剂应用安全的基础。

当然,食品防腐剂也是一把"双刃剑"。没有绝对安全的食品,更没有绝对安全的防腐剂。防腐剂的安全性是一个相对的概念,特别是很多广泛使用的防腐剂都是人工合成化学品,长期摄入仍然对人体健康可能产生一定的潜在危害,随着世界范围内对食品安全容忍度的降低,在保证食品安全的前提下,更严格地控制食品中防腐剂的用量是共识,也是大势所趋。如广泛使用的食品防腐剂苯甲酸,国际上对其使用一直存有争议。部分研究认为苯甲酸及其钠盐可能存在蓄积毒性,欧共体儿童保护集团认为它不宜用于儿童食品中,日本也对它的使用做出了严格限制。

目前,中国食品防腐剂及其他添加剂的使用必须严格遵守《中华人民共和国食品安全法》及相关法规的规定,必须根据食品种类在《食品安全国家标准食品添加剂使用标准》(GB

2760)规定的范围和限量值内选择使用,所使用的防腐剂必须在标签中明确标识。

对食品中防腐剂使用情况进行监测监管,严格控制食品中防腐剂含量水平是世界各国普遍采用的管理手段。中国食品工业产业集中度较低,总体发展水平不高,食品生产经营者素质良莠不齐,特别是大量的中小型企业和餐饮单位还存在着一些不规范生产经营的情况,超范围超量使用防腐剂的问题还时有发生。因此,加大对食品中防腐剂含量的监测,特别是对应用广泛、价格较低、安全性相对较差的防腐剂实施重点监控,对规范食品生产经营行为,保障人群健康极有必要。

第二节　食具消毒

食具(eating utensils)是与食品直接接触的容器具,其卫生状况直接影响食品安全水平和消费者健康。宾馆、饭店、食堂、餐厅,以及咖啡店等场所使用的公共餐具,每天都会接触大量进餐者,其中部分进餐人群可能患有肝炎、痢疾、肺结核等传染性疾病,就可能污染所用过的餐具,如不经过严格的清洗消毒,上述疾病就可能通过餐具传播。特别是我国乙肝病毒携带者人群数量较大,有调研数据认为,部分使用后餐具乙肝病毒 DNA 测试阳性率可达到 0.5%。此外,餐具也会因服务人员手、抹布、污染的水和食物,以及蝇、鼠和蟑螂等的接触而带菌,被污染食具与食品接触后很容易导致微生物在其中的大量繁殖,给企业造成经济损失,或给消费者身体健康带来危害。随着人们外出就餐已经成为普遍接受的生活习惯,食具集中消毒方式逐步推广,加强食具的消毒和卫生控制,在食品安全保障工作中非常重要。

为此,我国发布了《消毒管理办法》《消毒服务机构卫生规范》《食品安全国家标准 消毒餐(饮)具》(GB 14934)等法规和标准,对食(饮)具消毒管理作出明确的规定,并多次印发文件强化食(饮)具集中消毒单位的监督监管。

一、食具消毒卫生原则

食具消毒卫生原则如下:①饮食单位必须建有食具专用消毒间(室),设有食具消毒专用设备设施,固定专(兼)职人员负责消毒。食具消毒间(室)必须建在清洁、卫生、水源充足的区域,远离厕所,无有害气体、烟雾、灰尘和其他有毒有害物质的污染,并有防蚊蝇、老鼠和其他虫害进入和隐匿的设施。②食具洗涤、消毒的清洗池及容器应采用无毒、光滑和防腐蚀的材料。③食具不论采用何种消毒方法,均应按规定的操作程序进行。即严格执行一洗、二清、三消毒、四保洁制度。食具消毒的一般原则为:热力消毒食具应按除渣—洗涤—清洗—消毒程序进行;化学消毒食具应按除渣—洗涤—清洗—消毒—清洗程序进行,消毒后必须用符合《生活饮用水卫生标准》(GB5749)的洁净水清洗,消除残留的药物。④消毒后的食具应放置在专门的保洁橱或其他清洁的容器中,一次存放时间不宜超过一天,如有污染情况应再进行消毒。⑤食具保洁橱或容器应采用无毒无害材料,存放食具时应避免与其他杂物混放,并定期进行清洁消毒,保持其干燥、清洁。对于一次性餐具,用后必须废弃,不得回收利用。⑥对能用物理加热消毒的餐具首选物理加热消毒法,对不能应用物理加热消毒的餐具、茶具、玻璃容器等可采用化学消毒方法。

二、食具消毒卫生要求

按照我国现行标准《食品安全国家标准消毒餐(饮)具》(GB 14934-2016),餐饮服务提供者、集体用餐配送单位、餐(饮)具集中清洗消毒服务单位提供的消毒餐(饮)具,其他消毒食品容器和食品生产经营工具、设备,以及不经清洗直接使用的餐(饮)具,应符合以下卫生要求。

1. 感官要求　餐(饮)具应表面光洁,不得有附着物,不得有油渍、泡沫、异味。

2. 理化指标　采用化学消毒的食(饮)具必须用清洁水冲洗,消除残留的洗涤剂和消毒剂,其残留量的理化指标应符合表 17-2-1 的规定。

表 17-2-1　洗消剂残留量

项目	指标
游离性余氯/mg·100cm^{-2}	≤0.03
阴离子合成洗涤剂(以十二烷基苯磺酸钠计)/mg·100cm^{-2}	不得检出

3. 微生物限量　采用物理或化学消毒的食(饮)具微生物污染限量指标必须符合表 17-2-2 的要求。

表 17-2-2　微生物限量

项目	方法	限量
大肠菌群	发酵法/50cm^{-2}	不得检出
	纸片法/50cm^{-2}	不得检出
沙门氏菌/50cm^{-2}		不得检出

三、食具消毒方法

食具常用消毒方法主要分为两大类,即热力消毒法和化学消毒法。热力消毒法效果可靠,无有害物残留,为食具消毒首选方法,应用也最广泛。化学消毒法一般作为无加热消毒条件下的食具临时消毒措施,或用来消毒不耐高温的食具。食具消毒前必须经过充分洗涤。洗涤处理是食具主要卫生要求,也是重要的消毒基础措施。

(一) 食具的洗涤

使用过的食具通过洗涤不仅能减少其表面微生物数量,而且可除去微生物赖以生存的营养物质。洗涤措施应尽可能消除污垢和微生物,可以缩短后续消毒时间和减少消毒剂用量,达到理想的消毒效果。

使用水清洗食具安全无害,被广泛应用。由于水本身难以去除食具上的污垢和油污,除采用热水清洗方式外,常使用碱液或含表面活性剂的洗涤剂进行清洗。洗涤剂本身作为化学物质,长期使用对人体可能产生不利影响,故必须选用经行政管理部门许可的、符合食品安全标准的洗涤剂,并尽量用流动清水冲洗以降低洗涤剂在食具表面的残留量。

食具清洗常用洗、刷、冲三种方法。洗是将食具上的食物残渣去除;刷是在 50℃ 左右的含碱或洗涤剂的水中洗刷,将食具上的污物和油污去除干净;冲是用洁净的水将食具上的碱或洗涤剂冲洗干净。

(二) 食具的热力消毒

食具热力消毒包括两类,即湿热消毒法和干热消毒法。

1. 湿热消毒法 最常用的为煮沸消毒和蒸汽消毒两种方式:

(1) 煮沸消毒法:适合于少量的碗、筷、勺的消毒处理,一般水沸腾后再煮 5~15min 即可达到消毒目的,方法简便易行,效果可靠。煮沸消毒时应注意须将食具散开放置并完全没入水中,以使食具所有表面都能与沸水进行充分接触。

(2) 流通蒸汽消毒:与沸水相比,蒸汽具有更多潜热,穿透力也更强,较煮沸消毒效果也更可靠。蒸汽的产生需要锅炉或消毒柜等专用设备,投资大,消毒速度快,主要用于大、中型餐饮业和食堂,以及餐具集中消毒企业使用。

2. 干热消毒法 红外线消毒是食具干热消毒方法最为常用的技术。采用红外线消毒时,需要将温度控制在 120℃,保温 15~20min 方能达到消毒目的。在红外线消毒后,应注意将消毒柜温度降至 40℃以下再打开柜门,以防玻璃或瓷质食具因急剧热胀冷缩而炸裂。

(三) 食具化学消毒法

化学消毒剂由于在食具上多有残留和存在异味,在使用时不如热力消毒方便,应用也较少。常用的食具消毒主要有含氯消毒剂、过氧乙酸等。用于食具消毒的消毒剂种类和质量安全指标必须符合《食品安全国家标准 消毒剂》(GB 14930.2)的要求。在使用时,应注意消毒剂的失效期,有条件的单位可定期测定消毒剂有效成分的含量,并有专人保管。

1. 含氯消毒剂 有效成分为次氯酸钙,其杀菌作用主要取决于在水中形成的次氯酸。次氯酸为很小的中性分子,能扩散到带负电的菌体表面,并通过细胞壁,穿透到菌体内部起氧化作用,破坏细菌的酶系统,阻碍细菌的新陈代谢而使细菌死亡。次氯酸的浓度越高,杀菌作用越强。pH 值对次氯酸的杀菌作用影响较大,pH 值越高,次氯酸杀菌作用越弱。有机物也可降低次氯酸的杀菌效果。清洗干净的食具,在有效氯含量达到 250mg/L 的消毒液中浸泡 5min 即可达到消毒效果。常用的含氯消毒剂有漂白粉、漂白粉精片、二氯异氰尿酸钠、二氧化氯等。

(1) 漂白粉:为白色或淡黄色粉末,具有刺激性氯气臭味。漂白粉主要成为为次氯酸钙,还含有氯化钙、氧化钙的氢氧化钙等,有效氯含量 25%~32%,一般以有效氯含量 25%以上为合格品。漂白粉稳定性较差,遇热、光和潮湿容易分解,在一般贮存过程中,有效氯每月可减少 1%~3%。当有效氯含量低于 15%时,不能再用于食具消毒。漂白粉消毒餐具效果良好,采用 10%漂白粉乳液上清液的 100 倍稀释液浸泡餐具 5min 即可达到消毒目的,曾大量推广应用。但漂白粉使用时需先配成"母液",然后再取上清液稀释使用,操作较为烦琐,且消毒后食具容易残留氯臭味,现在已经逐步被新型消毒剂替代,应用越来越少。

(2) 漂白粉精片:为纯化的次氯酸钙,白色,有效氯含量为 80%~85%(一般按 80%计算)。漂白粉精片因杂质较少,性质也比较稳定,常温 210d 仅分解 1.87%。使用时,漂白粉精片不用先配成母液,可以直接配成消毒液,使用更为方便。商品化漂白粉精片一般做成特定规格的片剂,一定量(如 1L)水中直接加入一片或数片即可,无需称量,操作简便。

(3) 二氯异氰尿酸钠:又称优氯净,为白色结晶粉末,有效氯含量为 60%~64%(一般按 60%计算)。二氯异氰尿酸钠溶于水产生次氯酸,对细菌繁殖体、病毒、真菌孢子及细菌芽孢都有较强的杀灭作用。干粉化学性质稳定,能够长期保存。消毒液配制方便,但稳定性较差,在 20~30℃ 室温下存放一周,有效氯可降低 20%~30%,应尽量新鲜配制使用。

(4) 二氧化氯:二氧化氯是将二氧化氯气体加入水中生产的,为无色、无味、无臭、透明的水溶液,具有很强氧化能力和良好的杀菌作用。二氧化氯原液含量为 2%,pH 值为 8.0~9.0 之间。使用时,可通过调节 pH 值加以激活。激活剂常用柠檬酸,一般以 10∶1 的比例活化,5min 后 pH 由 8.0 降至 3.0,溶液变为黄绿色,再加清水至二氧化氯所需浓度,而发挥其快速高效的杀菌作用。pH 越低,游离出的二氧化氯越多,消毒作用越强。活化后的二氧化氯贮存不宜超过 24h,一般应在临用前活化。但当消毒液 pH 值用氢氧化钠调至 11.9 时,并存放于避光处,其总有效氯可长时间保持稳定,6 个月存放仅下降 3.6%。使用时,用 30mg/L 浓度的二氧化氯浸泡清洗后食具 10min 即可达到消毒效果。

2. 二溴海因 目前最为常用的含溴消毒剂,在水中可完全溶解,使用方便。食具消毒一般用 500mg/L 浓度浸泡 5~10min 即可达到效果。对可能有肝炎病毒、结核杆菌污染的食具,可用 1 500~2 000mg/L 浓度作用 30min。

3. 过氧乙酸 具有光谱、速效、高效杀菌作用,可杀灭各种细菌、真菌、病毒和细菌芽孢,对肉毒芽孢杆菌毒素也有较强的破坏作用。用于食具消毒时,过氧乙酸的浓度应达到 10%,浸泡时间不少于 30min。过氧乙酸不稳定,其原液未加稳定剂时,室温下贮存 2 个月,有效浓度可下降 20%。稀释过的过氧乙酸应用液分解较快,必须在临用前配制,最好用蒸馏水配制并加盖贮存,且常温下保存不宜超过 2d。

(四) 食具的复合消毒因子消毒

1. 食具消毒柜 习惯上称为电子消毒柜或消毒碗柜,主要用于单位会议室杯具及家庭用食具的消毒。常见电热食具消毒柜、臭氧食具消毒柜和电热臭氧组合型食具消毒柜。此类消毒设备应符合国家有关卫生法规,报卫生部门批准后,并注明可用于食品消毒字样,方可投产上市销售。

2. 自动冲洗消毒洗碗机 简称洗碗机,具有机械冲洗、加热及化学洗涤消毒的功能。台式洗碗机和家用柜式自动洗碗机已经逐步成为日常家电,它们集洗涤、烘干和消毒等功能于一体,在保证卫生消毒效果的同时,解放手工清洗食具的羁绊。

 小 结

本章简要介绍了食品消毒和食具消毒。食品消毒主要内容有食品腐败变质和食品生产中常用消毒方法。食具消毒主要包括食具消毒卫生原则、食具消毒卫生要求和食具消毒方法。

 思考题

1. 简述食品腐败变质的原因。
2. 简述食品消毒方法。
3. 简述食具消毒方法。

(刘 祥 编 陈昭斌 审)

第十八章

药 品 消 毒

无处不在的微生物对药品原料及生产环境及药品成品的污染,会造成生产失败、成品不合格,是直接或间接对人类健康造成危害的重要因素。因此,药品生产中和药品成品的微生物控制非常重要。药品消毒是指消除药品生产中微生物的污染和控制药品成品中微生物的繁殖。

第一节 药品防保剂

一、药品的定义

药品(drug)是指用于预防、治疗、诊断人的疾病,有目的地调节人的生理功能并规定有适应征或者主治功能、用法和用量的物质,包括中药材、中药饮片、中成药、化学原料药及其制剂、抗生素、生化药品、放射性药品、血清、疫苗、血液制品和诊断药品等。

生物制品是药品的一大类别。生物制品指以微生物、寄生虫、动物毒素、生物组织作为原始材料,采用生物学工艺或分离纯化技术制备,并以生物学技术和分析技术控制中间产物和成品质量制成的生物活性制剂。它包括疫(菌)苗、毒素、类毒素、免疫血清、血液制品、免疫球蛋白、抗原、变态反应原、细胞因子、激素、酶、发酵产品、单克隆抗体、DNA重组产品、体外免疫试剂等。

二、防保剂的定义

防保剂(preservative),简称为防腐保存剂,指用于防腐保存法(防保法)的药剂,也称防腐剂、保存剂。防保法(preservation),即用物理学、化学或生物学的方法防止物质的生物学腐败的方法。在药品防保中,根据药品的制剂特性添加适宜的防腐剂,以防止在药品正常储藏或使用过程中微生物污染和繁殖的药剂,也称抑菌剂。

三、药品中加入防保剂的意义

药品在生产加工过程中,可能会遭受各种来源微生物的污染,如果药物本身不具有充分的抗菌效力,一旦药品被污染,微生物就会在内部繁殖,导致药物发生物理和化学性状改变,导致药物变质甚至药效消失,给患者健康造成危害。防腐剂虽然能抑制微生物污染和繁殖,但是它并不能替代药品生产的"优良制造标准"(good manufacturing practice,GMP),或称"生产质量管理规范"。添加防腐剂不是非无菌制剂降低微生物污染的唯一方法,不能作为控制多剂量包装制剂灭菌前的生物负载的手段。

四、药品优良防保剂的条件

1. 在抑菌浓度范围内无毒性和刺激性,用于内服的防腐剂应无异味;
2. 抑菌力强,抑菌范围广;
3. 在水中的溶解度可达到所需的抑菌浓度;
4. 不影响药剂中药物理化性质和药效的发挥;
5. 不受药剂中药物及其他附加剂的影响;
6. 性质稳定,不易受热和药剂 pH 值的变化而影响其防腐效果,长期储存不分解失效。

五、药剂中常见的防保剂种类

1. **羟苯烷基酯类** 也称尼泊金类,系一类很有效的防腐剂,无毒、无味、无臭,不挥发,化学性质稳定,在酸性溶液中作用较强,在弱碱性溶液中作用减弱。本类防保剂的防腐作用随烷基碳数增加而增加,但溶解度则随之减小。有甲、乙、丙、丁四种酯类,以丁酯作用最强,但溶解度却最小。它们之间混合使用有协同作用,它们的使用浓度在 0.01%~0.25%(W/V)。

2. **苯甲酸与苯甲酸钠** 为常用防腐剂。苯甲酸在水中的溶解度为 0.29%,用量一般为 0.03%~0.10%。苯甲酸未离解的分子抑菌作用强,所以在酸性溶液中抑菌效果较好。防霉效果相对于防发酵能力较弱,与尼泊金联合应用的防霉和防发酵能力最为理想。

3. **山梨酸** 是常用防腐剂,遇光易变质,其防腐作用是未解离的分子,在 pH 值为 4 的酸性溶液中效果较好。它的钾和钙盐作用与山梨酸相同,需在酸性溶液中使用。

4. **苯扎溴铵** 又称新洁尔灭,系阳离子型表面活性剂。本品在酸性、碱性溶液中稳定,耐热压。作防腐剂的使用浓度为 0.02%~0.05%(W/V)。

5. **其他防腐剂** 醋酸氯乙啶,又称醋酸洗必泰,为广谱杀菌剂,用量为 0.02%~0.2% (W/V)。邻苯基苯酚,具杀菌和杀真菌作用,用量为 0.005%~0.2%(W/V)。丙酸,本品为抑菌剂,也作为 pH 调节剂和助溶剂,无毒,常用量为 0.1%(V/V)。

第二节 药品微生物控制

药物被污染后,微生物的生长繁殖促使药物发生理化性质的改变,使药品疗效降低或失效或产生不良反应,导致患者发生药源性疾病等,因此,必须进行药品微生物控制(microbiological control)。目前,世界各国高度重视药品生产过程及成品的无菌或微生物限度检测。在药品生产过程中严格执行 GMP 管理,对生产环境实施全面净化,确保药品生产过程不受微粒和微生物的污染,从而确保药品的生产质量。控制药物生产环境的洁净度级别,是生产符合质量要求的药物的前提条件。由于微生物分布广、繁殖快等特点,即使在已净化的环境中,引起微生物繁殖的因素依然随处可见,所产生的二次污染(细菌代谢物等)和交叉污染,严重影响药品质量。药品生产过程的微生物污染来源复杂,可能来自原辅料,也可能来自生产过程中的水、空气、厂房设备、包装材料,甚至工作人员。因此控制生产过程中的微生物污染是一个系统工程,任何一个环节的疏忽都有可能影响药品的质量。

一、药品生产环境的微生物控制

为确保药品的安全性、有效性，1963 年美国食品药品监督管理局（FAD）率先实施了 GMP。1969 年 WHO 颁布了 GMP，并向世界各国推荐使用 GMP，随后各国相继制定了各自的 GMP。

中国 GMP 是依据《中华人民共和国药品管理法》和《中华人民共和国药品管理法实施条例》，有关规定而制定的，是从负责指导药品生产质量控制人员和生产操作者的素质到生产厂房、设施、建筑、设备、仓储、生产过程、质量管理、工艺卫生、包装材料与标签，直至成品的贮存与销售的一整套保证药品质量的管理体系，是药品生产企业对药品质量和生产进行控制和管理的最低要求。

按照 GMP 设计要求，中国制药企业按照药品生产种类、剂型、生产工艺和要求等，通常将生产厂区分为一般生产区（无洁净度要求）、控制区（100 000 级、300 000 级）、洁净区（10 000 级）和无菌区（100 级）。

人员进入洁净室必须保持个人清洁卫生，不得化妆，不得佩戴首饰，应穿戴本区域的工作服装（净化服），经过空气吹淋室或气闸室方可进入；物品必须按照规定程序清洁净化或灭菌后经传递窗或气闸室送入无菌室。为确保洁净室的洁净度，应定期对洁净室进行监控。一般温湿度每班监控 2 次，室内空气压差每班监控 1 次，风量、风速、尘埃粒子、浮游菌和沉降菌每月监控 1 次。

二、药品生产物料的微生物控制

使用符合质量标准的物料是保证药品质量的基本要素。

1. 物料的净化　物料在送入洁净区前必须经过净化处理，简称"物净"。一般的物净程序为：物件→前处理→消毒→控制区。

2. 物料的消毒与灭菌　常用方法有晾晒、烘烤（适用于植物药材）；湿热灭菌（熔点较低的化学合成药物）；干热灭菌（性质稳定、耐热性好、熔点高的化学合成药物）；还有过滤除菌法、流通蒸汽灭菌法和低温间歇灭菌法等。

三、制药用水的微生物控制

制药用水的质量是药品生产中卫生控制的重要指标。GMP 规定，药品生产用水应适合其用途，应至少采用饮用水作为制药用水。各类药品生产选用的制药用水应符合《中华人民共和国药典》的相关要求。必要时，还要进行内毒素的检测，并记录保存。

1. 制药用水的类别　根据药物剂型、工序和使用范围的区别将制药用水可划分为饮用水、纯化水、注射用水及灭菌注射用水四类。切忌用低级别水代替高级别水，或使用保存时间超限的工艺用水。各类别制药用水的应用范围见表 18-2-1。

表 18-2-1　制药用水的应用范围

制药用水类别	应用范围
饮用水	非灭菌药品的设备、容器及包装材料的粗洗
	药材净制时的漂洗
	制备高级别水的水源

续表

制药用水类别	应用范围
纯化水	配置普通药剂或试验用水
	非灭菌药品直接接触药品的设备、器具及包装材料的清洗
	制备中药剂、滴眼剂等灭菌制剂所用饮片的提取溶剂
	制备非灭菌制剂所用饮片的提取溶剂
	口服、外用制剂配制用溶剂或稀释剂
注射用水	注射剂、滴眼剂等溶剂或稀释剂的配料
	注射剂、无菌冲洗剂最后洗瓶水(需经 0.45μm 滤膜过滤)
	无菌原料药制剂、直接接触无菌原料的包装材料最后洗涤用水
灭菌注射用水	注射用灭菌粉末的溶剂或注射剂的稀释剂

2. 制药用水的消毒灭菌 常用的有热力灭菌法、过滤法和化学消毒法。热力灭菌法是最常用的方法,常用的有巴氏消毒法(有效减少内源性微生物污染)和高压蒸汽灭菌(可杀死芽孢)两种。过滤法包括超滤和反渗透,可以除去细菌和芽孢。化学消毒法可杀死细菌或抑制细菌繁殖,仅用于原水和粗洗用水的消毒。各类别制药用水的质量标准见表 18-2-2。

表 18-2-2 制药用水的质量标准

项目		质量标准		
		纯化水	注射用水	灭菌注射用水
感官性状和一般理化指标	色度	无色		
	浊度	澄清		
	臭和味	无臭和味		
	肉眼可见物	不得含有		
	pH 值	符合规定	5.0~7.0	
	总硬度(以 CaCO$_3$ 计)	依法检测应符合规定		
	硫酸盐	依法检测应符合规定		
	氯化物	依法检测应符合规定		
	不挥发物	<0.01mg/mL		
	二氧化碳	依法检测应符合规定		
	易氧化物	依法检测应符合规定		
	氨	<0.3μg/mL	<0.2μg/mL	
毒理学指标	重金属	<0.01μg/mL		
	硝酸盐	<0.06μg/mL		
	亚硝酸盐	<0.02μg/mL		
微生物指标	细菌总数	≤100cfu/mL	<10cfu/100mL	无菌
	细菌内毒素	—	<0.25EU/mL	

四、生产人员的微生物控制

人是药品生产过程中最大的污染源之一。

1. 在生产活动中,工作人员必须穿戴无菌手套、工作服或者无菌服、口罩、帽子等以防止工作人员引起的药品污染;

2. 区域生产操作人员或经批准的人员才能进入洁净室(区);

3. 不得在生产区存放非生产物品或个人杂物;

4. 一般生产区人员不得涂指甲油和使用其他可能散发粒子的化妆品。进入洁净室(区)的人员不得化妆、佩戴首饰,局部 100 级洁净室内操作人员不得裸手直接接触药物,工作人员应根据洁净区的不同要求进行相应的更衣和盥洗工作,不可避免时应及时消毒;

5. 进入洁净区前,必须更换洁净服,有时还要进行淋浴、消毒或者空气吹淋等人员净化,简称"人净"。在洁净区内的工作人员,也应尽可能减少进出次数,减小动作幅度,避免不必要的走动。

 小　结

本章简要介绍了药品防保剂与药品微生物控制。药品防保剂部分主要包括药品定义、防保剂定义、药品中加入防保剂的意义、药品优良防保剂的条件和药剂中常见的防保剂种类。药品微生物控制部分内容有药品生产环境的微生物控制、药品生产物料的微生物控制、制药用水的微生物控制和生产人员的微生物控制。

 思考题

1. 简述药品的定义。
2. 简述防保剂的定义和种类。
3. 简述药品优良防保剂的条件。
4. 简述药品微生物控制。

(陈昭斌　编　　张朝武　审)

第十九章

化妆品消毒

化妆品消毒是指对化妆品生产环境、原料和成品的微生物进行控制,消除其对化妆品污染所导致的对人体健康的危害。

第一节　化妆品防保剂

一、化妆品定义及分类

1. **化妆品定义**　化妆品(cosmetics)一般是指以涂搽、喷洒或者其他类似的方法,散布于人体表面(皮肤、毛发、指甲和口唇齿等),以达到清洁、保养、美化、修饰和改变外观、修正人体气味、保持良好状态目的的产品。

2. **化妆品分类**　按照中国国家标准,将化妆品分成三大类:①清洁类化妆品,以清洁卫生或消除不良气味为主要目的;②美容/修饰类化妆品,以护理保养为主要目的;③护理类化妆品,以美容修饰和增加人体魅力为主要目的。也可按使用部位不同分成四大类:①皮肤用化妆品:用于洁肤、护肤的产品,如洗面奶、沐浴露、护肤霜、面膜等。②发用化妆品:用于洗发、护发、整发的产品,如洗发膏、护发素和发蜡等。③甲用化妆品:用于指(趾)甲的产品,如指甲油和洗甲水等。④口腔用化妆品:用于口腔的产品,包括牙膏和漱口水。还有按使用目的不同分成两大类:①一般用途化妆品:包括护肤类、发用、美容类、芳香类化妆品;②特殊用途化妆品:包括育发类、染发类、烫发类、脱毛类、防晒类、除臭类、祛斑类、健美类和丰乳类等。

二、化妆品防保剂

防保剂(preservative)是加入化妆品中以抑制微生物在其中生长为目的的物质,也称防腐保存剂。防保剂在化妆品中应用广泛,但是过量加入防保剂会增加化妆品对人体皮肤的刺激性和毒性,这也是导致化妆品不安全的重要因素之一。因此,应对化妆品中防保剂的使用限量进行严格监管,以确保化妆品安全。

据不完全统计,目前世界各国使用的化妆品防保剂超过 200 种,其中主要国家和地区,如中国、美国、加拿大、日本和欧盟等化妆品中限量使用的防保剂种类共有 100 多种。这些防保剂主要是有机物,如有机酸类及其盐类和酯类,醛类及释放甲醛的化合物,胺类、酰胺类、吡啶类和苯扎铵盐类,酚类及其衍生物,醇类及其衍生物,咪唑类衍生物,以及酮类等有机化合物。而无机化合物很少,仅有硼酸、碘酸钠、无机亚硫酸盐类和亚硫酸氢盐类、沉积在二氧化钛上的氯化银等几种。

三、化妆品防保剂种类

（一）按卫生标准、卫生规范和技术规范分类

为了保证化妆品产品的稳定性和安全性，保护消费者的身体健康，中国制定了《化妆品卫生标准》（GB 7916-1987）（以下简称《标准》）和《化妆品卫生规范》（原卫生部 2007）（以下简称《规范》）。《标准》列出了 66 种化妆品中限量使用的防保剂，《规范》列出了 56 种化妆品中限量使用的防保剂，但化妆品产品中其他具有抗微生物作用的物质，如许多精油（essential oil）和某些醇类，不包括在上述之列。《标准》和《规范》共包括了 80 种不同的防保剂。两者列出的防保剂中有 42 种相同。此外，《标准》还独有 24 种防保剂，《规范》独有 14 种防保剂。

2015 年中国制定了《化妆品安全技术规范》以下简称《技术规范》），允许在我国化妆品中限量使用的防保剂有 51 种，名称如下：2-溴-2-硝基丙烷-1,3 二醇、5-溴-5-硝基-1,3-二噁烷、7-乙基双环噁唑烷、烷基（C12～C22）三甲基铵溴化物或氯化物、苯扎氯铵或苯扎溴铵或苯扎糖精铵、苄索氯铵、苯甲酸及其盐类和酯类、苯甲醇、甲醛苄醇半缩醛、溴氯芬、氯己定及其二葡萄糖酸盐，二醋酸盐和二盐酸盐、三氯叔丁醇、苄氯酚、氯二甲酚、氯苯甘醚、氯咪巴唑、脱氢乙酸及其盐类、双（羟甲基）、咪唑烷基脲、二溴己脒及其盐类（包括二溴己脒羟乙磺酸盐）、二氯苯甲醇、二甲基噁唑烷、DMDM 乙内酰脲、甲醛和多聚甲醛、甲酸及其钠盐、戊二醛、己脒定及其盐（包括己脒定二个羟乙基磺酸盐和己脒定对羟基苯甲酸盐）、海克替啶、咪唑烷基脲、无机亚硫酸盐类和亚硫酸氢盐类、碘丙炔醇丁基氨甲酸酯、甲基异噻唑啉酮、甲基氯异噻唑啉酮和甲基异噻唑啉酮与氯化镁及硝酸镁的混合物（甲基氯异噻唑啉酮：甲基异噻唑啉酮为3∶1）、邻伞花烃-5-醇、邻苯基苯酚及其盐类、4-羟基苯甲酸及其盐类和酯类、对氯间甲酚、苯氧乙醇、苯氧异丙醇、吡罗克酮和吡罗克酮乙醇胺盐、聚氨丙基双胍、丙酸及其盐类、水杨酸及其盐类、苯汞的盐类，包括硼酸苯汞、沉积在二氧化钛上的氯化银、羟甲基甘氨酸钠、山梨酸及其盐类、硫柳汞、三氯卡班、三氯生、十一烯酸及其盐类、吡硫鎓锌等。

（二）按化学结构分类

目前，化妆品防保剂的分类多按化学结构来进行，可分为醇类防保剂、苯甲酸及其衍生物防保剂、甲醛供体类防保剂和其他有机化合物防保剂四大类。

1. 苯甲酸及其衍生物防保剂

（1）4-羟基苯甲酸（4-hydroxybenzoic acid）及其盐类和酯类：俗称尼泊金酯类，均为无色细小晶体或白色结晶粉末，是目前国内外使用最多、较为安全、低刺激和低毒性的化妆品防保剂。用于膏霜、洗面奶、洗发露等化妆品中。抗菌谱广，抗真菌和革兰氏阳性菌能力强，但抗革兰氏阴性菌能力特别弱。水溶性较差，且随着酯基的增大而逐渐变小。化妆品中单一酯使用时含量不得超过 0.4%，作为混合酯使用时含量不得超过 0.8%。

（2）苯甲酸（benzoic acid）：又名安息香酸，为白色有丝光的鳞片或针状结晶，微有安息香或苯甲醛的气味，难溶于水，易溶于乙醇、乙醚、三氯甲烷、丙酮等有机溶剂，在低酸性条件下对细菌、霉菌、酵母有明显的抑菌作用，但对产酸菌作用较弱。其防腐效果受 pH 值影响较大，抑菌最适 pH 值范围为 2.5～4.0。化妆品中使用时的最大允许浓度为总量的 0.5%（以酸计）。

2. 醇类防保剂

（1）苯氧乙醇（phenoxyethanol）：无色透明油状液体，有少许芳香味道和火辣味，溶于水、酒精和甘油，是一种安全高效的抗菌剂。单独使用时效果较差，常作为防保剂体系的复配溶剂。在化妆品中使用时的最大允许浓度为1%。

（2）苯甲醇（benzyl alcohol）：又名苄醇，无色透明液体，有少许芳香味道和火辣味，稍溶于水，可与乙醇、乙醚、氯仿等有机溶剂混溶。对霉菌和部分细菌抑制效果较好。化妆品中使用时的最大允许浓度为1%。

（3）溴硝丙二醇（bronopol）：又名布罗波尔，是2-溴-2-硝基丙烷-1,3二醇的缩写。溶解性好，使用方便，是广谱高效的杀菌剂，尤其抗革兰氏阴性菌能力强，最佳使用pH值范围为4.0~10.0。可单独使用，也可与尼泊金酯复配使用。含巯基化合物、亚硫酸钠和硫代硫酸钠会严重影响其活性。化妆品中使用时的最大允许浓度为0.1%。

3. 甲醛供体类防保剂

该类防保剂不是以单一化合物形式存在的，在水溶性和极性介质中能快速释放甲醛。其亲水性好、杀菌效率高、价格低廉，故使用广泛。常与尼泊金酯类及碘丙炔醇丁基氨甲酸酯等复配使用。但甲醛对人体危害较大，必须在产品标签上标印"含甲醛"，且禁用于喷雾产品。

（1）咪唑烷基脲（imidazolidinyl urea）：甲醛供体类防保剂中使用最广泛的品种之一。水溶性好，配伍性好。与尼泊金酯复合有良好的抗菌增效作用。对细菌作用强，对真菌作用较差。不能用于婴儿及对甲醛敏感的人。化妆品中使用时的最大允许浓度为0.6%。

（2）双（羟甲基）咪唑烷基脲（diazolidinyl urea）：分子中总结合甲醛量较高，为43.7%，游离甲醛含量也相对较大，与各种原料的配伍性较好，广谱抑菌。化妆品中使用时的最大允许浓度为0.5%。

（3）DMDM乙内酰脲（DMDM hydantoin）：分子总结合甲醛含量为31.92%，游离甲醛含量可以控制在较低水平。对细菌作用强，对真菌作用稍差。化妆品中使用时的最大允许浓度为0.6%。

4. 其他有机化合物防保剂

（1）碘丙炔醇丁基氨甲酸酯（iodopropynyl butylcarbamate）：简称IPBC，是氨基酸类衍生物，一种较新型的防保剂。水溶性差，用量少，防霉与杀真菌的效果要优于其他防保剂，常与其他防保剂（咪唑烷基脲类）复配使用。淋洗类产品中的最大允许浓度为0.02%，不得用于3岁以下儿童使用的产品中（沐浴产品和香波除外），禁止用于唇部产品；驻留类产品中的最大允许浓度为0.01%，不得用于三岁以下儿童使用的产品中，禁止用于唇部产品、体霜和体乳；在除臭产品和抑汗产品中的最大允许浓度为0.0075%，不得用于三岁以下儿童使用的产品中，禁止用于唇部产品。

（2）异噻唑啉酮类及其衍生物：商品名为凯松，为淡琥珀色透明液体。低毒、对环境安全，可抑杀细菌、真菌和酵母菌，是国际公认的广谱型杀菌防保剂。水溶性好，与表面活性剂相容性好，主要用于香波、浴液等淋洗类产品，也可用于驻留类产品，最佳使用质量分数为0.02%~0.1%，最佳pH值范围为4.0~9.0。不能与甲基氯异噻唑啉酮和甲基异噻唑啉酮（比例为3∶1）的混合物再混合使用。单独使用时不得超过0.01%，混合使用时不得超过0.0015%。另外，欧盟于2016年4月通过禁用规定，禁止驻留类化妆品使用甲基异噻唑啉酮。

第二节　化妆品微生物控制

化妆品是复配物理混合物,成分复杂,有的营养丰富,有利于微生物的生长繁殖。在化妆品的生产过程中,从原料进厂,到多道工序加工,最后到包装成产品出厂,整个过程的诸多环节均有可能受到微生物的污染,造成产品出现质量和卫生问题,因此需要对微生物进行有效控制。

一、化妆品微生物指标要求及卫生学意义

（一）化妆品微生物指标要求

我国 2016 年 12 月 1 日起实施的《化妆品安全技术规范》中对化妆品微生物学质量的规定如表 19-2-1 所示。

表 19-2-1　化妆品中微生物学指标

微生物指标	限值	备注
菌落总数(cfu/g 或 cfu/mL)	≤500	眼部化妆品、口唇化妆品和儿童化妆品
	≤1 000	其他化妆品
霉菌和酵母菌总数(cfu/g 或 cfu/mL)	≤100	–
耐热大肠菌群(g 或 mL)	不得检出	–
金黄色葡萄球菌(g 或 mL)	不得检出	–
铜绿假单胞菌(g 或 mL)	不得检出	–

（二）化妆品微生物指标的卫生学意义

不要求化妆品无菌,但必须做到化妆品在使用期内能确保消费者安全使用。化妆品中污染微生物腐败菌,可引起化妆品质量下降或变质,病原微生物可使消费者健康受到威胁。化妆品微生物指标应该从两方面给予考虑,一是反映一般卫生状况的菌落总数、霉菌和酵母菌总数指标;二是与健康密切相关的病原微生物的指标。

1. **菌落总数、霉菌和酵母菌总数**　细菌及真菌的总数反映化妆品当前的污染状况和变化趋势,反映一般卫生状况,但不能全面反映化妆品危险性的存在。

2. **特定菌**(specified microorganisms)　即化妆品中不得检出的特定细菌,间接或直接反映病原微生物存在的可能性大小,包括致病菌和条件致病菌。各国对化妆品中的特定菌规定有所不同:①中国规定有:粪大肠菌群、铜绿假单胞菌、金黄色葡萄球菌;②瑞士规定有:大肠埃希菌、铜绿假单胞菌、金黄色葡萄球菌;③德国规定有:大肠埃希菌、克雷伯菌、铜绿假单胞菌、金黄色葡萄球菌;④美国规定有:大肠埃希菌、克雷伯菌、沙门菌、铜绿假单胞菌、嗜麦芽假单胞菌、多嗜假单胞菌、变形杆菌、无硝不动杆菌、黏质沙雷菌、金黄色葡萄球菌。

二、化妆品微生物的控制技术

随着社会的发展,物质财富的增加,人们对美的追求也增加。化妆品已经成为人们日常活动中不可或缺的用品。要使化妆品达到其应有的功效又不损害我们的身体健康,就必须

使用符合卫生要求的化妆品。化妆品要符合卫生要求,除了生产过程中要依靠良好的卫生硬件设施和科学的卫生管理措施外,还要依靠在化妆品中加入一定量的防保剂来控制化妆品中微生物的生长繁殖,以保持化妆品的稳定性,达到化妆品对微生物控制指标的要求。

(一) 化妆品生产过程中的微生物控制技术

1. **原料** 化妆品原料种类繁多,目前,《国际化妆品成分词典和手册》(International Cosmetic Ingredient Dictionary and Handbook)中收录了国际化妆品原料名称 INCI(International Nomenclature Cosmetic Ingredient)超过 19 000 个,我国公布的《已使用化妆品原料名称目录》(2015 年版)包含了 8 783 种,常见的有动植物提取物、防晒活性物、香精香料以及维生素类等。化妆品的原料污染是"一次污染"的最大原因,在这些原材料中,最容易受微生物污染的原料为天然的动植物成分及其提取物。化妆品生产过程中有加热工序的产品,如加热至 85~90℃,保温 1h,可杀灭绝大部分细菌(芽孢菌属除外);对于在加工过程不能加热的原料,则在其配方中加入适量的防腐剂以抑制微生物生长;如已确定其含菌量较大,也可采用辐照灭菌进行处理。

2. **设备、管道** 对设备采用的消毒方法主要热水消毒、蒸汽消毒和化学消毒三种方法。热水消毒,热水的温度应不低于 90℃,一般用于管路消毒;蒸汽消毒,应严格控制消毒的时间,适合用于耐热的消毒设备;化学消毒,是利用化学消毒剂对设备进行消毒,必须确定好消毒剂的使用浓度,把握好作用时间,确保良好的消毒效果。此外,对操作台表面、设备器具的外表面可采用 $70\mu W/cm^2$ 紫外线灭菌灯照射,时间不小于 25min;制造釜、储槽、过滤器和管道等一般采用 80℃以上灭菌去离子水冲洗 30min,必要时可加上 75%酒精消毒处理。

3. **包装物** 化妆品的包装容器在使用前应按以下程序进行清洁和消毒处理:①用清水冲洗一遍;②消毒剂浸泡 10~30min;③用去离子水清洗一遍;④将洗好的包装容器口朝下放在筐里,运到烘干室烘干;⑤将烘干后的包装容器运到无菌室,口朝上,用紫外灯照射 30min 备用。

4. **生产环境** 生产环境的微生物容易引起化妆品的污染。《化妆品生产企业卫生规范》规定了生产环境空气中细菌数量:生产过程中半成品储存间、灌装间、清洁容器储存间和更衣室空气中细菌菌落总数应≤1 000cfu/m³;灌装间工作台表面细菌菌落总数应≤20cfu/cm²,工人手表面细菌菌落总数应≤300cfu/只手,并不得检出致病菌。为了更好地控制生产车间空气中的微生物,可在生产车间安装含高、中、低效过滤网的空气过滤系统,使进入车间的空气达到洁净的要求。

5. **操作人员** 正常人的皮肤、手、毛发、衣服和鞋等均带有大量的微生物,化妆品生产操作人员是化妆品微生物污染的重要来源,为了防止这类污染,须采取如下措施:①进入生产车间之前穿戴洁净的工作服、工作帽、工作鞋、口罩和手套等;②每次进入有洁净要求的区域开始工作时,都应进行彻底的手消毒;③每次不卫生的动作或工作后,应彻底的手消毒;④患有皮肤病、化脓性疾病、手指创伤或伤风感冒的人员,应暂时调离与内容物直接接触有关的工作岗位。

(二) 化妆品生产用水的微生物控制技术

水在整个化妆品生产过程中很重要,一般化妆品配方中水的比例为 30%~70%。目前化妆品生产用水是蒸馏水和去离子水。由于蒸馏水耗用能源大、成本高,不适合大批量生产使用。去离子水由于具有处理简便,耗能少,成本低,速度快等优点而被普遍采用。

经过离子交换处理后的高纯水中尚有一定数量的微生物,包括病原菌的存在,必须进行消毒处理。常用消毒方法有以下几种:①煮沸杀菌法;②氯气灭菌法;③臭氧灭菌法;④紫外线辐射灭菌法;⑤放射性灭菌法;⑥高锰酸钾灭菌法;⑦溴剂灭菌法;⑧银剂灭菌法。使用最多的是煮沸和紫外线两种方法。

(三) 化妆品运输和储藏中的微生物控制技术

为了控制化妆品在运输和储存中发生的微生物污染,各种化妆品一般都要添加一定量的防腐保存剂。目前全球范围内使用的防腐剂已超过 200 种,中国规定能使用的防腐剂有 56 种。影响防腐剂效果的因素有很多,比如消毒作用时间、温度、浓度、pH 值和吸附作用等。理想的防腐保存剂应具备如下几点特性:①自身无毒、无刺激,能长期使用;②用量较少、经济合理,抗菌谱较宽;③易溶、不易被钝化,与其他组分配伍性好;④对产品的色泽、气味、外观无显著影响。目前使用最多的防腐保存剂是对羟基苯甲酸酯类(尼泊金酯类)。有研究发现乙基己基甘油、甘油辛酸酯、1,2-己二醇、辛酰羟肟酸和 1,3-丙二醇组成的新型复配保湿防腐剂,在不同剂型的化妆品中均表现出良好的抑菌效果。目前,甲基异噻唑啉酮、乙基己基甘油和辛基乙二醇复配,这两类新型防腐剂的防腐效果引起人们的关注。生物防腐剂也是研究的热点。

(四) 化妆品使用中的微生物控制技术

化妆品使用过程中由于不注意卫生容易造成化妆品二次污染。为了尽量防止这种情况发生,一是在化妆品中加入防腐剂;二是在化妆品生产中采用不易被微生物污染的包装方式,如降低化妆品的包装容量,减少使用时间,保证化妆品的质量。又如采用手按气压式取用化妆品,在使用过程中不用启盖,不易被微生物污染。

 小 结

本章简要介绍了化妆品防保剂与化妆品微生物控制。化妆品防保剂部分主要包括化妆品定义和分类、化妆品防保剂定义和防保剂种类。化妆品微生物控制部分主要涉及化妆品微生物指标要求及卫生学意义和化妆品微生物的控制技术。

 思考题

1. 简述化妆品的定义。
2. 简述化妆品防保剂的定义和种类。
3. 简述化妆品微生物的限量指标。
4. 简述化妆品微生物的控制技术。

(陈昭斌 编 张朝武 审)

第二十章

水 体 消 毒

水体消毒(disinfection of water)是指对生活饮用水、娱乐用水和废水等进行消毒处理,使其达到卫生标准,消除由微生物经水体引起人体的健康损害。

第一节　生活饮用水消毒

联合国环境规划署(United Nations environment programme, UNEP)指出,人类约有 80%的疾病与细菌感染有关,其中 60% 以上的疾病是通过饮用水传播的。世界卫生组织统计,全球约有 10 亿人得不到洁净的饮用水(drinking water),人类要把高达 1/10 用于生产活动的时间消耗在治疗与水有关的疾病上。

历史上,水质问题对人类造成过许多危害。例如,1854 年间英国伦敦遭受霍乱的袭击,薛诺(John Snow)进行了流行病学研究,确认了水媒疾病的严重性和饮用水消毒的必要性。但是直到 1880—1885 年,巴斯德(Louis Pasteur)确立了疾病的细菌理论后,人们才逐渐认识到水是消化道疾病传播的重要媒介。2004 年阿根廷罗哈斯市由于自来水系统维护不力,3/4 的投药设备发生故障,没有消毒,城市管网系统缺乏维护,蓄水池及二次水池没有清洗消毒,造成痢疾杆菌通过自来水管道传播蔓延,导致该市 2.3 万人中有近 3 000 人感染了志贺细菌性痢疾。

经水传播的病患者粪便中会有细菌、病毒、病原原生动物的包囊或肠虫的虫卵,从这些污染的水源取水,如果未经有效的消毒处理,而饮用水中某种病原因子的密度较高,饮用后便可能染上相应的传染病。直接测定这些传染病因子较为困难,因为这些致病因子的携带者少,进入水体的粪便被稀释后,致病因子密度又会进一步降低。因此,实际操作中一般不直接检测这些致病因子,而是检测大肠菌群等指示菌来反映饮用水被污染的情况。

中国现行国家标准《生活饮用水卫生标准》(GB 5749-2006)中,对菌落总数、总大肠菌群、耐热大肠菌群、大肠埃希菌、贾第鞭毛虫和隐孢子虫等六个微生物指标进行控制,制定了相应的检测方法标准《生活饮用水标准检验方法 微生物指标》(GBT 5750. 12-2006)。

消毒作为生活饮用水处理的最后一道工艺必不可少,也至为关键。随着经济和社会不断进步,饮用水消毒技术一直在发展、应用、再认识和改进的过程中不断完善。目前,规模化生活饮用水生产过程中可采用的消毒技术主要有氯化消毒、二氧化氯消毒、氯胺消毒、臭氧消毒、紫外线消毒等。

一、氯化消毒

氯化消毒是世界范围内应用最广泛的传统饮水消毒方法,一直沿用至今。氯化消毒中,

氯与水反应时,产生水解和分解反应,即:

$$Cl_2+H_2O \rightarrow HOCl+H^++Cl^-,$$

$$HOCl \rightarrow H^++OCl^-$$

实际上,次氯酸比次氯酸根杀菌能力强得多,如次氯酸杀灭大肠埃希菌的能力比次氯酸根要强 $80\sim100$ 倍。

氯化消毒的优点主要表现在:①氯对微生物杀灭能力较强;②在水中能长时间地保持一定量的余氯,具有持续消毒作用;③使用方便,成本较低。

氯化消毒的缺点主要表现在:①产生有害消毒副产物;②氯对病毒的灭活能力不如二氧化氯、臭氧等;③氯气或液氯消毒具有一定的不安全性。研究发现,许多受有机物污染的水源经过氯化后,会产生三卤甲烷和其他卤化副产物,其中,三氯甲烷被认为是重要致癌物。近年来,为了使饮水中三卤甲烷控制在 $0.1mg/L$ 以内,国内外有许多水厂采用氯胺消毒,其与氯气相比,可使三卤甲烷生成量减少 50%。但最近有研究发现,氯胺消毒亦可能产生致突变性的消毒副产物。

二、二氧化氯消毒

二氧化氯具有广谱杀菌能力,是一种优良的消毒剂,其杀菌能力是氯气的 5 倍。二氧化氯对细胞壁有较强的吸附和穿透能力,与微生物接触时释放氧原子及次氯酸分子,可有效地氧化细胞内含巯基的酶,快速抑制微生物蛋白质的合成来破坏微生物,还能分解残留的细胞结构。即使存在悬浮物,二氧化氯也能以较小的剂量杀死大肠埃希菌类和炭疽杆菌,对其他诸多细菌、病毒都有良好的杀灭效果。低浓度的二氧化氯在水中的扩散速度和渗透能力都比氯快,有用量少,作用快,杀菌率高的特点。

二氧化氯消毒具有下列优点:①杀菌效果好,用量少,作用快,消毒作用持续时间长,可以保持剩余消毒剂量;②氧化性强,能分解细胞结构,并能杀死孢子;③能同时控制水中铁、锰、色、味、嗅;④受温度和 pH 值影响小;⑤不产生三卤甲烷和卤乙酸等副产物,不产生致突变物质,其鼠伤寒沙门菌回复突变试验(Ames 试验)和小鼠骨髓嗜多染红细胞微核试验均呈阴性结果。与氯消毒相比,二氧化氯能降低致突变活性。二氧化氯与水中有机物的反应为氧化作用,而氯则以取代反应为主。

二氧化氯的使用还存在一些缺点,影响了其推广应用,特别是在大型给水处理系统中的应用。二氧化氯消毒的主要缺点主要表现在以下几方面:①二氧化氯消毒产生无机消毒副产物:亚氯酸根离子(ClO_2^-)和氯酸根离子(ClO_3^-);②二氧化氯自身也具一定毒副作用,特别是在高浓度时;③二氧化氯的制备、使用目前尚存在一些技术问题,其发生过程操作复杂,试剂价格高、纯度低,反应副产物种类和对健康的影响还不十分明确;④二氧化氯的运输、储藏的安全性较差。

三、氯胺消毒

氯胺是氯化消毒的中间产物,其中具有消毒杀菌作用的只有一氯胺和二氯胺。氯胺消毒作用机制与氯气相近,即通过穿透细胞膜,使核酸变性,阻止蛋白质的合成来达到杀灭微生物的目的。

氯胺消毒的优点:当水中含有机物和酚时,氯胺消毒不会产生氯臭和氯酚臭,同时大大减少三卤甲烷产生的可能;由于次氯酸是逐渐被释放出来的,因此,氯胺消毒更能保证管网末梢和慢流地区的余氯要求,保持水中余氯的持久性,适用于供水管网较长的情况。氯胺消毒的缺点是要求氯胺长时间与水接触,才能获得与氯化消毒相同的作用,而且氯胺对人体健康存在着潜在的影响,它产生的消毒副产物的毒性更强,因此,氯胺消毒的安全性和实用性也开始受到质疑。

四、臭氧消毒

臭氧是一种强氧化剂,其可以氧化分解细菌内葡萄糖氧化酶,也可以直接与细菌、病毒发生作用,破坏细胞器和核糖核酸,分解蛋白质、脂类和多糖等大分子聚合物,使细菌的物质代谢和繁殖过程遭到破坏。臭氧还可以侵入细胞膜内,作用于外膜脂蛋白和内部的脂多糖,使细胞发生通透性畸变,导致细胞的溶解死亡,并且将死亡菌体内的遗传基因、寄生菌种、寄生病毒粒子、噬菌体、支原体、细菌和病毒的代谢产物等溶解变性死亡,从而发挥其消毒作用。

臭氧消毒具有杀菌效果好、用量少、作用快、消毒副产物少和生产条件简单等优点,但也具有消毒工艺费用较高、稳定性极差和需用第二消毒剂等缺点。另外,臭氧作为消毒剂是有选择性的,绿霉菌、青霉之类对臭氧具有抵抗力,需较长时间才能将其杀死;单独使用臭氧作为消毒剂时,由于臭氧能在较短时间内分解,残留效果小,甚至会出现细菌量回升现象,为了改善这种状况,可以考虑辅助加氯。

五、紫外线消毒

紫外线消毒法高效广谱,无消毒副产物,并有消毒设备占地面积小,初投资少等特点,而且该技术在给排水方面的应用将大大提高用水的安全性。近20年来,紫外线消毒逐渐得到广泛的应用,同时紫外线在污水处理方面也有着广泛的应用和发展前景。

紫外线消毒时,对病原微生物具有杀灭作用的紫外线波长范围为200~300nm,其中240~280nm波长的紫外线杀菌能力较强,饮用水消毒一般选用254nm波长的紫外线。紫外线消毒主要优点是消毒后的自来水无色无味,不会产生有害副产物。但紫外线消毒后也存在一些缺点:例如因没有持续的消毒效果,被杀灭的细菌有可能复活,故需与氯配合使用;管壁易结垢,导致消毒效果降低;消毒效果受水中悬浮物和浊度影响较大。

六、膜消毒

膜消毒机制包含两个方面:一是筛分,即膜对微生物的过滤作用。在压力差的推动下,比膜孔径小的小分子物质透过膜孔,而大于孔径的微生物悬浮物等则被截留去除;二是吸附作用,即当微生物通过膜时由于静电作用被捕获吸附在膜上。

膜在饮用水消毒中的作用主要也体现在两个方面:一方面直接去除水中微生物;另一方面可以去除水中有机物、悬浮物和无机物等,以切断微生物生存、繁衍的载体,从而间接地起到辅助消毒的功能。

与传统工艺相比,膜处理工艺具有结构简单紧凑、易于实现自动化、所需化学药剂少,出水水质稳定等优点;但亦有其局限性,如易结垢,需定期进行化学清洗;膜过滤性能受酸碱度和温度影响;膜破损检测困难等。其中,超滤在进水浊度高时透膜压差增长较快;对水中的中、小分子有机物,特别是微量有机污染物的去除效果较差,需与其他消毒工艺组合应用。

(吕学敏　编　陈昭斌　审)

第二节　娱乐用水消毒

一、娱乐用水定义

娱乐用水(recreational water)包括人体直接接触的水体和人体非直接接触的水体。前者以游泳池、公共浴场水体为代表,后者以风景游览区的景观水体为代表。

由于暑期的游泳池和公共浴池的水温较高,适宜各类微生物生长,同时入浴者不断分泌的汗液、油脂、皮屑及污垢导致池水污染速度迅速,加上水流不循环、不消毒等问题,浴池水质微生物指标检测合格率总体偏低。如不及时消毒,可能导致交叉感染,引发疾病。

二、娱乐用水卫生标准

为保证游泳池、公共浴场等供水水质和入浴者健康,国家标准《GB 37487-2019 公共场所卫生管理规范》对游泳池水等娱乐用水进行了基本卫生规定,要求:①原水水质和补充用水均应符合现行《生活饮用水卫生标准》(GB 5749-2006)的规定。②针对人工游泳场所的池水,水质应符合现行《公共场所卫生指标及限值要求》(GB 37488-2019)的要求。此外,针对儿童的池水,还应在营业时间持续补给新原水。③游泳场所中设置的"强制通过式浸脚消毒池"应在营业期间正常使用,每 4h 更换一次消毒池池水。保证池水中游离性余氯的含量介于 5~10mg/L 范围。④浴场所淋浴水、浴池水供应管道系统、设备设施系统等的运行应避免产生滞水区或死水区;淋浴的喷头和热水龙头应保持清洁。⑤循环净化处理沐浴场所池水。保证循环净化装置正常运行。在每个营业日补充足量的新池水,池水水质应符合现行《公共场所卫生指标及限值要求》(GB 37488-2019)的要求。

我国《公共场所卫生指标及限值要求》(GB 37488-2019)、《游泳池水质标准》(CJ/T 244-2016)等对游泳池等娱乐用水的检测项目、检测方法、检测限值等做出了规定。如针对池水中游离余氯、氯胺、臭氧等检验,要求按照现行《生活饮用水检验方法 消毒剂指标》(GB/T5750.11-2006)的规定执行。针对池水中菌落总数、总大肠菌群、贾第鞭毛虫、隐孢子虫的检验,按照现行《生活饮用水标准检验方法 微生物指标》(GB/T5750.12-2006)的规定执行。针对池水中嗜肺军团菌的检验,按照《公共场所卫生检验方法 第 3 部分:空气微生物》(GB/T 18204.3-2013)的规定执行。检测结果再根据《公共场所卫生指标及限值要求》(GB 37488-2019)、《游泳池水质标准》(CJ/T244-2016)等标准进行评价。

随着生活水平不断提高、我国与国际水平接轨的同时,我国一部分公共场所的娱乐用水也在符合我国卫生标准的基础上,开始向国际标准看齐,如《FINA FACILITIES RULES 2017-2021》《WHO Guidelines for safe recreational water environments. Volume 2,Swimming pools and similar environments》。

此外,人体非直接接触的景观水主要采用《地表水环境质量标准》(GB 3838-2002)作为评价依据。按照地表水水域的环境功能及保护目标,从高到低依次分成五类:Ⅰ类地表水:

主要适用于国家自然保护区、源头水；Ⅱ类地表水：主要适用于鱼虾类产卵场、集中式生活饮用水地表水源地一级保护区、珍稀水生生物栖息地等；Ⅲ类地表水：主要适用于水产养殖区、集中式生活饮用水地表水源地二级保护区、游泳区等；Ⅳ类主要适用于人体非直接接触的娱乐用水区、一般工业用水区；Ⅴ类主要适用于一般景观要求水域及农业灌溉用水等。针对娱乐用水的地表水环境质量标准基本项目共计 24 项，其中 23 项为理化指标，1 项为微生物指标，即粪大肠菌群。标准限制要求：人体非直接接触的娱乐用水区（Ⅳ类地表水）的粪大肠菌群应 ≤20 000（MPN/L）；一般景观要求水域（Ⅴ类地表水）的的粪大肠菌群应 ≤40 000（MPN/L）。

三、娱乐用水消毒

消毒是保障娱乐用水水质的常用手段。《游泳池水质标准》（CJ/T 244-2016）中规范了游泳池池水消毒的两种方式：含氯消毒法、无氯消毒法。

传统氯消毒法是一种使用最广泛的消毒方式，具有持续消毒、效果可靠、方便经济等特点，目前仍以传统的氯化消毒剂为首选。游离性余氯目前也是国标和行标的强制检验项目。游离性余氯，指在池水中投加含氯消毒剂消毒一段时间后，水中剩余的氯含量。一定浓度的游离性余氯具有持续杀菌能力。游离性余氯浓度过低则达不到消毒杀菌效果，过高则会刺激人体皮肤，诱发皮肤疾病以及角膜炎等。因此，在实际投加过程中，使用量应根据池水水质具体情况不断进行调整。在保证消毒效果的前提下，严格控制用量。目前我国池水水质标准中，游离性余氯值规定为 0.3~1mg/L。

在氯化消毒过程中，消毒效果会受池水 pH 值的影响。因对游离性余氯含量的要求，需持续投加含氯消毒剂。在此过程中，氯或氯胺等消毒剂与池水水体中天然有机物质（NOM）产生上百种消毒副产物（化合氯）逐渐累积，对游泳者、救生员、教练、学员、游泳池维护者的健康产生不利影响，持续暴露或可提高致多种疾病的风险。

为减少消毒副产物，避免刺激性味道及不同化学消毒剂引发反应而带来的安全隐患，也可选择无氯消毒方式。《游泳池水质标准》（CJ/T 244-2016）中新增了无氯消毒系统。即在羟基（·OH）消毒的同时，保持过氧化氢（H_2O_2）的余量为 60~100mg/L。无氯消毒即在 H_2O_2 中通入 O_3，在催化剂以及稳定剂的作用下，迅速发生化学反应，产生羟基（·OH）自由基，其反应方程式为：$2O_3+H_2O_2 \rightarrow 2(·OH)+3O_2$。羟基（·OH）自由基具有很强的氧化性，其消毒能力远远高于氯和臭氧。

对于景观水体而言，各类建筑工艺对诸如总、粪大肠菌群等微生物指示菌的控制力有限，为保证景观水体达到限量标准，需采用合适的消毒工艺。为了保证消毒效果、多种消毒方式联合应用常用于景观水体的消毒，如次氯酸钠与紫外线联用，二氧化氯与臭氧联用等。在实际景观水体的消毒工艺中，常根据不同水体对大肠菌群、余氯的要求差异，在保证卫生指标符合规定的前提下，尽量减少投加量，及时调整投加方案，以降低消毒副产物生成、避免余氯过高，提高使用安全性，降低运营成本。景观水体消毒方案的优化，可采用正交试验来计算出最佳的消毒组合及最佳参数。

对于小型景观水体，可考虑采用基于二氧化氯的消毒净化工艺。其主要硬件包括：1 个二氧化氯消毒池（4.0m×4.0m×4.0m）、1 台二氧化氯发生器、1 套高压冲洗装置、1 套酸洗装置、1 套液面控制装置。对气浮后的景观水体，经二氧化氯消毒池进行深度消毒处理，进一步降低水体中污染物、微生物,同时产生适量余氯以持续抑制菌作用,处理后的水由排水泵排入布水循环系统。

对于大型景观水体,可考虑在循环处理过程中进行消毒处理,这样可避免死水状态,并可通过循环过程去除常规污染物。在循环处理系统中,大型景观湖水体可经过曝气生物滤池、加砂高效沉淀池、滤池、超滤等步骤后,通过湖水泵房,进行紫外线消毒,消毒后的水体再回流入景观湖。

第三节 废水消毒

废水(waste water)可能存在大量致病菌,在废水经过二级处理后,尽管水质已得到很大改善,但水中的微生物数量仍可能很高,且不能排除病原菌存在的可能,若直接排放或回用会引发重大健康危害。

近年来微生物污染事件多次暴发,也使废水消毒成为保卫公众健康不可忽视的一环。根据《城镇废水处理厂污染物排放标准》(GB 18918-2002)一级标准的要求,城市废水处理厂出水粪大肠菌群指标不超过 10^3 个/L(一级标准)或 10^4 个/L(二级标准),才能排入受纳水体。

目前,主要用于废水消毒方案主要包括:液氯消毒、氯胺消毒、次氯酸钠消毒、二氧化氯消毒、臭氧消毒、紫外线消毒等。就常用化学法消毒方案中,液氯(Cl_2)、氯胺(NH_2Cl)、二氧化氯(ClO_2)、臭氧(O_3)作为氧化消毒剂,其消毒持久性顺序为:氯胺>二氧化氯>液氯>臭氧;其消毒效率顺序为:臭氧>二氧化氯>液氯>氯胺;其消毒成本顺序为:臭氧>二氧化氯>氯胺>液氯。由此,消毒剂各有所长、各有局限,对消毒方案的选用应综合考虑。常用消毒方案的特点及常用情况参见表20-3-1。

表 20-3-1 消毒方案的特点及选择

项目	液氯	氯胺	次氯酸钠	二氧化氯	臭氧	紫外线
消毒剂量/ $g \cdot L^{-1}$	10	未找到	10~15	2~5	10	—
作用时间/min	10~30	未找到	10~30	10~20	5~10	短
对细菌	有效	未找到	有效	有效	有效	有效
对病毒	部分有效	未找到	部分有效	部分有效	有效	部分有效
对芽孢	无效	未找到	无效	无效	有效	无效
优点	价格便宜;可靠成熟;投量准确;投配设备简单;后续消毒作用	消毒持久性长,与其他消毒剂联用可保证消毒效果	使用方便;投量准确;杀菌效果较好	杀菌效果好、无气味	消毒效率高;除有机物、色、臭味效果好;温度、pH影响小;无残留	快速、不使用化学药剂

续表

项目	液氯	氯胺	次氯酸钠	二氧化氯	臭氧	紫外线
缺点	臭味;余氯及部分氯化物对水生生物有害;或与工业废水混合产生致癌物;对某些病毒、芽孢无效	杀菌效果较差,不宜单独使用	需配备次氯酸钠发生器及投配设备;设备维护费用较高	维修管理技术和费用较高;副产物亚氯酸盐对人体危害较大	设备购买投资大,运营管理成本高;无后续杀毒作用	无后续消毒作用;电耗较高;实际应用较少
常用情况	大、中型水量工程	与其他消毒方案联用	中、小型水量工程	中、小型水量工程	适用于排放水体水质好,卫生条件要求高的废水处理工程	小型水量工程常将其与氯化共同使用

常用氧化剂的氧化还原电位及对氯比值见图 20-3-1。常用消毒剂 CT 值见表 20-3-2。

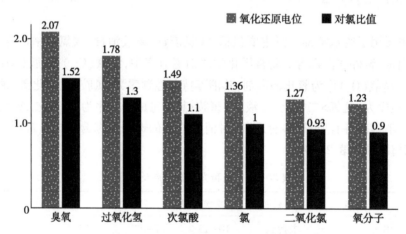

图 20-3-1　常用氧化剂的氧化还原电位及对氯比值

表 20-3-2　常用消毒剂 CT 值[1]

微生物	氯	氯胺	二氧化氯	臭氧
轮状病毒	0.01~0.05	2 810~6 480	0.2~2.1	0.006~0.6
脊髓灰质炎病毒	1.1~2.5	770~3 500	0.2~6.7	0.1~0.2
大肠杆菌	0.03~0.05	95~180	0.4~180	0.02
贾第鞭毛虫	30~150	750~2 200	10~36	0.5~1.6
隐形孢子虫	7 200	7 200	78[2]	2.5~18.4

①消毒剂的浓度和作用时间的乘积,用于比较消毒剂杀菌作用的指标。C:Concentration,水中消毒剂浓度,mg/L;T:Time,水中消毒剂作用时间,min;②灭活率 90%。

一、液氯消毒

液氯是通过在 6~7 个大气压作用下,可将氯气压缩 457 倍,成为液态氯,灌存于钢瓶,便于储存和运输。

液氯消毒(chlorine disinfection)是将液氯气化后经过加氯机投入水中,借助氯的强氧化性,实现消毒的方法(图 20-3-2)。

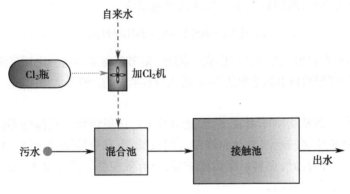

图 20-3-2　液氯消毒流程

含氯化合物中,"Cl"的价态高于"−1"的,具有氧化杀菌作用,称为有效氯。常用的含氯消毒剂包括:液氯、漂白粉[Ca(ClO)Cl,有效氯含量约为 30%]、漂粉精[Ca(ClO)$_2$,有效氯含量约为 60%]、氯胺(消毒作用弱,需较高浓度和较长接触时间,余氯浓度较高,费用较贵)。

氯及含氯化合物的消毒原理为:氯(或含氯化合物)溶于水产生次氯酸。次氯酸体积小,穿透力强,呈电中性,容易进入细胞。在细胞内,由于次氯酸的强氧化属性,能损害细胞膜,改变渗透压,导致蛋白质、核酸等释出,并破坏酶系统(特别是磷酸葡萄糖脱氢酶的巯基),从而使微生物失活。相关反应方程式为:①$Cl_2 + H_2O = HCl + HClO$;②$HClO = H^+ + OCl^-$;③$2HClO + 光 = 2HCl + O_2 \uparrow / HClO + HCl = H_2O + Cl_2 \uparrow$。游离性残余氯包括次氯酸(HClO)及次氯酸根(ClO$^-$),在低 pH 值环境里,其对微生物的杀灭效果更佳。

尽管液氯消毒有多种局限:如生成对人体有害的有机氯化物,如三卤甲烷(THMs);且接触时间一般要求不少于 30min,接触池容积较大;氯气有剧毒,高压储气钢瓶有潜在爆炸危险,需根据安全规定建造氯库、加氯间。但由于该方法具有成本低、工艺成熟、效果稳定可靠、消毒持续时间较长等优点,使其成为目前废水处理行业最常用的消毒方案。

废水消毒时,加氯量的大小由需氯量和余氯量决定。需氯量指用于杀死水中细菌等微生物,氧化有机物以及还原性物质所消耗的氯。余氯量指为了抑制废水中残余微生物的再次繁殖,管网水中需保持少量的氯。通常采用"耗氯量试验"来确定加氯量和余氯量的关系。①如待消毒水中无消耗氯的物质,则加氯量=余氯量;②如待消毒水中有消耗氯的物质,则加氯量=需氯量+余氯量。在投氯时需严格控制加氯量,避免水中过量余氯与水中有机物生成三卤甲烷等致癌卤化副产物。

二、氯胺消毒

氯胺消毒(chloramine disinfection)指氯与氨反应生成一氯胺(monochloramine,NH$_2$Cl)和

二氯胺(dichloramine,$NHCl_2$)进行氧化消毒的方法。

当水中存在氨氮时,加入水中的氯会与水中的氨氮发生下列反应,反应式如下:

$$NH_3 + HOCl \rightarrow NH_2Cl + H_2O$$

$$NH_2Cl + HOCl \rightarrow NHCl_2 + H_2O$$

$$NHCl_2 + HOCl \rightarrow NCl_3 + H_2O$$

如化学反应式所示,增加自由氯将会导致折点反应:

$$2NH_2Cl + HOCl \rightarrow N_2 + 3HCl + H_2O$$

当 Cl_2:N<5:1时,自由氯与氨氮只形成一氯胺。氯胺消毒采用这一比例范围在 $5:1 < Cl_2$:N< $7.6:1$,继续投加的氯导致自由氯浓度的提高,进而导致消毒副产物的大量生成。

优点:

1)氯胺与水中腐殖物质作用较小,因此降低了三卤甲烷和卤代醋酸等副产物;

2)在配水系统中氯胺形成的余氯维持时间较长,可有效抑制残余微生物的再繁殖;

3)氯胺消毒分散性好,更容易穿透生物膜,可有效控制军团菌等生长;

4)避免了氯引起的臭味。

缺点:

1)氧化能力方面,氯胺弱于氯,因此需要更长的接触时间来灭活微生物;

2)自养硝化细菌可利用氯胺分解释放的自由氨氮作为能源,同时生成亚硝酸氮,加速氯胺衰减。此外,自养硝化细菌也可作为异养菌的食物,进一步使异养菌数量增加。

三、次氯酸钠消毒

次氯酸钠的俗名为漂白液,其消毒也是通过 HClO 进入微生物起氧化作用,对细菌的灭活能力较强,但对病毒的灭活能力较弱。其消毒的反应方程式为:$NaOCl + H_2O \rightarrow HOCl + NaOH$。

次氯酸钠容易分解、不易大量储存运输。但是,只要有电源、食盐(海水)和次氯酸钠发生器,就可通过电解产生次氯酸钠($NaCl + H_2O \rightarrow NaOCl + H_2$)。工业制次氯酸钠含有效氯 10%～12%,小型次氯酸钠发生器电解食盐生成的次氯酸钠含有效氯仅为 0.12%～1.5%左右。次氯酸钠发生器所需设备简单,操作方便,运行过程中单人管理即可。需要注意的是,由于电解过程中 H_2 持续产生,对安全防护的要求很高。此外,现有次氯酸钠发生器故障率较高,需要配套电器维修。设备通常每运行 1 月需要对电极等进行清洗。加上配盐工作烦琐,清洗劳动强度较大,盐耗(5kg/h),电耗(7.2kW·h),运行成本高于液氯,但消毒能力弱于液氯,主要原因是 ClO^- 带负电,而细菌本身也带负电,阻碍了 ClO^- 进入细胞。

四、二氧化氯消毒

二氧化氯的分子式为 ClO_2,是含氯消毒剂中公认的广谱高效无毒的消毒剂,对一切经水传播的病原微生物均有很好的杀灭效果。二氧化氯容易穿透细胞壁,强效氧化胞内含巯基酶,快速抑制蛋白合成,破坏微生物。

二氧化氯不仅可杀死细菌,对芽孢、病毒、真菌等均有较好的杀灭作用,且不易产生抗药性,尤其是对艾滋病毒、肝炎病毒、脊髓灰质炎病毒、伤寒等有良好的杀灭效果。

急性毒性实验和遗传毒性实验结果提示,二氧化氯为安全级产品。其溶于水后,基本不与水反应,也不出现二聚体或多聚体。其消毒后的水体不会对口腔、皮肤产生损伤。

五、臭氧消毒

臭氧的分子式为 O_3,是一种强氧化剂,对废水的消毒过程属生物化学氧化反应(图20-3-3)。臭氧可通过臭氧发生器制得。其生成原理是利用高压电力或化学反应,使空气中的部分氧气分解后聚合而成。臭氧消毒杀菌广谱彻底,对细菌繁殖体、芽孢、病毒、真菌等有效,并可破坏肉毒杆菌毒素。此外,臭氧为气体,可弥漫到整个消毒空间,使得消毒无死角。由于臭氧稳定性差,可自行分解为氧气及单个氧原子,两个氧原子又自行结合成氧分子,无任何有毒残留物。因此臭氧是一种绿色无污染的消毒剂。

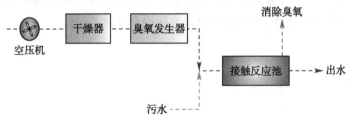

图 20-3-3　臭氧消毒流程

六、紫外光消毒

紫外光杀菌消毒技术在废水消毒中,主要是利用长寿命的高压石英水银灯阵列发出的高强度紫外光照射流水,破坏微生物核酸,杀死水中细菌、病毒、寄生虫等病原体,以达到消毒效果。

通常情况下,生活废水多采用明渠式,饮用水处理多采用封闭腔体式。紫外光源的波长为 $250\sim360nm$,照射强度为 $0.19\sim0.25W\cdot s/cm^2$,紫外光消毒渠中废水层深度为 $0.65\sim1.00m$。根据紫外光源的设置位置,紫外光消毒设备主要分为水面式和浸水式两种。水面式,即光源置于水面,具有构造简单,安装维护方便等特点。但由于部分紫外光被反光罩吸收,以及紫外光散射,导致其杀菌效果较浸水式弱。浸水式,即光源浸于水中。其构造较水面式复杂,日常维护也更复杂;但紫外光利用率高,杀菌效果优于水面式。

紫外光消毒具有简便快速、广谱高效,便于自动化,不引入二次污染,不影响水的气味及理化性质的优点,已被广泛用于城市废水处理厂。

由于紫外光需透过水层才能消毒,废水的浊度、有机物、悬浮物等都会干扰紫外光的传播,进而影响消毒效果。因此,紫外光消毒效果与光传播系数有关:系数越高,紫外光消毒效果越好;反之越差。此外,紫外光消毒有耗电量大,不能解决消毒后水的再污染等缺陷,通常在微生物相关实验室中使用,也在废水消毒中与其他消毒方法配合使用。

在使用过程中,随着使用时间增加,石英套管会出现结垢,致使紫外光穿透率降低,消毒效果减弱,需要定期对其进行清洗。机械清洗、化学清洗、机械加化学清洗、人工清洗等是石英套管常用的清洗方式。通常情况下,废水处理厂每天对紫外光消毒系统进行一次机械加化学清洗;每个季度对紫外光消毒系统进行一次人工清洗。

为保证紫外光消毒系统的功能,主要风险控制措施包括:①紫外光强剂量满足消毒要求;②出水应流量稳定、流态均匀、水质(浊度、色度、透光率)无异常偏高现象;③灯管无破损;④保证日常清洗,确保石英套管紫外光穿透率高于90%。

(左浩江 编 陈昭斌 审)

 ## 小 结

本章简要介绍了生活饮用水消毒、娱乐用水消毒和废水消毒。生活饮用水的消毒技术主要有氯消毒、氯胺消毒、臭氧消毒、二氧化氯消毒、紫外线消毒和膜消毒方法。娱乐用水中公共浴场水体的消毒主要包括紫外光消毒、银离子消毒、光催化消毒和三氯异氰尿酸消毒方法,景观水体的消毒主要有次氯酸钠与臭氧联用,次氯酸钠与紫外线联用,次氯酸钠与二氧化氯、臭氧联用,二氧化氯与臭氧联用消毒方法等。废水消毒主要涉及液氯消毒、氯胺消毒、次氯酸钠消毒、二氧化氯消毒、臭氧消毒和紫外线消毒方法。

 ## 思考题

1. 简述生活饮用水消毒技术。
2. 简述娱乐用水消毒方法。
3. 简述废水消毒方法。

(吕学敏 左浩江 编 陈昭斌 审)

第二十一章

医疗卫生机构消毒

医疗卫生机构消毒（disinfection of healthcare and medical institutions）是指在医疗卫生机构内涉及的医务人员、环境场所、医疗器材和各种物品等的消毒，同时各种消毒效果监测也非常重要。

第一节　医务人员手、皮肤和黏膜消毒

皮肤覆盖在人体的表层，由表皮和真皮组成，是人体最大的器官之一，具有保护、感觉、分泌、排泄、呼吸等功能。黏膜（mucosa）是人体口腔、器官、胃、肠、尿道等器官里面，由上皮组织和结缔组织构成的膜状结构，内有血管和神经，能分泌黏液，是人体免疫系统的第一道防线。

医务人员手、皮肤和黏膜消毒非常重要。手卫生为洗手、卫生手消毒和外科手消毒的总称。卫生手消毒是指医务人员使用速干手消毒剂揉搓双手，以减少手部暂居菌的过程；外科手消毒是指医务人员在外科手术前用肥皂或洗手液和流动水洗手，再用手消毒剂清除或杀灭手部暂居菌、常居菌的过程。保持手部的卫生是预防医院感染的基础，卫生质量的好坏直接影响着医院感染的预防和控制。

一、医务人员手皮肤消毒与医院感染

医院感染多数为外源性感染，以接触传播为主，主要通过医护人员的手和医用介质携带传播。人体皮肤的细菌可分为暂居菌和常居菌两大类，暂居菌是暂住皮肤表面或角质下表皮细胞上，原来不存在，主要通过接触而临时沾染附着，数量和组成差异较大，主要取决于宿主与周围环境接触范围，大部分与宿主皮肤结合并不紧密。常居菌又称固有性细菌，或皮肤定植菌群，除部分有益菌群之外，也存在大量条件致病菌；此类菌群常寄居在皮肤毛囊和皮脂腺开口处、皮肤皱褶和皮纹深处，其种类及数量经常保持恒定状态。医务人员手部暂居菌可导致微生物迁移，引发医院感染；皮肤常居菌则容易在皮肤受损、手术切口、穿刺和注射等侵入性操作而进入人体，引起局部或全身性感染。

经手接触传播是导致病原微生物在医患之间交叉感染的主要传播途径，通过正确的洗手可以显著地减少手上携带的潜在病原菌，有效地切断直接接触传播，所以有效开展手卫生运动，可以减少院内感染的发生，降低医院感染率，减轻病人不必要的痛苦和减少因此带来的巨额经济损失。

二、医务人员手皮肤消毒行为规范

1. 洗手与卫生手消毒应遵循的原则　当手部有血液或其他体液等肉眼可见的污染时，

应用肥皂(皂液)和流动水洗手。手部没有肉眼可见污染时,宜使用速干手消毒剂消毒双手代替洗手。

2. 洗手与卫生手消毒指征

(1) 医务人员在以下情况选择洗手和/或使用手消毒剂进行卫生手消毒:①接触病人前;②清洁、无菌操作前,包括进行侵入性操作前;③暴露病人体液风险后,包括接触黏膜、破损皮肤或伤口、血液、体液、分泌物、排泄物、伤口敷料等之后;④接触病人后;⑤接触病人周围环境后,包括接触病人周围的医疗相关器械、用具等物体表面后。

(2) 医务人员在以下情况应洗手:①当手部有血液或其他体液等肉眼可见物时;②可能接触艰难梭菌、肠道病毒等病原微生物时。

(3) 医务人员在下列情况时应先洗手,然后进行卫生手消毒:①接触传染病人的血液、体液或分泌物,以及被传染性致病微生物污染的物品后;②直接为传染病人进行检查、治疗、护理或处理传染病人污物之后。

三、医务人员手皮肤消毒步骤

正确的六步洗手法为:①掌心对掌心,手指并拢,两手互搓;②掌心对手背,两手互揉搓,交替进行;③掌心对掌心,双手交叉,两手互搓;④两手互握,互搓指背;⑤一手握住另一手拇指转揉搓,两手交替进行;⑥一手五指并拢,指尖在另一手掌心处揉搓,两手交替进行,每部位洗手时间不少于15s,总洗手时间不少于3min,洗毕用流动水冲洗双手,为防止二次感染,最好采用消毒纸巾擦干双手或用自动干手器烘干。

第二节　血液消毒

输注血液及其成分是临床治疗的重要手段之一,但经研究证实有多种病原体可经输血和血液制剂传播,引起输血相关的传染病,严重影响输血者的身心健康,其中尤以病毒传播较为普遍,例如,脂包膜病毒中的乙型肝炎病毒(HBV)、甲型肝炎病毒(HAV)和人类免疫缺陷病毒(human immunodeficiency virus,HIV),其危害程度最大。近年来,尽管病毒标志物检查在方法学上已有长足的进步,许多采供血机构已经开展病原体的核酸检测,使得经血液传播病原体的检出率大大提高,检测的窗口期也大大缩短,但目前血站开展的经血液传播病原体仅限于HBV的表面抗原,HCV和HIV抗体。除病原体检测的"窗口期"因素外,还有"免疫静默感染"新型病毒和亚型变异株的出现以及包括核酸检测在内的各类病毒标志物筛查方法学的局限性等,使临床输血风险尚存。因此,对各种血液成分进行病毒灭活处理具有十分重要的意义。

一、血液消毒方法

(一) 物理方法

1. 巴氏消毒法(加热消毒法)

(1) 灭活原理:通过选择适宜的作用温度和作用时间,使病毒结构的破坏速率远大于蛋白质结构的破坏速率。

(2) 灭活的方法:将处于溶液状态的血液或血液制品置于60℃环境下作用10h。

(3) 灭活的病毒种类:可灭活HBV、HCV和HIV。有学者研究在静脉注射用丙种球蛋白溶液中加入木糖醇,然后进行巴氏消毒,可有效地灭活加入的巨细胞病毒(CMV)和D1型猴反转录病毒(SRV/D1),免疫球蛋白的各种性状无改变,且聚合体减少,稳定性增加。将 9 体积含 2mol/L 甘氨酸和 60% 蔗糖的抗血友病球蛋白和 1 体积病毒液混合行巴氏消毒,除牛痘病毒(CPV)外,HIV-1、Epstein-Barr 病毒(EBV)、CMV、单纯疱疹病毒(HSV)和脊髓灰质炎病毒(PV)均可全部灭活。

(4)可用于灭活的血液制品:常用于白蛋白、人血丙种球蛋白的病毒灭活。巴氏消毒法还被扩大应用于生产免疫球蛋白,凝血因子Ⅷ、Ⅸ,纤维蛋白原等静脉注射产品的处理。

(5)病毒灭活效果:Simmonds 等在对英国临床应用的凝血因子Ⅷ、Ⅸ浓缩制剂进行的输血传播病毒(transfusion transmitted virus,TTV)检测中发现,未经巴氏消毒法灭活的产品,其 TTV 检出率为 50%~75%,经巴氏消毒法灭活后的产品阳性检出率为零。Bridonnecd 等在低温乙醇法生产免疫球蛋白的工艺中加入此病毒灭活工艺,即在无稳定剂、低盐、酸性条件下实施巴氏消毒法,病毒滴度下降 $5\log_{10}(\lg LD_{50}/mL)$。

2. 干热灭活法

(1)灭活原理:冻干后的血液制品经加热处理、干热杀灭病毒的方法。

(2)灭活的方法:常采用的干热法有 60~80℃ 环境下加热 10~72h 及 80℃ 环境下加热 72h。

(3)病毒灭活效果:现已证明采用 60~80℃ 环境下加热 10~72h 的方法不能彻底灭活 HBV、HCV、HIV,而 80℃ 环境下加热 72h 已被证明能有效灭活 HBV、HCV、HIV。另有报道将凝血因子冻干制品加热至 100℃ 处理的方法。

(4)灭活的血液和血液制品:可用于灭活凝血因子Ⅷ冻干制剂和凝血酶原复合物等。

3. 射线辐照法

(1)灭活原理:射线来自核的转变,由光子组成,在放射性衰变过程中所形成的子核处于激发和不稳定状态,当由高激发态跃迁回到低激发态时即释放出射线。常用的 γ 射线放射源有两种,即 ^{60}Co 和 ^{137}Cs。目前已有大量实验证实 γ 射线辐照对各种微生物均有杀灭作用,包括有包膜和无包膜病毒及所有的基因型物质。其机制是通过 γ 射线辐照的电离作用直接或间接产生游离基,破坏生物大分子的共价键。

(2)灭活的方法:一般情况下,20~50Gy 剂量的射线辐照几乎能灭活所有病毒,但辐照剂量越大对蛋白制品成分的损伤也越大,如何在灭活病毒的同时又保留蛋白有效成分、不破坏蛋白成分的活性,这将是射线辐照应用于蛋白制品病毒灭活的关键。

(3)灭活的血液和血液制品:可用于血液蛋白制品的病毒灭活。

4. 短波紫外线灭活法

(1)灭活原理:紫外线(UV)杀菌作用显著,UV 一方面可使核酸突变,阻碍其复制、转录,封锁蛋白质的合成;另一方面,产生的氧自由基可引起氨基酸的光电离,从而导致细胞死亡。与光敏剂联合应用时,在 UV 照射下,光敏剂与核酸、蛋白质及脂质结合,形成光加成物,或将自身能量转移到重要分子基团,导致细胞结构破坏,活性消失。有的光敏剂在接受光能后产生电子跃迁,发生荧光,增加单线态氧而不利于细胞存活。

(2)灭活的方法:通常 UV 可分为 3 个波段:A 波段为 320~380nm(UVA),B 波段为 290~320nm(UVB),C 波段为 190~290nm(UVC)。其中,短波紫外线 UVC 对病毒的灭活效果最好。

(3)灭活的血液和血液制品:可用于血液蛋白制品的病毒灭活。

5. 流体力学高压法(压力循环技术)

(1)灭活原理:其原理是病菌蛋白亚单位的冷解离造成的。压力处理可导致多亚基蛋白和蛋白核酸的复合体的解离。当衣壳蛋白解离时,病毒的基因物质从病毒颗粒逃逸,并且循环使水在固态和液态之间相互转换,其体积发生改变,反复的扩大和缩小导致了病毒亚单位的物理解离,病毒被灭活。

(2)灭活的方法:流体力学高压法是通过接近0℃、高压的方法,增加循环次数使病毒浓度在$10 \sim 20$min 内降低$6\log_{10}$左右。

(3)灭活的血液和血液制品:可用于血液蛋白制品的病毒灭活。

(二)化学方法

1. 有机溶剂/去污剂法

(1)灭活原理:有机溶剂/去污剂法(solvent/detergent,S/D)是由美国纽约血液中心的Horowitz 等首先建立的,其原理是有机溶剂可使类脂从病毒表面脱落,病毒结构被破坏,从而失去感染活性。

(2)灭活的方法:S/D法常使用三磷酸正丁酯(TNBP)与不同表面活性剂,例如,Tween-80、TritonX-100 和胆酸钠组合。S/D法灭活血液制剂中脂包膜病毒的效果已得到肯定,如以0.3%TNBP 和0.2%胆酸钠于24℃处理凝血因子Ⅷ浓缩制剂6h,灭活 HBV、HCV 均$>4\log_{10}$,灭活 HIV$>4.5\log_{10}$,灭活水泡性口炎病毒(vesicular stomatitis virus,VSV)和 Sindbis 病毒均$>4.5\log_{10}$,而凝血因子Ⅷ促凝活性的回收率高于90%。但该方法对细小病毒 B19、戊型肝炎病毒(HEV)及其他非脂包膜病毒无灭活能力。

(3)灭活的血液和血液制品:可用于人凝血酶原复合物(PCC)、凝血因子Ⅷ、纤维蛋白原、凝血酶、免疫球蛋白、血浆等的病毒灭活。

2. 光化学法

(1)灭活原理:某些光敏剂对病毒表面及病毒核酸结构有强烈的亲和性,在适当波长的光照下易激活,从而通过光化学作用破坏与其接触的病毒结构。已使用的光敏剂包括亚甲蓝(MB)、血卟啉衍生物、补骨脂内酯衍生物、吩噻嗪类化合物、酞菁化合物和部花菁等。MB 法是目前灭活血浆运用最好的一种方法。它是采用 MB 结合光照处理来灭活血浆中病毒的方法。由于 MB 的阳离子特性,其可与病毒表面结构和核酸紧密结合,在适当的条件下 MB 与病毒的核酸和脂质包膜结合后,在可见光的照射下发生光化学反应,吸收光能后可激发产生单线态氧,这种单线态氧的能量可使病毒的包膜破损,核酸断裂,导致大多数脂质包膜病毒和部分非包膜病毒灭活。MB 主要作用于核酸的 G-C 碱基,其结合双链的能力高于与单链结合的能力,故可用于病毒的灭活。但 MB 法并不改变病毒的氨基酸成分。

(2)灭活特点:这类方法的主要特点是对脂包膜病毒有高效灭活作用,可以用于血浆的病毒灭活,对血小板制剂的病毒灭活是当前的研究热点。

(3)灭活方法与应用:美国加利福尼亚大学的科学家在 100 多种补骨脂内酯的化学改性产物中筛选出一种新的补骨脂内酯衍生物氨甲基—三甲基补骨脂素(S-59),用150mmol/L 的 S-59 结合 $3J/cm^2$ UVA(320~400nm)照射处理血小板制剂,能灭活游离的 HIV($>6.6\log_{10}$)、细胞结合的 HIV($>6.6\log_{10}$),而血小板体外功能保存 7d 后仍保持良好,现已获美国 FDA 批准进行临床试验。

与其他病毒灭活的方法相比较,MB 光照灭活病毒应用更简便、更经济。这种方法所需要的材料仅为适当浓度的 MB 和足够照度的光源,将待灭毒样品用 MB 处理后,再行光照射适当时间即可,不需再去除 MB 等任何其他处理。

（4）灭活的血液和血液制品:目前光化学法病毒灭活,开展最广泛的是 MB 荧光照射的方法,市场已有用于血浆病毒灭活的成品血袋和病毒灭活光照箱,可对血浆进行常规的病毒灭活和光敏剂 MB 的滤过功能。其他也有用于红细胞产品、血小板及血液制剂的病毒灭活研究。

3. 低 pH 值孵放法　低 pH 值孵放法的原理是 pH 值为 4.0 条件下病毒表面的细胞抗原电荷发生改变,蛋白质的空间结构发生不可逆变性,从而使病毒丧失与细胞受体结合的能力,不能进入细胞完成侵染。可能影响病毒灭活效果的条件有 pH 值、孵放时间、温度、胃酶含量、蛋白质浓度、溶质含量等。目前国内企业常用 pH 值 4.0、24℃、孵放 21d 来灭活静脉注射免疫球蛋白(IVIG)。

4. 辛酸灭活法　辛酸(caprylic acid,CA 或 octanoic acid,OA)又名亚羊脂酸,是一种天然存在于蔬菜和动物脂肪中的八碳饱和脂肪酸,也能通过化学方法合成。辛酸钠作为稳定剂用于白蛋白制造已有 50 多年历史,其对人体的安全性及耐受性已无可置疑。1991 年 Lund-blad 等发现 CA 有灭活脂包膜病毒的作用,辛酸盐在 pH 值 4.5 时,离子化与非离子化比为 1:2,辛酸盐呈最大的非离子化形式,非离子 CA 具有亲脂性带正电荷性质,能进入脂包膜病毒,破坏磷脂结构或/和嵌入磷脂膜的蛋白质,从而影响脂包膜病毒的完整性,使病毒失去复制能力而丧失感染性,达到最佳的灭活病毒效果。

二、病毒灭活的血液成分

(一) 红细胞的病毒灭活

1. 主要病毒灭活方法　红细胞病毒灭活研究最多的是光化学法,其中采用的光敏染料主要有部花青素(merocyanine,MC)、MB、吩噻嗪染料、血卟啉衍生物和补骨脂素等。

2. 灭活效果

（1）MC 结合 540nm 可见光灭活病毒:在有氧情况下,能插入病毒膜中阻止病毒早期感染,能灭活红细胞悬液中多种模型病毒。但 MC 只对包膜病毒有效,且其对光的吸收与血红蛋白在同一范围内,所以其病毒灭活能力在血红蛋白存在的情况下会下降。

（2）补骨脂素光敏剂灭活病毒:亦有 MC 同样的弊端,血红蛋白的存在会大量吸收掉补骨脂素——核酸复合物形成时所需的光能。所以研究者们越来越倾向于使用吸收光谱在 600nm 以上的光敏物质,使之避免与血红蛋白的吸收光谱重叠,从而允许更多的光线通过样品。

（3）MB 加荧光光照灭活病毒:血浆和血红蛋白的存在对 MB 的病毒灭活能力均没有什么影响。但 MB 法对红细胞制剂的病毒灭活还有不尽如人意的地方,它只能灭活细胞外病毒而不能灭活细胞内病毒。

另外,MB 法用于红细胞制剂灭活时对红细胞有损伤,可导致红细胞溶血率、离子通透性和免疫球蛋白结合的增加等,加入抗氧化剂谷胱甘肽或羟自由基清除剂甘露醇可以改善这种情况。有报道发现 1,9-二甲基亚甲基蓝比 MB 多了两个环形的甲基基团,从而疏水性增强,更易于插入细胞膜内。这种光敏染料不仅能杀灭红细胞样品中的细胞外病毒,还能杀灭细胞内的病毒,并对红细胞的储存特性只有细微的影响,是目前光化学法中大有发展前景的一种光敏染料。

（二）血小板的病毒灭活

1. 主要病毒灭活方法 血小板制剂病毒灭活研究最多的也是光化学法,其中采用的光敏染料主要为补骨脂素:8-甲氧基补骨脂素(8-MOP)、甲基补骨脂素(TMP)、氨甲基-三甲基补骨脂素盐酸盐(AMT)和S-59等。

2. 灭活效果 补骨脂素是一种有效的病毒灭活光敏物质。它无需氧激活,在 UVA (320~400nm)光照下,能与核酸结合并与嘧啶反应形成环状复合物,从而有效地阻止核酸的复制、转录和翻译。因为血小板不含有核酸,所以这是一种可行的病毒灭活方法。补骨脂素除了能灭活多种病毒外,它还能灭活白细胞。这不仅无害,甚至还可能有利于消除白细胞相关病毒以及白细胞输入后所导致的异体免疫作用和移植物抗宿主疾病(GVHD)。

（三）血浆的病毒灭活

1. 主要病毒灭活方法 常用方法有S/D法、MB法、以补骨脂素类化合物介导的光化学技术、微波灭活病毒技术和流体力学高压法(压力循环技术)。

2. 灭活效果 目前采供血系统广泛开展病毒灭活方法,其效果比较确切的是亚甲蓝(MB)/光化学法。

（四）白蛋白的病毒灭活

1. 主要病毒灭活方法 目前巴氏消毒法和低温乙醇法是灭活白蛋白制品常用的病毒灭活方法。

2. 灭活效果 不同的病毒对乙醇敏感性不同,浓乙醇能破坏病毒的二、三级结构,使蛋白变性。乙醇不但可用来分离白蛋白,也可降低血浆蛋白各组分传播病毒的危险性。因此,用冷乙醇加工血浆蛋白的过程也是一个降低病毒传播危险性的过程。

（五）凝血因子的病毒灭活

1. 主要病毒灭活方法 目前用于凝血因子的病毒灭活方法主要有干热法、巴氏消毒法的湿热法和S/D法。

2. 灭活效果 凝血因子有其本身固有的不稳定性,在一定的环境和条件下凝血因子容易被破坏或分解,因此,上述病毒灭活的方式都有其局限性,并使凝血因子受到不同程度的损失。

第三节　尸体、组织和器官消毒

人作为自然环境发展的产物,遵循着生老病死的规律,当生命到达终点的时候,为了避免变成污染环境的有毒有害物质,就需要进行消毒处理。此外,预防医学和临床医学等生命科学的发展离不开对尸体、组织和器官的研究,对尸体(corpse)、组织(tissue)和器官(organ)进行消毒处理能减少微生物侵袭和腐败的发生,满足下一步解剖和各种研究的需要。并且,随着现代临床医学细胞、组织和器官移植技术的飞速发展,对于移植的细胞、组织和器官除了要防止其腐败外,还要求其保持生命活力,这更需要科学合理的消毒。因此就要求有一套科学先进的尸体、组织和器官消毒技术来满足日益增长的社会需求。

一、尸体、组织和器官的腐败与消毒

（一）尸体、组织器官的腐败和自溶的原因

人体是由蛋白质、脂肪、糖类等多种物质组成,这些物质本身是相对稳定的。而人死亡

后,组织、细胞受细胞自身固有的各种酶的作用而发生结构破坏、溶解,使组织变软、甚至液化。并且,随着新陈代谢停止,免疫功能消失,活态时存在于肠道、口腔和呼吸道的细菌进入血管和淋巴组织大量滋生繁殖,这些微生物产生的酶类也促使组织迅速分解。

用生物化学和酶组织化学的方法,已在人体细胞的溶酶体中发现了 60 余种酸性水解酶,包括蛋白酶、核酸酶、糖苷酶、脂酶、磷酸酶和硫酸酯酶等,这些水解酶的最适 pH 为 3.5～5.5 之间。溶酶体由一层单位膜包围而成,防止各种水解酶与细胞质接触,避免水解酶破坏细胞结构,造成细胞损害。当机体死亡后,溶酶体因组织器官缺氧,细胞代谢障碍导致膜破裂,其所包含的各种水解酶进入细胞质中,破坏细胞的间质成分,导致组织自溶。同时,因机体死后缺氧,大量乳酸通过糖无氧酵解生成,使酸性产物大量堆积,为水解酶增强活性提供了条件。即使在严格无菌的情况下,这种细胞成分大量分解的组织自溶作用,仍能进行。而细菌及其毒素能加速溶酶体膜的破裂,并且细菌所释放的各种酶,也直接破坏细胞结构,参与组织腐败的过程。如蛋白质水解为氨基酸后,在细菌酶的参与下进一步分解产生各种胺(尸胺、腐胺等)、吲哚、甲基吲哚、硫化氢等具有强烈臭味和毒性的产物。

(二) 尸体、组织和器官消毒的基本原理

1. **蛋白质变性凝固**　参与组织腐败和自溶的酶类主要成分是蛋白质。可以通过理化因素使酶变性失活,从而杀灭或抑制微生物生长繁殖,防止组织自溶。常用的化学防腐剂有酚类、醇类、醛类、重金属盐等。常用的物理方法有加热、紫外线、γ 射线辐射、干燥脱水、冷冻等。而用于解剖研究的尸体、组织和器官,其消毒要求既能破坏酶的活性达到消毒的目的,又要尽量保持人体结构的自然完整状态,因此,高温、高压、强酸、强碱等对组织破坏大、腐蚀严重的方法一般均不采用。

2. **干扰微生物的酶活性**　有些酶类的活性是酶结构中的特殊功能基团所决定的,这些功能基团若被氧化或与其他物质结合,则可使得酶失去活性,导致微生物不能进行正常代谢而死亡。因此,使用某些氧化剂、重金属离子等破坏酶类的功能基团,则可使酶失活而达到消毒的目的。

3. **破坏细菌细胞膜**　通过破坏细菌细胞膜,使其渗透性发生改变,致使细菌细胞膜肿胀破裂或溶解,从而达到抑菌或杀菌的作用。因此,可以利用一些能吸附于脂性细胞膜上的物质,改变细胞膜通透性,使细菌内的酶、辅酶及核酸等重要成分漏出,从而达到杀菌作用。

(三) 常用尸体消毒保存药物主要性能

1. **乙醇**　乙醇具有较强的脱水作用,能将细胞表面和内部的水分脱掉,使蛋白质分子结构改变及蛋白质凝固变性,故起杀菌消毒的作用。然而,乙醇在组织中渗透力强,在混合防腐液中加入浓度过高能使细胞表面的蛋白质迅速变性,形成一层保护膜,阻止药物进入到深层发挥作用。故用于组织、器官等标本固定的乙醇浓度不应超 75%(v/v)。用乙醇固定的标本,色泽保存较好,刺激性不强,无不良气味。但其缺点是:脱水作用太强,标本收缩率大(可达 20%左右),能使脂肪和类脂溶解。故富有类脂质的器官(如脑标本等)不宜用酒精作固定剂。另外,乙醇为一种还原剂,在氧化剂作用下易生成乙醛。配制混合液时,应避免同时掺入氧化剂。乙醇易挥发散失,对有机玻璃有轻微侵蚀作用,使用时应予注意。

2. **甘油**　甘油为无色、无臭、透明而带有甜味的黏稠液体,能与水和乙醇任意混合,对无机盐的溶解度较乙醇大,能溶解溴、碘、磺胺药物及其钠盐。并对某些药物,如鞣酸、酚、硼酸等有特殊的溶解力,其所形成的溶液较稳定,因此是很有价值的溶媒和保存剂。甘油有很强的吸湿性,能防止干燥,使动、植物性皮膜柔软而透明,甘油能降低水的表面张力和冰点,且不溶于乙醚、氯仿、挥发油和脂肪油。并且,甘油能吸附与其混合的药物(如甲醛、乙醚、酚等),滞留在尸体内部和表面,使上述药物不易挥发和散失,达到增强上述药物的消毒效果,提高抗菌能力。

甘油具有亲水性和脱水作用,并随着浓度增大而加强。高浓度甘油可使蛋白质变性,具有消毒防腐作用。然而低浓度甘油渗透性差,配置混合消毒剂时会降低其他药物的渗透速度,需较长时间制作尸体标本。而高浓度甘油黏稠性大,在使用甘油制作标本时,阻力较大,黏腻滑滞,解剖操作不便。为了弥补甘油渗透性差的缺点,研究者从多元醇中找到了渗透性较好的山梨聚糖醇代替甘油,与乙醇类溶液共用,更能加强渗透穿入性能。

3. **苯酚** 苯酚又名石炭酸,也能使蛋白质凝固变性,是良好的杀菌消毒防腐剂。但酚具有不良气体,使标本染色。并且高浓度的酚有很强的腐蚀性,接触时应注意防护,防止皮肤烧伤。而低浓度酚可使神经末梢麻痹,长期直接接触需要做好防护措施。纯酚为无色针状结晶,在空气中易氧化,故贮存时应尽量密封,不与空气接触,必要时需加抗氧化剂。而加热熔化酚时,切勿直接进火,避免引起火灾。目前,有使用酚的衍生物五氯苯酚钠代替酚,可克服酚的不良气味对标本染色的缺点,而且杀菌防腐效果优于酚所保持的标本。五氯苯酚钠的使用浓度为 0.25%~1.0%,一般用 0.75%的溶液,若浓度高于 1.0%,所处理的标本肌肉会出现黑褐色。

4. **甲醛** 甲醛极易与蛋白质中的氨基结合,使蛋白质凝固。其渗透性很大,价格低廉,对标本形态、位置的维持和皮肤颜色保持良好,是一种优良、应用广泛的防腐消毒剂。其缺点是所处理的组织易发硬变脆,且有强烈的刺激性气味,长期接触时对眼结膜、呼吸道黏膜及皮肤有一定损害。

甲醛为还原剂,不应与氧化剂配伍,且在日光照射下可发生氧化,贮存时应置于暗处或棕色玻璃瓶避光。甲醛水溶液易发生聚合作用,若放置过久,水分蒸发,与空气接触或低于20℃时,常可生成白色沉淀,为三聚甲醛或多聚甲醛。对已发生沉淀的甲醛,可经加热,让多聚甲醛解聚,分解为甲醛,可继续使用。

甲醛可与氨水混合,经浓缩而成环六亚甲基四胺的白色晶体,称为乌洛托品。它在酸性条件下可分解出甲醛,故有甲醛的各种防腐性能,但效力比直接用甲醛液要弱得多。乌洛托品的主要优点是无强烈的刺激性气味,可改善操作环境,亦可以减少长期接触甲醛对健康不利的危害。

5. **苯扎溴铵(新洁尔灭)溶液** 新洁尔灭无刺激性,毒性低,抑菌作用明显,有一定杀菌力。常用 1 000~2 000mg/L 溶液。可使菌体蛋白变性,改变细菌细胞膜通透性。灭活酶类使细菌代谢障碍而杀菌。但因有机物可降低效果,对经常翻动、捞取的尸体防腐效果较差。

二、尸体组织器官的消毒和保存

对于非传染病死亡的尸体,用清水擦洗清洁即可。传染病死亡的尸体必须消毒。一般传染病尸体用 1 000mg/L 有效溴或有效氯消毒液擦拭或喷洒,作用 30~60min,或用 0.2%~0.5%过氧乙酸溶液喷洒或擦拭,作用 15~30min;烈性传染病死亡的尸体必须立即用浸有 5 000mg/L 有效氯或有效溴或 0.5%过氧乙酸溶液的棉花堵塞口、鼻、肛门和阴道的自然孔穴,并用浸有上述消毒液的布包裹后装塑料袋内密封,就地焚烧。暂时停放在太平间的尸体,应用布包裹全身,天气炎热而需停放一天以上时,应放冷藏箱内保存。

三、尸体环境消毒

1. 死者衣物和用品的消毒 死者,特别是传染病死者的和有明显脓血、排泄物、分泌物污染的衣物、无使用价值的可燃物品应首选焚化,且应先用1 500~2 000mg/L有效氯或有效溴消毒液喷洒后装袋送焚化炉焚化。有使用价值或不可燃物品和非传染病人的衣物可放0.5%肥皂液中煮沸20~30min,或者在直射阳光下暴晒3~6h,消毒时应经常翻动,以便受到均匀照射;烈性传染病人的衣物用压力蒸汽121℃消毒20~30min,也可用0.2%~0.5%过氧乙酸溶液或含有效氯或有效溴250~500mg/L消毒液浸泡消毒30min;贵重物品可用75%乙醇或3 000~5 000mg/L季铵盐类消毒液擦拭,或用环氧乙烷气体800mg/L,于温度54℃±2℃、相对湿度60%~80%下作用4h。

2. 停尸房的消毒

(1)非传染病人停尸房:应充分通风换气,每天打开门窗或排气扇2次,每次1~2h,地面用湿拖把清扫,每天2次,门把手用清水擦抹2次。保持清洁。

(2)传染病人停尸房:应关闭门窗,每天用紫外线消毒空气2次,每次1h,也可以用臭氧20mg/m³,或用0.5%~1.0%过氧乙酸溶液加热蒸发1g/m³熏蒸2h;地面用0.2%过氧乙酸或含有效氯或有效溴1 000mg/L消毒液浸润湿拖把拖地,每天2次,门把手用上述消毒液浸湿抹布擦拭消毒15~30min。

(3)停放尸体的台面:每存取一次消毒一次。可用紫外线灯,距台面1m处照射30~60min;0.5%过氧乙酸、100~500mg/L二氧化氯或1 000mg/L有效氯或有效溴溶液喷洒或抹擦。尸体冷藏箱每次取出尸体后都应消毒,可用0.2%过氧乙酸1g/m³喷雾或臭氧20mg/m³作用30min。

3. 尸体运载工具的消毒 搬运尸体的担架、推车等用具尽量专用,用后及时消毒处理,一般采用擦拭、喷雾、熏蒸等消毒方法。

(1)擦拭消毒:以1 000mg/L有效溴的含溴消毒剂擦拭,消毒剂滞留30~60min;或用5 000mg/L过氧乙酸、2%戊二醛擦拭。

(2)喷雾消毒:可选用2%戊二醛、5 000mg/L过氧乙酸、1 000mg/L有效溴的含溴消毒剂,用喷雾器均匀喷湿作用至干燥。

(3)熏蒸:将工具放于停尸房内,用醛类或过氧乙酸或熏剂密闭熏蒸。

4. 尸体冷藏箱的消毒 尸体冷藏箱应每周定期消毒。尸体取出后进行终末消毒,可采用化学消毒剂熏蒸、擦拭、喷雾等方法消毒处理。注意严格掌握消毒剂的浓度和作用时间,避免损害尸体冷藏箱。

(1)喷雾消毒:可用2 000mg/L过氧乙酸按1g/m³喷雾消毒,作用30min,及时以自来水冲洗。注意此法对金属有一定腐蚀作用,只有在存放传染病尸体后急需快速消毒时使用。

(2)擦拭消毒:用2%戊二醛擦拭箱体和尸体架,对传染病尸体需作用2h;用500mg/L有效溴的含溴消毒剂擦拭箱体和尸体架,消毒滞留30~60min,再用清水擦拭;或用2 000mg/L过氧乙酸、500mg/L活性二氧化氯、含1 000mg/L有效碘的碘伏溶液擦拭。

(3)臭氧消毒:臭氧发生器,开机作用1~2h,以消毒空气和表面,并除去异味。

(4)高效紫外线灯消毒:近距离照射5~10min。

5. **停尸台的消毒** 停放尸体的台面为停尸间污染最严重的地方,每取放一具尸体后都应消毒处理,可用化学消毒剂擦拭、喷洒、熏蒸、紫外线灯照射。

（1）紫外线灯照射消毒:于停尸台正上方安装带有反光罩的紫外线灯,距离台面 1m,照射消毒 30~60min。

（2）化学消毒剂擦拭消毒:用抹布浸润消毒液均匀擦拭台面,作用 30~60min,常用消毒液有 5 000mg/L 过氧乙酸、500mg/L 有效溴或 1 000mg/L 有效氯消毒液、500mg/L 二氧化氯消毒液。

6. **停尸房的空气消毒** 停尸房的空气污染严重;主要来自尸体散发的细菌和异味,工作人员一般不在室内久留,故在选择消毒方法时必需效果可靠,对人的伤害不大,可采用以下方法。

（1）通风换气消毒:空气污染不甚严重,无传染病尸体存在时可采用此法。每天打开门窗通风换气 30min,或安装排气扇,每天开 2 次,每次 30min。

（2）紫外线消毒:每天照射 2 次,每次 1h。

（3）臭氧消毒:臭氧对空气中微生物有强大杀灭作用,同时有清除异味特性,对密闭空间用 20mg/m³ 浓度臭氧作用 30min 即达消毒效果。

（4）过氧乙酸喷雾:用 2 000~4 000mg/L 过氧乙酸喷洒作用 30~60min。

（5）过氧乙酸熏蒸消毒:将过氧乙酸稀释成 5 000~10 000mg/L 水溶液,加热蒸发,在 60%~80% 相对湿度,室温下,过氧乙酸用量按 1g/m³ 计算,熏蒸时间 2h。

7. **停尸房墙壁和天花板消毒** 墙壁和天花板很少受到严重污染,一般不需常规消毒,若受到严重污染,可采用化学消毒剂喷雾或熏蒸消毒。

8. **停尸房地面** 停尸房地面是极易污染的场地,搬运尸体后应及时清扫和消毒。

拖地消毒:用清洁的湿拖把拖地消毒。地面污染不严重,即无传染病尸体存放时,应用 2 000mg/L 过氧乙酸或有效溴 1 000mg/L 的二溴海因消毒剂浸湿拖把拖地。使用拖把拖地消毒(清洁)地面时,应注意湿式清扫。清洁或消毒完毕,应将拖把浸于消毒液作用 30min 后再清洗干净,干燥保存。

9. **门及门把手消毒** 擦拭消毒:用抹布浸湿消毒液对门及门把手进行擦拭消毒,作用 15~30min,金属部位需再用清水擦拭。常用消毒液有:2 000mg/L 过氧乙酸、500mg/L 有效溴的二溴海因消毒剂、500mg/L 二氧化氯消毒液。

10. **停尸房工作人员的防护和消毒** 停尸房工作人员工作时应戴口罩、帽子、手套、胶鞋,穿隔离衣。

搬运尸体或进行各项消毒操作后,要及时清洗消毒双手,可用 1 000mg/L 过氧乙酸洗手 1~2min;200mg/L 有效溴的二溴海因消毒剂浸泡 2min;乙醇或异丙醇加氯己定复配手消毒剂搓擦 1~2min。接触肝炎、结核、艾滋病尸体时应用 2 000mg/L 过氧乙酸溶液或 1 000mg/L 有效氯或有效溴消毒液浸泡 3min,然后清水冲洗。

第四节　室内空气消毒

空气是人类赖以生存的物质,却也是病原微生物传播的重要途径,目前已经认识到,在世界上诸多传染病中,有部分传染病可以经呼吸道传播,病原微生物主要吸附在空气中不同粒径的尘埃粒子上,以气溶胶的方式悬浮于空气中,通过呼吸道进入人体,进而造成疾病的传播。在公共聚集场所,尤其医院这类环境,各种病原微生物广泛存在,极易造成呼吸道传染病的传播和流行。空气净化(air cleaning)是指降低室内空气中的微生物、颗粒物等使其达到无害化的技术或方法。空气消毒(air disinfection)是清除或杀灭空气中的传播媒介上的病原微生物,使其达到无害化的处理。因此,室内空气(indoor air)消毒和净化是改善空气质量的有效手段,也是有效阻断呼吸道传染病传播的重要措施。同时,它也是医院等公共场所,预防控制传染源,防止交叉感染的重要措施,是保障人们生命安全的关键。

一、物理消毒法

物理消毒法是指利用通风换气及自然界中的光、电、声、射线、臭氧和一些有杀菌作用的气体化合物的作用,而使进入空气中的各种微生物仅短暂逗留,而不能生长繁殖,或采用物理净化、层流等方法净化空气。物理消毒方法主要有层流净化、等离子体消毒、光催化消毒、紫外线消毒、空气离子消毒等。随着人们对环境保护意识的加强,物理消毒方法日益成为空气消毒的主流。

(一) 空气过滤及层流净化消毒

空气过滤除菌是以物理阻留的方法去除空气介质中的微生物,也是目前空气消毒最常用的一种方法,通过规定孔径的过滤材料,以物理阻留等原理,滤除或阻挡空气中的颗粒物及其附着的微生物,但并无杀灭微生物的作用。主要用于空气净化。空气过滤除菌的原理有多种,其中主要是随流阻留、重力沉降、惯性碰撞和扩散黏留等,实际中往往是多种原理综合作用的结果。应用于空气过滤除菌的滤材都具有复层的网状微孔结构,材料性能、网状纤维的粗细、层次多少及微孔大小等不同,是影响过滤效果的直接因素。据报道,利用空气洁净器(由预过滤器、复合过滤器、活性炭膜、静电场及负离子发生器等组成)在20℃,相对湿度60%的条件下,作用30min,对空气中金黄色葡萄球菌和枯草杆菌黑色变种芽孢的消除率分别为99.99%与99.93%,作用60min时均达100%。室内空气层流净化技术在医疗机构的成功应用明显改善了医疗机构室内空气质量,有效控制了医院感染,特别是空气传播的呼吸道感染的发生。在普通手术室施行的Ⅰ、Ⅱ类手术,切口感染率分别为0.59%和1.63%;而在层流洁净手术室施行的Ⅰ、Ⅱ类手术,切口感染率则分别为0.25%和0.77%。不同级别的净化手术室开启时间应不低于各自的最小自净时间才能使用。层流净化是目前公认较为理想的用于医院手术室动态空气净化的措施,目前许多发达国家和地区在病房大楼内均使用空气净化设备,取得较好的空气连续净化效果。层流洁净技术并非一劳永逸,需要精心使用和定期管理维护,严格分区管理,保持各通道之间的有效隔离,防止交叉和逆流。净化区域管理强调,每日启动净化系统运行之前要做好所有洁净区域卫生清理,最大限度地降低室内表面污染物,保持较高的表面卫生质量。

(二) 紫外线消毒

紫外线消毒适用于无人状态下室内空气的消毒。紫外线照射的消毒原理主要是它能使微生物细胞内的核酸、原浆蛋白和酶发生化学变化,使微生物突变或死亡,同时使空气中的氧电离,产生臭氧加强消毒作用。因紫外线照射时释放能量较低,所以穿透力较弱,微生物种类、颗粒物大小、温度、相对湿度、紫外灯功率、照射时间、空间体积和空气流速等因素会对其消毒效果产生影响,且紫外线消毒效果维持不长,停止照射1~2h后空气中含菌量会基本回升到消毒前水平。紫外线灯采取悬吊式或移动式直接照射,灯管吊装高度距离地面1.8~2.2m。安装时紫外线灯(30w紫外线灯,在1.0m处的强度>70μW/cm^2)应≥1.5W/m^3,照射时间≥30min。紫外线灯消毒时应注意保持紫外线灯表面清洁,每周用70%~80%(体积比)乙醇棉球擦拭一次。发现灯管表面有灰尘、油污时,应及时擦拭。紫外线灯消毒室内空气时,房间内应保持清洁干燥,减少尘埃和水雾,温度<20℃或>40℃时,或相对湿度>60%时,应适当延长照射时间。波长在240~280nm的紫外线才具有杀菌能力,其中杀菌最强波段是250~270nm,国外把紫外线辐射消毒作为预防结核杆菌在空气中传播的重要措施之一。紫外线对人体皮肤及眼睛均有伤害,可致皮肤烧伤、角膜发炎、皮肤癌等;紫外线产生的臭氧催人老化,其气味使人难以接受,吸入过多会使人中毒,而臭氧进入血液与血红蛋白竞争氧气,故只能在无人的状态下进行空气消毒。循环风紫外线空气消毒可适用于有人状态下的室内空气消毒,是由高强度紫外线灯和过滤系统组成,可以有效杀灭进入消毒器空气中的微生物,并有效地滤除空气中的尘埃粒子。它克服了单纯紫外线消毒的缺陷,对环境全面消毒不留死角。其使用方法应遵循卫生部(现卫健委)消毒产品卫生许可批件批准的产品使用说明,在规定的空间内正确安装使用。在使用循环风紫外线空气消毒时应注意关闭门窗,进风口、出风口不应有物品覆盖或遮挡,用湿布清洁机器时,须先切断电源。

(三) 空气离子消毒及等离子体消毒

空气离子(分为正离子和负离子)易与尘埃相吸附,成为带电大离子沉落,从而净化空气,而且离子能使细菌蛋白质表层的电性两极颠倒,造成细菌死亡。有研究结果显示:静态条件下空气正、负离子对空气中0.3~3mm颗粒物去除效果可达100%,其去除率与颗粒物的属性无关,而是与离子浓度有关。并且,空气负离子能与臭氧产生协同作用,从而提高杀菌能力,适用于有人状态下室内空气的净化。所谓等离子体(plasma)是指高度电离的气体云,是气体在加热或强电磁场作用下电离而产生的,主要由电子、离子、原子、分子、活性自由基及射线等组成。等离子体的杀菌作用主要是在脉冲高压作用下,空气被激发产生带电粒子,带电粒子在电场中加速获得能量,与气体原子碰撞发生能量交换,从而使气体电离,即等离子体空气中的微尘、气溶胶以及附着微生物在电磁场力作用下被吸引、集结、分解,等离子体的紫外光子、高能粒子、活性自由基等活性物质与细菌体内蛋白质和核酸发生反应,致细菌死亡。而氧化性气体等离子体,能摧毁各种微生物,包括革兰氏阴性和阳性菌、分枝杆菌、酵母菌、亲脂性和亲水性病毒,以及嗜氧和厌氧细菌芽孢。使用方法应遵循卫生部(现卫健委)消毒产品卫生许可批件批准的产品使用说明,在规定的空间内正确安装使用。消毒时应关闭门窗,进风口、出风口不应有物品覆盖或遮挡。消毒器的循环风量(m^3/h)应大于房间体积的8倍以上。

二、化学消毒法

化学消毒法对室内空气进行消毒是一种传统方法,主要是应用化学试剂作用于微生物,使其杀灭病原体以达到预防感染、控制传染病传播和流行的方法。因化学消毒法分为化学气体消毒、消毒剂喷雾消毒和气体熏蒸消毒,均对人体健康有害,所以只能在无人情况下进行,并且对医疗器械及物品具有腐蚀性,一般用于医院内病房内的终末消毒。

(一) 臭氧消毒法

臭氧是一种广谱、高效消毒剂,氧化作用极强,反应速度快,有很好的消毒、除臭作用。

臭氧消毒适用于无人状态下病房、口腔科等场所的空气消毒和物体表面的消毒,是目前已知的最强的氧化剂。臭氧能够渗透细胞膜组织,通过破坏细胞膜,分解细胞内 DNA 和蛋白质等,来对细菌(包括繁殖体和芽孢)、病毒、真菌等进行消杀,并可破坏肉毒杆菌毒素。臭氧浓度达到 0.1mg/L 以上,会产生杀菌、除异味的作用,由于臭氧具有消毒无死角、消毒时间长和消毒后无残留等优点,其一直被应用在消毒学领域,特别在空气消毒方面,臭氧的消毒效果比紫外线消毒效果好。臭氧联合其他消毒剂或消毒设备一起进行空气消毒,能够取得很好的消毒效果。臭氧协同过氧化氢对血站采血室空气进行消毒,其杀灭率为 94.3%,比单独使用臭氧(87%)和单独使用过氧化氢(88%)高。空气臭氧消毒在封闭空间内、无人状态下,相对湿度在 65%~85% 条件下,采用 20mg/m³ 浓度的臭氧,作用 30min,对自然菌的杀灭率达到 90% 以上。臭氧消毒后应开窗通风 ≥30min,人员方可进入室内。虽然臭氧具有广谱、高效、方便、无残留死角等优点,但对有机体、橡胶、塑料制品、电气元件有一定氧化作用,对设备有一定的危害,且室内环境通常含有可以与臭氧反应的物质,与臭氧接触后,可形成多种低分子量的中间产物,产生二次污染;高浓度的臭氧还会对人体组织和器官造成损害,引起肺水肿和哮喘等。因此,臭氧消毒需要在无人的情况下进行。

(二) 气溶胶喷雾消毒法

二氧化氯是一种强氧化剂,具有快速、持久、无致癌致畸作用,且刺激气味小,是目前最符合理想的消毒剂种类,因此,WHO 将其列为 Al 级高效安全消毒剂。其对细胞壁有较强的吸附和穿透能力,放出原子氧将细胞内含巯基的酶氧化起到杀菌作用。二氧化氯气体以分子形式存在,易透过细胞膜,通过二氧化氯分子外层未成对电子活泼自由基的强氧化性杀灭微生物。对室内空气消毒使用气溶胶喷雾器,采用 500mg/L,二氧化氯溶液按照 10~20mL/m³ 的用量喷雾消毒,作用 60min,消毒剂用量、消毒时间、操作方法和注意事项等应遵循产品的使用说明。注意二氧化氯应现配现用,其对金属有一定腐蚀性,因此金属制品经二氧化氯消毒后,应及时用符合要求的水冲洗干净、干燥。使用过氧乙酸、过氧化氢等消毒剂是气溶胶喷雾消毒的优选品种,根据不同病原微生物选择不同浓度,一般过氧乙酸为 1 000~2 000mg/L,过氧化氢用 15~30g/L,用气溶胶的方法,消毒作用 1h,然后进行通风换气,使用时也应注意其腐蚀性和刺激性。采用过氧化氢或二氧化氯作为消毒剂,制作气溶胶发生器消毒,国内已有成形的产品销售,一般雾化的粒径小于 50μm,在空间内可停留 30min 以上,使用方法按产品说明书进行。

(三) 气体熏蒸空气消毒

利用加热中药消毒剂或化学消毒剂具有的挥发性,在一定空间内通过加热或其他方法使其挥发达到空气消毒。其中中药空气熏蒸消毒的机制是药物成分随烟雾与高热的产生直接作用于蛋白质上的氨基、巯基等部位,使微生物新陈代谢发生障碍而死亡。室内空气熏蒸方法用药量大浪费,且具有一定破坏性和毒性刺激性,尤其不提倡使用甲醛熏蒸消毒,目前一般不采用此方法。没有条件选择其他方法,空气污染不能去除时,可选用过氧乙酸熏蒸消毒,15% 过氧乙酸,用量为 7mL/m³(1g/m³),将其置于耐高温的容器内,放置加热器上,密闭房间,待蒸发完后再作用 1~2h,然后进行通风。

第五节　物体表面消毒

有研究表明,污染的环境表面在多种医源性病原体的传播中起着重要作用,近年来,医院感染界高度关注邻近患者诊疗区域的高频接触表面,在传播院内病原体中的作用。美国疾病控制预防中心认为,人与人之间的直接接触传播或通过污染的物体表面(object surface)间接传播是病原体传播的主要途径之一。在 2010 年版《多重耐药菌医院感染预防与控制技术指南(试行)》中指出环境物体表面的清洁消毒,对防控耐药菌是非常重要的,研究表明,加强环境清洁消毒,可阻断微生物传播,大大降低感染耐药菌的概率。因此,物体表面消毒,尤其是重点科室频繁接触的物体表面消毒应作为医院综合防控措施的一部分来积极实施。

一、物体表面消毒与医院感染的关系

20 世纪 70 年代以前,医院感染控制人员通过医院卫生学监测发现医院物体表面细菌污染很普遍,病房内地面和仪器设备及各种用具表面普遍受到潜在致病菌如金黄色葡萄球菌、肠球菌和革兰氏阴性细菌污染,因此,多数学者认为医院感染率与空气或环境物体表面一般微生物污染水平无关,因而不再提倡对医院物体表面进行连续的常规监测。直到 20 世纪 80 年代末,医院感染诊断逐渐明确,制定出诊断标准,医院感染病原学研究不断深入,很多感染的致病微生物逐渐引向医院内环境,特别是空气和物体表面。20 世纪 90 年代以后,很多医院感染专家已经了解到医院内环境污染与医院感染的明确关系,物体表面在医院感染传播中的作用重新受到重视。

最近研究认为物体表面尽管只是偶尔涉及将感染直接传给患者,有充分理由相信在医院致病菌获得、医务人员手和医疗设备污染方面起十分重要的间接作用,并且微生物能够在物体表面存活较长的时间,某些病原菌包括艰难芽孢梭菌、耐万古霉素肠球菌(VRE)、耐甲氧西林金黄色葡萄球菌(MRSA)、肺炎克雷伯菌和鲍曼不动杆菌,在干燥的物体表面可以存活 4~5 个月或更长时间;诸如病毒可以存活 1 周以上。进行物体表面消毒能够减少病原微生物负载水平,消毒后微生物负荷(菌落总数)会显著降低,(条件)致病菌的检出率会显著降低,并可杀灭或清除已污染的致病微生物和多重耐药菌,可以阻断病原微生物传播,控制传染病和医院感染的暴发流行。

二、物体表面消毒

(一) 物体表面消毒的消毒剂

20 世纪 80 年代以前,酚类消毒剂中的苯酚和低效消毒剂中季铵盐类是医院内环境地面消毒和部分物体表面消毒主要采用消毒剂。而随着医院感染学的形成和医院感染管理工作的开展,提出医院内物体表面消毒主要采用高效消毒剂,如次氯酸钠、二氯异氰尿酸钠、过氧乙酸等,苯酚等酚类消毒剂基本退出了医院环境消毒。

随着对化学消毒剂研究的深入和医院消毒实际的认识,目前认为医院内地面和物体表面在一般没有明确污染的情况下,以清洁为主;只是在管理制度指导下进行定期消毒,按预防性消毒要求处理。必须进行消毒的表面,只要没有明确的传染因子污染,可以选用中、低效消毒剂处理。对具有明确感染性的污染或比较脏的污染表面,应当选用高效消毒剂进行处理。

(二) 物体表面消毒的重点部位

医院住院病人诊疗区域内频繁接触的物体表面在医院感染病原微生物传播过程中具有重要意义,因此医院在物体表面消毒工作中应对物体表面分类管理,区别对待,重点加强频繁接触物体表面的消毒。我国《医院消毒卫生标准》(GB 15982-2012)和《医疗机构消毒技术规范》(WS/T367-2012)均对医院物体表面分类提出了要求,包括低度危险的诊疗用品,频繁接触的物体表面、病人生活卫生用品、床单元。要求部分物体表面以清洁为主,频繁接触的定期清洁和/或消毒,遇明显污染随时去污、清洁与消毒。感染性疾病科、重症监护病区、保护性隔离病区(如血液病病区、烧伤病区)等重点科室、耐药菌及多重耐药菌污染的诊疗场所应做好随时消毒和终末消毒。并特别要求,拖布(头)和抹布宜清洗、消毒,干燥后备用,推荐使用脱卸式拖头。物体表面的消毒方法,采用中、低效的消毒剂消毒。

(三)　物体表面消毒的频率

美国疾病控制中心 2008 年版《医疗机构消毒灭菌指南》建议每天或每周 3 次,我国《医院消毒卫生标准》(GB 15982-2012)将医院环境和物体表面分为Ⅰ、Ⅱ、Ⅲ、Ⅳ类,并对物体表面的细菌总数限值做了规定。要求物体表面应保持清洁,当受到肉眼可见污染时应及时清洁、消毒。对治疗车、床栏、床头柜、门把手、灯开关、水龙头等频繁接触的物体表面应每天清洁、消毒。人员流动频繁、拥挤的诊疗场所应每天在工作结束后进行清洁、消毒。感染性疾病科、重症监护病区、保护性隔离病区(如血液病病区、烧伤病区)、耐药菌及多重耐药菌污染的诊疗场所应做好随时消毒和终末消毒。

(四)　物体表面消毒的方法

1. 清洁处理方法　清洁是用物理方法清除污染物表面上的有机物、尘埃和污迹,以减少微生物污染的方法。清洁可在清除污染物的同时,清除大量病原微生物,以保证清洁物品的安全性,但清洁不能杀死微生物。常用的清洁方法有水洗、机械清除和化学洗涤剂去污。

清洁分为三个层次,扫除、擦拭、洗涤、清洁必须坚持制度,应达到每天至少 1 次。医院内的扫除应实行湿式扫除,所使用的工具要清洁,用后要洗净晾干,扫床用具应一床一具,使用后应做消毒处理。

2. 地面消毒方法　预防性地面消毒是在清洁基础上的处理,最常用的方法是用清洁干燥的墩布蘸消毒液擦拭消毒;若为无人的区域或对病房实施彻底消毒时,可选用普通喷雾器喷雾法对地面进行喷洒消毒。

地面擦拭消毒是用墩布或擦地巾蘸湿消毒液有秩序不遗漏地进行,一次擦完,不宜反复擦拭无序进行。每次开始地面消毒之前,所使用的墩布和擦地巾应为清洁和干燥,每次消毒结束后应将墩布和擦地巾洗干净并干燥,预备下一次使用。

3. 物品预防消毒　医院内物品的预防性消毒主要是那些特殊环境内必须消毒的物品,具体是指病房内及相关环境内仪器设备、工作台面及病房用具,包括病房内的床具、床头柜、门把手、窗台、水龙头等,门诊诊室及相关科室内的工作台、桌椅、医师诊具等。

常用专门清洁干燥的抹布蘸湿消毒液以不流液体为宜,仔细进行有序的擦拭消毒。常用含有效氯 250 ~ 500mg/L 的含氯消毒剂;或 10g/L 左右的复方过氧化氢消毒液;或2 000mg/L 过氧乙酸水溶液蘸湿抹布擦拭两遍即可。由于厕所、便器、痰盂等卫生洁具污染较重,需要加大消毒剂用量,可用 500~1 000mg/L 含氯消毒剂或过氧乙酸浸泡 30min 以上,然后刷洗干净,厕所门把手和水池水龙头进行擦拭消毒。仪器等不耐腐蚀物品可用乙醇氯己定溶液擦拭消毒;需要用高效消毒处理者可用 20g/L 戊二醛消毒液擦拭消毒,然后再用清水将其擦拭干净。

4. 感染性物体表面消毒　传染病医院、医院内的传染病房、有感染患者的病房内及为各种传染性患者施行手术的手术室和各种已知有明确污染的场所内各种仪器设备和物品表面都视为感染性表面,需要按疫源地进行随时消毒和终末消毒处理。医院感染管理人员或科室负责人对医院污染的疫源地要做到随时发现随时管理,并做到及时、有效、彻底的消毒处理。

(1) 一般污染区域内消毒:①地面消毒:污染区域内地面有明显污垢,如血迹、痰迹、呕吐物、排泄物、分泌物等,可先将污物清理于污物桶内做专门处理,地面污迹处需用 1 000~2 000mg/L 有效氯消毒剂溶液覆盖作用 60min 以上将其彻底清除,然后对整个区域进行有序的擦拭消毒。通常采用 500mg/L 有效氯消毒剂溶液蘸干燥墩布有序而不遗漏地擦拭消毒。②一般物品表面:对于耐腐蚀的物品可以用 500mg/L 有效氯消毒剂,最好用具有去污能力的84 消毒液擦拭,既可去污又可消毒;也可使用 2 000mg/L 过氧乙酸溶液擦拭消毒;不耐腐蚀的物品可用乙醇氯己定溶液擦拭。

(2) 严重传染病病原体或严重的耐药菌株污染消毒:明确为传染性肝炎、结核病、炭疽病、艾滋病和严重的耐药菌感染物污染的表面,必须进行严格消毒。①地面消毒:首先应将地面各种污物进行彻底清理放于专用防穿透污物袋内,做专门处理;地面污染明显处用2 000mg/L 有效氯清洗、消毒剂覆盖作用 60min,然后再用 1 000mg/L 有效氯清洗、消毒剂或其他含氯消毒剂进行仔细擦拭消毒。②物品表面消毒:在疫源地内的所有物品都应视为污染物品,必须做彻底消毒。耐腐蚀物品用 500mg/L 有效氯的次氯酸钠、优氯净、84 消毒剂或2 000mg/L 过氧乙酸水溶液擦拭物品。不耐腐蚀物品可用 20g/L 戊二醛溶液。③污染的墙壁和天花板的消毒:一般情况下,天花板不必做消毒处理,如有必要可用 500mg/L 有效氯消毒剂溶液或过氧乙酸水溶液做喷洒消毒,均匀喷湿润即可。污染的墙面也可用喷洒消毒,吸湿性表面喷洒液体量为 100~200mL/m²、非吸湿性表面喷洒 50mL/m²,很光滑的墙面如瓷砖墙壁可用消毒液擦拭消毒。

(3) 床单位消毒:①臭氧熏蒸消毒法:臭氧床单位消毒设备是在一套设备内安装 1 台或2 台臭氧发生器,每套发生器产臭氧量为 2 000~3 000mg/h。臭氧发生器产生的臭氧通过管道输送到一个密封塑料罩内,对塑料罩内床单位(包括床垫、被褥和枕具)进行熏蒸消毒。消毒方法是将床单位置于塑料罩内,连接臭氧发生器管道;启动抽气机抽气 1min 排出罩内空气;启动臭氧发生器发生臭氧熏蒸消毒 40~60min;停止臭氧发生器,让其静置 2~2.5h,然后取出床单位结束消毒。臭氧床单位消毒设备消毒期间臭氧不会泄漏,外环境空气中臭氧浓度应<0.2mg/m³,具有比较好的安全性。②环氧乙烷熏蒸消毒法:采用固定式环氧乙烷消毒设备,每次能消毒床单位数量视设备容量大小而定。在温度为 45℃左右、相对湿度为 60%左右,通入环氧乙烷量约 60g/m³,熏蒸消毒 4h 以上即可达到高效消毒。③流通蒸汽消毒法:在医院固定位置(距离电梯要近),安装流通蒸汽床单位消毒设备,一般为分体式设备,即两个柜室,均为双扉。1 个柜室消毒床架,采用 100~105℃流通蒸汽,连干燥带消毒,每个循环5min,自动程序控制;另一个柜室消毒床单位,采用 105℃流通蒸汽,每批次能消毒 6 个床单位,每次 5min,消毒与干燥连续自动控制。

(4) 衣物类及其他布类制品消毒:①医院污染衣物分类消毒:首先是将有传染性衣物与非传染性衣物分开,如患者隔离服、治疗巾、工作服装分开,对不同的衣物分别洗消处理。②处理方法:一般无明显污染的衣物用洗涤剂加热 70℃在洗衣机内洗涤 25min 以上,漂洗干净即可;传染病房和烧伤病房(含轻度污染衣物)可以在含洗涤剂水中加热 90℃以上洗涤

30min 以上或用 500mg/L 有效氯清洗、消毒剂浸泡洗涤 30min 以上,漂洗干净。污染严重的如被血液或分泌物等污染的手术单、工作服、衣服等可用碱水溶液浸泡洗涤清除血迹等,也可用氯化磷酸三钠水溶液浸泡 60min,然后洗涤亦可清除污迹;如此处理过的衣物可与传染病房普通衣物一起浸泡于含消毒剂溶液内,于 70℃ 条件下洗涤 30min,清水漂洗,烘干或晾干,熨烫包装。必要时经过压力蒸汽灭菌处理,如不能用压力蒸汽灭菌处理亦可用环氧乙烷灭菌法处理。

(5)纸制品消毒:污染的书报文件及信件纸币的消毒:这类物品比较特殊,凡有损坏作用的消毒方法均不可使用,目前比较有效而又无损坏的消毒方法是环氧乙烷熏蒸法。最好采用小型环氧乙烷灭菌器,按使用说明进行。简易的环氧乙烷熏蒸法使用丁基橡胶袋或用 0.4mm 厚度的聚乙烯塑料袋处理少量物品。方法是将书报文件等物品放入袋内,将环氧乙烷安瓿(按 1 500mg/L 用量)用布包好一并放入,排出袋内空气,将袋口扎紧,敲碎安瓿即可。作用 240min 以上,打开袋子取出物品通风。物品量大,需要用小型环氧乙烷灭菌器处理。

第六节　医疗器械消毒

医疗器械(medical appliance)是指医学领域内所使用的各种器械,包括用于临床诊断治疗的各种器械、医学试验和临床检验的各种器材。现代外科技术的发展离不开医疗器械使用,而医疗器械消毒是保证医疗质量的关键手段之一。没有优良的医疗器械消毒,就不能保证各种侵扰性诊疗技术得以实施。随着现代医学技术的发展,特别是现代外科技术的发展,对消毒灭菌技术的要求愈来愈高、依赖性愈来愈强,在消毒灭菌方面引进和使用新的技术和方法,科学合理使用消毒灭菌技术显得愈来愈重要。

一、医疗器械分类

对医疗器械进行分类是为了正确进行清洗,科学合理地选用消毒方法,确保消毒效果。根据现代预防医学观点,污染医疗器械的处理程序应该是消毒、清洗、干燥、灭菌,这样更有利于减少医护人员医院内职业感染,保护环境不受污染,更符合卫生学要求。

1. 按危险程度分类

(1)高度危险物品:即关键性物品,指那些在临床医疗中要穿入皮肤和黏膜或接触人体无菌组织和体液或接触新生儿和免疫功能极度低下者的物品,必须进行灭菌处理;

(2)中度危险物品:即半关键物品,是指那些只接触人体完整的皮肤黏膜的物品,必须进行严格消毒,应该用热力消毒方法或高效化学消毒剂进行消毒;

(3)低度危险物品:即非关键性物品是指那些不直接接触患者或只接触患者正常皮肤的物品。低度危险品以清洁为主,只有在已经污染或可疑污染的情况下才需要消毒处理。

2. 按器械构造分类

(1)表面光滑的器械:这类器械以光滑表面为主,体积大,如各种拉钩、大型骨科器械、刀柄刀片、仪器表面等,这类器械比较容易清洗、消毒;

(2)带有关节和钩纹的器械:很多外科器械都带有关节、沟、钩、槽状结构,如剪刀、血管钳、持针器、骨钳和牙钳、开合器、镊子等。这类器械的关节处、沟纹处的污染物清洗、消毒比较困难,必须仔细刷洗干净,消毒灭菌时必须将关节打开;

（3）带有窄缝隙、细孔或盲管的器械:许多特殊器械带有很窄的缝隙或细孔和管道,如注射器、各种注射针头和穿刺针、吸引器管、探查器、细纤维内镜等。这些器械不仅清洗困难、容易藏污纳垢,而且消毒灭菌因子难以穿透,往往造成消毒灭菌失败,应给予特别关注。

3. 按材料性质分类

（1）金属类器械:外科器械绝大部分由金属材料做成,钢铁材料居多,铜铝制品为少数,个别特种器械用到金银等。金属器械对灭菌因子的适应性比较广,它们耐高温、耐高压、耐辐射,但多数不耐腐蚀,使用化学消毒剂时应予注意;

（2）玻璃陶瓷制品:在医疗器材家族中,有不少为玻璃陶瓷制品,注射器、输液器和输血器、检验器材等。玻璃陶瓷器材多数耐高温、耐辐射、耐氧化、耐酸碱,容易清洗和消毒;大多数对灭菌因子适应性比较广,容易灭菌;但它们易碎,很薄的玻璃器材不耐压力。

（3）高分子材料制品:现代医疗器材及仪器零部件多为化学高分子合成材料制成,如橡胶、硅胶、乳胶制品、塑料和尼龙制品等。高分子材料制品主要有各种导管、纤维管、输血输液胶管、吸引管、外科手套、呼吸麻醉软管、透析软管及人工器官等。它们大多耐辐射、耐腐蚀、耐酸碱,但不耐高温,清洗比较困难,无理想的消毒方法。要求在彻底清洗的条件,选择低温消毒方法进行灭菌处理。

二、医疗器械消毒方法

不同类型医疗器械需要采用不同消毒方法,为方便起见,把临床医疗器械分为常规器械和特殊医疗器械的灭菌,根据需要采用以下灭菌技术。

1. 干热灭菌方法

（1）普通干热灭菌法:普通干热是指用电热恒温干燥箱或远红外线恒温干热箱所实施的高温干热消毒方法,适用于金属器械、玻璃器材、陶瓷制品、凡士林油纱条、滑石粉等,特别是口腔科器械。干热是通过空气作为热传导介质,传热慢,所以灭菌时间长,作用温度高（160~180℃）;

（2）瞬时高温干热灭菌法:瞬时高温灭菌技术特点:加热源为碘钨灯发热体,发热过程是将碘钨发热体由固态变成液态,可以产生180℃~250℃高温;再由液态变气体产热可达到350℃。适用于耐高温器材应急性灭菌,灭菌时将器械裸露放入灭菌器内载物架上,有关节的器械应打开关节;关门后启动灭菌器,维持加热2min即可用无菌持物钳取出器械,冷却即可使用。

2. 压力蒸汽灭菌法　适用于各种耐高温、耐高压的器械和医疗用品的灭菌,设备有下排气式压力蒸汽灭菌器、预真空或脉动真空式压力蒸汽灭菌器、正压排气式压力蒸汽灭菌器和小型快速压力蒸汽灭菌器。压力蒸汽灭菌法适合最常规的医疗器械和医疗用品的灭菌。

3. 环氧乙烷灭菌法　适用于各种不耐热、需防潮器材的灭菌。不耐热医疗器材主要有各种高分子材料、塑料橡胶制品,如心脏起搏器、人工心肺机、人工瓣膜、人工肾、整复手术材料、手术刀片、麻醉器材、各种导管、节育器材和内镜及其附件等,以及纸制品、电线、电极、电刀等。这类器材不耐高温,有的怕湿,只能在80℃以下干燥条件下进行灭菌处理。

4. 低温蒸汽甲醛熏蒸法　适用于各种不耐热、需防潮器材的灭菌。近年来,国外采用预真空技术,极大地提高了甲醛气体的穿透能力,使这一灭菌技术得到广泛的应用。低温蒸汽甲醛灭菌处理必须严格控制各种灭菌参数,满足其灭菌所需要条件;按常规进行灭菌工艺监测、化学监测和生物监测。

5. 低温气体等离子体灭菌方法　适用于各种不耐热、需防潮器材的灭菌。

6. 戊二醛浸泡法　适用于各种不耐热、需防潮器材的灭菌。对于耐湿不耐热的器材可以用 20g/L 戊二醛浸泡灭菌,其特点是使用方便,不需要特殊设备,不需要特别包装,灭菌之后用无菌蒸馏水冲洗干净即可使用。但其主要缺点是作用时间长,灭菌器材不适合保存,需要冲洗干净方可使用。戊二醛浸泡只适合于内镜、各种导管、手术剪刀和刀片、牙钻等灭菌处理。

（王　永　编　陈昭斌　审）

第七节　一次性使用医疗和卫生用品消毒监测

一次性使用卫生用品(disposable sanitary product)是指与人体接触的,为人体生理卫生或卫生保健目的而使用的各种日常用品,通常使用一次后即丢弃,包括妇女经期卫生用品(卫生巾、卫生护垫等)、尿布等排泄物卫生用品(尿裤、隔尿垫等)、皮肤及黏膜卫生用品(卫生湿巾、抗菌洗剂等)等。一次性使用医疗用品(disposable medical articles)包括消毒的一次性医疗用品和灭菌的一次性医疗用品,是指经检验合格,出厂前经消毒或灭菌处理的可直接使用的物品,如一次性注射器、一次性使用导管类用品、一次性使用透析类器具等。为保障患者的安全,应日常开展医疗、卫生用品的监测工作。

一、灭菌医疗、卫生用品的监测

1. 采样时间　在灭菌处理后,并存放至有效期内。

2. 检测方法　①可用破坏性方法取样的用品,如一次性输液器、注射器等,参照《无菌检查法》和《中华人民共和国药典》进行;②不能用破坏性方法取样的用品,应在洁净度 5 级的实验室内,用灭菌生理盐水浸湿的棉拭子在被检物体表面涂擦,采取全部表面或不小于 $100cm^2$,然后用灭菌剪刀剪去手接触部分棉拭子,尽快进行无菌检查;③牙科手机:在洁净度 5 级的实验室内,将每支牙科手机分别置于含 20~25mL 采样液的无菌大试管内,液面高度应大于 4.0cm,于旋涡混匀器上洗涤振荡 30s 以上,然后取洗脱液进行无菌检查。

二、消毒医疗、卫生用品的监测

1. 采样时间　在消毒处理后,并存放至有效期内。

2. 检测方法　①可用破坏性方法取样的用品,在洁净度 5 级的超净工作台称取 1~10g 样品,放入含 10mL 采样液的无菌试管中,于旋涡混匀器上洗涤振荡 30s 以上,取 1mL 洗脱液接种平皿,采用倾注平板法,于(36±1)℃培养 48h 后进行菌落计数(CFU/g),48h 后若为阴性,可继续培养 24h 后再检查。必要时须分离致病性微生物。②可整件放入无菌试管的消毒用品,用洗脱液浸没后振荡 30s 以上,取 1mL 洗脱液接种平皿,采用倾注平板法,于(36±1)℃培养 48h 后进行菌落计数(CFU/件),48h 后若为阴性,可继续培养 24h 后再检查。必要时须分离致病性微生物。③不能用破坏性方法取样的样品,在洁净度 5 级的超净工作台上,用灭菌生理盐水浸湿的棉拭子在被检物体表面涂擦,被采面积小于 $100cm^2$,取全部表面;大于或等于 $100cm^2$,取 $100cm^2$,然后用灭菌剪刀剪去手接触部分棉拭子,洗脱后采用倾注平

287

板法,于(36±1)℃培养48h后进行菌落计数(CFU/件),48h后若为阴性,可继续培养24h后再检查。必要时须分离致病性微生物。

三、注意事项

1. 若一次性医疗、卫生用品采用化学消毒剂进行消毒或灭菌时,采样液中需加入相应的中和剂。

2. 应尽快送检,一般不超过4h,若保存于0~4℃,则最多不超过24h。

四、结果判读

根据《医院消毒卫生标准》(GB 15982-2012)要求,将医疗器材(包括一次性医疗、卫生用品)按使用中造成感染的危险程度,分为高度危险性医疗器材、中度危险性医疗器材和低度危险性医疗器材,相应的指标限制见表21-7-1。

表 21-7-1 医疗器材消毒、灭菌合格标准

分类	菌落总数 (CFU/件、CFU/g 或 CFU/100cm^2)
高度危险性医疗器材	0
中度危险性医疗器材	≤20
低度危险性医疗器材	≤200

第八节 使用中灭菌剂和消毒剂监测

灭菌剂和消毒剂的灭菌和消毒效果易受到多种因素的影响,如灭菌剂和消毒剂的种类、浓度、环境温度、酸碱度,微生物的种类及其数量等。为避免消毒、灭菌效果的失败,应充分了解这些因素,并加强对使用中灭菌剂、消毒剂的监测,主要包括消毒剂、灭菌剂浓度监测和细菌污染量监测。

一、使用中灭菌剂和消毒剂的浓度监测

使用中灭菌剂和消毒剂的有效浓度可依照产品企业标准进行检测或使用经国家卫生行政部门批准的消毒剂、灭菌剂浓度测试纸(卡)进行监测。使用方法参照产品说明书进行。下面简要介绍两种常用的使用中消毒剂浓度测试纸(卡)的监测方法。

(一) G-1 型消毒剂浓度测试纸(卡)

1. **适用范围** 次氯酸钙、次氯酸钠、二氧化氯、其他含氯消毒剂等。

2. **使用方法** 将在有效期内的试纸条置于消毒剂中片刻,取出后,30s内在自然光下与标准比色块比较,直接读出消毒液中所含有效成分浓度值。

3. **注意事项** 测试纸应置于阴凉、通风、干燥处保存,且在效期内;读数时间若超过1min,试纸条的颜色会逐渐消退,影响测试结果。

(二) 戊二醛浓度测试纸(卡)

1. **使用方法** 将在有效期内的测试卡含指示色块部分完全浸没于待测消毒液中,取出

后,去除测试卡上多余液体,静待5~8min后,观察色块颜色变化,若色块变成均匀的黄色,表示待测消毒液浓度达到要求;若色块部分或全部为白色,表示待测消毒液浓度未达到要求。

2. **注意事项** 测试卡应置于阴凉、通风、干燥处保存,开瓶后尽快使用,并在效期内;不同浓度的消毒剂应使用不同的测试卡进行检测。

二、细菌污染量监测

目前常用平板倾注法测定使用中灭菌剂和消毒剂染菌量。

1. **采样时间** 采集更换前使用中的灭菌剂和消毒剂,采样后尽快送检,一般不超过4h。

2. **材料** 一次性注射器、无菌吸管、含相应中和剂(见表21-8-1)的无菌试管、无菌平皿、酒精灯、营养琼脂等。

表 21-8-1 常用消毒剂的相应中和剂

消毒液种类	相应中和剂
醇类、酚类消毒剂	普通营养肉汤
含氯、含碘消毒剂	含0.1%硫代硫酸钠中和剂
过氧化物消毒剂	
洗必泰、季铵盐类消毒剂	含0.3%吐温80和0.3%卵磷脂中和剂
醛类消毒剂	含0.3%甘氨酸中和剂
含有表面活性剂的各种复方消毒剂	在中和剂中加入吐温80至3%
	该消毒剂消毒效果检测的中和剂鉴定试验确定的中和剂

3. **检测步骤** 手消毒后,用注射器抽取已充分混匀的使用中的待检消毒剂或灭菌剂1.0mL,将抽取的消毒剂注入含中和剂的试管中,标记后送检。用无菌吸管吸取一定稀释比例的混合液1.0mL接种平皿,设平行样,营养琼脂倾注平板,置(36 ± 1)℃孵育72h,菌落计数,必要时分离致病菌。实验过程注意无菌操作。

菌落计数计算公式:消毒液染菌量(CFU/mL)= 平均菌落数×10×稀释倍数

4. **注意事项** ①采样时应保证灭菌剂或消毒剂在有效期内;②实验材料均经过灭菌处理,整个过程遵循无菌操作原则,设置对照,并做好原始记录和标识。

5. **结果判读** 根据《医院消毒卫生标准》(GB 15982-2012)和《医疗机构消毒技术规范》(WS/T367-2012)的要求,使用中灭菌剂、消毒剂微生物结果判读见表21-8-2。

表 21-8-2 使用中消毒液微生物检验合格标准

分类	细菌菌落总数(CFU/mL)	致病菌
使用中灭菌消毒液	0	不得检出
使用中皮肤黏膜消毒液	≤10	不得检出
其他使用中消毒液	≤100	不得检出

第九节 治疗用水消毒监测

医院内常见治疗用水主要包括血液透析相关治疗用水(简称透析用水)和口腔治疗用水。血液透析是利用血液透析器的弥散、对流、吸附和超滤原理给病人进行血液净化治疗的措施,是治疗急慢性肾衰竭和药物、毒物中毒最有效的措施之一。透析相关治疗用水即自来水经过滤、软化、活性炭吸附、去离子、反渗及紫外线消毒后的水。透析用水质量的好坏直接影响透析的效果。因此,做好透析用水的监测至关重要。下面主要介绍透析用水微生物监测和内毒素检测,口腔治疗用水的监测与透析用水微生物监测类似。

一、透析用水微生物监测

1. **采样部位** 透析装置和供水回路的连接处收集试样,取样点在供水回路的末端或在混合室的入口处。

2. **材料** 采样瓶(无热源)、一次性注射器、灭菌棉签、营养琼脂等。

3. **采样频率** 应每月 1 次。每台透析机每年至少监测 1 次。

4. **检测步骤** 用 75% 乙醇对出水口外部和出水口分别进行消毒,每次一根灭菌棉签。打开采样开关,放水一段时间后,手卫生,戴手套,用一次性无菌注射器抽取治疗用水至采样瓶中,盖紧瓶口尽快送检。独立包装的治疗用水开封后应在 24h 内抽取检样,注入采样瓶,盖紧瓶口尽快送检。采用倾注平板法,于(36±1)℃培养 48h 后进行菌落计数,48h 后若为阴性,可继续培养 24h 后再检查。

5. **注意事项** ①打开透析用水阀门,放流至少 30s。②应先消毒出水口外面,再消毒出水口,每次一根棉签,再放流 5s。③应使用无热原采样瓶。

二、透析用水内毒素检测

采用鲎试剂法检测内毒素,方法主要包括:凝胶法、终点浊度法、动态浊度法、终点显色法、动态显色法、免疫学方法。本节重点介绍凝胶法。

1. **凝胶法** 鲎血液的有核变形细胞含有一种可凝性蛋白,该蛋白可与微量内毒素形成凝胶。凝胶法则是根据此原理测定血液或其他样品中的微量内毒素。

2. **采样部位** 与上述透析用水微生物监测采样部位相同。

3. **材料** 鲎试剂、采样瓶(无热源)、无菌试管、一次性注射器等。

4. **采样频率** 应每季度至少 1 次。

5. **检测步骤** 取 8 支分含一定浓度 0.1mL 鲎试剂(含可凝性蛋白)溶液的试管,其中阳性对照管 2 支,阴性对照管 2 支,待测样品管 2 支,待测样品阳性对照管 2 支。向阴性对照管中加入 0.1mL 待测样品;阳性对照管中加入 0.1mL 浓度为 2λ 的内毒素溶液,待测样品阳性对照管中加入 0.1mL 含 2λ 内毒素的待测样品;待测样品管加入 0.1mL 待测样品。密闭试管口,轻轻混匀,将试管垂直置于 37℃ 孵箱中孵育 1h,其间避免任何震动,取出后观察结果。

将试管缓慢翻转 180°,若管内内容物呈凝胶状,不变形,且不从管壁滑脱者记为阳性;若不呈凝胶状或虽成凝胶状但不能保持完整并从管壁滑脱者记为阴性。

6. **注意事项** ①各种对照管的正常结果及异常原因分析:阴性对照管均应为阴性,阳性对照管、待测样品阳性对照管均应为阳性。若阴性对照管为阳性,表明鲎试剂或待测样品或实验器具受到污染;若阳性对照管为阴性,表明鲎试剂或标准内毒素已失效,或鲎试剂的灵敏度及标准内毒素的效价标示不准确,或标准内毒素的稀释有误;待测样品阳性对照管为阴性,表明反应体系内可能有抑制反应的干扰因素存在。②应使用无热原采样瓶。③取样过程应保持无菌,时间要短,动作要快,减少污染。④送检过程中采样瓶一定要密封。⑤有些物质可能引起内毒素检测的假阳(阴)性,故首次使用检测试剂盒时,待测样品须进行干扰实验,方法参见《中华人民共和国药典》。

三、结果判读

根据《血液透析和相关治疗用水》(YY 0572-2015)等要求,治疗用水消毒效果结果判读见表21-9-1。

表21-9-1　治疗用水微生物检测标准

分类	细菌菌落总数(CFU/mL)	致病菌	内毒素(EU/mL)
血液透析用水	≤100	不得检出	≤0.25
口腔治疗用水	≤100	不得检出	–
其他自制治疗用水	根据使用目的不同分别进行判断		

第十节　紫外线灯监测

紫外线是指电磁波谱中波长从10~400nm辐射的总称,不能引起人们视觉。当微生物被照射时,体内蛋白质、酶、核酸的结构发生变化,微生物生长繁殖受到抑制而死亡。紫外线以250~270nm波长的杀菌能力最强。适用于室内空气、物体表面和水及其他液体的消毒。医疗机构日常使用过程中应做好紫外线消毒效果的监测,主要是对辐照强度进行检测,方法包括:指示卡测定法和辐照计测定法。

一、指示卡测定法

1. **监测频率**　紫外线灯安置后及使用前均应进行强度测试,使用中的紫外线灯管的照射强度监测应至少每半年监测1次。

2. **材料**　紫外线强度照射指示卡、标尺(标尺测量范围≥1m,一端含紫外灯挂钩,另一端可安放指示卡)。

3. **检测步骤**　在待测紫外灯上挂好标尺,开启紫外线灯5min,然后将指示卡有图案一面朝上置于紫外线灯下垂直距离1m处,照射1min后,关掉紫外线灯。指示卡正面涂有乳白色光敏色块,色块会根据紫外线照射强度的不同而呈现不同程度的紫色。观察指示卡色块的颜色,将指示卡色块的颜色与"灯管强度90μW/cm²"及"灯管强度70μW/cm²"标准色块进行比较,判定结果。

4. **注意事项**　①紫外线强度照射指示卡应获得相关部门的消毒产品卫生许可批件,并且在有效期内使用。②应及时判定结果,放置时间过久,指示卡光敏涂料的颜色会随着时间延长而变淡。③指示卡应用避光保存,以免光敏材料遇日光照射变色而影响测定结果。④测量前,应保持紫外线灯清洁。⑤测试时注意个人防护,勿直视灯管,并穿戴防护眼镜、防护服、手套等,避免灼伤角膜、皮肤。

二、辐照计测定法

1. **监测频率**　同紫外线指示卡。

2. **材料**　紫外线辐照计、标尺。

3. **检测步骤**　根据辐照计说明书,辐照计探头用插头和插座连接以及仪器准备,并确认显示屏读数为"0"。挂好标尺,开启紫外线灯 5min 后,将紫外线辐照计探头置于待检紫外线灯下垂直距离 1m 的标尺上,特殊紫外线灯按说明书在推荐使用的距离下测定,待辐照计显示数据稳定后,读取仪表读数,即为该紫外线灯的辐射照度值。

4. **注意事项**　①测定时需保证电压为(220V±5V,测量房间温度应为 20~25℃,相对湿度应<60%;②紫外线辐照计应每年由计量部门进行检定,并在检定的效期内使用;③测试时应注意个人防护。

三、结果判读

根据《医院消毒卫生标准》(GB 15982-2012)、《紫外线杀菌灯》(GB 19258-2012)等的要求,结果判读见表 21-10-1。

表 21-10-1　紫外线灯辐照强度标准

分类	辐照强度($\mu W/cm^2$)
30W 使用中紫外线灯管	≥70
30W 普通直管型紫外线灯,新灯管	≥90
30W 高强度紫外线灯	≥180

第十一节　消毒器械消毒灭菌效果监测

消毒器械(disinfecting apparatus)消毒灭菌效果监测的项目主要包括:杀菌因子强度测定和工作环境中有害物浓度(强度)测定。杀菌因子是指消毒器械所产生的具有杀菌作用的物理或化学因子。物理因子包括紫外线、微波等。对物理杀菌因子应测定其规定杀菌条件下的强度,如对紫外线杀菌器材应测定其辐照度值。此处化学因子是指由消毒器械产生具有杀菌作用的化学物质,常见有臭氧、环氧乙烷等。

一、检测方法

(一) 杀菌因子强度或浓度的测定

紫外线辐照强度的测定参见本章第七节及《消毒技术规范》(2002 版)相关内容。其他杀菌因子强度或浓度的测定参照《消毒技术规范》(2002 版)或其他国家、企业标准规定的方法进行检测。

(二) 工作环境中有害物浓度(强度)测定

按《消毒技术规范》(2002 版)或相关标准规定的方法进行检测。

1. 丁子香酚分光光度法测定臭氧浓度

(1)原理:空气中臭氧与丁子香酚反应生成甲醛,甲醛与二氯亚硫酸汞钠及盐酸副玫瑰苯胺反应生成紫红色化合物,用分光光度计在 560nm 波长下测定吸光度,进行定量。

(2)标准曲线:取 5~8 支具塞比色管,分别加入 0.0~2.0mL,5.0μg/mL 甲醛标准溶液,各加水至 5.0mL。配成 0.0~2.0μg/mL 浓度范围的甲醛标准系列。然后,向各标准管中加入 0.5mL 二氯亚硫酸汞钠溶液,混匀,加入 0.5mL 盐酸副玫瑰苯胺溶液,再混匀;置 30℃ 水浴中 20min 后,用分光光度计在 560nm 波长下,分别测定标准系列各浓度的吸光度。以测得的吸光度对相应的甲醛浓度(μg/mL)进行线性回归,计算线性回归方程,其相关系数应 ≥0.999。

(3)样品测定:按照测定标准系列的操作条件,测定样品溶液和样品空白溶液的吸光度值,根据线性回归方程计算得出样品溶液中甲醛的浓度(μg/mL)。若样品溶液中甲醛浓度超过测定范围,用水稀释后再测定,计算时乘以相应的稀释倍数。

(4)计算按公式 21-11-1 进行:

$$C=\frac{10C_0}{V_0}\times 2.46 \qquad\qquad 式(21\text{-}11\text{-}1)$$

式中:C 为空气样品中臭氧的含量(mg/m³);C_0 为测得样品溶液中甲醛的浓度(μg/mL);V_0 为标准采样体积(L)。

2. 气相色谱法测环氧乙烷浓度

(1)色谱参考条件:色谱柱:2m×4mm 不锈钢柱;FFAP:6201 担体=10:100;柱温:70℃;气化室温度:120℃;检测室温度:120℃;载气(N_2)流速:25mL/min。

(2)标准曲线:用微量注射器抽取一定量环氧乙烷纯气(在标准状况下 1.0mL 环氧乙烷气体的质量为 1.8302mg)注入 100mL 注射器中,用清洁空气稀释至 100mL,配成一定浓度的环氧乙烷标准气。用清洁空气稀释标准气为 0.0μg/mL、0.002 5μg/mL、0.005 0μg/mL、0.010μg/mL、0.050μg/mL 及 0.10μg/mL 的环氧乙烷标准系列,垂直放置。分别进样 1.0mL,测定各标准系列。测量其峰高,以环氧乙烷峰高对其质量(μg)进行线性回归,计算线性回归方程。

(3)样品测定:按照测定标准系列的操作条件,抽取 1.0mL 用大气采样器在现场采集的空气样品直接进样(注意记录温度及气压),测其峰高,根据线性回归方程计算空气样品中环氧乙烷含量。

(4)计算按公式(21-11-2)和公式(21-11-3)进行:

$$C=\frac{m\times 1\,000}{V_0} \qquad\qquad 式(21\text{-}11\text{-}2)$$

$$V_0=\frac{V\times 273}{273+t}\times\frac{P}{101.3} \qquad\qquad 式(21\text{-}11\text{-}3)$$

式中:C 为空气样品中环氧乙烷的含量(mg/m³);V 为进样体积(mL);p 为测定样品时的气压(KPa);t 为测定样品时的温度(℃);m 为样品中环氧乙烷的质量(μg);V_0 为换算为标准状况下的样品体积(mL)。

二、结果判读

根据《医院消毒卫生标准》(GB 15982-2012)规定,工作环境中消毒器械产生的有害物浓度(强度)应符合相关规定。产生臭氧的消毒器械工作环境中臭氧的浓度应<0.16mg/m³。

环氧乙烷灭菌器工作环境中环氧乙烷的浓度应<2mg/m³。

第十二节　医院污水消毒监测

医院污水（waste water）主要来源于三类，一是来源于医院办公室、厨房等污水及天然雨水的生活污水；二是来源于病房、手术室、供应室等的含大量细菌、病毒、寄生虫卵的污水；三是来源于检验科、药剂科等含有各种废弃试剂、废弃药液、有机溶剂、酸碱、重金属的有毒污水。医院污水不经处理即行排放，势必污染环境，危害人体健康。因此，医院污水必须经过净化处理与消毒，达到排放标准后才能排放。目前医院污水的消毒常采用含氯消毒剂，下面主要介绍医院污水消毒效果监测指标中余氯和部分微生物指标的检测方法。

一、污水总余氯量的检测方法

1. **采样时间**　传染病、结核病医疗机构应在消毒后 1.5h 进行采样，综合性医疗机构和其他医疗机构应在消毒后 1h 进行采样。

2. **采样频率**　每日监测不少于 2 次。

3. **材料**　采样瓶、一次性注射器、余氯标准比色管、甲土立丁（邻联甲苯胺）溶液、试管等。

4. **检测步骤**　采样人员穿好工作服、防水围裙、防水靴，戴帽子、口罩、手套。在污水排出口用采样瓶取一定量污水，用注射器抽取 10mL 澄清后的待测污水入试管中，加入 4~6 滴甲土立丁溶液充分摇匀后与余氯标准比色管进行比色。

5. **注意事项**　①余氯测试时，要注意调整并控制待测污水温度为 15~20℃；②立即比色所得结果为游离性余氯，样品静置于暗处 15min 后比色所得结果为总余氯，总余氯减去游离性余氯即为化合性余氯的含量。

6. **结果判读**　根据《医疗机构水污染物排放标准》（GB 18466-2005）要求，传染病、结核病医疗机构接触池出口总余氯为 6.5~10mg/L；综合性医疗机构和其他医疗机构接触池出口总余氯排放标准为 3~10mg/L，预处理标准为 2~8mg/L。

二、污水中粪大肠菌群、沙门菌、志贺菌、结核杆菌的检测方法

1. **采样时间**　消毒后、排放前采样。

2. **采样频率**　粪大肠菌群每月监测至少 1 次，沙门菌每季度监测至少 1 次，志贺菌每年监测至少 2 次，结核病医疗机构根据需要监测结核杆菌。

3. **材料**　采样瓶、样品瓶、送检箱、检测相应目的菌的各种培养基等。

4. **样品采集**　采样人员穿好工作服、防水围裙、防水靴，戴帽子、口罩、手套。在污水排出口取有代表性污水 200mL，将采集到的污水注入样品瓶并放入送检箱尽快送检，防止外溢。

5. **粪大肠菌群、沙门菌、志贺菌、结核杆菌的检测**

（1）粪大肠菌群的测定步骤如下：采集不少于 200mL 污水（不少于 200g 污泥），使用前充分混匀。如待测样品为经氯消毒的污水，应使用适量 5% 硫代硫酸钠溶液对余氯进行中和。①样品处理：预计样品中粪大肠菌群的数量，接种 3 个连续稀释后的样品，充分混匀。

②发酵试验:将样品接种于含小倒管的乳糖胆盐培养液(44℃培养24h)。③平板分离:将产酸发酵管液接种于EMB,置37℃培养18~24h。④菌落鉴定:挑取可疑菌落进行革兰氏染色和镜检。可疑菌落形态包括:具有金属光泽的深紫黑色菌落;金属光泽不明显的紫黑色菌落;菌落边缘呈淡紫红色。挑取半个可疑菌落进行革兰氏染色,如为革兰氏阴性无芽孢杆菌,则挑取上述典型菌落1~3个接种于含5mL乳糖蛋白胨培养液和小倒管的试管内,44℃培养24h。产酸产气试管记为粪大肠菌群阳性管。⑤菌群计数:根据产酸产气的阳性管数查最可能数(most probable number,MPN)表。⑥检验报告:基于粪大肠菌群MPN检测结果,报告1L污水/1g污泥样品中粪大肠菌群MPN值,根据相关标准报告样品中粪大肠菌群是否超标。

(2) 沙门菌的测定步骤如下:①污水样品处理与增菌:无菌采集200mL污水,通过无菌滤膜抽滤。用100mL二倍浓度SF增菌液将滤膜上截留的残渣洗到灭菌容器中,充分摇匀后于恒温培养箱中(36±1)℃培养24h。污泥样品处理与增菌:无菌采集污泥20g,用200mL灭菌水充分混匀,制成1:10混悬液。取混悬液100mL,加入到装有100mL二倍浓度SF增菌液的灭菌容器中,充分摇匀后于恒温培养箱中(36±1)℃培养24h。如待测样品为经氯消毒的污水,应使用适量5%硫代硫酸钠溶液对余氯进行中和。②平板分离:将增菌培养液分别接种于SS平板和BS平板,于恒温培养箱中(36±1)℃培养24~48h。每个平板挑选至少5个可疑菌落(SS平板:无色透明或中间有黑心的直径1~2mm菌落;BS平板:黑色/灰绿色菌落)接种TSI培养基,于恒温培养箱中(36±1)℃培养18~24h。③细菌鉴定:根据GB 18466-2005进行生化和血清学鉴定。④检验报告:根据检测结果,报告一定体积样品中检出或未检出沙门菌。

(3) 志贺菌的测定步骤如下:①污水样品处理与增菌:无菌采集200mL污水,通过无菌滤膜抽滤。用100mL二倍浓度GN增菌液将滤膜上截留的残渣洗到灭菌容器中,充分摇匀后于恒温培养箱中(36±1)℃培养6~8h。污泥样品处理与增菌:无菌采集污泥30g,用300mL灭菌水充分混匀后取混悬液100mL,加入到装有100mL二倍浓度GN增菌液的灭菌容器中,充分摇匀后于恒温培养箱中(36±1)℃培养6~8h。如待测样品为经氯消毒的污水,应使用适量5%硫代硫酸钠溶液对余氯进行中和。②平板分离:将增菌培养液分别接种于SS平板和EMB平板,于恒温培养箱中(36±1)℃培养24h。每个平板挑选至少5个可疑菌落(SS平板/EMB平板:无色透明,直径1~1.5mm菌落)接种TSI培养基,于恒温培养箱中(36±1)℃培养18~24h。③细菌鉴定:根据GB 18466-2005进行生化和血清学鉴定。④检验报告:根据检测结果,报告一定体积样品中检出或未检出志贺菌。

(4) 结核杆菌的测定步骤如下:

1) 污水样品处理与集菌:①过滤离心法:用0.3~0.5μm的无菌乙酸纤维滤膜对500mL污水进行抽滤,将同一份水样的数张滤膜集中于同一烧杯中。用100~200mL浓度为4%硫酸溶液将滤膜反复冲洗,静置30min后将洗液收集至离心管中,3 000r/min(4℃或常温)离心30min,弃上清后于沉淀物中加入1mL灭菌生理盐水,混匀后供接种用。②直接离心法:水样500mL,分装至多个(50mL/200mL)灭菌离心管中,3 000r/min(4℃或常温)离心30min。源自同一份样品的沉淀物集中同一试管,加等量4%硫酸静置30min,供接种用。

2) 接种培养:①污水集菌液接种:全部接种至改良罗氏培养基或小川氏培养基培养管内斜面上,每支培养管接种量为0.1mL。②污泥集菌液接种:每个样品吸取两个0.1mL,分别接种至改良罗氏培养基和小川氏培养基培养管内斜面上。将已接种的培养基置37℃培养箱中,培养2周后开始观察结果,每周2次,通常需培养8周。③细菌鉴定:根据GB 18466-2005,将可疑菌落进行致病力试验。④检验报告:根据检测结果,报告一定体积样品中检出或未检出结核杆菌。

6. **注意事项**　实验过程中所需材料均经过灭菌处理,整个过程需遵循无菌操作原则,设置对照,并做好原始记录和标识。

7. **结果判读**　根据《医疗机构水污染物排放标准》(GB 18466-2005)要求,结果判读见表21-12-1。

表 21-12-1　医院污水微生物指标排放标准

分类		粪大肠菌群(MPN/L)	肠道病毒、肠道致病菌
综合性医疗机构	排放标准	≤500	不得检出
其他医疗机构	预处理标准	≤5 000	—
传染病、结核病医疗机构	排放标准	≤100	不得检出

第十三节　疫点(区)消毒效果监测

疫源地是指现存在或曾经存在传染源的场所和传染源可能播散病原体的范围。为确保疫点(epidemic spot)和疫区(epidemic area)的消毒质量,保证传染病病原体被彻底杀灭,有效阻止其传播流行,需对疫点(区)被污染的环境和物品进行消毒。常采用微生物学指标来评价各种消毒措施对疫点(区)中被污染的环境和物品的消毒效果,以作为是否达到消毒合格的依据。监测的对象包括:室内外环境表面与空气、污染用具(如被褥、茶具、食具、玩具等)、排泄物、分泌物、呕吐物、水源水等。检测项目包括:活菌培养计数、相应致病菌与相关指标菌。

一、环境和物品微生物检测方法

空气中和物体表面细菌菌落总数的检测方法参考医院消毒卫生标准;医疗机构污水的检测方法参考本章第十二节;致病微生物及其余指标的检测方法参考本章第十二节及其他国家相关标准。疫源地消毒处理原则和消毒方法参见本书第二十五章。

二、注意事项

1. 进行疫源地消毒效果监测时需做好个人防护,严格按照相关标准规范操作,必要时需进行预防接种。

2. 应选择经证实有效的中和剂或中和方法。

3. 样本应在4h内送检。

4. 相应致病菌与相关指示菌的采样、分离与鉴定,可参照有关传染病诊断、消毒方面的国家标准和规范,由具备相应检验能力的专业机构进行。

三、结果判读

根据《疫源地消毒总则》(GB 19193-2015)和《消毒技术规范》(2002版)要求,结果判读见表21-13-1。

表 21-13-1 疫点(区)消毒效果合格标准

分类	病原微生物	自然菌消亡率
空气消毒后	不得检出指示微生物或目标微生物	≥90%
物体表面消毒后	—	≤90%
医疗机构污水消毒后	不得检出肠道病毒、肠道致病菌	—
排泄物、分泌物消毒后	不得检出病原微生物或目标微生物	—
被病原微生物污染的血液消毒后	不得检出指示微生物或目标微生物	—

（左浩江 编　陈昭斌 审）

 小　结

　　本章简要介绍了医疗卫生机构消毒和消毒效果监测,消毒主要包括医务人员手、皮肤和黏膜消毒,血液消毒,尸体、组织和器官消毒,室内空气消毒,物体表面消毒,医疗器械消毒;消毒效果监测内容有一次性使用医疗和卫生用品消毒监测,使用中灭菌剂和消毒剂监测,治疗用水消毒监测,紫外线灯监测,消毒器械消毒灭菌效果监测,医院污水消毒监测和疫点(区)消毒效果监测。

 思考题

　　1. 简述医疗卫生机构消毒所涉及哪些方面。
　　2. 简述医院室内空气消毒方法。
　　3. 简述医务人员手、皮肤和黏膜消毒方法。
　　4. 简述使用中灭菌剂和消毒剂的监测内容。

（王　永　左浩江 编　陈昭斌 审）

第二十二章

托幼机构和学校消毒

托幼机构和学校消毒工作非常重要。尽管目前国家尚未出台有关托幼机构和学校消毒方面统一的卫生标准,但各省市有各自有关托幼机构消毒质量监测方案。有资料表明,我国突发事件中,学校突发公共卫生事件占 70% 以上,且超过 80% 的学校突发公共卫生事件为传染病事件。我国突发诺如病毒聚集和暴发疫情中,发生在学校和托幼机构的疫情数占总疫情数的绝大多数。因此,应加强托幼机构和学校的消毒工作。

第一节　托幼机构消毒

托幼机构(nurseries and kindergartens)的幼儿因其自身免疫功能尚不健全,身体抵御疾病的能力比较弱,机体容易受到感染性疾病的影响。托幼机构的幼儿高度集中,相互接触频繁,一旦有传染源,容易发生传染病的传播流行。采取清洁和消毒等综合措施,可有效预防和控制托幼机构内传染病的传播流行。

一、托幼机构消毒的法规和标准

依据我国地方标准《托幼机构消毒卫生规范》(DB32/T 776-2015)的要求:

1. **托幼机构内环境**　整洁,并有绿化、防尘措施,有一定面积的绿化场地和室外活动场所,应做到无积水、无垃圾、无蚊蝇孳生地和无鼠害。

2. **活动室、教室和寝室等场所**　应有纱窗和纱门等设施,防止苍蝇、蚊子等有害生物侵入和隐匿。幼儿被褥应单独叠放,不得混杂堆叠在一起。室内保持空气流通,每日至少开窗通风 2 次,每次 10~15min,在不适宜开窗通风时,每日应当采取其他方法对室内空气消毒 2次。餐桌、床围栏、门把手、水龙头等物体表面每天清水擦拭,地面湿式打扫,保持清洁,并参照《托儿所幼儿园卫生保健工作规范》定期进行预防性消毒,传染病流行季节,每日消毒至少1 次。

3. **托幼机构的食堂(营养室、厨房)**　必须取得国家食品药品监督管理总局发放的食品安全资质。厨房应有完好纱门、纱窗,配有冷藏设备以及消毒、盥洗、污水排放、存放垃圾和封闭废弃物的设施。备餐间不得装有自来水和下水道。砧板每天用完后涮洗干净,再用沸水烫一遍,晾干。生、熟食砧板、刀具分开,必要时用消毒剂浸泡消毒。

4. **餐具、饮具和盛放直接入口食品的容器**　使用前必须洗净、消毒,严格执行一洗、二清、三消毒、四保洁制度,符合《食品安全国家标准　消毒餐(饮)具》(GB 14934-2016)相关要求。

5. **饮用水**　提供的饮用水应符合《生活饮用水卫生标准》(GB 5749-2006)国家相关标准要求。

6. **卫生间**　采用水冲式便池,便器每日消毒;接触皮肤部位要及时消毒。突发肠道疾病患儿应及时就诊,及时消毒。

7. **儿童接触的用具、玩具**　应每周至少进行一次清洗消毒,传染病流行季节每日一次。

8. **卫生制度**　建立严格的卫生制度,如晨检制度和全日观察制度、儿童健康检查制度和消毒隔离制度,并建立登记制度;体温表、压舌板等每次用完之后清洗消毒。

9. **工作人员**　应身体健康,每年健康体检一次,取得健康证方可上岗。工作人员应注重个人卫生。做到勤理发、勤洗澡、勤剪指甲、勤换洗衣服。工作服要勤洗勤换,定期消毒。保教人员和园医上岗前应接受卫生防病消毒知识培训,合格后方可上岗,掌握消毒药械的使用方法。

10. **使用的消毒药械**　必须符合国家相关规定要求,有专人保管,存放安全,标识醒目,并在有效期内正确使用。

11. **出现传染病疫情时的消毒处理**　应依据《疫源地消毒总则》(GB 19193)做好随时消毒和终末消毒。消毒的重点应与传染病传播途径相一致。肠道传染病应加强物体表面、手、餐具和饮用水消毒,呼吸道传染病应加强室内空气、手和物体表面等消毒。

二、托幼机构消毒的执行

托幼机构的日常预防性消毒,由托幼机构自己负责进行,由保教人员和园医具体落实。当发生传染病疫情时,由疾病预防控制中心派出消毒专业人员进行,做好随时消毒和终末消毒。

三、托幼机构消毒的监督

托幼机构消毒的监督由卫生监督部门进行,消毒效果监测检验由疾病预防控制中心进行。

四、国外托幼机构消毒管理

美国部分州在学校、幼儿准入要求中对消毒也有相关规定,例如加利福尼亚州在幼儿服务许可法规中强制规定必须配备卫生和消毒设施。

第二节　中小学校及高等院校消毒

中小学校(primary and middle school)和高等院校(colleges and universities)是人群高度密集的重要场所。来自不同地方、全国乃至世界各地学生汇集在一起,集体在教室学习、集体在食堂就餐,集体在宿舍居住,学生之间接触密切。传染源进入学校的风险时刻都存在,一旦发生传染病,容易造成传染病疫情的传播蔓延和暴发流行。消毒对学校预防和控制传染病至关重要,也是确保学生的饮食安全、学习环境安全的必须措施。

一、中小学校及高等院校消毒的法规和标准

中小学校及高等院校的消毒十分重要,国家制定有相应的法规和标准,学校的消毒工作

应遵守《消毒管理办法》和《消毒技术规范》的相关要求。

1. **我国《学校卫生工作条例》规定**　普通高等学校、中等专业学校、技工学校和规模较大的农业中学、职业中学、普通中小学,可以设立卫生管理机构,管理学校的卫生工作。普通高等学校设校医院或者卫生科。校医院应当设保健科(室),负责师生的卫生保健工作。各级卫生行政部门对学校内影响学生健康的学习、生活、劳动、环境、食品等方面的卫生和传染病防治工作实行卫生监督,各级疾病预防控制机构应对学校卫生工作实施监测,以改善学校环境和教学卫生条件。

2. **我国《学校卫生综合评价》规定**　学校的卫生监测主要包括学校食品安全(食饮具消毒)、生活饮用水卫生、教室环境卫生、生活环境卫生和公共场所卫生。学校食品安全中餐(饮)具消毒监测,应按照《食品安全国家标准　消毒餐(饮)具》(GB 14934-2016)的规定,对食(饮)具消毒的感官指标、理化指标、微生物指标进行监测;根据《中小学校传染病预防控制工作管理规范》(GB 28932-2012),学校应按照《生活饮用水卫生标准》(GB 5749-2006)和《中小学校教室换气卫生标准国家标准》(GB/T 17226-1998)等有关标准的规定保障学生的饮食、饮用水安全,提供安全、卫生的环境设施,消除鼠害和蚊、蝇、蟑等病媒生物的危害。

3. **根据中国的《关于开展中小学校卫生监督监测试点工作的通知》**　在北京、辽宁、上海等7个省(区、市)开展中小学校卫生监督监测试点工作。根据中国的《学校卫生监督工作规范》和《关于开展中小学校卫生监督监测试点工作的通知》要求,各省(区、市)结合实际情况,开展中小学校教学和生活环境、传染病防控、饮用水等卫生监督工作,监督频次原则上每年不少于2次,生活饮用水等九个监测项目的监测频次每年不少于1次。涉及消毒学检验的内容主要有餐(饮)具消毒、生活饮用水、游泳场馆和浴室等。

4. **依据原卫生部、教育部《中小学校卫生监督监测试点工作方案》**　试点学校卫生监测评价表中对于各检测指标的卫生要求:生活饮用水的余氯、细菌总数、总大肠菌群、浊度、pH 值、色度、肉眼可见物、嗅味及其他指标等应符合国家相关标准要求;浴池池水浊度≤0 度;游泳池水细菌总数≤1 000CFU/mL、大肠菌群≤18CFU/L、浑浊度≤5 度、余氯 0.3～0.5mg/L、空气细菌总数(撞击法)≤4 000CFU/m^3 等。

5. **学校卫生技术标准**　国家卫生健康委陆续出台了学校传染病防控相关标准,其中对于学校的消毒工作均提出了相关要求。国家标准《中小学校传染病预防控制工作管理规范》(GB 28932-2012)中规定学校应在卫生部门的技术指导下制订消毒制度,学校要配合属地疾病预防控制机构对疫点开展消毒、疫情调查和宣传教育等工作。卫生行业标准《普通高等学校传染病预防控制指南》(WS/T 642-2018)中提出传染病流行季节应加强教室、图书馆、实验室、食堂、学生宿舍、礼堂等人群聚集场所的通风换气和校园公共设施及公用器具的保洁和消毒工作。国家标准《学生宿舍卫生要求及管理规范》(GB 31177-2014)中提出学生宿舍应定期进行室内空气及卧具等消毒,并做好消毒记录。推荐性国家标准《学生健康检查技术规范》(GB/T 26343-2010)中提出沙眼检查中要配备常用快速手消毒剂:醇类与胍类(醋酸氯己定等)复配的手消毒液;75%乙醇溶液;有效碘含量为 5 000mg/L 的碘伏溶液;氧化电位水等。在接触有眼部疾患的患者后,应使用快速手消毒剂搓擦双手 2min。卫生行业标准《学生营养餐生产企业卫生规范》(WS 103-1999)中提出各种饮具、用具、容器用后洗刷干净,如盛熟食前还必须消毒,学生营养餐要设专门的配餐间,内设空调、紫外线灭菌灯、缓冲间、清洗消毒池等设施。国家标准《中小学校教室换气卫生标准》(GB/T 17226-2017)中规定教室必要换气量小学生、初中生和高中生不宜低于 20m³/(h·人)、25m³/(h·人)和 32m³/(h·人)。

6. 学校消毒相关技术标准　餐饮具的消毒效果要符合国家标准《食品安全国家标准 消毒餐(饮)具》(GB 14934-2016),所用消毒剂要符合国家标准《食品安全国家标准 消毒剂》(GB 14930.2-2012)。学校空调消毒要符合《公共场所集中空调通风系统清洗消毒规范》(WS/T 396-2012),传染病消毒要符合国家标准《疫源地消毒总则》(GB 19193-2015)的要求,所用消毒剂要符合国家标准《疫源地消毒剂卫生要求》(GB 27953-2011)的要求,用于物体表面、空气、手、皮肤和黏膜消毒的消毒剂还要符合国家标准《普通物体表面消毒剂的卫生要求》(GB 27952-2011)、《空气消毒剂卫生要求》(GB 27948-2011)、《手消毒剂卫生要求》(GB 27950-2011)、《皮肤消毒剂卫生要求》(GB 27951-2011)、《黏膜消毒剂通用要求》(GB 27954-2011)的要求。

7. 学校消毒相关技术文件　2003 年中国疾控中心针对学校消毒发布了《公共场所、学校、托幼机构传染性非典型肺炎预防性消毒措施指导原则(试行)》。各省市针对学校消毒出台了相关技术文件。2018 年《北京市中小学校卫生防病工作技术规范》将学校消毒措施作为该规范的主要内容之一,提出了发生传染病疫情时消毒的原则和依据,同时对日常预防性消毒工作中,不同区域的消毒频率、消毒方法提出具体要求。2017 年上海市的《关于进一步加强本市托幼机构和中小学校消毒隔离工作的通知》,其中的附件《上海市托幼机构和中小学校消毒隔离工作要求》对托幼机构和中小学校消毒隔离工作内容和工作要求提出了明确要求。同年上海市疾控中心制定的《上海市托幼机构和中小学校消毒技术规范》,对托幼机构和中小学校消毒原则、日常预防性消毒、传染病流行期间消毒、发生传染病时的消毒进行细化规定。2009 年,深圳市就曾为加强甲型 H1N1 流感控制工作,从市教育局的层面,面向全市学校发出关于安装紫外线消毒灯有效防控学校呼吸道传染病的通知。

二、中小学校及高等院校消毒的执行

中小学校及高等院校的日常预防性消毒,由中小学校及高等院校自己负责进行,由专门负责消毒卫生工作的部门和人员具体落实。当发生传染病疫情时,由疾病预防控制中心派出消毒专业人员进行,做好随时消毒和终末消毒。

三、中小学校及高等院校消毒的监督

中小学校及高等院校消毒的监督由卫生监督部门进行,消毒效果监测检验由疾病预防控制中心进行。

四、国外学校消毒管理

国外学校卫生消毒相关法规和标准以美国最为全面。美国学校卫生消毒的技术标准以学校清洁、消毒指南为主,其中针对不同传染病的消毒指南较多。美国 CDC 制定了《学校减缓流感传播的清洁和消毒指引》(*How To Clean and Disinfect Schools To Help Slow the Spread of Flu*),《应对耐甲氧西林金黄色葡萄球菌(MRSA)的体育设施清洁和消毒》(*Cleaning & Disinfecting Athletic Facilities for MRSA*),美国密歇根州公共健康部也出台了《应对诸如病毒的环境清洁和消毒指南》(*Guidelines For Environmental Cleaning And Disinfection of Norovirus*)。

针对学校环境和教室的日常清洁和消毒,美国和加拿大制定了相应的规定。美国教育协会制定了《学校范围内的清洁、卫生和针对性消毒》(*Cleaning, Sanitizing, and Targeted Disinfecting School Wide*)和《教室内的清洁、卫生和针对性消毒》(*Cleaning, Sanitizing, and Targeted Disinfecting in the Classroom*)。加拿大的安大略省出台了《学校环境的清洁和消毒》(*Environmental Cleaning and Disinfection in the School Environment*)。美国康涅狄格州发布《安全和健康的方法有效清洁学校的指南》(*Guidance Document Cleaning School Effectively the Safe and Healthy Way*)。美国《国家健康和安全绩效标准》(*National Health and Safety Performance Standards*)中还列出了清洁、卫生和消毒的频率表(*Cleaning, Sanitizing, and Disinfecting Frequency Table*)。

 小 结

本章简要介绍了托幼机构消毒与中小学校及高等院校消毒。托幼机构消毒部分包括托幼机构消毒的法规和标准、托幼机构消毒的执行、托幼机构消毒的监督,以及国外托幼机构消毒管理情况。中小学校及高等院校消毒部分内容有消毒的法规和标准、消毒的执行、消毒的监督,以及国外学校消毒管理。

 思考题

1. 简述托幼机构的消毒卫生要求涉及哪些方面?
2. 简述中小学校及高等院校消毒法规和标准有哪些?

(陈昭斌 编 张朝武 审)

第二十三章

公共场所消毒

公共场所(public places)是供公众活动的场所。公共场所的人群密集度高、流动性大,人与人之间直接或间接接触频繁,有利于致病因子传播。消毒是预防和控制传染病的重要措施,对公共场所传染病预防和控制起到了重要作用。

第一节　公共场所消毒基本要求

一、公共场所概念

公共场所是由人工建成的供公众进行工作、学习、休息、娱乐、体育、参观、旅游等活动的场所。国务院于 1987 年颁布了《公共场所卫生管理条例》,该条例中公共场所包括 7 类:①宾馆、饭馆、旅店、招待所、车马店、咖啡馆、酒吧、茶座;②公共浴室、理发店、美容店;③影剧院、录像厅(室)、游艺厅(室)、舞厅、音乐厅;④体育场(馆)、游泳场(馆)、公园;⑤展览馆、博物馆、美术馆、图书馆;⑥商场(店)、书店;⑦候诊室、候车(机、船)室、公共交通工具。

二、各类公共场所消毒基本要求

1. **公共场所消毒频率**　消毒的频率应与公共场所消毒目标污染的情况相适应,并根据具体情况(传染病高发期、客流量、季节等)做适当调节。

2. **公共场所消毒方法的选择原则**

(1) 消毒效果可靠:所用的消毒剂和/或消毒器必须有确实的消毒效果,且影响消毒效果的因素较少,按规定的使用方法、剂量和作用时间使用,应能保证达到公共场所卫生标准规定的对微生物控制的指标。

(2) 对使用者和人群安全:所选用的消毒剂和/或消毒器必须对使用者安全,消毒后残留物和使用过程中的挥发物,对使用者和接触人群不应造成伤害。

(3) 对环境污染小:任何消毒剂的大量使用都可能对环境造成污染,包括对水体、空气和环境中的地表、用品、物体表面的污染。在选择消毒方法时,应尽量选择对环境污染小的消毒方法。

(4) 对消毒物品损坏小:几乎所有的化学消毒剂和大多数物理消毒法对消毒物品会有不同程度的损坏。在选择消毒方法时,必须考虑消毒方法对消毒对象的适应性,使消毒造成的损失减少到最小。

3. **消毒实施**　公共场所经营单位或消毒服务单位,需配备专职或兼职消毒员,且对消毒员进行岗前培训与日常监督。培训内容包括个人防护、消毒产品使用、消毒操作技术等。

第二节 公共场所消毒

一、公共场所卫生管理涉及的方面

按中华人民共和国卫生部令第80号要求,公共场所的卫生管理应至少包括以下方面:①空气质量、微小气候(湿度、温度、风速)、采光、照明、噪声;②水质;③顾客用具;④卫生设施;⑤集中空调通风系统。

二、公共场所消毒的管理与操作

1. 管理

(1)健全制度:公共场所消毒是一项经常性工作,必须健全消毒制度,配备专职或兼职消毒人员,提供必要的消毒设备或设施,并对消毒工作实施监督管理。

(2)方法适宜:公共场所的消毒对象很多,要根据不同的消毒对象正确选择消毒方法,才能保证消毒效果。

2. 操作

(1)在有效期内使用消毒产品。

(2)按照产品说明书或企业标准使用消毒产品。严格按照规定进行配制,固体消毒剂应充分溶解。保证消毒频次、消毒剂量及消毒作用时间达到产品的使用要求。当污染严重时,要适当加大消毒剂量或延长消毒时间。

(3)使用化学消毒产品后,应使用清水清除表面残留的消毒剂。

(4)配备适合的硬件设施,做好消毒操作者的个人防护。

(5)一般情况下,先清洗,后消毒。

三、公共场所消毒方法

1. 空气消毒 首选自然通风或开窗通风换气。通风条件不良的建筑,宜采用风扇加强通风换气。使用集中空调通风系统时,要保证足够的新风输入,定期对通风系统进行清洗和消毒。

传染病流行期间,如需要可采用如下方法:①在无人条件下,3%过氧化氢空气消毒剂,按 $15mL/m^3$ 喷雾消毒,密闭门窗作用30min,然后通风换气;②在无人条件下,有效含量2%的过氧乙酸水溶液,按 $15mL/m^3$ 喷雾消毒,密闭门窗作用30min,然后通风换气;③各类空气消毒机。按说明书使用紫外线空气消毒机、臭氧空气消毒机、过氧化氢空气消毒机、静电吸附式空气消毒机等。注意空气消毒机使用的适应性,是否可以在有人员活动的条件下使用,是否会对物体造成腐蚀等。

2. 水质消毒

(1)游泳池水:目前游泳池常用的消毒药剂主要有消毒剂、絮凝剂、杀藻剂及 pH 调节剂。应选择杀菌消毒能力强,并能保持持续杀菌;不造成水和环境污染,不改变池水水质;消毒残留物对人体无刺激或刺激性小,并对建筑结构、设备和管道腐蚀小的消毒剂。

常用消毒剂有漂白粉、次氯酸钠、二氯异氰尿酸钠、二水二氯异氰尿酸钠、三氯异氰尿酸、二氯海因、二溴海因等。常用的絮凝剂主要有氯化铝、明矾、硫酸铝。絮凝剂可使水里的杂质附着成团并沉淀,使水澄清。杀藻剂常用硫酸铜,但使用次数不宜过多。pH 值调节剂有盐酸、碳酸钠、碳酸氢钠。

也可以使用游泳池臭氧发生器。臭氧发生器对水体消毒,不存在残留和二次污染的问题,也能避免氯消毒残留物对人皮肤、黏膜、眼睛、头发的伤害。

（2）饮用水:公共场所提供的饮用水需达到饮用水的卫生标准,可采用煮沸、过滤等方法对水进行消毒处理。

3. 环境消毒

（1）地面:每天进行湿式清洁,并使用有效溴或有效氯含量为 250~500mg/L 的消毒溶液进行擦拭或喷雾消毒,作用时间 15~30min。

（2）物体表面:门窗、柜台、电梯、桌椅、门把手、话筒、水龙头、洗手池、座椅等经常使用或触摸的物体表面,每天进行湿式清洁,并使用有效溴或有效氯含量为 250~500mg/L 的消毒溶液进行擦拭消毒,作用时间 15~30min。

（3）电脑键盘、鼠标、点钞机、触摸屏、传真机、激光打印机等怕湿物品定期用 75% 的乙醇或专用清洁消毒剂进行消毒。

（4）水池、浴缸等用清水清洁后保持干燥洁净,可用有效溴或有效氯含量为 250~500mg/L 的消毒溶液擦拭消毒。

（5）便池、下水道可用有效溴或有效氯含量 1 000mg/L 的消毒溶液冲洗,停留 30min,然后用流动水冲洗。

4. 用具、用品、设备设施的消毒

（1）布草:宾馆、饭店、茶馆、酒吧、托幼机构、美容美发店等公共场所使用的床单、被套、枕套、毛巾、台布、座位套等织物先清洗后消毒。耐湿热的可用流通蒸汽 100℃ 作用 20~30min 或煮沸消毒作用 15~30min。不耐热的物品可用化学法消毒,在有效溴或有效氯含量为 250mg/L 的消毒溶液中浸泡 30min,或用含二氧化氯的消毒洗衣粉浸泡洗涤消毒,清洗晾干后备用。

（2）餐饮具:娱乐场所、宾馆、饭店、茶馆、酒吧、幼托机构等公共场所使用的餐具、茶具、炊具先清洁后消毒。按餐饮具的适用性可使用流通蒸汽 100℃ 作用 20min、煮沸消毒作用 15~30min 或消毒碗柜消毒;也可用含有效溴或有效氯含量为 250~500mg/L 的消毒溶液浸泡 30min,清洗后晾干备用。

（3）玩具、大型玩乐器械、体育运动设施:根据材质的适应性,塑料、橡皮、木器玩具耐热的小型器物可用煮沸法消毒 15~30min,不耐热的可用 250~500mg/L 有效溴或有效氯消毒剂浸泡 20~30min,消毒后用清水将残留药物冲净。纸质、长毛绒等玩具可用臭氧熏蒸消毒。大型玩乐器械和体育运动设施应定期进行湿性清洁,必要时可用 0.05%~0.1% 过氧乙酸溶液、含量为 250~500mg/L 的有效溴或有效氯消毒溶液擦拭消毒,然后用清水抹布擦去残留的消毒剂。

（4）图书、钱币:可使用环氧乙烷气体消毒、紫外线表面照射消毒、臭氧消毒、微波消毒、醛类消毒剂熏蒸消毒、消毒液表面擦拭消毒等方法。消毒方法可能会损坏图书或钱币的品相,需谨慎使用。

（5）游泳池、二次供水水箱：先将水抽尽，用长柄刷蘸取洗涤剂进行洗刷，洗刷后冲洗后，用有效含量500mg/L的二溴海因或二氧化氯喷洒或擦拭水箱壁和底部，使表面充分湿润，作用15min后，用自来水冲洗干净。

（6）垃圾桶、果皮箱、痰盂：垃圾桶、果皮箱、痰盂等要及时清理，每天用有效溴或有效氯含量250~500mg/L的消毒溶液喷洒内外表面，30min后用清水冲净。

（7）其他：宾馆、浴业等公共场所的拖鞋可用含二氧化氯、有效溴或有效氯含量为1 000mg/L的消毒溶液中浸泡30min，清洗晾干后备用。洗脚等盆具可用含二氧化氯、有效溴或有效氯含量为500mg/L的消毒溶液的消毒溶液浸泡30min，清洗晾干后备用。美容美发场所的推剪、剪刀等刀具可定期用75%的乙醇清洁消毒。进入人体组织、无菌器官的器具和物品，如暗疮针、耳洞针等必须达到灭菌水平。

小　结

本章简要介绍了公共场所消毒基本要求和公共场所消毒方法，前者包括公共场所概念和各类公共场所消毒基本要求。后者涉及公共场所消毒的管理与操作和各类公共场所的消毒方法。

思考题

1. 简述公共场所消毒方法的选择原则。
2. 简述公共场所消毒方法。

（李子尧　编　陈昭斌　审）

第二十四章

口 岸 消 毒

口岸(port)指国家制定的对外往来的门户,供往来人员、货物和交通工具出入国(边)境的港口、机场、车站和通道。口岸是国际货物运输的枢纽,是一种特殊的国际物流节点。口岸消毒是海关工作的重要组成部分,是出入境检验检疫工作的技术保障措施之一。

第一节　口岸消毒定义和内容

19世纪70年代初,由于当时泰国等东南亚国家霍乱流行,经船舶传入我国沿海地区再而扩散到全国各地,造成严重危害。为防止霍乱传入,1873年在上海港设立了我国第一个卫生检疫所,1930年成立了全国海港检疫管理处,统管全国卫生检疫事务,颁布检疫章程,1946年设立航空检疫,1949年在东北设立了一批陆路卫生检疫机构。1949年中华人民共和国成立后,相继颁布了《国境卫生检疫条例》等多部卫生检疫法规。1979年我国正式承认《国际卫生条例》,承担其规定的权利义务,并于1986年制定了《中华人民共和国国境卫生检疫法》,其后制定了《实施细则》,规定鼠疫、霍乱、黄热病为检疫传染病,流感、疟疾、登革热、脊髓灰质炎、斑疹伤寒、回归热为监测传染病,艾滋病、性病、麻风病、开放性肺结核、精神病为禁止入境疾病,同时对国境口岸和来自国外的交通工具、人员、货物、集装箱、行李、邮包及特殊物品的卫生检疫和卫生处理做出了明确的规定,使我国的国境卫生检疫和卫生处理工作从此全面走上了法制管理的道路。

一、口岸消毒的定义和意义

1. **口岸消毒的定义**　口岸消毒是依据《中华人民共和国国境卫生检疫法》及其实施细则、《国际卫生条例》(2005)等法律、法规,采用化学、物理等方法,对出入境的染疫或染疫嫌疑的出入境运载工具、集装箱、可能传播检疫传染病、监测传染病的行李、货物、邮包以及受污染的周围环境等,实施消毒的工作过程。

《国际卫生条例》(2005)已经于2007年6月实施,其中新条例对口岸消毒注入新的涵义。"口岸消毒"是指采用卫生措施,利用化学或物理因子的直接作用,控制或杀灭人体或动物身体表面或行李、货物、集装箱、交通工具、物品和邮包中(上)的传染性病原体的程序。

2. **口岸消毒的意义**　受到感染或污染或携带感染或污染源以至于构成公共卫生危害的出入境行李、货物、集装箱、交通工具、物品、邮包和骸骨等,在入境口岸必须采取消毒等措施,使其保持无感染源或污染源。作为主管当局检验检疫机构应该对其所实施的程序和处理效果进行评价和追踪,以保证消毒工作质量达到预定目标。

口岸消毒工作是检验检疫执法把关的重要内容和重要环节。按照国际通行规则，口岸消毒作为防止人类传染病在国际间的传播和扩散，保障人体健康，而采取的有效手段和措施。它是一种政府授权的强制性行为，必须按照进口国家法律法规所规定的范围和技术要求来实施。随着世界传染病疫情变化，一些传染病死灰复燃，还会出现一些新的传染病，对我国口岸卫生和人民身体健康会带来新的威胁。因此，必须要强化对口岸工作重要意义的认识，研究新情况，丰富新知识，面对新机遇，迎接新挑战。

二、口岸消毒的法律依据及主要内容

1. 口岸消毒的法律依据　目前我国涉及国境口岸消毒的法律法规主要有1986年全国人大常委会制定并通过的《中华人民共和国国境卫生检疫法》（以下简称《国境卫生检疫法》）及1989年国务院批准的《中华人民共和国国境卫生检疫法实施细则》（以下简称《实施细则》）、WHO的《国际卫生条例》、国家质检总局（国际市场监督管理总局）制定的有关管理规定及其他有关法律规定。

2. 口岸消毒的主要内容　①入境、出境的集装箱、行李、货物、邮包、废旧物等物品；②入境、出境的废旧物品和曾行驶于境外港口的废旧交通工具。

《国际卫生条例（2005）》规定：对人员、行李、货物、集装箱、交通工具、物品和（或）邮包应该采取卫生措施。

第二节　出入境交通工具消毒

出入境交通工具（immigration means of transport）的发展，加快了国际旅行的速度，方便了人们的往来，也为世界性贸易创造了有利条件，同时也给远距离传播疾病开了方便之门。世界上发生的3次鼠疫大流行都与交通工具携带病媒生物有密切关系；全球范围的7次霍乱大流行与人员往来有着直接的联系。这些历史的教训都说明了对出入境交通工具进行消毒处理的重要性，其目的正是为了防止国际间传染病的传播和蔓延，使其危险性降低到最小程度。

一、出入境交通工具种类及特点

1. 船舶　船舶运输具有运输量大、方便、运费低廉等优点，成为国际货物运输的主要方式。由于船舶载货（客）量大，航程远，沿途寄港多，人员接触频繁，它在航海运输和开展国际贸易的同时，往往可能将一个地方的病原微生物携带到另一地方而引起传染病传播；此外，国际海员或旅客本人若罹患某种传染病，可传染给陆地上的健康人群，引起传染病的远距离传播。因此，船舶运输早已成为传染病传播的重要途径。根据国际卫生检疫传染病历史考证，包括已经被消灭的天花、基本得到控制的斑疹伤寒和回归热，以及目前仍需保持高度警惕的鼠疫、霍乱、黄热病等传染病的流行，海上交通工具——船舶，确实起了重要的作用。船舶是国际上最早实施卫生检疫和消毒处理的对象。

2. 飞机　目前的各类航空器尤其是超大型航空器，其特点是载客、载货多，速度快，航程远，在中途停留时间短，续航时间长，甚至一次不着陆即可飞越洲际，因而深受国际旅行人员所欢迎。但由于机型越来越大，载客越来越多，携带病原体和传播传染病的机会也随之增多;现代航空器航程距离远,新的航线不断延伸和扩展,有的航空器经常往来或停落在传染病流行区;加上航空器起落的地区人群流动大、人员身份复杂、易感人多,不典型病人或处于潜伏期的人员携带的病原体,往往通过短时旅行而传播到其所到之处。因此,随之而来的旅行健康问题,是当前国境卫生检疫消毒工作中不容忽视的问题。

3. 列车　列车具有载客多、载货量大,乘客集中,旅客乘降频繁等特点,为疫病传播提供了一定的条件。历史上曾发生多起传染病在世界范围内沿陆地交通沿线远程传播的事件。

4. 汽车　出入境车辆来往频繁,在口岸、关口停留时间长短不一;随车出入境的旅客来往地区复杂,有的旅客乘车到达边境,有的来自疫区或经过疫区而未超过传染病潜伏期;车辆载运的货物和旅客携带的行李品种繁多,卫生状况复杂。因此,对其实施消毒处理是陆路卫生检疫,防止疫病从边境传入蔓延的重要措施。

5. 其他陆地边境交通工具　由于与我国毗邻的周边国家绝大多数是经济比较落后的发展中国家,各国情况比较复杂,传染病疫情频发,陆地口岸出入境人员身份、旅行情况复杂,所使用的交通工具类型多(如拖拉机、马车、牛车等),来往频繁,停留时间短,并且在入境前,往往经停宿传染病流行区,具有传入疫病的较大危险性。

二、出入境交通工具消毒指征

1. 预防性消毒　在无明确传染源的情况下,对有可能被病原微生物污染的物品、场所进行的消毒,如来自受染地区、有受染嫌疑的以及其他需要实施预防性消毒的交通工具。

2. 终末消毒　被下列传染病受染人或受染嫌疑人污染的交通工具须进行终末消毒:

(1) I类国际关注的传染病:鼠疫、霍乱、黄热病、天花、由野毒株引起的脊髓灰质炎、流感新亚型病毒引起的人流感、传染性非典型肺炎、肺炭疽;

(2) II类国际关注的传染病:西尼罗热、登革热等虫媒传染病、麻风病、活动性肺结核;

(3)《传染病防治法》规定或卫生检疫主管部门公布的其他需要进行消毒处理的传染病;

(4) 基于公共卫生风险事实或证据,其他需要进行终末消毒的情形。

三、消毒的实施

1. 消毒准备　选派经培训的专业技术人员组成消毒工作小组,登上交通工具,负责消毒、采样和效果评价。携带个人防护物品,如防护服、口罩、胶靴、胶手套、防毒面具、防护眼镜等;消毒工具、用具,如消毒药剂、消毒器械、棕垫、污物袋、搪瓷盆、提桶、量杯、镊子等;采样工具,如试管、生理盐水、采水和食品的容器、采样记录用品等。

2. 消毒范围的确定　根据流行病学指征和风险评估的结果,判断可能受到污染的范围,确定消毒的具体范围。如座舱、客舱、货舱、宿舱、盥洗室、行李舱、座位、毛毯、地毯、餐车、行李、固体液体废弃物、受染人或疑似受染人的呕吐排泄物等。

3. 消毒方法的选择　应根据消毒对象的性质选择合适的消毒方法。对航空器进行消毒时,要选择国家民用航空局允许使用的消毒药物,不能对其造成损害。根据不同的消毒方法和消毒药物正确选择和使用消毒器械、用具。

(1) 浸泡消毒法:适用于衣物、座套、毛毯、餐饮具、用具等的消毒。消毒剂溶液应将物品全部浸没。对导管类物品,应使管腔内也充满消毒剂溶液。作用至规定时间后,取出用清水冲净,晾干。根据消毒剂溶液的稳定程度和污染情况,及时更换所用溶液。

（2）擦拭消毒法:适用于物品表面的消毒,如座椅、扶手、桌面等,用布浸以消毒剂溶液,依次往复擦拭被消毒物品表面。必要时,在作用至规定时间后,用清水擦净以减轻可能引起的腐蚀作用。

（3）普通喷雾消毒法:适用于物品表面的消毒,如地毯、盥洗室等,用普通喷雾器进行消毒剂溶液喷雾,以使物品表面全部润湿为度,作用至规定时间。喷雾顺序宜先上后下,先左后右。消毒人员应佩戴防护口罩和眼镜。

（4）气溶胶喷雾消毒法:适用于空气、物品表面的消毒,喷雾时,关好舱门或车门,喷距以消毒剂溶液能均匀覆盖在物品表面为度。喷雾结束 30～60min 后,进行通风,散去空气中残留的消毒剂雾粒。对消毒人员和物品的防护,同普通喷雾消毒法,尤其应注意防止消毒剂气溶胶进入呼吸道。

第三节　出入境集装箱和货物消毒

出入境集装箱和货物（immigration container and cargo）的消毒十分重要,必须落实到位。

一、出入境集装箱

集装箱在提高货物运输效率的同时,也极易成为病原微生物和医学媒介借以进行国际间"旅游"的良好栖身之所。目前,对集装箱进行消毒处理,已成为当前卫生检疫工作的重要内容。

二、出入境货物

1. **一般货物**　一般货物是指不易携带病原微生物、病媒昆虫、啮齿类动物的出入境货物。如部分工业原料及其制品,包括矿砂、钢铁及其制品、建筑材料、电子产品、化肥等。这类货物本身虽然携带病原微生物等的可能性不大,由生物体引起的卫生学问题并不十分严重,但其包装物有可能携带病媒生物。

2. **废旧物品**　废旧物品的卫生学问题是指废旧物品本身及其包装物、附着物和运输设备携带或含有各种危害人体健康的因素,这些因素在废旧物品的产生、运输、存储、加工、拆解、分拣、使用等环节中对人体和环境可能造成危害。其对人体健康危害因素主要为:一是生物因素,包括病原微生物(如检疫传染病病原体、人畜共患传染病病原体等)、各种病媒生物(如病媒昆虫、啮齿动物、人体寄生虫等);二是化学因素,包括有毒有害化学物质(如在生产、运输、加工、拆解过程中产生的有毒有害气体、液体和聚结物);三是物理因素,包括各种能产生有害射线的物质或受到放射性污染的物体。

通过对废旧物品的卫生处理,可以消除其病原微生物和防止病媒生物扩散,切断传染病传播途径以及消除对人体有害的各种理化因素。

3. **特殊物品**　根据国境卫生检疫法《实施细则》的规定,实施卫生检疫管理的特殊物品是指在其应用于人体过程中可能直接或间接造成某种传染病传播的物品。一般将特殊物品分为三类:一是微生物类,包括菌株和毒株;二是人体组织、器官、血液及其制品(血液制品主要有凝血因子、球蛋白、血小板以及白蛋白、纤维蛋白等);三是生物制品,包括菌苗、疫苗和各种诊断试剂盒。

特殊物品在传播传染病方面有着特殊的意义,造成病原体传播的情况有以下几方面:一是特殊物品在原料采集、生产制造、包装运输过程中受到病原微生物的污染;二是致病性菌种、毒株的包装和运输方式不适当,造成微生物泄漏污染;三是由于特殊物品的生产工艺等原因无法对其携带的细菌、真菌、病毒灭活。虽然出入境特殊物品的数量与其他货物相比并不大,但由于特殊物品大多直接进入人体或与人体直接接触,因此,加强对特殊物品的卫生监管特别是对不合格的特殊物品的卫生处理显得十分重要。

三、出入境集装箱和货物的消毒指征

被传染病污染或者有污染嫌疑的空集装箱;来自检疫传染病或监测传染病疫区的空集装箱;申报为空箱,但事实上载有腐败变质货物、食品或载有废旧物品等有碍公共卫生物品的集装箱;被传染病污染或者有污染嫌疑的集装箱;来自检疫传染病或监测传染病疫区的集装箱;载有腐败变质货物、食品或载有废旧物品等有碍公共卫生物品的集装箱。

来自检疫传染病和监测传染病疫区被污染或有污染嫌疑的货物;腐败变质或有碍公共卫生的货物(入出境废旧物品的消毒参见后节);货主申请消毒的货物;国家禁止入境但已造成入境事实的货物。

所有进境废旧物品均应实施预防性消毒。受病原体污染的废旧物品在其装运和生产利用过程中会对人体造成感染和污染环境,实施消毒能消除废旧物品携带的病原体,保护装运和加工人群的身体健康,防止疾病传播。

特殊物品入境需要向检验检疫机构办理申报手续。

四、消毒的实施

1. **消毒准备** 消毒应由专业人员实施,具体人数根据工作量确定,一般为 2~4 人,在现场检疫医师的指导下操作。根据具体消毒集装箱的种类、数量、染疫或污染情况制订消毒方案。根据消毒方案准备必需的消毒药械、防护用具和采样用品。

2. **消毒方法的选择** 集装箱空箱消毒一般为预防性,主要消毒内壁。夹带有妨碍公共卫生物品的集装箱消毒根据具体情况选择。根据货物种类的不同,采用不同的消毒药物和方法。

(1) 空箱:可用浓度为 500~1 000mg/L 的双链季铵盐类消毒剂溶液,朝集装箱内表面喷洒,作用时间 30min 以上;浓度为 500~1 000mg/L 的过氧乙酸溶液,朝集装箱内表面喷洒,作用 30min 以上;浓度为 500~1 000mg/L 的含氯消毒剂溶液,朝集装箱内表面喷洒,作用 30min 以上;浓度为 100~200mg/L 二氧化氯消毒剂溶液,朝集装箱内表面喷洒,作用时间 30min 以上。

(2) 重箱和货物:①垃圾,动物皮、毛、骨,人毛发等:可用虫菌畏(环氧乙烷与二氧化碳的混合剂):50~100g/m³,密闭熏蒸 24h 以上。过氧乙酸溶液:常用浓度为 5 000~10 000mg/L,表面喷洒,作用 60min 以上;含氯消毒剂溶液:常用浓度为 2 500~5 000mg/L,表面喷洒,作用 60min 以上。二氧化氯:常用浓度为 500~1 000mg/L,表面喷洒,作用时间 60min 以上。②橡胶类、木材类消毒:双链季铵盐类消毒剂:常用浓度 500~1 000mg/L,表面擦抹或喷洒,作用

时间30min；过氧乙酸：常用浓度为500m~1 000mg/L，表面喷洒，作用30min以上；含氯制剂：常用浓度为500~1 000mg/L，表面喷洒，作用30min以上；二氧化氯：常用浓度为100~200mg/L，表面喷洒，作用时间30min以上。③电器、五金、摩托车、汽车、玩具、家具等消毒：双链季铵盐类消毒剂：常用浓度500~1 000mg/L，表面擦抹或喷洒，作用时间30min；过氧乙酸：常用浓度为500~1 000mg/L，集装箱内表面喷洒，作用30min以上；含氯制剂：常用浓度为500mg/L~1 000mg/L，表面喷洒，作用30min以上；二氧化氯：常用浓度为100~200mg/L，表面喷洒，作用时间30min以上。

（3）废旧物品：①废纸、垃圾、废旧塑料消毒：可用浓度为500~1 000mg/L过氧乙酸溶液表面喷洒，作用时间30min以上；浓度为250mg/L二氧化氯溶液表面喷洒，作用时间30min以上；用浓度为5 000~10 000mg/L含氯消毒剂溶液表面喷洒，作用时间30min以上。可用虫菌畏（环氧乙烷与二氧化碳的混合剂）：50~100g/m³，密闭熏蒸时间为24h以上。②旧衣服、地毯、床上用品、动物皮（毛、骨）、人头发、棉絮、布碎、皮絮等消毒：可用浓度为250mg/L二氧化氯溶液表面喷洒，作用时间30min以上；可用虫菌畏（环氧乙烷与二氧化碳的混合剂）：50~100g/m³，密闭熏蒸24h以上。③旧轮胎、旧橡胶、木材消毒：可用浓度为500~1 000mg/L过氧乙酸溶液表面喷洒，作用时间30min以上；浓度为250mg/L二氧化氯溶液表面喷洒，作用时间30min以上；用浓度为5 000~10 000mg/L含氯消毒剂溶液表面喷洒，作用时间30min以上。④旧电器、废五金、汽车、旧家具、玩具等消毒：双链季铵盐类消毒剂：常用浓度500~1 000mg/L，表面擦抹或喷洒，作用时间30min；过氧乙酸：常用浓度为500~1 000mg/L，表面喷洒，作用30min以上；含氯制剂：常用浓度为500~1 000mg/L，表面喷洒，作用30min以上；二氧化氯：常用浓度为100~200mg/L，表面喷洒，作用时间30min以上。

第四节　口岸公共场所消毒

出入境口岸是国际间人流、物流运转的重要节点和中心，各种卫生检疫监管对象密集，其卫生条件的优劣对控制和避免公共卫生风险的国际间传播具有重要意义，相应的消毒处理手段是控制和保持口岸公共场所卫生安全水平的重要途径。

一、口岸公共场所消毒指征

实践中，口岸公共场所的消毒分为人群密集场所的预防性消毒和在公共场所发现疫情、疑似疫情时的疫点场所及有关物品的终末消毒两种类型。

1. **预防性消毒**　预防性消毒的消毒对象为国境口岸候船、候机、候检大厅等人员密集、流动性大的场所的公共空间、物品。

2. **终末消毒**　疫点终末消毒对象为口岸公共环境中以疫点为中心一定范围内的空间和物品，具体范围参见不同疫病的处置应急预案。

二、消毒的实施

消毒准备、消毒范围的确定、消毒方法的选择应根据公共场所实施消毒的对象和消毒的目的选择合适的消毒方法。根据不同的消毒方法和消毒药物正确选择和使用消毒器械、用具。

第五节 口岸其他消毒对象

食品、饮用水以及船舶压舱水、进境垃圾废弃物等也是传染病等公共卫生风险因子传入的重要途径,采取适当消毒措施,对切断相应风险的国际间传播具有重要的意义。

一、食品及餐饮具

（一）常用消毒方法

1. 食品的消毒 粮食及其制品的消毒:可用溴甲烷、磷化铝等熏蒸,剂量分别为 20~50mg/kg,也可辐照 20~50kGy;饮料、乳品等可用巴氏杀菌法,60~66℃,30min,或者 72~75℃,15min;蔬菜、水果等可用 0.2%过氧乙酸消毒剂浸泡 30min,也可辐照 1~5kGy;水产品类可辐照 20~50kGy;肉类和罐头食品可用煮沸 30min,或者高压杀菌法,也可辐照 20~50kGy;香料等调味品,一般采用辐照 10~20kGy;其他,如包装材料、添加剂、食品机械等可采用辐照、熏蒸等方法。

2. 餐饮具消毒 不论采用何种消毒方法,均应严格按一洗、二刷、三冲、四消毒、五保洁的操作程序进行。

（1）洗涤:包括水洗、表面活性剂水溶液洗等。目的是减少微生物的数量。

（2）热力消毒法:包括湿热消毒法:常被作为食具消毒的首选方法;煮沸消毒法:经济方便、安全可靠,水温 100℃,持续 10min;蒸汽消毒:消毒效果可靠,温度达到 100℃ 时,持续 10min。干热消毒法:一般采用红外线消毒。

（3）化学消毒法:适用于不具备热力消毒条件或不能使用热力消毒的食具。常用的高效消毒剂有含氯消毒剂,如漂白粉、漂白粉精片、二氯异氰尿酸钠、二氧化氯等;含溴消毒剂,如二溴海因消毒片和消毒粉;含碘消毒剂如碘伏等。

（二）消毒注意事项

1. 尽可能不破坏食品原有的营养成分;

2. 尽可能不破坏食品原有的色、香、味;

3. 不得残留对人体健康有害的消毒剂。

二、饮用水

1. 调查情况 了解需消毒饮用水的数量、储存方式、消毒地点,是否有肠道传染病疫情发生(若有则应查明菌种),水质条件,如 pH 值、水温、有机物含量等。

2. 选择消毒药物

（1）含氯消毒剂:有漂白粉、漂白粉精、次氯酸钠、氯胺 T、二氯异氰尿酸钠、三氯异氰尿酸等。使用含氯消毒剂进行饮用水消毒,使用时应测定有效氯含量,并注意监测消毒后水体的余氯含量。

（2）臭氧:臭氧的氧化能力很强,不但可以杀菌,对病毒和霉菌孢子也有良好的杀灭效果,而且还可以去除水中有色、味的有机物,改善水质。但它分解快,性能不稳定,只能用臭氧发生器现场制备消毒。

（3）紫外线消毒:一般是先经活性炭过滤后再用紫外线消毒器消毒处理。紫外线对水中的微生物有较强的杀灭作用,且无残留毒性,消毒后也不形成有害物质。适用于国境口岸饮食服务行业饮水消毒。

三、垃圾、废弃物

1. 消毒方案的确定　根据垃圾、废弃物的来源、内容、数量、存放场所以及是否被病原微生物污染及其污染程度,确定消毒方案。对入境垃圾、废弃物的预防性消毒一般可用喷洒或浸泡法,对染疫交通工具上的垃圾、废弃物应在喷洒或浸泡消毒后,再移下焚烧或深埋。

2. 消毒剂的选择及配制　1%~5%的漂白粉(含有效氯60%~65%),2%~10%的次氯酸钠(含有效氯8%~12%),或1%~5%的二氯异氰尿酸钠(含有效氯60%~65%),作用15~120min;0.2%~1%的过氧乙酸,作用10~60min。消毒剂的稀释液要现用现配。

3. 消毒步骤　①检查垃圾、废弃物的盛装容器是否会渗漏液体,如有渗漏,应更换成完好的耐压塑料袋;②将配好的消毒液加入垃圾、废弃物盛装容器或耐压塑料袋内,以垃圾、废弃物均能浸透药液为度,或以喷雾器喷洒,以药液使垃圾、废弃物充分湿润为度;③密封垃圾、废弃物容器口或耐压塑料袋口,使消毒液与废弃物充分作用;④达到有效作用时间后,将垃圾、废弃物移到指定的垃圾处理场。对霍乱染疫交通工具上的垃圾、废弃物,移下后焚烧或深埋;⑤垃圾、废弃物盛装容器用消毒液喷洒或擦拭,达到有效作用时间后用水冲洗残药;⑥清理洗刷消毒工具。将脱下的隔离服污染面向里,放在污物袋内带回消毒;⑦做好消毒记录,签发消毒证书,告知有关人员注意事项。

4. 注意事项　①对染疫交通工具上的垃圾、废弃物消毒时,消毒剂用量和作用时间都应加倍;②垃圾、废弃物收集均采用袋装化,垃圾袋应完好无破漏,置于污物桶中;③温热季节应先灭蚊蝇,然后再实施消毒;④喷雾消毒时,应调整喷雾器的喷头,将喷出的雾滴颗粒调到合适的范围;⑤消毒不应对交通工具的结构或设备造成损害或对周围环境造成毒害;⑥遵守操作规程,保证安全,防火防爆。

四、压舱水

受污染的压舱水排放入港口水域中后,会对海洋生态、水产养殖、人群健康造成危害,对压舱水进行消毒,目的是杀灭压舱水中可能存在的病原微生物,防止传染病(主要是肠道传染病,如霍乱等)病原体污染我国港口水体,保护人体健康。

(一) 消毒准备

由于压舱水在肠道传染病流行病学上的重要意义和不同船舶水舱结构的特殊性,在进行消毒以前必须做好一系列的准备,保证消毒工作的顺利实施。

1. 登轮核实情况　根据入境检疫时船方提交的《压舱水报告单》提供的资料,准备足够的消毒药和消毒用器具,登轮了解、核实上水水域、载水量及分布情况。

2. 了解载水舱情况　在船方人员协助下,查明船舶水舱结构、水舱管道系统及各水舱调节情况,循环扩散系统能否应用。根据实际情况选择投药口。

(1) 压舱水舱:为装载压舱水的专用水舱,视船舶大小数量不等,有的舱分隔成互不相通的许多小舱,舱顶有空气管,有垂直通到底部的压舱水测量管,分别在甲板部与外相通。空气管不能投药。压舱水测量管是投入消毒剂的最佳通道。

(2) 深水舱:有的杂货船货舱内底部设有分隔成独立的小型货舱成为舱中之舱,分左右两个。此舱既可用于装载货物,也可用于装载压舱水,结构简单,可自顶部大小舱口投入消毒剂。

(3) 油舱:为油轮的货舱。视船舶的大小分为数个至几十个。早期油轮无专用压载水舱,往往直接将压舱水装入油舱。消毒操作比较简单,直接从甲板的取样孔投药即可。

3. 药剂选择及剂量计算 大量的压舱水消毒常用各类含氯消毒剂,如漂白粉、漂白粉精(次氯酸钙)。用含氯消毒剂时应根据其有效成分计算用药量,一般情况下加氯量为10ppm,可获得0.5ppm以上余氯消毒效果。当压舱水受污染严重时,先采水样作需氯量测定,根据需氯量+余氯量=加氯量的原则确定投药量。

4. 准备消毒器具 提桶、搅棒、漏斗、计量器、采样器、无菌水瓶、余氯测定用仪、试剂及其他用具,如工作服、口罩、胶手套、胶靴和防护镜等。

(二) 消毒程序

1. **计算药量** 根据现存压舱水量和需氯量计算称取消毒剂剂量。

2. **投药** 将消毒剂放入水桶内加水配制,先加少量水调成糊状,再逐渐加水稀释成水溶液,经10min沉淀,取其上清液,由投药口用漏斗经过滤后缓缓倒入压载水舱,尚未溶解部分继续加水溶解成乳状,同法再倒入水舱。如果用其他无沉淀物消毒剂,则将其溶液直接加入压水舱即可。

3. **循环** 启动通用泵,循环压舱水,加速消毒剂扩散。专用压舱水由于结构特点(互通式间隔),为促进药物的扩散,增强消毒效果,可利用船上的总通用泵(G、S、PUMP)做水循环均匀扩散消毒剂,由船方派员操作。

4. **取水样测定余氯或送检** 当作用60min后,由离注药口远端测水管取水样(不应由加药的管道采取),测定余氯(或送检)达0.5ppm以上为效果满意。余氯量不足者应予延时或再次进行水的搅拌循环或追加投药。

5. **结束工作** 签发消毒证书。告知船方可以排放压舱水时间,一般在消毒水远端测定余氯0.5ppm后2h可排放。整理、清洗消毒器材、工具。详细做好消毒记录。

五、尸体、棺柩

入出境的尸体特别是因患传染病死亡的,具有传播传染病和污染环境的危险。骸骨虽然只是尸体经过埋藏腐败后的遗骨,但仍有可能携带致病菌,因此,应当对其实施有效的消毒处理,以防止传染病通过入出境尸体、骸骨传入传出。

(一) 消毒对象

1. 未经消毒的尸体、骸骨;

2. 经消毒但未密闭包装的尸体、骸骨;

3. 来自检疫传染病疫区且死因不明的尸体、骸骨;

4. 带有未腐败的肌腱或散发不良气味的骸骨;

5. 盛装尸体、骸骨的容器,如棺柩等。

(二) 消毒准备

1. **人员** 根据入出境尸体、骸骨卫生处理通知单的要求,由主管医师负责制订尸体、骸骨消毒方案。

2. **消毒剂选择** 应选用杀菌谱广、能除去尸体、骸骨臭味和异味且不改变皮肤颜色的消毒剂,一般用过氧化物类消毒剂,如0.5%的过氧乙酸溶液,含有效氯25%的漂白粉等。

（三）消毒的实施

1. **尸体消毒**　①首先对尸体的衣物表面喷洒0.5%的过氧乙酸溶液;②脱去尸体衣物后,用0.5%的过氧乙酸溶液直接喷洒或擦拭尸体表面,作用时间35min以上;③用浸透0.5%过氧乙酸溶液的棉球堵塞尸体的口、鼻、耳、肛门、阴道;④用0.5%过氧乙酸溶液浸透的白布单严密包裹尸体;⑤在棺枢内尸体两侧及底部铺垫3~5cm厚度的漂白粉。

2. **骸骨消毒**　用0.5%的过氧乙酸溶液直接喷洒骸骨表面,对肌腱未完全腐败及来自检疫传染病疫区的骸骨应浸泡消毒,作用时间均在35min以上。

3. **棺枢和盛放骸骨的容器消毒**　可用0.5%的过氧乙酸或含5%有效氯的消毒剂溶液喷洒或擦拭。

4. **后续工作**　①清理洗刷消毒工具。将脱下的隔离服污染面向里,放在污物袋内带回消毒;②做好消毒记录,签发消毒证书,告知有关人员注意事项。

（四）注意事项

1. 因患检疫传染病、艾滋病、炭疽死亡的尸体,经严格消毒后必须就近火化,不得移运和入出境。

2. 对尸体的消毒应结合防腐一同进行;对骸骨的消毒应结合杀虫一起进行。

3. 盛放尸体、骸骨的棺枢或其他容器必须密闭,无臭味逸出和液体渗出。

4. 尸体、骸骨不得与食品混装运输,承运的交通工具下次装载其他货物前,应进行预防性消毒处理。

 小　结

本章简要介绍了口岸消毒五个方面的内容。首先是口岸消毒的定义和内容:口岸消毒的定义和意义;口岸消毒的法律依据及主要内容。其次是出入境交通工具消毒:出入境交通工具种类及特点;出入境交通工具消毒指征和消毒的实施。再次是出入境集装箱、货物消毒:出入境集装箱;出入境货物;出入境集装箱和货物的消毒指征;消毒的实施。复次是口岸公共场所消毒:口岸公共场所消毒指征;消毒的实施。最后是口岸其他消毒对象:食品及餐饮具;饮用水;垃圾、废弃物;压舱水;尸体和棺枢的消毒。

 思考题

1. 简述口岸消毒的定义和意义。

2. 简述出入境交通工具消毒。

3. 简述出入境集装箱、货物消毒。

4. 简述口岸公共场所消毒。

（廖如燕　编　　陈昭斌　审）

第二十五章

疫源地消毒

疫源地(infectious focus)指现在存在或曾经存在传染源的场所和传染源可能播散病原体的范围。疫源地消毒是对疫源地内污染的环境和物品的消毒。疫源地消毒目的是杀灭或清除传染源排出的病原体。对传染病病房和传染病病人家庭的消毒属于此种类型的消毒。疫源地消毒分随时消毒(concurrent disinfection)和终末消毒(terminal disinfection),前者指疫源地内有传染源存在时进行的消毒,目的是及时杀灭或去除传染源所排出的病原微生物;后者指传染源离开疫源地后,对疫源地进行的一次彻底消毒。终末消毒可以是传染病病人住院、转移或死亡后,对其住所及污染的物品进行的消毒;也可以是医院内传染病病人出院、转院或死亡后,对病室进行的最后一次消毒。

第一节　疫源地消毒法规和标准

一、疫源地消毒法规和标准

目前,我国涉及疫源地消毒的标准主要包括:《疫源地消毒总则》(GB 19193-2015)、《疫源地消毒剂卫生要求》(GB 27953-2011)、《医院消毒卫生标准》(GB 15982-2012)、《医疗机构消毒技术规范》(WS/T 367-2012)、《消毒与灭菌效果的评价方法与标准》(GB 15981-1995)、《生活饮用水卫生标准》(GB 5749-2006)、《食品安全国家标准 消毒剂》(GB 14930.2-2012)、《食品卫生微生物学检验》(GB/T 4789)、《化妆品微生物标准检验方法》(GB/T 7918-1987)、《医疗机构水污染物排放标准》(GB 18466-2005)等。

二、疫源地消毒卫生要求

(一) 随时消毒卫生要求

1. 医院随时消毒　按《医院消毒卫生标准》(GB 15982-2012)执行。

2. 传染病病家随时消毒　需在疾病预防控制人员指导下进行,必要时要进行消毒效果检查。判定标准:经消毒后不得检出病原微生物,呼吸道传染病经消毒后不得检出病原微生物或溶血性链球菌(间接污染指标):消毒后自然菌的消亡率应≥90%,不能用病原微生物或间接指示菌作杀灭效果评价的病种,可参考消毒后比消毒前的自然菌的消亡率应≥90%为标准。若出现消毒后比消毒前菌落数增多的异常现象并超过全部样品的半数以上时,应将全部样品作废并重新采样。随时消毒应每天进行1次或2次。检查方法按《医院消毒卫生标准》(GB15982-2012)执行。

（二）终末消毒卫生要求

1. **物体表面** 消毒后自然菌的消亡率应≥90%。不得检出该疫源地传染病病原微生物。

2. **排泄物、分泌物** 消毒后不应检出病原微生物或目标微生物。

3. **被病原微生物污染的血液等** 消毒后不应检出病原微生物或目标微生物。乙型病毒性肝炎患者的血液等不得检出乙型肝炎病毒的代表物。

4. **空气** 消毒后不应检出指示微生物或目标微生物；自然菌的消亡率应≥90%。不得检出β-溶血性链球菌（β-hemolytic streptococcus）和其他病原微生物。

5. **污物** 污物消毒处理按《医院消毒卫生标准》（GB 15982-2012）执行。无论是回收再使用的物品，或是废弃的物品，必须进行无害化处理。不得检出致病性微生物。在可疑污染情况下，进行相应指标的检测。

6. **污水** 污水消毒处理按《医疗机构水污染物排放标准》（GB 18466-2005）执行。

三、疫源地消毒剂的卫生要求

《疫源地消毒剂卫生要求》（GB 27953-2011）规定了疫源地消毒剂的技术要求、检验方法、常用的消毒剂、使用方法和注意事项等，适用于对人类传染病的疫源地或对已知有传染病病原体污染场所消毒的消毒剂。该标准的附录A中涵盖了疫源地消毒常用的含氯消毒剂、含溴消毒剂、过氧化物消毒剂、含碘消毒剂、季铵盐类消毒剂、胍类消毒剂、醇类消毒剂和醛类消毒剂的使用方法。

（一）疫源地常用的消毒剂

1. 根据污染病原体的种类与抗力确定的常用消毒剂

（1）芽孢污染物（如炭疽杆菌芽孢、破伤风杆菌芽孢污染物等）：选择含氯类、过氧化物类、含溴类和醛类等消毒剂。

（2）分枝杆菌及亲水病毒污染物（如结核杆菌、脊髓灰质炎病毒、甲型肝炎病毒、戊型肝炎病毒等病原体的污染物等）：选择含氯类、含溴类、过氧化物类、醛类和含碘类等消毒剂。

（3）细菌繁殖体及亲脂病毒污染物（如霍乱弧菌、痢疾杆菌、白喉棒状杆菌、伤寒沙门菌和副伤寒沙门菌、布鲁氏菌、淋病奈瑟菌、麻风杆菌、流感病毒、乙型肝炎病毒、丙型肝炎病毒、丁型肝炎病毒、麻疹病毒、汉坦病毒等病原体的污染物）：选择含氯类、含溴类、过氧化物类、醛类、含碘类、双胍类、季铵盐类、醇类等消毒剂。

（4）未查明病原体的污染物或可引起严重传染病的病原体污染物（如SARS-冠状病毒、高致病性禽流感病毒、鼠疫耶尔森菌和狂犬病病毒等）：应按照芽孢污染物的标准确定适用的消毒剂。

2. 根据病原体污染的消毒对象确定常用消毒剂

（1）常用的物体表面消毒剂：含氯类、含溴类和过氧化物类消毒剂等。

（2）常用的空气消毒剂：过氧化物类消毒剂，如过氧乙酸、二氧化氯、过氧化氢、臭氧等。

（3）常用的生活饮用水和污水消毒剂：含氯类、含溴类和过氧化物类消毒剂。

（4）常用的餐饮具和果蔬消毒剂：含氯类、含溴类和过氧化物类消毒剂。

（5）常用的排泄物、分泌物及尸体消毒剂：含氯类和过氧化物类消毒剂。

（6）常用的手和皮肤消毒剂：含碘类、双胍类、季铵盐类和醇类消毒剂。

（二）各类消毒剂适用对象、剂量及使用方法

按《疫源地消毒剂卫生要求》（GB 27953-2011）进行。

第二节　疫源地消毒原则

一、组织执行与人员

（一）对甲类传染病和乙类传染病中的肺炭疽、艾滋病和 SARS 等必须在疾病预防控制和卫生监督机构的监督指导下，由有关单位和个人及时进行消毒处理，或由当地疾控和卫生监督机构负责进行终末消毒。埃博拉病毒病首次传入我国按甲类传染病处置。

（二）对乙类传染病中的病毒性肝炎、细菌性痢疾、伤寒和副伤寒、脊髓灰质炎、白喉、布鲁氏菌病、炭疽、钩端螺旋体病、流行性出血热、淋病、梅毒和肺结核等，必须按照当地疾控和卫生监督机构提出的卫生要求，由病人陪护者或所在单位进行消毒处理或由当地疾控机构组织进行消毒。

（三）对丙类传染病中的急性出血性结膜炎、伤寒和副伤寒以外的感染性腹泻病等由病人或其陪护人进行消毒。

（四）各类传染病（包括非法定传染病）暴发流行时，应在当地疾控和卫生监督机构的监督指导下，由有关单位及时进行消毒，或由当地疾控和卫生监督机构负责对其进行消毒处理。

（五）在医院中对传染病病人的终末消毒由医院安排专人进行。

（六）非专业消毒人员开展疫源地消毒前应接受培训。

二、时限要求

接到甲类传染病疫情报告和乙类传染病中的肺炭疽和艾滋病的疫情报告后，城市应在 6h 内，农村应在 12h 内消毒，其他传染病按病种不同应在 24h～48h 内消毒。

三、装备要求

承担疫源地消毒任务的单位，应根据工作需要和条件配备消毒工具和防护用品，并储备一定数量的消毒剂。

（一）消毒工具　背负式喷雾器、气溶胶喷雾器、机动喷雾器、配药桶（10L）、刻度量杯（筒）、工具箱、消毒车。

（二）防护用品　工作服、隔离服、防护眼镜、口罩、防鼠疫口罩、帽子、手套、长筒胶靴、毛巾、污物袋、手电筒、皮卷尺、雨衣、长柄毛刷、装工作衣的布袋（30cm×30cm×40cm）、肥皂盒、皮肤消毒盒（瓶）。

（三）消毒剂　储备一定量的消毒剂并与有关厂家建立联系，确保处理突发疫情的需要。常用消毒剂有过氧乙酸、含氯消毒剂、碘伏等。

第三节　疫源地消毒方法

一、疫区消毒

（1）消毒范围和对象：以传染源排出病原体可能污染的范围为依据确定消毒范围和对象。

（2）消毒持续时间：以传染病流行情况和病原体监测结果为依据确定消毒的持续时间。

（3）消毒方法的选择：以消毒因子的作用水平、消毒对象的属性、消毒目标微生物的种类为依据选择消毒方法。尽量避免破坏消毒对象的使用价值和造成环境的污染。

（4）疑似传染病疫源地的消毒：可按疑似该类传染病疫源地进行消毒处理或按不明传染病疫源地的消毒标准进行处理。

（5）不明传染病疫源地的消毒：应根据流行病学指征确定消毒范围和对象，采取最严格的消毒方法进行处理。

（6）注意与其他传染病控制措施配合：做好传染源的管理，疫区的封锁、隔离，杀蝇、防蝇，灭鼠、防鼠，灭蚤，做好饮用水、污水、食品的消毒及卫生管理，做好环境卫生，加强易感人群的保护。

（7）填报消毒工作记录：必要时进行消毒效果评价。

二、疫点的消毒

（一）根据病人病情做到"三分开"与"六消毒"

1. "三分开"　是指①分住室（条件不具备时，可用布帘隔开，至少要分床）；②分饮食；③分生活用具（包括餐具、洗漱用具、便盆、痰罐等）。

2. "六消毒"　是指①消毒分泌或排泄物（如呼吸道传染病主要为口鼻分泌物，肠道传染病主要为粪便，接触性传染病主要为脓液、痂皮等）；②消毒生活用具；③消毒双手；④消毒衣物、被单；⑤消毒患者居室；⑥消毒生活污水、污物。

（二）病人陪伴和护理人员

除做好病人的随时消毒外，病人陪伴和护理人员应做好本人的卫生防护，护理病人后，应消毒双手。

（三）疫点的终末消毒程序

1. 在出发前，应检查所需消毒用具、消毒剂和防护用品，做好准备工作。

2. 消毒人员到达疫点，首先查对门牌号和病人姓名，并向有关人员说明来意，做好防疫知识宣传，禁止无关人员进入要消毒的区域内。

3. 消毒人员对脱下的外衣应放在自带的布袋中（不要放在污染或可能受到污染的地方）。穿隔离服、胶鞋、戴上口罩、帽子。用过氧乙酸或含氯制剂时，须戴防护眼镜。

4. 仔细了解病员患病前和患病期间居住的房间、活动场所，用过的物品、家具，吐泻物、污染物倾倒或存放地点，以及污水排放处等，据此确定消毒范围和消毒对象。根据消毒对象及其污染情况，选择适宜的消毒方法。

5. 进入疫点时，应先消毒有关通道。

6. 测量房屋、家具及地面需消毒的面积和体积,估算需消毒的污水量。

7. 必要时,由检验人员对不同消毒对象进行消毒前采样。

8. 消毒前应关闭门窗,将水缸盖好,将未被污染的贵重衣物、饮食类物品、名贵字画及陈列物品收藏好。

9. 如系呼吸道传染病,应对室内空气进行消毒。

10. 如系肠道传染病,应先于室内灭蝇,再进行消毒。

11. 对室内地面、墙壁、家具和陈设物品消毒时,应按照先上后下,先左后右的方法,依次进行消毒。

12. 病人用过的餐(饮)具、污染的衣物若不能集中消毒时,可在疫点进行煮沸、浸泡或擦拭消毒。浸泡消毒时,必须使消毒液浸透被消毒物品。擦拭消毒时,必须反复擦拭 2 次或 3 次。对污染重、经济价值不大的物品和废弃物,可在征得病人及家属同意后焚烧。

13. 室内消毒后,必要时可对厕所、垃圾、下水道口、自来水龙头、缸水和井水等进行消毒。

14. 对传染源密切接触者进行人员卫生处理。

15. 疫点消毒工作完毕,消毒人员穿着的工作服、胶靴等应先进行喷洒消毒后再脱下。将衣物污染面向内卷在一起,放在布袋中带回消毒。所用消毒工具表面用消毒剂进行擦洗消毒。

16. 必要时,在达到规定的消毒作用时间后,由检验人员对不同消毒对象进行消毒后采样检验。

17. 填写疫点终末消毒工作记录。

18. 离开疫点病家前,让病家开窗通风,擦拭打扫。

三、消毒人员注意事项

(一)出发前,要检查应携带的消毒工具是否齐全无故障,消毒剂是否足够。

(二)应主动取得病家合作和相关人员的配合。选择消毒因子时,应尽量采用物理法消毒。在用化学法消毒时应尽量选择对相应致病微生物杀灭作用良好,对人、畜安全,对物品损害轻微,对环境影响小的消毒剂。

(三)消毒过程中,不得吸烟、饮食。要注意自我保护,既要防止或减少受到消毒因子的伤害又要避免受到微生物感染。

(四)消毒过程中,不得随便走出消毒区域,禁止无关人员进入消毒区域内。

(五)消毒应有条不紊,突出重点。凡应消毒的物品,不得遗漏。严格区分已消毒和未消毒的物品,勿使已消毒的物品被再次污染。

(六)携带回的污染衣物应立即分类做最终消毒。

(七)清点所消耗的药品器材,加以整修、补充。

(八)填好消毒记录,及时上报。

 小 结

本章简要介绍了疫源地消毒法规和标准、疫源地消毒原则和疫源地消毒方法。疫源地消毒法规和标准方面包括疫源地消毒法规和标准、疫源地消毒效果评价标准和疫源地消毒剂的卫生要求。疫源地消毒原则方面内容有组织执行与人员、时限要求和装备要求,包括消毒工具、防护用品和消毒剂。疫源地消毒方法方面涉及疫区消毒、疫点随时消毒和消毒人员注意事项。

 思考题

1. 简述疫源地消毒法规和标准。
2. 简述疫源地消毒效果评价标准。
3. 简述疫源地消毒方法。

（陈昭斌　编　　张朝武　审）

第二十六章

军事医学消毒

军事医学(military medicine)消毒是指军队在野战条件下的消毒和军队对生物战剂的消毒,这对于保护部队战斗力具有重要意义。军事医学消毒主要包括野战消毒和生物战剂消毒。

第一节　野 战 消 毒

部队野营训练和野战(field operations)时条件较为艰苦,生活环境与平时有很大区别,容易发生疾病,甚至造成传染病的流行,给卫生防病工作带来很大困难。因此,在野战条件下应加强消毒工作,预防和控制传染病的发生流行,保障战斗力。

一、野战条件下消毒工作的特点

野战条件下消毒工作应该认真贯彻"预防为主"的方针,紧密结合作战地区实际情况,因地制宜,有组织有计划地开展消毒工作,以保障官兵健康,顺利完成训练任务。野战条件下通常有以下特点:①卫生条件差,食物容易污染,可能引起食物中毒和肠道传染病;②环境复杂,受地区、气候条件影响大,有时会出现水源不足、饮水卫生问题突出的情况;③野战期间调动频繁,易感人群流动性大;战士体力消耗大,个人抵抗力下降,容易感染发病;④消毒制度不易坚持,平时的消毒卫生设备可能难以发挥作用,消毒措施难以全面落实;坑道等特殊环境存在着必须解决的消毒问题。

二、食品卫生与消毒

野战时期食品的常规供给受到自然、地理和战术手段等条件的限制,造成供给困难;同时食品在加工、运输、贮藏工程中,往往因处理不当,致使食品遭受污染、腐败变质,营养素受到破坏。因此如何确保食品质量,保障指战员身体健康,是野战期间饮食卫生的重要任务之一。

1. **食品选择**　主要以粮谷类为主,选择时,可根据当地的供给和后方调进情况及作战人员的饮食习惯,选择大米、面粉、小米、高粱米和玉米等。成品主食的供给,需供熟食成品,如馒头、包子、油饼、烧饼等,对这些食品应特别保证卫生质量,严防食物中毒。蔬菜以当地产为好。在当地蔬菜供给有困难,外地又无法运进的情况下可以考虑空投,也可根据各战区野菜图谱采集蔬菜。

2. **食品运输**　运输工具要清洁,应使用专用食品运输车船、飞机,定期用含氯消毒液或二氯异氰尿酸钠等含氯消毒剂擦拭消毒。使用非专用食品运输工具时,应彻底清洗、消毒。食品不得与有毒物品在同一运输工具运送。必须与兵员、武器、装备同时运输时,应划分区域并设警戒线。

3. 食品储存　必须做到防潮、防霉、防腐、防蝇、防鼠、防放射污染。粮谷类食品放置离地面 20~30cm,四周不靠墙壁,垛、堆之间留一定的距离。库内湿度要控制在 65% 以下。盐渍品、酱菜类应放在缸或坛内,并严密加盖。干菜副食品应用木箱、塑料袋等盛装,贮于通风干燥处,以免受潮霉烂。鲜鱼、肉类食品,气温高时应随供随用,不宜贮存。叶菜及瓜茄类蔬菜,热区阵地应存放于阴凉处,避免日光照射,最好分类放在菜架上,并经常检查有无烂变,可短期保存 3~5d;寒区阵地可采用窖藏法,如大白菜、包心菜、萝卜、大葱、土豆等,要适当控制窖内温湿度。食品库中严禁存放有毒有害物品,并需专人负责,定期检查。发现食品霉变应及时处理。

4. 食品加工　固定厨房设在安全隐蔽的地方,要选择地方宽敞、空气流通、阳光充足、取水方便、远离厕所,要有防蝇、防鼠、防尘设备。尽量做到"三勤四洁",即勤洗炊具,勤消毒炊具,勤查食品质量;食品清洁、炊具清洁、室内外环境清洁、炊事员个人卫生清洁。厨房要做到"三分开",即抹碗筷的抹布要与一般抹布分开;盛生食用具与盛熟食的用具分开;生熟菜刀、板要分开。用于餐、厨具的化学消毒剂一般使用含氯制剂,如二氯异氰尿酸钠等作为预防性消毒。常用浓度为含有效氯 250~500mg/L,食具、厨具及抹布等分别浸泡入液体中,作用 5~10min 洗净晾干。

5. 食品供给　根据部队习惯尽量供应三餐热食。无条件供给热食时,短期内可供军用干粮,目前研制成的军用干粮品种很多,如压缩饼干、单兵份饭、班份饭等,但不宜长期食用。在部队可能被"敌方"封锁或外出执行侦察、潜伏或穿插"敌后"时,要根据任务完成时间,携带或储备部分口粮,以备急需。但要检查质量,确保携带的口粮符合卫生要求。

6. 食品卫生检测　野战期间食品卫生检测主要靠感官检查,必要时视情况进行理化或微生物学检验。

(1) 感官检查:各种食品都有其独特固有的色泽、气味、口味、形态及组织状态。通过感官检查,发现食品是否正常,以判断质量。主要方法如下:①眼看:观察食品的色泽和形态,必要时可借助刀叉等器械,由表及里仔细剖析,以观察其细微的变异;②手摸:用手触摸或按压食品,或将食品放在手上,根据食品与手接触所产生的种种感觉来判断食品的质量;③鼻闻:人的嗅觉很灵敏,通过嗅气味,很容易发现各种食品是否具有其固有的气味;④口尝:当用以上感官检查不能确定食品性质时,也可少量含在口内品尝,品尝后应将食品立即吐出,并漱口。

(2) 理化与微生物检查:可利用制式装备如"食品卫生理化检验箱"及"食品微生物检验箱"等进行检测。

(3) 食物中毒的处理:①发生食物中毒时,应保护现场,封存中毒食品或可疑中毒食品,以及容器和用具;及时采样,一式两份。②食物中毒发生后,应立即按规定进行报告、处理患者。③对中毒食品进行无害化处理或销毁,并对中毒场所采取相应的消毒处理。固体食品可煮沸消毒 15~30min;液体食品可用 1 000mg/L 的二氯异氰尿酸钠等含氯消毒剂,消毒后废弃。餐具等可煮沸 15~30min,也可采用 200~500mg/L 含氯消毒剂消毒。对患者的排泄物、呕吐物可用 20% 石灰乳或含氯石灰消毒(一份排泄物加二份含氯石灰混合放置 2h)。

④周围环境可采用 1 000~2 000mg/L 过氧乙酸溶液或 500~1 000mg/L 含氯消毒剂溶液喷洒消毒。化学性或有毒动植物性食物中毒时,应将引起中毒的有毒物进行深埋处理。⑤对食物中毒的调查资料整理、分析和总结,做好上报和登记。

三、餐具炊具卫生与消毒

1. 餐炊具清洗 因为水源缺乏,首先应刮掉粘在餐炊具表面上的大部分食物残渣、污垢。再用含少量洗涤剂溶液洗净餐炊具表面。最后用清水冲去残留的洗涤剂。

2. 餐炊具消毒 首选煮沸消毒 15~30min,或流通蒸汽消毒 30min。在没有蒸煮消毒设备的情况下,也可用 2 000mg/L 过氧乙酸溶液或 250~500mg/L 含氯消毒剂溶液浸泡 10~15min 后,再用清水洗净晾干。

3. 使用化学消毒剂注意事项 严格按规定浓度进行配制,固体消毒剂应当充分溶解。配好的消毒液定时更换,一般每 4h 更换 1 次。餐炊具消毒前应当洗净,避免油垢影响消毒效果。应当使消毒物品完全浸没于消毒液中。消毒后以洁净水将消毒液冲洗干净,沥干,干燥保存。

四、饮水卫生与消毒

野战条件下一般难以利用平时比较完善的饮水设施,在实施饮水卫生保障时,需根据不同地区条件做好水源卫生侦察,保证充足的水量,采取简便、快速、有效的方法进行水质检验与水的净化消毒,并建立给水站、配水站,做好水源选择与防护,以保证饮水卫生。

1. 水源卫生侦察 查明水源类型,水源有无污染可能,可能的污染来源与污染途径,水源附近居民有无水媒传染病以及与水有关的地方病。尤其还应注意观察水源周围有无投毒与染毒的可疑现象,如水源附近花草有无枯萎褪色,水源附近与水源内有无油迹、药迹、空瓶、安瓿、纸盒、尸体、死动物等,并询问居民有无发现敌人投毒可疑情况。

2. 水量测定 军队在不同情况下作战对水的需要量差异很大,每人每天一般野营时供水量为 30L,野外驻训时为 15L,供水困难时,只供饮水 5L;极端困难时,最低饮水量为 3L,但不能超过 3d。此外,还需考虑军队装备的车辆、武器需要的冷却水、清洗水及洗消水。大的河流、水库一般不需要水量测量,但当水源较小,水量变化大,且需供大部队使用或设立给水站时,应测定水源水量以防供水不足。

3. 水质检验 应对水源水、净化消毒后的水和给水点的水进行水质检验。营连的水质检验,由营连的军医、卫生员按野外驻训时水质检验盒规定的项目负责所属分队范围内的水质检验。师、团(旅)的水质检验,由师医院、团(旅)卫生队的检验员或军医,按野外驻训时水质检验箱规定的项目负责所属部队范围内的水质检验,并对下一级水质检验进行检查指导。若有可疑不能判断,应上送水样做详细检查。

4. 水的净化与消毒 野外驻训时水的净化与消毒应采取简便、快速、有效的方法,并尽可能采取手头已有的器材和药品。

(1) 简便混凝沉淀:当水源水浑浊不能直接饮用时,需先经过混凝沉淀处理。常用的混凝剂有明矾(分子式中含有 12 个结晶水的硫酸钾与硫酸铝的复盐,又称十二水合硫酸铝钾)、硫酸铝、硫酸亚铁、三氯化铁和聚合氯化铝等。对小量水的混凝沉淀可在饭锅、水桶内进行。可直接加入混凝剂或将混凝剂包在纱布中,在水中快速搅动数 min 至出现微小絮状物,再慢慢搅动至形成较大絮状物时,静置15~30min后取上面澄清的水用。当需在水池或大储水袋内混凝时,则需用三杯法测定较准确的加混凝剂量,再配成溶液投加,以免药剂加得过多或过少,达不到澄清的目的。如三杯都不好,可同样取待澄清水,再按120mg、150mg、200mg的明矾量投加,选择适宜量。也可用竹竿打通中间的竹节,竹筒下端及四周钻成小孔,将明矾装入筒内,用竹筒搅动待沉淀的水,边搅边从小孔中溶出明矾,当浑水中出现纹迹时,取出加矾筒,待其沉淀。

(2)简便过滤:浑浊度不高的水或混凝沉淀的水,经过滤进一步去除悬浮物与微生物。可利用易得的沙子、布、木炭等滤料制作简便过滤器,也可使用市售成品水过滤器。应注意除布以外,其他滤料颗粒大小有一定要求,如沙子直径为0.3~1mm,木炭为1~3mm。滤料层厚在30cm以上。亦可用两种滤料制成过滤器,如沙炭或布炭过滤器,野外驻训时多用布、木炭或药用炭制作过滤器,因其较轻便,滤水快,木炭和药用炭还有脱色、去除臭味和吸附毒物的功能。

(3)超氯消毒法:野外驻训时所有饮用水均应消毒,常氯量消毒法消毒接触要求0.5~2h,只有在充裕时间情况下才能应用。野外驻训时紧急情况下,水源受到严重污染或发生消化道传染病流行时,可按正常消毒的5~10倍加入含氯消毒剂,搅匀,消毒10~15min,再加入一定量的硫代硫酸钠将余氯脱去,即可饮用。

(4)个人饮水消毒法:为适应单兵紧急情况下消毒饮水的需要,个人饮水消毒剂要求简便快速,安全无毒,无厌恶臭味,较易储存而不丧失消毒效果。我军多用69-1型个人饮水消毒片,每军用水壶加1片,摇匀5min可饮用。缺点是有臭味,加入1片50mg维生素C可将臭味去除。现已有改进的81-1型饮水消毒片和双层个人饮水消毒丸,均能较好地解决余留臭味问题。我军还研制有88-1型和89型个人饮水消毒管,内装载银或载碘树脂和载银药用炭,放在较清的源水内,直接吸饮即可。

(5)特殊水质的处理:在野战条件下,严禁选用遭受放射性物质、军用毒剂、生物战剂污染的水源。不得不选用时必须采取可靠的处理措施,并经检验符合《军队战时饮用水卫生标准》时,才能供饮用。可充分利用易获得的混凝剂、氯制剂、石灰、简便过滤器等处理特殊水质。

①简便过滤法:利用沙子、土壤、煤渣、木炭等简单过滤,或挖过滤井,可去除水中50%的放射性污染。在污染水中加干净细土20g/L,同时加入聚合氯化铝,搅拌5min,静置5min,去除污染效果为40%~70%,经混凝沉淀、过滤的污染水,再经离子交换树脂过滤,去除放射性物质可达99%以上。

②超氯、混凝、过滤法:水被化学毒剂污染时,可用超氯、混凝、过滤法。加氯量为100~300mg/L,先将含氯消毒剂稀释,加入染毒水中,搅拌5min,静置15~20min,再加入研碎的硫酸亚铁0.7~2.1g/L,搅拌5min,静置沉淀后,经木炭或药用炭过滤,检查合格可饮用。

③煮沸与超氯消毒法:水中生物战剂的去除主要采用煮沸与超氯消毒法,煮沸60min可将细菌、病毒、芽孢杀灭和去除毒素。超氯消毒加氯量为30~300mg/L,消毒30min,余氯不低于5mg/L。水质不良时,须先经混凝、过滤后,再超氯消毒。

④三防净水袋法:当怀疑有两类以上生物战剂污染水时,可使用配发的三防净水袋,方法是先加黏土吸附,再用含氯消毒剂消毒,经药用炭粉与混凝剂吸附混凝,最后用布或颗粒

药用炭过滤。

5. 野战给水站和配水站 野战期间水源水质复杂,可能受到严重污染,甚至被核、化、生战剂污染,或水源缺乏。为保证军队的供水,需要建立野战给水站和配水站。

(1) 给水站:是集中与分散相结合的给水系统,即在一定区域内的军队,由给水分队集中取水、净化、消毒或经改善特殊水质后,再分配、运送供军队使用。野战给水站的基本要求是必须满足水量、水质和水压要求,给水站水源多选用管井或浅井,也有采用地面水作水源的。大给水站包括集水或取水构筑物、泵站、净化消毒措施、清水池或储水设施、化验室、卫生防护警戒区以及掩蔽部、观察哨、道路、防御等附属工程。净化消毒设施宜采用制式器材或野战净水装置。供水量小的临时给水站也可使用就便器材构筑净化设施。野战给水站应由工程部门负责建立,卫勤部门应参加水源卫生侦察,对野战给水实施卫生指导与监督。

(2) 配水站:是专门储水和配水的机构和场所。水由运水车或野战输水管送水。配水站常设置于用水部队的配置地域或行军路线休息地,并便于隐蔽、伪装和交通方便的场所。站内配备有储水设备、水泵、配水器材等,必要时还配备有净化、消毒或特殊处理装备。

6. 水源的卫生防护 饮用水水源、给水站及净化设施周围,应划定一定范围作为警戒地带。在此地带内,不得有污染源和污染水源的活动,并应采取安全措施。凡与水接触的给水器材及净水剂,必须符合卫生要求,新设备启用前或维修后以及储水、运水容器及输水管道使用前,必须冲洗和消毒,严防污染。饮水管网不得与非饮水管网连接,管网内必须保持一定水压。建立供水卫生管理制度,保证供水卫生安全。

五、个人卫生与消毒

1. 手的清洗消毒 饭前、便后、训练结束及外出回来,必须用肥皂或洗手液流水洗手。当手被病原微生物污染时可用消毒湿巾擦拭或用 75% 的乙醇、5g/L 的碘伏或 0.5% 的氯己定醇溶液等手消毒液擦拭,作用 1~3min。

2. 衣服和被褥、毛巾等纺织品消毒 衣服、被褥、毛巾等要勤洗勤晒。如有传染病患者或疑似患者时可用热力消毒,煮沸 15~30min。不能经高温消毒的毛、涤、绒类等衣物可用化学消毒剂浸泡。如有效氯为 500mg/L 的含氯消毒剂、2 000mg/L 过氧乙酸溶液等,浸泡30min 后用清水洗净,晾晒。

六、污物处理与消毒

野战条件下污物处理主要是严格管理粪便、垃圾和生活污水,以防蚊蝇的孳生和繁殖,控制传染病和寄生虫病的流行。

1. 污物的临时处理 在进驻战区驻地后,必须对驻地的一切污物进行深埋。条件允许应修整堑壕,挖好排水沟,消除蚊蝇孳生地。有条件时进行消毒、灭蝇处理。

2. 构建阵地厕所 根据需要和可能,选择适宜处挖建临时厕所,以深坑(1m)小口式为宜,就地取材做一简易盖子,便后撒土加盖。转移阵地时用泥土覆盖 30cm 左右。一般在坑道或掩蔽部出入口与交通壕相连接附近处构筑坑式或沟式厕所。要注意隐蔽和防止臭气逸入坑道。

第二节　生物战剂消毒

一、生物战剂与生物恐怖袭击

生物战剂(biological warfare agent)是用来伤害人、畜或毁坏农作物的致病微生物及其所产生的毒素。而生物武器是指装有生物战剂的各种施放装置。可能作为生物战剂的生物物质很多,美国CDC按照其致病性分成三类,包括A类,致病性强,播散后可导致国家安全隐患的病原,如天花病毒、炭疽芽孢杆菌、鼠疫菌、肉毒毒素、土拉杆菌、埃博拉病毒(ebola virus)、马尔堡病毒和拉沙热病毒等;B类致病性稍弱,相对容易播散,但致死率不高。包括贝氏柯克斯氏体、布鲁氏菌、委内瑞拉马脑炎病毒、蓖麻毒素、金黄色葡萄球菌肠毒素B、肠道致病菌如大肠埃希氏杆菌、沙门氏菌或霍乱弧菌及其毒素等;C类包括新出现的病原,可通过生物工程改构后用于大规模施放。来源方便,容易生产与撒播,具有潜在的高致病性与致死率。如尼帕病毒、汉坦病毒、黄热病毒、多重耐药结核分枝杆菌等。其中,最有可能在生物恐怖袭击中使用的生物物质主要包括炭疽芽孢、鼠疫耶尔森菌、肉毒杆菌、土拉热弗朗西丝菌以及埃博拉病毒。

二、生物恐怖袭击危害与防御

生物恐怖袭击对于社会的影响包括经济、医疗、文化摧毁等多个方面。在2001年美国发生的炭疽事件中,炭疽芽孢以邮件形式发送至多个公共及私人场所,导致5人死亡,引起巨大的社会恐慌,袭击后的去污染及救治措施花费巨大。鉴于生物武器使用后可造成严重的后果,1984年Livingston将生物武器称为"穷人的原子弹"。研究人员估计,对于城市居民开展大规模的恐怖袭击,使用生物武器仅花费1美元/平方千米可产生常规武器花费2 000美元/平方千米达到的袭击效果。

现代生物战剂的防御体系包括预警体系、防控体系、疫苗库,但总体来说,各国对生物战剂的防御能力都不强。面对日趋严峻的生物安全形势,西方发达国家相继组建国家级生物防御体系,制定生物防御计划,不断加大经费投入,部署和加强相关科学研究,迅速提高了生物防御能力,积累了有益的经验。近年来,我国也加强了生物防御能力建设,应急指挥和处置体系进一步完善,专业技术队伍、装备与物资储备初具规模,但与发达国家相比还有很大差距,能力建设迫在眉睫。

三、污染区的划定和封锁

一旦初步确定遭受生物袭击,应立即展开污染区测算和污染消除。由于生物战剂种类、浓度、感染剂量等不能很快查出,一般根据袭击方式、当时的气象条件、地理地形和媒介物种类等因素,酌情划定污染区和封锁范围,标识警戒标志。例如气溶胶的污染范围,是根据气溶胶团扩散纵深来确定;飞机直接喷洒或投掷发生气溶胶装置时,则以施放地点为中心,以不同距离测定空气中有无病原体的方法来确定污染范围。各种媒介污染范围,是以细菌弹爆炸后波及的范围和各种媒介物分布的面积来确定。如因发现不及时,致使昆虫有飞散可能时,就应根据昆虫可能活动的距离来确定。所有受染人员在未进行卫生整顿前,都应该视为具有传染的危险,而被限制于传染区内。但要注意,污染区划定应适当、合理,不能过大或过小;过大导致处理困难,也会对当地居民的正常工作、生活造成不必要影响;过小就不能彻底杜绝疾病的扩散,甚至会引起更大范围的流行。因此,确保疾病不外传、疫情不扩大是划定污染区的原则。

四、污染区的消毒处理

(一) 污染水源、食品的消毒处理

污染水源是常见的生物恐怖袭击手段,这种污染首先感染接触者,由于一些生物战剂可以通过人-人间的继发传播扩散,从而引起社会严重恐慌。目前,美国等西方发达国家军队均配有完善的大、中、小系列野战净水装置。较先进的美军反渗透水单元集混凝、氯化、过滤与反渗透处理于一体,既可消除水中化学、生物、放射剂的污染,又可用于海水淡化。但对于生物恐怖战剂来说,最根本的还是混凝、过滤与氯化处理。反渗透处理主要针对化学、放射剂的清除与海水淡化,该处理技术只能去除93%～99%的生物战剂。此外,关于饮水消毒药物的研究报道很多,如臭氧、漂白粉、三合二、二氧化氯、二氯异氰尿酸钠、高铁酸盐、银离子以及各种卤素化合物等,但目前广泛使用的仍以含氯消毒剂为主。

食品受到生物恐怖战剂污染时,对于少量污染严重的食品以销毁为宜。对于大量食品,需要进行恰当的消毒处理。没有严密包装的食品,采取销毁处理。严密包装的食品,可对包装消毒后再食用。能加热的食物尽量使用加热法消毒。能洗的,洗净后再加热。一般需煮沸30min以上。污染的大批食品,消毒前不得挪动。消毒时,最好根据包装情况使用2 000～5 000mg/L过氧乙酸溶液喷洒或熏蒸处理。条件不具备时,可暂时封存以待生物战剂自然消亡。不论是用药物消毒还是留待自净,都需由专门机构检验合格后才得动用。被污染的食品加工场所停产,彻底消毒,采样检验,符合卫生标准后,经过审核批准,方可恢复食品加工。

(二) 污染邮件的消毒处理

对划定的污染区范围内信件、容器及转运工具、停留场所内的所有可能接触物体表面进行消毒,接触者需进行医学观察。消毒人员应穿戴防护用品,作业结束后实施个体表面消毒和卫生整顿,必要时,使用预防药物或接种疫苗。

污染的邮件首选电离辐射消毒。电离辐射主要是利用高能加速电子射线和钴-60发出的γ射线消毒。二者对普通物品均具有较高的穿透性,不破坏纸质文件,可以杀灭邮件粉末中的炭疽芽孢,杀灭剂量(即物品的吸收剂量)一般要达到25kGy,才能保证消除效果及足够的安全系数。美国邮政管理局将8个电子束灭菌系统安装在邮件自动分拣系统的流水线上,对分散和小包装信件进行预防性处理,显示出实用性和可操作性。然而,由于受电子束的穿透能力影响,该方法不能对整箱、整包(大体积)邮件进行消毒处理。后者在不打开包装的情况下,可利用放射性钴源进行γ射线照射灭菌处理。

也可利用已有的环氧乙烷灭菌装置对整箱邮件进行灭菌处理,在55～60℃,相对湿度60%～80%条件下,用900～1 000mg/L的用药量,作用6h,可杀灭所有细菌芽孢。消毒处理后的邮件,仍然可以正常使用。

对确认污染的非重要邮件,也可焚烧处理,彻底消除污染。对转运工具及停留场所内的所有可能接触到的物品与物体表面消毒。

（三）转运工具的消毒处理

对污染的物品,如果耐热,则可采用压力蒸汽灭菌器作用 30~60min;或使用 160℃干烤,作用 2h 以上;对耐热耐湿物品,可在含有消毒剂的水中煮沸 30min。

物体表面处理可使用次氯酸钠溶液、二氧化氯溶液、过氧化氢和过氧乙酸的混合液喷雾。应选择在使用环境中能达到消毒效果的消毒剂的浓度和作用时间。比如,二氧化氯对于物体表面(坚硬多孔)消毒使用浓度 50mg/L 作用 30min;也可使用 2 000mg/L 过氧乙酸水溶液或 1 000~2 000mg/L 含氯清洗消毒剂喷雾并保持 15min 以上。污染程度较小的区域,使用液体消毒剂进行喷雾处理。在污染严重的区域,使用熏蒸法进行消毒处理,用于熏蒸的物质可选择多聚甲醛、气体二氧化氯以及气化过氧化氢等。

（四）接触人员的消毒处理

人员消毒的必要性取决于可疑暴露的程度。大多数情况下,只需要将接触人员身体表面的污染,用简便易行的方法消除即可。先用可能获得的消毒液(如含氯消毒剂)喷洒污染人员的身体表面,以喷湿为度,防止造成二次污染。然后,脱下污染的衣物,再用洗涤剂与大量的水冲洗污染暴露的手、头发、皮肤表面等(最好采用淋浴法),换上干净的衣服即可。对眼睛部位,可用清水或生理盐水冲洗。对破损皮肤部位,可在正常冲洗后,再使用 5g/L 碘伏冲洗(或擦拭)1min 以上。

也有部分学者提出,对污染的人员,采用消毒液(如 1 000mg/L 有效氯)浸泡或淋浴,会得到更为安全的效果。

（五）污染环境的消毒处理

室内环境污染应立即停用空调,采样。人员立即撤离空调服务的建筑物。撤离时,尽量遮掩口鼻(戴口罩、湿毛巾),行动时动作宜轻,避免剧烈呼吸和可生成二次气溶胶的动作。撤离污染区的人在指定停留区暂停,实施体表消毒、卫生整顿。

住宅内人员应快速转移到上风向的开放处。房屋外部表面经风、雨和日光作用,大多数生物战剂可在 1~2d 死去。除特殊情况外,一般只消毒门窗。如需快速处理,可根据生物恐怖战剂种类选用 5%次氯酸钙、5%三合二、10%含氯石灰或 1%氢氧化钠溶液喷洒。喷洒时,用药量约为 200mL/m²,根据墙壁吸水能力酌情增减,作用时间一般为 30~60min。

污染道路及室外地面大多数情况下可不做消毒处理,留待自净,必要时可对局部地区或通道进行消毒。喷洒消毒可用洗消车,也可用城市中的洒水车或改装的清洁车喷洒。没有上述车辆时,也可使用各型机动或背负式喷雾器消毒。

野外环境一般不必消毒,可封锁待其自净。只对具有重要军事、经济意义的物体进行重点消毒。可根据生物战剂种类,用洗消车配制 10 000mg/L 次氯酸钙,或 10 000~20 000mg/L 二氯异氰尿酸钠,或 1 000~2 000mg/L 二氧化氯水溶液喷洒消毒,每立方米 500~1 000mL,可杀灭各种生物因子。

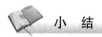 **小　结**

本章简要介绍了军事医学消毒的两个主要方面野战消毒和生物战剂消毒。野战消毒方面,主要包括食品卫生与消毒、餐具炊具卫生与消毒、饮水卫生与消毒、个人卫生与消毒和污物处理与消毒。生物战剂消毒方面,主要涉及生物恐怖袭击危害与防御、污染区的划定和封锁以及污染区的消毒。

思考题

1. 简述野战条件下饮水的消毒。
2. 简述生物战剂污染区的消毒。

（魏秋华 编 陈昭斌 审）

第二十七章

微生物实验室消毒

微生物实验室(microbiology laboratory)的消毒是实验室生物安全的重要工作,是防止病原微生物繁殖、扩散、感染和致病的重要举措,主要是指采用物理学、化学和生物学方法,杀灭、清除或抑制实验室里的病原微生物。在微生物实验室里,严格要求实验室环境、物品和操作过程等都要达到消毒的要求,甚至是无菌的要求,因此,要严格进行无菌操作。

微生物实验室是进行微生物教学、科研和医疗的重要场所,可分为教学类微生物实验室、科研类微生物实验室、临床类微生物实验室和高等级微生物安全实验室。微生物实验室消毒对象包括工作人员、空气、物体表面、实验用品、实验污染物以及实验废弃物等。

根据不同类型微生物实验室建设的标准、规模、用途和等级,微生物实验室的消毒方式可以不同,但要遵循消毒处置的基本原则。

第一节　微生物实验室消毒原则

一、有效原则

根据污染微生物的种类、数量,选择消毒灭菌方法。对受到高致病微生物(如结核杆菌、痢疾杆菌、乙型肝炎病毒和艾滋病毒等)污染的物品,应采用高压蒸汽灭菌等方法彻底消毒灭菌;对受到中等致病性的细菌、病毒、真菌、螺旋体、支原体和衣原体等病原微生物污染的物品,应采用中等水平以上的消毒方法;对受到一般细菌和病毒等污染的物品,应采用中等水平或低水平的消毒方法;微生物污染特别严重时,应加大消毒剂使用量,延长消毒时间。

根据消毒物品的性质,选择消毒灭菌方法。耐热和耐湿物品,应首选高压蒸汽灭菌;耐热油剂类和干粉类应采用干热灭菌;不耐热和不耐湿物品,宜采用环氧乙烷灭菌、过氧化氢灭菌和低温甲醛蒸汽灭菌等方法;物体表面消毒,应考虑选择合适的消毒剂擦拭、紫外线消毒器近距离照射;多孔材料表面宜采用浸泡或喷雾消毒法。

为了保证消毒剂的有效性,要熟悉所使用消毒剂原液浓度、有效消毒浓度和有效使用时间,如含氯消毒液的有效成分是次氯酸钙,常用漂白粉含有效氯25%~32%;过氯乙酸一般原浓度是20%,应用浓度是0.2%~0.4%,芽孢消毒时浓度为1%。

二、及时原则

实验过程中,如果出现了操作失误,导致微生物污染实验室环境和物品,应立即停止实验操作。根据被污染微生物的种类、数量和危害程度,选择相应的消毒剂和消毒灭菌方法,及时进行消毒灭菌处理。对于微生物及其污染样本不能灭菌消毒时,应对样本载体和包装容器表面进行严格的消毒处理。取出样本时,应对载体再次进行消毒处理,并对包装容器进行消毒或灭菌处理。实验使用过的耗材应立即放入消毒液里浸泡,容器里的消毒剂应足量。如发现通过气溶胶传播病原微生物,应立即关闭实验室,进行空气消毒处理。

实验结束后,应立即对实验环境、物品和工作人员进行消毒,擦洗、消毒工作台面、地面,开启紫外灯,照射 1h 以上。实验废弃物应及时消毒灭菌,进行无害化处理。实验结束后,实验人员应立即清洗、消毒双手,必要时应洗澡、更衣。

三、彻底原则

进行微生物实验时,要充分考虑实验前准备工作、实验操作过程、实验后处理等各个环节,对实验样本、实验器材、实验台面、地面、墙壁、空气、操作人员和个人防护用品等,采取合适的物理学消毒方法和化学消毒方法,彻底消毒灭菌,不留死角,以防出现实验室二次污染。用消毒剂浸泡消毒时,要保证被消毒物品全部浸没在消毒液中。用消毒剂擦拭消毒时,要均匀擦拭所有需要消毒的物体表面。

四、低毒原则

实验室消毒处理时,要选用低毒、无残留和无副作用的消毒剂,减少消毒对人员、环境、物品和器材的危害,减少次生危害,避免过度消毒。器械浸泡灭菌,应选择对金属基本无腐蚀性的消毒剂。人体消毒时,应选择对人体皮肤黏膜刺激性小的消毒剂。消毒处理实施过程中,操作者应做好微生物污染防护,防止化学消毒剂对呼吸道黏膜、眼黏膜和皮肤的损害。

五、安全原则

大多数微生物实验室的操作对象是病原微生物,有的还具有高传染性和高危害性。对于高致病性微生物的实验操作,必须要在生物安全三级实验室(P3 实验室)进行。

实验室工作人员应掌握实验室技术规范、操作规程、生物安全防护知识和实际操作技能。定期检查实验室的生物安全防护、病原微生物菌(毒)种和样本保存与使用、安全操作、实验室排放的废水和废气以及其他废物处置等实施情况。

实验室应有科学、严格的管理制度,定期对实验室设施设备、材料等进行检查、维护和更新,应对废水、废气以及其他废物进行合理处置,防止环境污染。

微生物实验室操作人员必须进行实验室生物安全培训和考核,持证上岗,熟悉实验室规章制度,适应实验室的工作环境,掌握生物安全柜的使用、实验室空气消毒、实验室废物处理、实验动物尸体处理和个人防护用品使用等方法。应有符合要求的防护用品,应建立健康档案,进行预防接种。

第二节　微生物实验室消毒方法

微生物实验室一般分为工作区和辅助区,配备有大量专用仪器设备,要求操作规范,无交叉污染,无菌毒株外漏,消毒彻底。根据微生物实验室空间、物体表面、实验用品、实验污染物、实验废弃物和工作人员等不同消毒对象,可分别采用不同的消毒方法。

一、空气消毒方法

空气是微生物实验室传播细菌、病毒的重要载体。一般情况下,微生物实验室可多开窗通风,也可通过机械装置换气。如果实验条件要求严格,还要采用紫外线进行空气消毒处理,必要时进行雾化或汽化消毒处理。常见实验室空气消毒方法如下:

(一)紫外线消毒法

紫外线泛指波长范围在 $10\sim400nm$ 的射线,其中波长 $200\sim280nm$ 的紫外线具有杀菌作用。

紫外线消毒空气的效果受空气微生物种类、数量、气溶胶的粒径大小、温度、相对湿度、紫外线灯的照射强度等多种因素的影响。采用 $254nm$ 紫外线,平均强度 $9\,400\mu W/cm^2$,照射 $0.5s$,对流动空气中的金黄色葡萄球菌、表皮葡萄球菌、黏质沙雷菌、枯草杆菌繁殖体和枯草杆菌芽孢均可杀灭 99.5% 以上,对黑曲霉孢子只能杀灭 67%。温度、相对湿度、紫外线强度、照射方式、空气流动等对紫外线的消毒效果均有显著的影响,温度对紫外线杀灭率影响最大。比较不同剂量、不同相对湿度紫外线消毒效果,随着剂量的增加,消毒效果有明显的增强。相对湿度大于 70%,消毒效果有明显的降低。在相同条件下,紫外线杀灭白色葡萄球菌的效果最好,大肠杆菌其次,枯草杆菌最差。为了保证紫外线的消毒效果,紫外灯应安装在距消毒表面 $1\sim2m$ 处,工作室应少灰尘,相对湿度不超过 50%。

紫外线空气消毒效果好,在较短时间内,就能杀灭实验室内细菌,杀菌率高达 99.9%。具有一定的广谱性,能够对大多数细菌进行彻底杀灭。该消毒方法无副作用,污染性极低,运行成本低,占用空间不高,利于推广。但紫外线穿透力较弱,所以消毒仅局限于空气和物体表面。

紫外线对人体眼睛、皮肤等有伤害,使用时应当避免照射到眼睛和皮肤。

(二)甲醛熏蒸法

甲醛是一种高效的空气消毒剂,其作用于菌体蛋白或者核酸的巯基、羟基、羧基和氨基,使之烷基化,从而破坏蛋白质和核酸的活性,导致微生物死亡。其杀菌谱广,对细菌繁殖体、芽孢及病毒等均有杀灭作用。目前,甲醛消毒方法有甲醛加热熏蒸法和甲醛加高锰酸钾熏蒸法。

甲醛加热熏蒸法是指在一定的密闭空间里,采用加热的方式使甲醛挥发弥漫在空气中,达到消毒灭菌效果的一种方法。甲醛消毒效果主要受浓度、温度、相对湿度和有机物等的影响。甲醛消毒空气的适宜浓度是 40% 甲醛溶液,剂量为 $2mg/m^3$,即可杀灭微生物实验室里所有细菌。且灭菌环境空气相对湿度在 $80\%\sim90\%$ 最好,不应低于 70%。消毒时,每个房间根据其体积核算甲醛溶液使用量,每个房间设置一个熏蒸点,甲醛溶液用广口不锈钢或陶瓷容器盛放,置于电炉上缓慢加热挥发,根据甲醛溶液量和电炉功率设定加热时间。

甲醛加热熏蒸法效果可靠,使用方便,对被消毒物品无损害,在有些情况下还不能被其他的空气消毒剂所代替。但甲醛穿透力差,当杀灭被有机物保护的微生物时,应适当延长作用时间。且甲醛具有强烈的刺激性和毒性,对人体的危害大小与其浓度有关。空气中浓度越高,毒性越大,所以甲醛不宜作为常规的空气消毒。消毒后,应使室内通风,否则会有很强的刺激性。

甲醛加高锰酸钾熏蒸法采用甲醛与高锰酸钾混合配置灭菌。甲醛挥发慢,刺激性强,熏蒸消毒需一定的温度及相对湿度,而高锰酸钾性质稳定,是强氧化剂,能使菌体酶蛋白中巯基(—SH)氧化为二硫键(—S—S—),从而失去酶活性,导致菌体代谢功能发生障碍而致死。当高锰酸钾与甲醛发生反应时,可产生大量的热量,使药液沸腾,让甲醛以气体形式挥发,扩散于空气中和物体表面,使蛋白质变性凝固和类脂溶解,达到对细菌、芽孢、真菌和病毒等微生物的杀灭效果。

甲醛加高锰酸钾熏蒸消毒时,按照甲醛(40%)$10mL/m^3$、高锰酸钾 $5g/m^3$ 计算试剂用量,不同情况下,用量有所不同,但比例为 2∶1。高锰酸钾和甲醛都具有腐蚀性,且混合后反应剧烈,释放热量,一般选取陶瓷或玻璃杯作为盛药容器,并且将容器尽量靠近门边放置,以便操作人员迅速撤离。消毒时,先将温水倒入容器内,后加入高锰酸钾,搅拌均匀,再加入甲醛,加入甲醛后人立即离开,保持房间密闭 20~30min。尤其应注意顺序是将甲醛倒入高锰酸钾溶液内,消毒后打开门窗通风换气。

(三) 过氧乙酸熏蒸法

过氧乙酸可依靠其氧化能力破坏蛋白质的分子结构,从而迅速地杀灭多种细菌繁殖体、细菌芽孢、真菌和病毒。过氧乙酸熏蒸法进行空气消毒时,可用 0.5%过氧乙酸加热蒸发,在 60%~80%的相对湿度下,按 $1g/m^3$ 剂量熏蒸 2h,即可杀灭环境中包括芽孢在内的所有病原微生物。消毒时,如需要短时间完成消毒,应采用高浓度。如采用低浓度过氧乙酸,则应延长消毒时间。

过氧乙酸消毒后的分解产物为过氧化氢、乙酸和氧气,使用过氧乙酸消毒清洁无污染,无残留毒性。且杀菌谱广、杀微生物能力强、作用时间短和易溶于水。但过氧乙酸性质不稳定、易分解,未分解前有刺激性或毒性,对物品有漂白或腐蚀作用。

二、物体表面消毒方法

实验室有大量物体表面,如台面、桌椅、柜体、运输工具、门把手和实验记录夹等,实验操作过程中,有可能发生病原微生物泄漏于试验台或地面,应及时进行消毒处理,主要方法有:

(一) 含氯消毒剂消毒法

含氯消毒剂是指以次氯酸为主要杀菌因子的消毒剂。含氯消毒剂包括无机氯化合物(如次氯酸钠、次氯酸钙和氯化磷酸三钠)和有机氯化合物(如二氯异氰尿酸钠和三氯异氰尿酸)。含氯消毒剂的杀菌机制包括次氯酸的氧化作用、新生氧的氧化作用和氯化作用。次氯酸的氧化作用是含氯消毒剂最主要的消毒机制。含氯消毒剂溶解于水中时可产生未解离的次氯酸,它是破坏微生物的最重要的基本物质。次氯酸的浓度越高,消毒作用越强。所以含氯杀毒剂的杀菌作用主要取决于次氯酸的浓度,次氯酸浓度越高,杀灭微生物的能力也越强。

不同含氯消毒剂配方不同,有效成分的含量自然不同。一般含氯消毒剂的有效浓度用有效氯含量表示。有效氯含量是指含氯消毒剂的氧化能力相当于多少氯的氧化能力。有效氯含量能反映含氯消毒剂氧化能力的大小。有效氯含量愈高,消毒剂的消毒能力愈强,反之,消毒能力就弱。在实际工作中,应根据待处理物品的微生物种类及污染情况,配制不同浓度的含氯消毒剂,并注意监测使用中消毒剂的有效氯含量。

根据消毒对象不同,可以使用浸泡法、擦拭法、喷洒法。对难以浸泡的大件物品,可参照浸泡所用的消毒液浓度和作用时间进行擦拭消毒。对实验室物体表面,可采用有效氯浓度为 0.1%~0.5% 的消毒剂喷洒、擦拭,作用 30~60min。对实验室地面,要用 0.2%~0.5% 的消毒剂喷洒或拖地,用量不得少于 100mL/m^2。各实验室拖把应专用。使用后,用上述消毒液浸泡 30min 后,用水洗净,悬挂晾干。

含氯消毒剂杀菌谱广,对各种类型的微生物均具有杀灭作用,价格低廉,作用迅速。但含氯消毒剂稳定性较差(尤其是配制成消毒剂溶液后)、容易受有机物影响、有刺激性、对物品有漂白作用、能与水中的一些有机物反应形成具有致癌作用的化合物。

(二) 过氧乙酸擦拭法

过氧乙酸对各类微生物均具有杀灭作用,除使用熏蒸法之外,还可采用擦拭、浸泡、喷洒法。凡能够浸泡的物品均可使用过氧乙酸浸泡消毒,1 000mg/L 过氧乙酸溶液作用 1~10min 可杀灭细菌繁殖体;5 000mg/L 溶液作用 5min 可杀灭结核分枝杆菌;5 000mg/L 溶液作用 30min 可杀灭枯草杆菌芽孢。对污染表面可采用 2 000~4 000mg/L 的过氧乙酸进行喷洒消毒,对一般污染表面作用 30~60min 可达消毒要求。

过氧乙酸擦拭法具有杀微生物谱广、杀微生物能力强、作用时间短、分解后生成无毒成分、无残留毒性、易溶于水等优点。

(三) 醇类消毒法

醇类消毒剂主要是指乙醇和异丙醇。醇使蛋白质变性,酶变性失活,从而干扰微生物代谢,最终杀灭微生物。高浓度乙醇能迅速凝固蛋白质,形成固化层,保护微生物,使醇溶液不能进一步与微生物有效接触。故高浓度的 70%~75%(V/V)乙醇溶液消毒效果最佳,常用方法为浸泡或擦拭。常用异丙醇消毒浓度为 50%~70%(V/V),异丙醇杀菌作用强于乙醇,且稀释后不易失效,但其毒性比乙醇高一倍,常用于物体表面消毒。

醇类有较强的渗透力,能迅速杀灭各种细菌繁殖体、结核分枝杆菌和亲脂病毒,但对亲水病毒和真菌孢子效果较差,不能杀灭芽孢。且醇类消毒剂不宜用于血、粪便及污物等蛋白含量高的物品的消毒处理。

(四) 季铵盐类消毒法

季铵盐是一类阳离子表面活性剂,常用的季铵盐类化合物有十二烷基二甲基苄基溴化铵(俗称苯扎溴铵/新洁尔灭)。季铵盐类杀灭微生物的主要机制是改变微生物细胞膜通透性,溶解损伤细胞使菌体破裂,使细胞内容物外流;通过其表面活性作用,在微生物表面聚集,阻碍微生物的代谢,使细胞结构紊乱;渗透进入微生物体内,使蛋白质变性;破坏脱氢酶类和氧化酶类,干扰微生物代谢。

冲洗、擦拭或浸泡消毒用季铵盐含量为 200~1 000mg/L 溶液,作用 1~10min;喷雾消毒时,用季铵盐含量为 800~1 200mg/L 溶液,作用 5~10min;针对污染对象,冲洗、擦拭或浸泡消毒时用季铵盐含量为 600~16 000mg/L 溶液,作用 5~30min;喷雾消毒时,用季铵盐含量为 1 000~2 000mg/L 溶液,作用 10~30min。

季铵盐对皮肤黏膜无刺激,毒性小,稳定性好,对消毒物品无害,常用于皮肤消毒、黏膜冲洗、物品表面和室内环境消毒。季铵盐类消毒剂属于低效消毒剂,不能杀灭真菌、分枝杆菌,更不能杀灭细菌芽孢;但其具有强大的抑菌能力,能在极低浓度下抑制细菌繁殖,对革兰氏阳性菌的杀灭作用要大于革兰氏阴性细菌。应当注意的是,此类消毒剂不可与肥皂等阴离子活性剂混用,否则会大大降低消毒效能。

三、实验用品消毒方法

微生物实验过程中,要使用一些仪器设备、操作工具、实验材料,有些比较特殊,要求是无菌的,要进行消毒灭菌。可根据不同实验物品,采取不同的消毒灭菌方法。

(一) 干热灼烧法

灼烧是将消毒对象置于火焰上烧灼,以杀灭物品上的微生物。需灭菌的器具在火焰上来回通过几次,温度达200℃,可杀死所有微生物,包括芽孢。该方法可用于外科手术器械的灭菌,也可用于瓶口、接种环、接种针的消毒灭菌。接种环或接种针每次使用前后,必须通过火焰烧红烧透,待冷却后,方可接种培养物,以免将待检的细菌杀死,影响实验结果;使用后,亦须灼烧灭菌。含菌量多时,须先浸入消毒药水中洗一下,再行烧灼灭菌,以免爆散。

(二) 高压蒸汽灭菌法

高压蒸汽灭菌主要采用高温加高压的方法,可杀死包括芽孢在内的物品上所有微生物,是杀灭效果最好、最彻底、最适用的物理灭菌方法,主要用于能耐高温、耐高压的物品,如培养基、金属器械、玻璃、搪瓷、敷料等的灭菌。高压蒸汽灭菌一般参数设置为105kpa,121℃,30min,工作环境温度5~40℃,相对应湿度不超过93%。

根据对灭菌器内冷空气的排出方式不同,可将高压蒸汽灭菌分为下排气式高压蒸汽灭菌法和预真空高压蒸汽灭菌法两类。

下排式高压蒸汽灭菌法是根据蒸汽比冷空气轻的原理,蒸汽由上方不断通入灭菌器内,将冷空气由下方排气口挤压排出。使用时应当注意:彻底排出冷空气;灭菌物品包装不能过紧;装载量不能超过总体积的80%;根据物品的导热性和包装大小确定灭菌时间。此法设备要求简单,但影响因素多,尤其是难以彻底排出冷空气,灭菌器内存在空气可阻碍蒸汽对物品的穿透,容易造成灭菌失败。

预真空高压蒸汽灭菌法先用抽气机将柜内空气抽出至-98.64kPa,再通入高温蒸汽进行灭菌。预真空高压蒸汽灭菌法缩短了冷空气的排出时间,增加了冷空气的排出能力,从而提高了灭菌效果,缩短了灭菌时间。但预真空法容易产生"小装量效应",即当预真空压力蒸汽灭菌室中放置的物品过少时,灭菌效果反而下降。小装量效应产生的原因是预真空灭菌柜室内抽真空后,残留的空气易集中渗入物品之内,或包裹在物品周围,形成空气屏障,阻碍热传导,从而导致灭菌失败。

为克服"小装量效应",减少抽真空和维修的难度,又发展起来脉动真空法。该法先抽空气至-93.01~-90.64kPa,然后通入蒸汽至常压或略高,再次抽气后再次通入蒸汽,如此重复3~4次,最后一次抽真空后,通入蒸汽至182.41kPa(温度达132℃),保持3~4min,即可达到灭菌要求。脉动真空压力蒸汽灭菌器与单次预真空压力蒸汽灭菌器相比,优点是可排出柜室内物品中98%以上的冷空气,能显著加快蒸汽对物品的穿透,降低对容器通气性的要求,灭菌效果也更稳定。由于预真空压力蒸汽灭菌法需先抽真空,因此不适用于液体灭菌。

(三) 滤过除菌法

滤过除菌法即用物理阻隔的方法,除去液体或空气中的细菌,以达到无菌目的。消毒过程中需使用滤菌器,滤菌器的滤膜或筛板孔径为 $0.22 \sim 0.45\mu m$,只允许液体或气体通过,而大于孔径的细菌等颗粒则被阻隔在筛板或滤膜的上面。不同孔径大小的微孔滤膜对微生物的去除能力也有差异。孔径为 $0.45\mu m$ 的滤膜能去除颗粒和大多数细菌类微生物,但不能去除支原体、衣原体、病毒等,通常用于对液体、气体的消毒处理;孔径小于 $0.22\mu m$ 的滤膜可以去除支原体、衣原体、病毒等,可用于不能用热力和化学消毒剂处理的药剂用水、生物培养液、抗生素、疫苗、血清及血清制品、类固醇等的消毒或灭菌。

操作时,过滤除菌操作应在无菌的密闭系统中进行;过滤时,保持适宜的流量;微孔薄膜滤器不能用于混悬液、乳剂和油质液体等的无菌处理。且薄膜不得有破损和褶皱,每次过滤后,也应检查滤膜有无裂纹等破损现象。若有破损,必须对滤过液重新处理。滤过除菌不破坏介质,无残留毒性,适用于不耐高温的血清、毒素、抗生素,细胞培养液的除菌以及生物安全柜和空气中的滤过除菌。

(四) 煮沸消毒法

煮沸消毒法是最早使用的消毒方法之一,在 $101.325kPa$ 下,煮沸 $100℃$,经过 $5min$ 可杀死微生物繁殖体,是一种家庭卫生消毒常用的方法,具有简便、经济、实用的特点,该法适合于棉织品、金属、玻璃等耐热耐湿物品,但塑料、化纤等物品不能采用煮沸法消毒。煮沸 $100℃$ 可使细菌菌体蛋白质变性、核酸降解和胞膜损伤。使用煮沸消毒时,将需要消毒的物品置于容器内,加水淹没,然后加热煮沸,从水沸腾时开始计时,持续作用 $5 \sim 15min$。

(五) 酒精擦拭法

实验过程中,实验台面和小件设备表面出现微生物污染,可用75%医用酒精来擦洗,以达到消毒灭菌的目的。酒精擦拭法可用于实验室仪器设备的日常消毒维护。

在使用显微镜、离心机、天秤、酶标仪、冰箱、培养箱等小型仪器设备时,如果发生离心管未封闭、试管破裂、液体外溢时,离心机内部、酶标仪、PCR 仪、冰箱等局部轻度污染时,应用75%医用酒精擦拭 2 次。生物安全柜消毒时,实验前后都要用75%酒精擦拭工作台面、四周及玻璃挡板内外侧等部位。

使用擦拭消毒法时,应用布浸泡消毒剂溶液,擦拭被消毒物品表面,往复 $2 \sim 3$ 次。必要时,在作用规定时间后,用清水擦净,以减轻可能引起的腐蚀作用。此外,当突发事故或意外泄漏导致生物或化学材料污染设备时,应及时对每件设备用75%酒精浸泡过的湿巾擦拭干净,彻底消毒。必要时,关闭受污染房间,用臭氧发生器或紫外线照射,消毒 $30min$ 以上。

(六) 化学浸泡冲洗法

化学浸泡冲洗法多用于玻璃器皿。污染的吸管、试管、滴管、平皿等玻璃器材,应完全没入洗涤剂中,煮沸 $15 \sim 30min$。未经细菌病毒污染的玻璃器皿,或新添购的玻璃器皿,可先将器皿初步冲洗后,再放在5%碱溶液内洗刷,洗刷后放在3%盐酸溶液内中和,最后用水冲洗即可。

对于使用过的玻璃器皿,若已经被病原微生物污染,在洗涤前必须使用消毒剂浸泡消毒或经高压灭菌,除去残留的病原微生物。玻璃器皿经上述预处理后,浸泡于水中,用毛刷擦上肥皂,刷去油脂和污垢,然后用自来水冲洗数次,最后用蒸馏水冲洗。

洗净的玻璃器皿倒插于干燥架上,使其自然干燥,必要时还可放到37℃温箱或50℃干燥箱中,加速其干燥,温度不宜过高,以免器皿破裂。

四、实验污染废弃物消毒方法

进行微生物学实验后,会产生大量的污染废弃物。废弃物中含有大量的致病性微生物和其他有害物质,不能作为一般废品扔掉,也不能随意冲到下水道。

实验室污染废弃物总体可分为固体、液体和气体三类,主要是:①实验过程中的感染性废弃物,如病原微生物的培养基、标本、菌毒种保存液;②实验过程中使用的枪头、橡胶手套、衣帽、口罩等一次性用品等;③实验过程中产生的被致病性微生物污染的液体、废弃的液体标本;④实验中产生的损伤性废弃物,如针头、玻璃试管、载玻片等。

在进行实验室废弃物消毒灭菌时,可根据其性质,采用不同的方法。

(一) 焚烧法

焚烧是指将被处理的实验室废物投入焚烧炉内进行氧化燃烧反应的一种高温热处理技术。焚烧法适用于感染动物尸体和组织,处理时需连同一次性安全容器一起运送至焚烧炉焚烧,不能丢弃于垃圾场。

生物组织和尸体含水量较高,可能降低炉内温度,焚烧站应使用两级焚烧的焚化炉。一级焚烧室温度应在800℃以上,二级焚烧室的温度至少应达到1 000℃。对焚烧炉有效的温度控制和焚烧物科学的摆放混合,可以确保烧灼残渣和烟尘无感染性,而且残余物较少,最大限度减轻对环境造成的负面影响。

高级别生物安全实验室固体废物的焚烧机构应具备环保主管部门认可的危险废物焚烧资质。焚烧炉的位置距离实验室不宜太远,固体废物运送沿途应始终作为危险废物对待。其他固体废物消毒后,可以燃烧处理,也可以参照医疗垃圾处置方法,运至指定场所掩埋。

(二) 高压蒸汽法

凡被微生物污染的实验废弃物品,包括接种后的菌种、细胞培养物、组织样本和培养基等,均应用高压蒸汽灭菌后才能集中回收。高压蒸汽灭菌的具体操作方法和注意事项见《三、实验用品消毒方法》部分。

(三) 化学浸泡法

在实验结束后,为了防止污染的扩散,经常使用消毒剂对物品进行及时浸泡消毒。一般浸泡用消毒剂如下:

1. 过氧乙酸　凡能够浸泡的物品均可使用过氧乙酸浸泡消毒,1 000mg/L过氧乙酸溶液作用1~10min,可杀灭细菌繁殖体;5 000mg/L溶液作用5min,可杀灭结核分枝杆菌;5 000mg/L溶液作用30min,可杀灭枯草杆菌芽孢。

2. 含氯消毒剂　对细菌繁殖体污染的物品,也可使用含有效氯200mg/L的消毒液,浸泡10min以上;对肝炎病毒、结核分枝杆菌以及细菌芽孢污染的物品,需要2 000mg/L浸泡消毒30min以上。对排泄物、污水等,可直接加入含氯消毒剂干粉,搅拌均匀,排泄物消毒的用量为排泄物的1/5,作用2~6h。

微生物实验室必须遵守医疗废物管理条例,按照感染性废弃物处理原则,所有潜在感染性实验废弃物必须去污染,必须送到医疗废弃物回收站,集中消毒灭菌。如果管理处理不当,易造成实验室和外界环境污染,甚至造成责任事故。

五、实验人员消毒方法

实验室工作人员出入微生物实验室,最易通过实验服、实验帽和实验人员身体作为载体,把微生物带进带出,所以要做好实验人员工作衣帽和身体消毒,以防出现微生物感染。

高等级微生物安全实验室还要求,实验人员必须自觉遵守规章制度,不得将手机、衣物等个人生活用品带入微生物学实验室内。出入实验室还要淋浴、更衣。进行实验时,需穿工作服及隔离衣,换工作鞋,戴一次性帽子、口罩及乳胶手套。

(一) 工作衣帽消毒法

实验室工作服、实验帽应根据使用频率,不同定期消毒。普通工作服用1%消毒洗涤剂70℃以上温度,在专用洗衣机内洗25min,再用清水漂洗。可能接触病原微生物的工作服,随时喷洒消毒剂消毒,然后用含有效氯500mg/L的消毒洗衣粉溶液洗涤30~60min,再用清水漂净。工作人员衣帽等污染有病原体时,须经121℃,20min压力蒸汽灭菌处理。

(二) 手部消毒法

实验人员操作时,需加强手部卫生措施。一般操作完毕,摘去乳胶手套后,应立即洗手。如果发现手部有明显可见污染时,使用肥皂洗手,推荐使用快速手消毒剂。手部有液体污染时,须用流动水洗,再消毒。消毒时,采用医用酒精擦拭手部,作用1~3min;也可采用即产即用的酸性氧化电位水进行手部消毒。必要时,用0.2%过氧乙酸溶液浸泡,或用0.2%过氧乙酸棉球、纱布块擦拭。

1. 洗手方法　用流动水冲洗,使双手充分淋湿;取适量皂液,均匀涂抹至整个手掌、手背、手指和指缝;认真揉搓双手至少15min,应注意清洗双手所有皮肤,包括指背、指尖和指缝;在流动水下彻底冲净双手,用一次性纸巾擦干,取适量护手液护肤。具体步骤见本书第十三章第五节。

2. 快速手消毒方法　取适量快速手消毒剂,均匀涂抹至整个手掌、手背、手指和指缝;认真揉搓双手至干燥,应注意双手所有皮肤,包括指背、指尖和指缝,具体揉搓步骤如下,整个过程30s左右。

 小　结

本章主要介绍了微生物实验室消毒原则和消毒方法。微生物实验室消毒原则包括有效、及时、彻底、低毒和安全原则。微生物实验室消毒方法包括空气消毒、物体表面消毒、实验用品消毒、实验污染物消毒和实验人员消毒方法。

思考题

1. 简述微生物实验室消毒处理原则。
2. 简述微生物实验室消毒方法。

（万成松 编　陈昭斌 审）

第二十八章

特殊环境消毒

特殊环境(specific environment)是指与我们通常学习工作和生活完全不同的环境,它们与外界长期完全隔绝,如潜艇内舱室(submarine cabin)、飞机内舱室(plane cabin)、宇宙飞船内舱室、空间站内舱室等。本章介绍了潜艇舱室和飞机舱室两类特殊环境的消毒。

第一节 潜艇舱室消毒

舰艇活动频繁、机动性大,经常航行各地,易受当地疫情影响。舰艇舱室狭窄,人员相互接触密切,环境卫生与个人卫生相对较差,一旦有传染源侵入,容易蔓延和流行。因此,舰艇工作人员在疾病预防控制工作中除加强传染源的严格管理外,特别要重视切断传播途径,坚持预防性消毒。

一、舰艇舱室环境卫生的监督与管理

做好对舰艇舱室的空气监测;做好预防工作,厕所、浴室、住舱、货舱保持清洁,并通风;做好治疗工作,对不同原因引发的疾病进行有效地治疗。

二、舰艇舱室疫源地消毒

1. **肠道传染病的消毒** 当舰艇上发生肠道传染病时,必须立即对主要传播媒介采取严格的随时消毒措施,并根据病情做到"三分开"与"六消毒"。"三分开"是指分住室、分餐、分生活用具。"六消毒"指消毒分泌物与排泄物,消毒生活用具与医疗器械,消毒双手,消毒衣服、被单,消毒患者住室及其所接触的舰艇环境,消毒生活污水。病人离舰后,应对疫源地进行彻底的终末消毒。首先要划定污染区域,把污染的衣服、床单和用品集中消毒或包扎后带回码头处理。舱内用喷雾或擦拭法消毒。喷雾消毒时首先关闭门窗,消灭舱内蚊蝇,然后循序渐进,用喷雾器先消毒门与把手后消毒舱内,先甲板后舱壁,由上而下,由左向右喷雾,要求全部润湿,不留空白,舱壁消毒高度应为离甲板2m。按以上顺序完成后再喷一次甲板,边喷边退出。擦拭消毒时,按同样顺序进行,但每处应擦拭3次,药液以润湿而不滴下为度。消毒完毕后卫生人员脱去防护服,彻底洗手消毒。消毒的舱室应关闭30~60min后彻底通风并用清水擦洗。

2. **呼吸道传染病的消毒** 在舰艇内发生呼吸道传染病时,除了加强自然通风,增加机械通风的次数并延长通风的时间外,亦可选择适当的消毒剂进行空气消毒、杀灭空气中的病原体,控制传染病的传播。

空气消毒方法如下：

（1）当舰员可离开舱室时,可密闭门窗,选用1 000～2 000mg/L过氧乙酸(20mL/m³)或3%漂白粉澄清液(10mL/m³),用电动气溶胶喷雾器进行喷雾消毒,30min后开窗通风。

（2）紫外线照射,灯管固定在舱壁上,并有反光罩斜向上方以照射上部空气。一般在15～30m³住舱,可用15W紫外线灯管,照射2h,或照射两次,每次40min,间隔1h。然后通风驱除臭味,可达到空气消毒的目的。在无人情况下,灯管功率可增加到30～45W,照射1h以上。

（3）当舰员不能离开舱室时,可用循环风空气消毒器,或用0.2%～0.5%漂白粉澄清液擦拭舱壁与用具,1d数次,亦可杀灭空气中的微生物。

三、舰艇舱室预防性消毒

1. **食具消毒**　食具消毒是长期性经常性的工作,消毒后应避免残留药物对人体的影响。故食具最好使用煮沸或流动蒸汽消毒,可利用舰艇上现有的炉灶、热蒸汽或各种余热发生器,将食具按部门、班放入专用食具消毒柜或蒸笼中进行消毒。食具应垂直放入,以利于热蒸汽的透入。消毒时间应从水沸腾冒出蒸汽后开始计算,持续30min。有些舰艇如潜艇,舱室温度较高,通风降温条件较差,为了避免热力消毒引起舱室内温度增高,可选用化学消毒方法。食具在使用后应先除去食物残渣,用热水洗去油脂,然后浸泡于5 000mg/L过氧乙酸或含氯制剂的消毒液中,有效氯浓度应达到200～300mg/L,浸泡30～60min。消毒液应现配现用。消毒后用清水冲净。一些大型炊具如案板、菜墩、菜盆、大铲等无法浸泡消毒时,可用上述消毒液擦拭消毒。

2. **物体表面消毒**　对舰艇舱室人员经常接触,易受污染的区域与物品,如厕所、扶梯、把手、武器、仪表以及公用桌椅等,应定期进行预防性的表面消毒,以杀灭环境中的病原微生物,防止传染病的发生。1 000mg/L过氧乙酸或1 000～2 000mg/L二氯异氰尿酸钠可用于表面喷雾或湿式擦洗,每日1～2次。两种消毒剂皆有高度杀菌效果,但对金属有一定腐蚀作用,故金属制品消毒后应该用抹布蘸清水擦洗,以防锈蚀。3 000mg/L新洁尔灭消毒湿巾对金属腐蚀性小,亦可用于舰艇上物体表面喷雾或擦拭消毒。贵重仪器、光学仪器外壳可用75%酒精或5 000mg/L洗必泰乙醇溶液湿巾擦拭消毒,每日1次。

3. **手的消毒**　在舰艇停靠码头或航行中供水不限时,应强调贯彻饭前便后流水洗手制。一些舰艇在航行中淡水的供应受限,不能满足经常洗手要求时,可使用海水洗涤剂洗手,也可用含酒精成分的手消毒液擦拭消毒。部分舰员手上油污甚重,可先用特效洗手剂(去污膏剂)擦拭后,用清洁棉纱擦净,或用海水肥皂在海水中洗净,然后再用手消毒液消毒。

4. **饮水消毒**　舰艇受水时,应了解水的质量,一般情况下应使用经过消毒处理的自来水。接受淡水时使用的水龙带应有明显标记,放于固定的位置,不得移作它用。接受淡水完毕后,要关严水柜盖,并保持周围清洁,不得在周围洗衣、洗澡或冲洗污物,以免污水渗入水柜。大修水柜内壁、涂刷油漆时,应挑选无肠道传染病史、身体健康的舰员,穿干净工作服和靴鞋。工作时应做好通风和安全保障。工作完毕,水柜应进行超氯消毒或用过氧乙酸消毒处理。

水与给水设备消毒的方法：

（1）舰艇在远航或疏散情况下,应备足瓶装饮用水,不得已必须饮用自然水源时,卫生人员应亲自进行水源侦察,尽量选用井水或流动河水。运水工具如舢板等应进行洗刷消毒,防止装水与运输过程中的污染。按每 100kg 水用漂白粉精 1~2 片(每片含 0.2g 有效氯),对片剂捣碎,拌成糊状,混入水中,进行常氯消毒,含余氯 0.3~0.5mg/L,8~10h 后方可使用。亦可用次氯酸钠电解装置制造次氯酸钠消毒液进行饮水消毒。

(2)若从遭受生物战剂袭击或有肠道传染病流行的地区取水时,淡水系统与舷外水系统误相连接时,或本舰发生大批肠道传染病患者时,应使用超氯消毒,按 10~20mg/L 有效氯计算加入消毒剂。使用前按余氯量的 3.5 倍加入溶解的硫代硫酸钠,混匀脱氯。亦可用过氧乙酸 20~100mg/L 处理 60min。

(3)若水质浑浊,可在消毒的同时投适量的明矾溶液使混悬杂质沉淀。明矾的用量可用三杯法测定,按测定结果计算每升水中应加入的明矾量。

(4)舰艇在高温地区长期作业,水柜内淡水可发生变质,细菌生长。应采用小剂量定期常氯消毒法,每周消毒一次,每次按每吨水加入漂白粉精 3g 或用过氧乙酸 1mg/L。向已充满的水柜中加入消毒液时,要达到混合均匀是有一定困难的,如有可能,先将一部分水从充满的水柜中送到压力柜中,按整个水柜容水量加入消毒液,再把压力柜中的水送回水柜,8~10h 后启用。

(5)水龙带因做其他用途而致污染时,可将水龙带摊在甲板上,用塞子塞紧黄铜接头,然后灌满含 10~20mg/L 有效氯或过氧乙酸 20~100mg/L 的消毒液,放置 0.5~1h 后,用净水冲洗干净。

(6)水柜修理后,应按 10~20mg/L 的有效氯量由水龙管注入漂白粉澄清液或漂白粉精溶液或按 20~100mg/L 量加入过氧乙酸,然后装满淡水,封闭 1~2h 后,排出柜内水,用清洁自来水冲洗 2 次或 3 次,重新换装自来水。

第二节　飞机舱室消毒

随着人类新发传染病日益增多以及老旧传染病的死灰复燃,由穿越地区或国家飞行的旅客所携带的埃博拉病毒(ebola virus)、拉沙热病毒、非典型冠状病毒和中东呼吸综合征冠状病毒等传染病病原传播风险大大增加。因此,为有效防止传染病经航空器的传播和流行,应对航空器采取必要的预防性消毒和终末消毒。

一、飞机客舱消毒相关管理规定

2005 版《国际卫生条例》指出,通过航空器污染的物体表面间接传播是病原体传播的主要途径之一,为预防、抵御和控制疾病的国际传播,需具采取一定的公共卫生应对措施,其中航空器物体表面的清洁消毒是预防传染病经航空器交叉传播的重要手段与措施。目前,世界卫生组织《航空卫生指南》推荐的航空消毒剂为过氧化氢和乙醇,我国《飞机用消毒剂》(MH/T6045-2008)也规定了飞机用消毒剂的技术要求、试验方法和检验规则。

二、飞机客舱卫生与消毒

1. **飞机客舱空气消毒**　经常性消毒采用机械通风的方法即可。降低空气中细菌总数的办法除加强通风和湿式清扫外,在特殊情况下,如转运重大传染病患者后,应辅之以使用化学消毒剂对空气进行消毒处理。飞机到港后应立即对机舱空气进行消毒。所用消毒药械必须是经民航总局批准允许使用的航空消毒产品。有人条件下可用空气净化器消毒;无人情况下,可使用移动式紫外线照射或用无毒、无腐蚀作用的消毒剂进行喷雾消毒。

2. 飞机客舱物体表面及有关设施、物品的消毒

(1) 飞机舱内小桌椅、门把手、卫生间洁具、洗手池等物体表面可用航空消毒剂进行喷洒、擦拭,作用 30min 后,用清水擦拭,再用经过消毒的干布擦干。

(2) 机舱内地面消毒可用含航空消毒剂喷洒或拖地,用量不少于 $100mL/m^2$。拖把要专用,用后在消毒液中泡 30min,再用清水洗净,晾干。

(3) 飞机上桌布及椅套应定期更换并消毒。可用全自动可加热洗衣机清洗烘干消毒,或使用流通蒸汽 100℃ 消毒 30min,或煮沸消毒 30min。

(4) 垃圾要用双层垃圾袋分类盛装,不可回收垃圾焚烧处理,可回收垃圾喷洒含有效氯 3 000mg/L 的含氯消毒液,作用 60min 以上再回收。

3. 飞机客舱出现疑似病人的消毒　在一般卫生处理的基础上,采取以下措施:

(1) 疫点区域:以疑似病人座位为原点,2m 为半径设疫点区域,用航空消毒剂直接进行擦拭消毒。

(2) 疑似病人可能接触的部位如:坐便器、门把手、水龙头等,用航空消毒剂直接擦拭消毒。

(3) 疑似病例有呕吐症状的卫生处理:①由卫生处理人员专门对于地面上的疑似病例排泄物、分泌物或呕吐物等体液污染,先用经民航总局批准的航空消毒剂原液喷洒消毒,再用固体容器进行收集,每 1 000mL 加入有效氯为 20 000mg/L 的含氯消毒剂 2 000mL 搅匀作用 2h。②对于疑似病例呕吐物污染的表面,用经民航总局批准的航空消毒剂原液喷洒或擦拭,作用 30min,对于渗透性的物品如座套、座垫和地毯等进行拆除后转移至机下,用 100mg/L 二氧化氯或有效氯为 500mg/L 的含氯消毒剂浸泡 30min 或焚烧处理。

(4) 固体废弃物的卫生处理:固体废物需装入专用垃圾袋,由消毒人员对垃圾袋内外用 100mg/L 二氧化氯或有效氯为 500mg/L 的含氯消毒剂进行消毒后做封口处理,对于此类垃圾严禁分拣,销毁处理,并建立消毒处理记录和后续监督管理。

(5) 液体废弃物的卫生处理:①液体废弃物在排放前,检验检疫人员要指导机组人员投放航空器厕用消毒剂,并做好消毒记录。②卫生处理人员对排入污水车内的液体废物用含氯消毒片剂(有效氯在 40%~50%)每吨 60 片进行投放,作用至少 60min。③污水车与航空器的管道及接口用 100mg/L 二氧化氯或有效氯为 500mg/L 的含氯消毒剂进行喷洒消毒。

 小　结

本章简要介绍了潜艇舱室和飞机舱室两类特殊环境的消毒。潜艇舱室消毒方面,主要包括舰艇舱室疫源地消毒和舰艇舱室预防性消毒。飞机舱室消毒方面,主要涉及空气消毒,物体表面及有关设施、物品的消毒,出现疑似病人的消毒。

思考题

1. 简述舰艇舱室疫源地消毒。
2. 简述飞机客舱出现疑似病人的消毒。

（魏秋华 编 陈昭斌 审）

第二十九章

其他领域消毒

其他学科领域(subject areas)消毒是指医学范畴以外的消毒,主要包括农业消毒、畜牧业消毒、水产消毒、林业消毒、工业消毒和文物防保。

第一节 农 业 消 毒

农业(agriculture)是提供支撑国民经济建设与发展的基础产业,也是社会安定和国家自立的基础。因此,做好农业生产中的消毒工作对提高农产品质量和产量大有裨益。

一、土壤消毒

土壤是种植业之本,但同时也是农业病虫害繁殖的主要场所和传播的主要途径,存在着大量真菌(如镰刀菌、疫霉菌、轮枝菌等)、细菌(如青枯劳尔氏菌、欧式杆菌等)、线虫(如根结线虫等)、杂草、土传病毒(如小麦土传花叶病毒等)、地下害虫(如蛴螬、金针虫等)、啮齿类动物等,如果不加以控制,会造成严重减产或降低品质,因此,土壤消毒工作不容忽视。常用的土壤消毒方法一般分为物理消毒法和化学消毒法。

(一) 物理消毒法

1. **日光消毒** 将配制好的培养土放在清洁的混凝土地面、木板或铁皮上,薄薄摊匀,暴晒 3~15d,即可杀死大量病菌孢子、菌丝和虫卵、害虫、线虫。此法消毒虽不彻底,但经济方便。

2. **蒸汽消毒** 将营养土放入蒸笼或高压锅内,加热到 60~100℃,持续 30~60min(加热时间不宜太长,以免杀死能分解肥料的有益微生物,影响土壤肥效),可杀死大部分细菌、真菌、线虫和昆虫,并使大部分杂草种子丧失活力。

3. **水煮消毒** 把培养土放入锅内,加水煮沸 30min 以上,然后滤干水分,晾干到适中湿度即可。

4. **火烧消毒** 保护地苗床或扦插、播种用的少量土壤,可放入铁锅或铁板上加火灼烧,待土粒变干后再烧 30~60min,可将土中病虫彻底杀尽。

5. **微波消毒** 土壤在电磁场照射下,其中的微生物受到热力和电磁力双重作用,生物机体过热导致蛋白质热变性、酶失活,从而影响各种生命活动,温度高于50℃时,细菌中蛋白质凝固而导致细菌死亡。因此,微波杀菌效果优于常规杀菌,同时也可杀灭土壤中的成虫、虫卵、有害微生物及草籽,无任何残留。

(二) 化学消毒法

1. **药剂熏蒸** 利用土壤注射器或土壤消毒机将熏蒸剂注入土壤中,于土壤表面盖上薄膜等覆盖物。在密闭或半封闭的设施中使熏蒸剂的气体在土壤中扩散,杀灭病菌,常用的熏蒸药剂有甲醛、多菌灵、代森锌和硫黄粉等。土壤熏蒸后,必须待药剂充分散发后才能播种,否则容易产生药害。此方法在设施农业中的草莓、西瓜、蔬菜的种植和苗木的苗床、绿地草坪栽植等方面均有应用。

2. **喷淋或浇灌**　将药剂用清水稀释到一定浓度,用喷雾器喷淋于土壤表层,或直接灌溉到土壤中,使药液渗入土壤深层,杀灭土壤中的病菌。喷淋施药处理土壤适宜于大田、育苗营养土、草坪更新等。浇灌法施药适宜于果树、瓜类、茄果类作物的浇灌和各种作物苗床消毒。

常用的消毒药剂有石灰粉、硫黄粉、甲醛(福尔马林)、多菌灵、五氯硝基苯和代森铵等。

(1)石灰粉消毒:翻耕土壤,石灰粉按 $30\sim40g/m^2$ 的剂量均匀撒入,或按 $90\sim120g/m^3$ 拌匀使用。

(2)硫黄粉:翻耕土壤,硫黄粉按 $25\sim30g/m^2$ 的剂量均匀撒入,或按 $80\sim90g/m^3$ 拌匀使用。

(3)甲醛(福尔马林):每平方米按福尔马林 50mL+水 10kg 混匀后喷洒,用草袋或塑料薄膜覆盖,过 10d 左右揭开覆盖物,让气体挥发,2d 后可播种或扦插,对立枯病、褐斑病、角斑病、炭疽病等防治效果良好。

(4)多菌灵:取 50%可湿性粉剂,按 $1.5g/m^2$ 剂量使用,可防治多种真菌病害,尤其是针对子囊菌和半知菌引起的病害效果明显,诸如根腐病、茎腐病、叶枯病、灰斑病等。

(5)五氯硝基苯:每平方米取 75%五氯硝基苯 4g、代森锌 5g,混合后再与 12kg 细土拌匀,播种时下方铺垫,上方覆盖,用以防治炭疽病、立枯病、猝倒病、菌核病等效果突出。

(6)代森铵:取 50%水溶代森铵稀释至 350 倍,按 $3kg/m^2$ 剂量浇灌稀释液,可防治黑斑病、霜霉病、白粉病、立枯病等多种病害,而且它能渗入植物体内,分解后起一定增肥作用。

二、农作物消毒

农作物是指农业上栽培的各种植物,分为粮食作物和经济作物(油料作物、蔬菜作物、花、草、树木)两大类,是人类食物的主要来源之一。农作物的生长过程,离不开科学管理,植物病害是造成农作物减产的主要原因之一。据研究,全世界由病原真菌引起的植物病害多达一万多种,所造成的损失占作物年度损失的 10%~30%,我国历史上曾有过小麦锈病、水稻白叶枯病等严重病害大流行导致粮食严重减产,因此,农作物病害的防治是农业生产中的重要环节。

目前我国农作物消毒以农用杀菌剂为主,按其性质分为无机杀菌剂(无机硫、无机铜、无机汞)、有机杀菌剂(有机硫、有机氯、有机磷等)、植物性杀菌剂(植物保护剂、植物治疗剂、植物铲除剂)、微生物杀菌剂(井冈霉素、多抗霉素、武夷霉素等)。以下介绍几种常用的杀菌剂。

1. **波尔多液**　波尔多液是无机铜素杀菌剂。1882 年,米亚尔代在波尔多城发现其杀菌作用,故名叫做波尔多液。它是由约 500g 的硫酸铜、500g 的熟石灰和 50kg 的水配制成的天蓝色胶状悬浊液,黏着力强,残效期长,一般持续 15d 左右。不耐贮藏,必须现用现配,为保护性杀菌剂,通过释放可溶性铜离子而抑制病原菌孢子萌发或菌丝生长。广泛用于防治蔬菜、果树、棉、麻等的多种病害,对霜霉病和炭疽病,马铃薯晚疫病等叶部病害效果尤佳。

2. **石硫合剂**　石硫合剂是由生石灰、硫黄加水熬制而成的,三者最佳的比例是 1∶2∶10。

熬制时,必须用瓦锅或生铁锅,使用铜锅或铝锅则会影响药效。它具有高效低残留、无抗药性的特点,能通过渗透和侵蚀病菌、害虫体壁来杀死病菌、害虫及虫卵,是一种既能杀菌又能杀虫、杀螨的无机硫制剂,可防治白粉病、锈病、褐烂病、褐斑病、黑星病及红蜘蛛、蚧壳虫等多种病虫害。

3. **多菌灵**　多菌灵是一种广谱性杀菌剂,对多种作物由真菌(如半知菌、多子囊菌)引起的病害,诸如黑斑病、炭疽病、白粉病、褐斑病、霜霉病、叶霉病、灰霉病、缩叶病、细菌性穿孔病、轮纹病、花腐病、叶斑病、立枯病、菌核病、煤污病等具有良好的防治效果。常用的有25%、50%、60%、80%可湿性粉剂等,可用于叶面喷雾、种子处理和土壤处理等,但易产生抗药性。

4. **代森锰锌**　代森锰锌是一种优良的保护性杀菌剂,属低毒农药。杀菌范围广、不易产生抗药性,防治效果明显优于其他同类杀菌剂,而锰、锌微量元素对作物有明显的促壮、增产作用。常用 70%的粉剂 500~600 倍液,主要用于防治梨黑星病,柑橘疮痂病、溃疡病,苹果斑点落叶病,葡萄霜霉病,荔枝霜霉病、疫霉病,青椒疫病,黄瓜、香瓜、西瓜霜霉病,番茄疫病,棉花烂铃病,小麦锈病、白粉病,玉米大斑、条斑病,烟草黑胫病,山药炭疽病、褐腐病、根茎腐病、斑点落叶病等,不能同碱性农药混用。

5. **百菌清**　百菌清是广谱、保护性杀菌剂。作用机制是能与真菌细胞中的三磷酸甘油醛脱氢酶发生作用,与该酶中含有半胱氨酸的蛋白质相结合,从而破坏该酶活性,使真菌细胞的新陈代谢受破坏而失去生命力,因而对多种作用真菌病害具有预防作用。黏着性强,药效持久,但不能同碱性农药混用。常见 50%、75%可湿性粉剂,10%油剂,2.5%、5%颗粒剂等。常用 75%的粉剂 600~1 000 倍液。可用于麦类、水稻、蔬菜、果树、花生、茶叶等作物。如麦类赤霉病,用 75%可湿性粉剂 $11.3g/100m^2$,兑水 6kg 喷雾;蔬菜病害(番茄早疫病、晚疫病、叶霉病、斑枯病、瓜类霜霉病、炭疽病)用 75%可湿性粉剂 135~150g,兑水 60~80kg 喷雾;果树霜霉病、白粉病,用 75%可湿性粉剂 75~100g 兑水 30~40kg 喷雾。此外,还可用于桃腐病、疮痂病、茶炭疽病、茶饼病、网饼病、花生叶斑病、橡胶溃疡病、甘蓝霜霉病、黑斑病、葡萄炭疽病、马铃薯晚疫病、茄子灰霉病和橘子疮痂病的防治。

6. **三唑酮**　三唑酮是一种高效、低毒、低残留、持久、内吸性强的三唑类杀菌剂。主要是抑制菌体麦角甾醇的生物合成,因而,抑制或干扰菌体附着孢及吸器的发育,菌丝的生长和孢子的形成。主要对锈病和白粉病具有预防、治疗等作用,对多种作物的病害(如玉米圆斑病、麦类云纹病、小麦叶枯病、凤梨黑腐病、玉米丝黑穗病等)均有效。常见的剂型有 5%、15%、25%可湿性粉剂,25%、20%、10%乳油,20%糊剂,25%胶悬剂,0.5%、1%、10%粉剂,15%烟雾剂,可以与许多杀菌剂、杀虫剂、除草剂等现混现用。

第二节　畜牧业消毒

畜牧业(animal husbandry)已经发展成为最具活力的支柱产业,是衡量一个国家农业发达程度的主要标志,在国民经济中占有重要地位。近年来,SARS、口蹄疫、疯牛病、禽流感、炭疽等人畜共患疾病通过各种途径频频突袭人类。目前,已知至少有 200 多种以上动物传染病和寄生虫病可以传染给人类。人畜共患的传染病最常见的就有几十种,新出现的各种感染性疾病,越来越呈现出"人禽共患"或"人畜共患"的关系,因此,加强畜牧业消毒工作具有十分重大的意义。

一、畜舍空气及其排泄物消毒

（一）空气消毒

空气消毒方法有物理消毒法和化学消毒法。物理消毒法,常用的有通风和紫外线照射两种方法。通风可减少室内空气中微生物的数量,但不能杀死微生物;紫外线照射可杀灭空气中的病原微生物。化学消毒法,有喷雾和熏蒸两种方法。用于空气化学消毒的化学药品需具有迅速杀灭病原微生物、易溶于水、蒸气压低等特点,如常用的甲醛、过氧乙酸等,当进行加热,便迅速挥发为气体,其气体具有杀菌作用,可杀灭空气中的病原微生物。

1. 紫外线照射消毒紫外灯,杀菌能力强而且较稳定,紫外线对不同的微生物灭活所需的照射量不同,革兰氏阴性无芽孢杆菌最易被紫外线杀死,而杀死葡萄球菌和链球菌等革兰氏阳性菌照射量则需加大 5~10 倍。病毒对紫外线的抵抗力更大一些。需氧芽孢杆菌的芽孢对紫外线的抵抗力比其繁殖体要高许多倍。

紫外线灯一般于空间 6~15m³ 安装一只,灯管距地面 2.5~3m 为宜,紫外线灯于室内温度 10~15℃,相对湿度 40%~60% 的环境中使用杀菌效果最佳;照射时间不应少于 30min,否则杀菌效果不佳或无效,达不到消毒的目的,操作人员进入洁净区时应提前 10min 关掉紫外线灯。

2. **喷雾消毒** 喷雾法消毒首先利用气泵压缩空气,然后通过气雾发生器的作用,将稀释的消毒剂转化为一定大小的雾化粒子,均匀地悬浮于空气中或覆盖于被消毒物体表面,从而达到消毒目的。

消毒药品的选择应该根据污染病原微生物的抵抗力、消毒对象的特点等,选择高效低毒、使用简便、质量可靠、价格便宜和容易保存的消毒药品,常用的有含氯消毒剂、过氧乙酸、戊二醛和二氧化氯等。

3. **熏蒸消毒** 需先将要熏蒸消毒的场所彻底清扫、冲洗干净,因为有机物的存在影响熏蒸效果。将盛装消毒剂的容器均匀摆放在要消毒的场所内,所使用的容器必须是耐燃烧的,通常选用陶瓷或搪瓷制品。待关闭所有门窗、排气孔后,配制消毒药,根据消毒空间大小,计算消毒药用量,进行熏蒸。常用的熏蒸方法有:

（1）固体甲醛熏蒸:按 3.5g/m³ 用量,置于耐烧容器内,放在热源上加热,当温度达到 20℃时即可挥发出甲醛气体。

（2）烟熏百斯特熏蒸:每套(主剂+副剂)可熏蒸 120~160m³。主剂+副剂混匀,置于耐烧容器内,点燃。

（3）高锰酸钾与福尔马林混合熏蒸:进行畜禽空舍熏蒸消毒时,一般每立方米用福尔马林 14~42mL、高锰酸钾 7~12g、水 7~21mL,熏蒸消毒 7~24h。种蛋消毒时福尔马林 28mL、高锰酸钾 14g、水 14mL,熏蒸消毒 20min。杀灭芽孢时每立方米需要福尔马林 50mL。如果反应完全,则只剩下褐色干燥粉渣;如果残渣潮湿说明高锰酸钾用量不足,如果残渣呈紫色说明高锰酸钾加得太多。

（4）过氧乙酸熏蒸:使用浓度是 3%~5%,每立方米用 2.5mL,在相对湿度 60%~80%条件下,熏蒸 1~2h。

（二）粪便污物消毒

1. **生物热消毒法**　生物热消毒法是一种最常用的粪便污物消毒法,它能杀灭除细菌芽孢外的所有病原微生物,并且不丧失肥料的应用价值。粪便污物生物热消毒的基本原理是将收集的粪便堆积起来后,粪便中便形成了缺氧环境,粪中的嗜热厌氧微生物在缺氧环境中大量生长并产生热量,能使粪中温度达 60~75℃,这样就可以杀死粪便中的大多数病毒、细菌(不能杀死芽孢)、寄生虫虫卵等病原体。分为发酵池法和堆粪法。

（1）发酵池法:适用于动物养殖场,多用于稀粪便的发酵。首先在距离饲养场 200~250m 以外,远离居民、河流、水井等地方挖两个或两个以上的发酵池(根据粪便的多少而定),可以筑为圆形或方形。池的边缘与池底用砖砌后再抹以水泥,使其不渗漏。如果土质干固,地下水位低,也可不用砖和水泥,先将池底放一层干粪,然后将每天清除出的粪便、垫草、污物等倒入池内,快满时在粪的表面铺层干粪或杂草,上面再用一层泥土封好,如条件许可,可用木板盖上,以利于发酵和保持卫生,经过 1~3 个月,即可出粪清池。在此期间每天清除粪便可倒入另一个发酵池,如此轮换使用。

（2）堆粪法:适用于干固粪便的发酵消毒处理。首先在距离饲养场 200~250m 以外,远离居民、河流、水井等的平地上设一个堆粪场,挖一个宽 1.5~2.5m、深约 20cm,长度视粪便量的多少而定的浅坑。先在坑底放一层 25cm 厚的无传染病污染的粪便或干草,然后在其上面再堆放准备要消毒的粪便、垫草、污物等。堆到 1~1.5m 高度时,在欲消毒粪便的外面再铺上 10cm 厚的非传染病性干粪或谷草(稻草等),最后再覆盖 10cm 厚的泥土密封发酵,夏季 2 个月,冬季 3 个月以上,即可出粪清坑。如粪便较稀时,应加些杂草,太干时倒入稀粪或加水,使其干湿适当,以促使其迅速发热。

2. **掩埋法**　简便易行,但缺点是粪便和污物中的病原微生物可渗入地下水,污染水源,并且损失肥料。适合于不含细菌芽孢的少量粪便。

选择远离学校、公共场所、居民住宅区、村庄、饮用水源地、河流等,地势高燥,地下水位较低的地方,准备高筒靴、防护服、口罩、橡皮手套、铁锹等,将粪便与漂白粉或新鲜的生石灰混合均匀,然后深埋在地下 2m 处。

3. **焚烧法**　焚烧法是消灭一切病原微生物最有效的方法,故用于消毒最危险的传染病畜禽粪便(如炭疽、牛瘟等)。可用焚烧炉,如无焚烧炉,可以挖掘焚烧坑,进行焚烧消毒。

先准备燃料,高筒靴、防护服、口罩、橡皮手套、铁锹、铁梁等,挖一宽 75~100cm,深 75cm,长以粪便多少而定,在距离坑底 40~50cm 处加一层铁梁(密度以粪便不下漏为度),铁梁下放燃料,梁上放欲消毒粪便。如粪便太湿,可混一些干草,以便烧毁。

4. **化学消毒法**　用化学消毒药品,如含 2%~5% 有效氯的漂白粉溶液、20% 石灰乳等消毒粪便。但这种方法既麻烦,又难达到消毒的目的,故实际工作中少用。

（三）污水消毒

污水中可能含有有害物质和病原微生物,如不经处理,任意排放,将污染江、河、湖、海和地下水,直接影响工业用水和城市居民生活用水的质量,甚至造成疫病传播,危害人畜健康。污水的处理分为物理处理法(机械处理法)、化学处理法和生物处理法三种。

1. **物理消毒法**　物理处理法也称机械处理法,是污水的预处理(初级处理或一级处理),物理处理主要是去除可沉淀或上浮的固体物,从而减轻二级处理的负荷。最常用的处理手段使筛滤、隔油、沉淀等机械处理方法。筛滤是用金属筛板、平行金属栅条筛板或金属丝编织的筛网,来阻留悬浮固体碎屑等较大的物体。经过筛滤处理的污水,再经过沉淀池进行沉淀,然后进入生物处理或化学处理阶段。

2. 生物消毒法　生物处理法是利用自然界的大量微生物(主要是细菌)氧化分解有机物的能力,除去废水中呈胶体状态的有机污染物,使其转化为稳定、无害的低分子水溶性物质、低分子气体和无机盐。根据微生物作用的不同,生物处理法分为好氧生物处理法和厌氧生物处理法。好氧生物处理法是在有氧条件下,借助于好氧菌和兼性厌氧菌的作用来净化废水。大部分污水的生物处理都属于好氧处理,如活性污泥法、生物过滤法、生物转盘法。厌氧生物处理法是在无氧条件下,借助于厌氧菌的作用来净化废水,如厌氧消化法。

3. 化学消毒法　经过生物处理后的污水一般还含有大量的菌类,特别是屠宰污水含有大量的病原菌,需经消毒药物处理后,方可排出。常用的方法是氧化消毒,将液态氧转变为气体,进入消毒池,可杀死99%以上的有害细菌。也可用漂白粉消毒,即每千升水中加有效氯0.5kg。

二、畜禽饲养场所消毒

养殖场消毒的目的是消灭传染源散播于外界环境中的病原微生物,切断途径,阻止疫病继续蔓延。养殖场应建立切实可行的消毒制度,定期对畜禽舍地面、粪便、污水、皮毛等进行消毒。

(一) 养殖场

1. 入场消毒　养殖场大门入口处设立消毒池(池宽同大门,长度为机动车轮一周半),内放2%氢氧化钠液,每半月更换1次。大门入口处设消毒室,室内两侧、顶壁设紫外线灯,一切人员皆要在此用漫射紫外线照射5~10min,进入生产区的工作人员,必须更换场区工作服、工作鞋,通过消毒池进入自己的工作区域,严禁相互串舍(圈),不准带入可传染的畜产品或物品。

2. 畜舍消毒　畜舍除保持干燥通风、冬暖夏凉之外,平时还应做好消毒工作。一般分为两个步骤进行:第一步先行机械清扫;第二步用消毒液。畜舍及运动场应每天打扫,保持清洁卫生,料槽、水槽干净,每周消毒一次,圈舍内可用过氧乙酸做带畜消毒,0.3%~0.5%做舍内环境和物品的喷洒消毒或加热做熏蒸消毒(2~5mL/m³)。

3. 空畜舍的常规消毒程序　首先彻底清扫干净粪尿。用2%氢氧化钠喷洒和刷洗墙壁、笼架、槽具、地面,消毒1~2h后,用清水冲洗干净,待干燥后,用0.3%~0.5%过氧乙酸喷洒消毒。对于密闭畜舍,还应用甲醛熏蒸消毒,方法是每立方米空间用40%甲醛30mL,倒入适当的容器内,再加入高锰酸钾15g,此时室温不应低于15℃,否则要加入热水20mL。为了减少成本,也可不加高锰酸钾,但是要用猛火加热甲醛,使其迅速蒸发,然后熄灭火源,密封熏蒸12~14h,打开门窗,除去甲醛气味。

4. 畜舍外环境消毒　畜舍外环境及道路要定期进行消毒,填平低洼地,铲除杂草,灭鼠、灭蚊蝇、放鸟等。

5. 生产区专用设备消毒　生产区专用送料车每周消毒1次,可用0.3%过氧乙酸溶液喷雾消毒。进入生产区的物品、用具、器械、药品等要通过专门消毒后才能进入畜舍。可用紫外线照射消毒。

6. 尸体处理　可用掩埋法、焚烧法等方法对尸体进行消毒处理。掩埋应选择离养殖场

100m 外的无人区,找土质干燥、地势高、地下水位低的地方挖矿,坑底部撒上生石灰,再放入尸体,放一层尸体撒一层生石灰,最后填土夯实。

（二）孵化场

孵化场卫生状况直接影响种蛋孵化率、健雏率及雏鸡的成活率。一个合格的受精蛋孵化为健康的雏鸡,在整个孵化过程中所有与之有关的设备、用具都必须是清洁、卫生的。

孵化场的卫生消毒包括人员、种蛋、设备、用具、墙壁、地面和空气的卫生消毒。

1. 人员消毒 孵化场人员进出孵化室必须消毒,其他外来人员一律不准进入。要求在大门口内设二门,门口设消毒池,池内经常更换消毒液,二门内设淋浴室及更衣室,工作人员进入时需脚踏消毒池,入地门后淋浴,更换工作服方可进入。工作服应定期清洗消毒。消毒池内可用 2% 的火碱水;服装可用百毒杀等洗涤后用紫外线照射消毒。码蛋、照蛋、落盘、注射、鉴别人员工作前及工作中用药液洗手。

2. 种蛋的消毒 首先要选择健康无病的种鸡群且没有受到任何污染的种蛋,种蛋从鸡舍收集后进行筛选,剔除粪蛋、脏蛋及不合格蛋后将种蛋放入干净消过毒的镂空蛋托上立即消毒。种蛋正式孵化前,一般需要消毒 2 次,第一次在集蛋后进行;第二次在加热孵化前。一般每天收集种蛋 2～4 次,每次收集后立即放入专用消毒柜或消毒橱内,用甲醛、高锰酸钾熏蒸消毒。用量为每立方米空间用福尔马林 30mL,高锰酸钾 15g,熏蒸 15～20min。要求密闭,温热（温度 25℃）、湿润（湿度为 60%）,有风扇效果较好。种蛋库每星期定期清扫和消毒,最好用拖布打扫,用熏蒸法消毒,或用 0.05% 新洁尔灭消毒。种蛋库保持温度在 12～16℃;湿度 70%～80% 为宜。种蛋入孵到孵化器,但尚未加温孵化前,再消毒一次,方法同第一次。要特别注意的是种蛋"出汗"后不要立即消毒,要等种蛋干燥后再用此方法消毒。另外,入孵 24～96h 的种蛋不能用上述方法消毒。

3. 孵化设备及用具的消毒 孵化器的顶部和四周易积飞尘和绒毛,要由专门值班员每天擦拭一次,最好用湿布,避免飞尘等飞扬。每批种蛋由孵化器出雏器转出后,将蛋盘、蛋车、周转箱全部取出冲洗,孵化器里外打扫干净,断电后用清水冲洗干净,包括孵化器顶部、四壁、地面、加湿器等,然后将干净的蛋车、蛋盘,放入孵化器消毒。可以喷洒 0.05% 的新洁尔灭或 0.05% 的百毒杀,也可以用福尔马林 42mL,高锰酸钾 21g 每立方米的剂量熏蒸消毒。雏鸡注射用针、针头、镊子等需用高温蒸煮消毒。在每批鸡使用前及使用后蒸煮 10min。

（三）隔离场

隔离场使用前后,货主用口岸动植物检疫机关指定的消毒药物按动植物检疫机关的要求进行消毒,并接受口岸动植物检疫机关的监督。

1. 运输工具的消毒 装载动物的车辆、器具及所有用具须经消毒后方可进出隔离场。

2. 铺垫材料的消毒 运输动物的铺垫材料须进行无害化处理,可采用焚烧方法进行消毒。

3. 工作人员的消毒 工作人员及饲养人员及经动植物检疫机关批准的其他人员进行隔离区,隔离场饲养人员须专职。所有人员均须消毒、淋浴、更衣,经消毒池、消毒道出入。

4. 畜舍和周围环境的消毒 保持动物体、畜舍（池）和所有用具的清洁卫生,定期清洗、消毒,做好灭鼠、防毒等工作。

5. 死亡和患有特定传染病动物的消毒 发现可疑患病动物或死亡的动物,应迅速报告口岸动植物检疫机关,并立即对患病动物停留过的地方和污染的用具、物品进行消毒,患病

（死亡）动物按照相关规定进行消毒处理。

6. 动物排泄物及污染物的消毒　隔离动物的粪便、垫料及污物、污水须经无害化处理后方可排出隔离场。

三、活禽交易市场消毒

（一）清洗消毒原则

现场清洁和消毒应遵循先清洁再消毒，清洁必须采用湿式清理，可使用自来水或消毒液喷湿后再清理，最后进行终末消毒。

（二）个人防护用品穿脱要求

现场工作人员应佩戴医用外科口罩（或医用防护口罩/符合 N95 过滤效率的其他防护口罩）、戴面罩/防护眼镜（主要防消毒液对眼睛的刺激）和一次性医用帽子；穿能防止消毒液渗入的工作服（或连体防护服）；戴乳胶手套、穿长筒雨靴，现场工作结束后，应将个人防护用品在安全场所按顺序脱卸：先摘除面罩/防护眼镜→手卫生→脱外层工作服/防护服→手卫生→脱长筒雨靴→摘除乳胶手套→手卫生→在清洁场所摘除口罩→流动水洗手+手消毒。

（三）消毒方法

1. 禽类排泄物（包括垫料和羽毛等污染物）　固体污染物可使用 2% 漂白粉上清液（或含有效氯 5 000mg/L 含氯消毒液）喷洒消毒，应确保充分湿润；液体污染物可按 5∶1 投加漂白粉后搅匀；消毒 60min 后清运至指定地点填埋。

2. 禽类尸体（包括内脏等污染物）　处理人员应佩戴乳胶手套或使用工具处理，避免直接接触禽类或鸟类尸体。如数量较多，应收集后运至指定地点填埋，数量较少时就近填埋。填埋点应选择远离居民点 500m 以外，远离饮用水源 50m 以外的地方，建议距地面 2m 以下深埋，坑底及尸体周围垫撒层厚 3~5cm 漂白粉。

3. 饲养笼架　清洗干净后，固定笼架可使用浓度为 20g/L 漂白粉上清液（或含有效氯 5 000mg/L 含氯消毒液）喷洒消毒，确保笼架里外表面充分湿润，消毒 30min，小笼架建议同样浓度的消毒液浸泡消毒，然后自来水冲洗干净。

4. 地面和墙壁等　地面和墙壁清洁后可使用浓度为 10g/L 漂白粉上清液（或含有效氯 2 500mg/L 含氯消毒液）喷洒消毒（喷药量为 300~500mL/m²），连续三次，间隔 1h，然后用自来水冲洗干净。

5. 宰杀工具和容器　自来水冲洗干净后，使用 10g/L 漂白粉上清液（或含有效氯 2 500mg/L 含氯消毒液）浸泡消毒 30min 后，再用自来水冲洗。

6. 污水消毒　现场积留的污水先估算体积，按每 10L 污水投加 5g 漂白粉或 2 片三氯泡腾消毒片（总有效氯 1 000mg），搅匀消毒 1h 后余氯达 5mg/L 以上即可排入下水道或现场填埋。

7. 运输工具　自来水冲洗干净后，使用 1 000mg/L 复方季铵盐消毒液或 500mg/L 含氯消毒液进行表面喷洒或擦拭消毒，作用 30min，自来水冲洗干净。

8. 污染衣物　可使用 1 000mg/L 复方季铵盐消毒液浸泡 30min 后清洗晾干。

第三节　水产业消毒

水产业（aquaculture）是从事水生植物、水生动物养殖和捕捞活动的生产部门。水产通常是指海洋、江河、湖泊里出产的动物或植物等及其相关的服务或加工行业的总称。水产养殖病害种类繁多,如草鱼出血病、烂鳃病、赤皮病、细菌性肠炎、竖鳞病、白皮病等,而且目前水产病害的耐药性增强,流行范围广泛,由此每年造成巨大的经济损失。常见的致病原因有病原微生物感染、寄生虫侵害、水质恶化和水体污染等,水产养殖业常见的病原体有:

1. 致病微生物　①病毒类,如白斑综合征病毒(SWWV)、弹状病毒、疱疹病毒、呼肠孤病毒等。②细菌类,如创伤弧菌、副溶血弧菌、溶藻弧菌和假单胞菌等。③真菌类,如链壶菌、水霉和霍氏鱼醉菌等。④单细胞藻类,如嗜酸性卵甲藻、赤潮藻类等。

2. 寄生虫　①原生动物,如鞭毛虫、纤毛虫、孢子虫等。②吸虫,如单殖吸虫、复殖吸虫等。③绦虫,如日本四吻绦虫、九江头槽绦虫和舌型绦虫等。④线虫,如嗜子宫线虫等。⑤棘头虫,如长吻棘头虫等。⑥寄生蛭类,如鱼蛭等。⑦寄生甲壳类,如鱼虱、锚头蚤等。

消毒工作可以预防水产养殖业病害发生,其基本原理是利用消毒药物的氧化或其他化学反应,改变病原体渗透压平衡状态,从而破坏水体中病原体的膜结构、成分,使其中酶和蛋白质失去活性,直至死亡。消毒可杀灭水产养殖业病害的致病原,降低病害的发生。因而,针对水产养殖业的过程、场所和相应病原体选择合适的消毒方法和时机,对防治水产病害显得尤为重要。

一、消毒时间

消毒时间需要根据实际情况确定。通常消毒剂的药效与水温呈正相关,即消毒的作用速度随着水体温度的上升而加快,作用效果增强,因此,消毒工作一般选在晴朗天气下的9—11时或15—17时开展。

二、池塘消毒

池塘是水产养殖的场所,若不采取适当的消毒措施,就会成为各类病原体的滋生地,继而引发病害甚至死亡,因此积极开展池塘的消毒工作是水产养殖业不可或缺的一项工作。

(一)暴晒(冷冻)消毒法

待池塘里水产起捕完毕后,排干池水,让池底接受阳光暴晒或低温冷冻,十余天后采用适宜工具,翻转淤泥继续暴晒(冷冻),使塘底环境变得干燥、疏松。此法可以有效杀死病原体和寄生虫(卵),促进塘底有机质及有毒有害物质挥发分解,改善池塘生态环境,提高池塘肥力。

(二)生石灰消毒法

实际池塘消毒工作中,生石灰消毒法由于具有杀菌灭虫、改良底质、调节水质等功能,简单、高效,所以最常被采用。生石灰主要成分为氧化钙,为白色或灰白色硬块,无特殊气味,易吸收水分,溶于水后呈强碱性。生石灰杀死野杂鱼、病毒、细菌和寄生虫,中和酸性,释放营养素,改良底质和水质,使水体呈微碱性。

生石灰消毒池塘通常分为干法清塘和带水清塘两种方法。一般情况下,两种清塘方法均需选择晴好天气,在苗种放养前10~15d,开始实施生石灰清塘消毒工作。

1. 干法清塘法　消毒前,先放尽池塘水,或者保留少许,水深7~10cm。在塘底四周和中间挖掘几个小坑(根据池塘大小而定,以全池泼洒覆盖为宜),将生石灰放入挖好的小坑中,化浆后,趁热均匀洒遍全池,生石灰用量为65~75kg/mu。如果池塘呈狭长形状,则将生石灰在木桶中化浆后直接泼洒到池塘中。静止 5~6h 后,用长柄泥耙将塘底淤泥和石灰浆混合均匀,以便增强消毒除害的效果。一般经过 7~8h 后,药力基本消失,即可注水放养水产。

2. 带水消毒法　对于不便排水的池塘,则可以使用带水清塘法,即进行消毒时,池塘保持约 1m 的水深。生石灰在容器里化浆后,立即趁热全池范围均匀遍洒,生石灰用量为 120~150kg/亩。一般经过 7~8d 后,药力基本消失,此时可注水养殖。

但需要注意的是生石灰消毒法不适用于新开挖的池塘,因其无底层淤泥,缓冲能力弱,有机物质缺乏,若施用会降解有限的有机物质,造成池塘肥力下降。实际操作时尽量选用新鲜的生石灰,以便有效杀灭病原体。而且,本法仅适用于酸性池塘,且不能与漂白粉(含氯制剂)混用。若长期使用生石灰消毒,使池塘水体中有效磷含量降低,可影响到鱼类正常生长,因此应适时施放磷肥以有效补充磷元素。

(三) 漂白粉消毒

漂白粉主要成分为次氯酸钙,含氯量 25%~30%,其消毒作用主要依赖于与水反应后分解产生的次氯酸和次氯酸根离子。取用干燥未受潮的漂白粉,用于干塘消毒时的量为 4~5kg/亩,带水消毒时则约为 $25g/m^3$ 水体。泼洒前先用木质或塑料容器盛装加水溶解,切忌使用金属容器。最后经稀释全塘范围内均匀泼洒。漂白粉能杀死鱼类、蛙类、蝌蚪、螺、水生昆虫、寄生虫和病原体,与生石灰消毒相比,漂白粉消毒具有用药量少、劳动强度低、毒性消失迅速等优点,在常规剂量条件下,3d 后即可投放幼苗,操作时间短,可控性高,且有增强塘水肥力和改善底质的作用。而漂白粉与尿素组合使用可生成氯胺,而氯胺氧化消毒效果强,并且具备一定毒性,能够迅速杀灭池塘中的野杂鱼和敌害生物,是非常理想的清塘药物。这种组合方法具备漂白粉所有的特点,而且有增强塘水肥力的效果,但不具备改良底质作用。

漂白粉消毒效力受水体中的有机物含量和 pH 值的影响较大。在酸性环境中杀菌作用增强,而在碱性环境中杀菌作用减弱。所以要使漂白粉发挥更佳的杀菌效果必须在偏酸的环境中进行。

三、鱼体消毒

在水产养殖中,当鱼苗鱼种分塘转池时或向大水面投放鱼种时,必须进行一次消毒,避免或减少病原传播引起流行病发生的机会。如果让未经消毒的鱼种直接进入池塘,其难免带有病原体,如果水温、水质、鱼体质弱等条件适宜,病原体迅速发展,就会暴发鱼病,使先前的清塘消毒工作前功尽弃。

鱼体消毒的时机一般选择在投放鱼苗前,主要采用浸泡和喷雾两种方式,可预防鱼类细菌性疾病和寄生虫。一龄或无鳞类鱼苗下塘前可用 3% 浓度的食盐溶液,在 10~15℃ 水温下浸洗 10~15min;对于亲本鱼或名优鱼类则使用高锰酸钾溶液消毒,浓度为 15~20mg/L,在 20℃ 水温以下浸洗 20~30min;如采用漂白粉对鱼体消毒,则配成浓度为 5~10mg/L 的溶液,在 10~15℃ 水温浸洗 20~30min。

聚维酮碘属广谱消毒剂,其有效碘在溶液中逐渐解聚、溶解,能保持较长时间的杀菌效果,对大部分细菌、真菌和病毒有不同程度的杀灭作用,但对真菌孢子与细菌芽孢作用较弱,主要用于鱼卵及水生动物体表消毒,浸泡浓度为 0.3~0.6mg/L,消毒时间为

10~15min。

以上药浴消毒时切勿离人,一旦出现浮头、窜游、翻肚等异常现象时,立即捞出放入清水,以免鱼类中毒死亡。另外,浸洗消毒后的药液切勿倒入池塘,以免造成药物中毒。

四、水体消毒

养殖水体是水生生物栖息生活的场所,同时也是各种病原生物潜伏和繁殖的地方,其清洁程度,直接影响到水生生物的生长和健康。因此,养殖水体消毒工作的开展对水产业至关重要,常见的水体消毒剂有以下几种:

(一)氯制剂

其消毒原理及特性前已述及,现介绍几种常用品种:

1. **漂白粉**　其原理及使用方法如前所述,此处省略。

2. **二氧化氯**　其氧化能力强,高效安全,不会产生有毒有害副产物。对水产动物的多种病原菌、病毒均具有强烈的杀灭作用,常规使用浓度为0.1~0.3mg/L。在pH值6~9范围内,随着pH值升高,杀菌效果也增强。

3. **二氯海因**　其活性氯含量高,气味较淡,作用温和,杀菌所需浓度较高,作用时间长,有效氯释放缓慢,一般施用浓度为0.2~0.3mg/L,实际生产中较少使用。

4. **三氯异氰脲酸**　白色晶体,气味强烈刺激,氧化作用极强,具有广谱、高效、安全的消毒作用,不但能杀灭细菌、病毒、真菌、芽孢,对球虫卵囊也有一定杀灭作用,常规施用浓度为0.1~0.3mg/L,此消毒剂在实际生产中较为常用。

(二)溴制剂

该类型消毒剂为广谱杀菌剂,不易挥发,对金属腐蚀性小,对环境污染较少,消毒效果持久。其消毒原理是在水体中形成次溴酸,破坏病原菌膜结构,使肉素结合蛋白质分子,从而达到杀菌目的。

常见的含溴消毒剂有:①二溴海因,消毒效果稳定高效,无毒低味,不受pH等环境因子影响,安全环保,使用浓度一般为0.2~0.3mg/L。②溴氯海因,一般使用浓度为0.2~0.4mg/L,使用时,若加入表面活性物质效果更佳。③新洁尔灭(苯扎溴铵),性质稳定,刺激性小,杀菌能力较强,对水体污染较小,通常施用时的浓度为0.5~1mg/L。

(三)碘制剂

碘消毒剂为广谱消毒剂,主要以季铵盐络合碘的形式存在。能氧化病原体胞浆蛋白的活性基团,并与蛋白质结合,使巯基化合物、肽、蛋白质、酶、脂质等氧化或碘化,从而达到杀菌效果。能杀灭大部分细菌、真菌和病毒。

常见的碘消毒剂有:①聚维酮碘,如前所述。②双季铵盐类,阳离子表面活性剂,可吸附于菌体表面,其疏水基能渗入细胞的类脂层,改变细胞壁和细胞膜的通透性,使胞内酶和蛋白质变性,从而达到杀菌的效果,一般施用浓度为0.1~0.3mg/L,但易产生耐药菌,不能杀灭革兰氏阴性菌及芽孢。

(四)醛类

主要有甲醛和戊二醛。其消毒原理是通过烷基化反应使病原体蛋白变性、酶和核酸功能失效。一般施用浓度为30~50mg/L。但由于醛类消毒剂刺激性大,容易破坏水质,故实际工作中较少使用。

（五）其他消毒剂

生石灰,施用浓度为 20~30mg/L,化浆全池泼洒。在水体中氨氮和亚硝酸盐偏高时禁用。

臭氧,每升水含臭氧浓度不低于 0.2mg 即 0.1ppm,就达到杀菌消毒的作用。

五、水产运输过程消毒

捕捞出水后立即浸泡在 3%~5% 的盐水中 3~5min 进行消毒,运输车及器具也需经浓度 0.3% 高锰酸钾溶液浸泡消毒后才能使用,到达目地后卸车入池前依然要进行消毒工作,一般采用浓度为 0.01% 高锰酸钾浸泡 2~3min 即可。

第四节　林　业　消　毒

林业(forestry)即人们通常熟悉的植树造林、木材加工等行业,林业生产的全过程受到诸多病害因素的影响,从而导致生长不良,产量、质量下降,甚至引起林木枯死和生态条件的恶化。

多年的研究证实引起林木病害的主要有病毒、类菌原体、细菌、真菌和寄生性种子植物等。其中真菌所致病害种类最多,约占森林病害中的 80% 以上。细菌致病较少,已知的严重细菌性林木病害仅有杨树细菌性溃疡病、青枯病等少数几种。病毒主要侵害阔叶树种,引起花叶病和枯斑。而类菌原体于 1967 年首先发现于泡桐、桑等植物的韧皮部细胞中,能引起几十种木本植物的病害,其中包括泡桐丛枝病、枣疯病、美国榆韧皮部坏死等。寄生性种子植物则寄生于林木枝干上,可引起肿瘤、枯枝或全株枯死,对热带和亚热带地区的森林和经济林为害尤大。线虫侵害苗木和林木根部,引起肿瘤,或侵入输导组织引起枯萎。各种病原物侵入林木后,即在体内扩展,其中多数都只导致局部性病害,有些如病毒和类菌原体等则往往扩及全株,造成系统性病害,因此,必须加强林业消毒工作。

一、土壤消毒

土壤消毒一般在作物播种前进行,是通过物理方法(高温)或化学方法(喷洒化学药剂),以杀灭土壤中病菌、线虫及其他有害生物。

（一）高温消毒法

一般采用烧土法。在山区或林区枯枝落叶较多的地方,可在圃地堆放柴草焚烧,使土壤耕作层加温灭菌。这种方法不仅能消灭病原菌和地下害虫,而且具有提高土壤肥力的作用。

（二）药剂处理法

1. **福尔马林(甲醛)**　福尔马林所针对的病菌群体有立枯病、褐斑病等,有一定的预防和杀菌功能。具体用量为每平方米林木种植地用福尔马林 50mL,加水 6~12L 混匀,播种前 10~20d 喷洒在播种地上,用塑料布或草袋覆盖,于播种前一周掀开遮盖物,待药味全部消散后再行播种。

2. **五氯硝基苯**　五氯硝基苯属于有机氯杀菌剂,能有效防治松苗立枯病。常规用法为将 75% 五氯硝基苯可湿性粉剂,剂量为 $0.003~0.005\ 5kg/m^2$,与 200 倍细沙土混合均匀制成药土。播种前 1~2d 把药土在苗床表面均匀铺开,然后用平耙将药土与苗床表土混拌,平整床面后播种。

3. 五氯硝基苯混合剂　以五氯硝基苯为主,剂量同上,加入代森辛或敌克松等制成混合药剂,混合比例为五氯硝基苯 3 份、其他药剂 1 份,消毒方法同五氯硝基苯。

4. 硫酸亚铁　硫酸亚铁针对松苗立枯病具有一定的防治作用。一般使用浓度为 2%～3% 水溶液,按 9L/m² 的用量,均匀浇洒在床面上,于施药后 6～7d 播种。

5. 高锰酸钾　高锰酸钾溶液具有很强的杀菌、消毒作用,且无毒无残留。通常采用 1% 的高锰酸钾溶液对土壤表层进行喷洒消毒,用塑料薄膜密封暴晒 1 周左右,然后揭开薄膜进行播种。

6. 敌克松　敌克松对防治松苗立枯病具有一定效果,常用 90% 敌克松粉剂,按照 0.003～0.005kg/m² 的喷洒剂量进行,具体方法同五氯硝基苯。

7. 辛硫磷乳油　辛硫磷乳油是非内吸性杀虫剂,对害虫具有强烈的触杀和胃毒作用。该药施入土壤中,残留期很长,适合于防治蛴螬、蝼蛄、金针虫等地下害虫。用法为 50% 辛硫磷乳油 0.5kg,兑水 0.5kg,再与 125～150kg 细沙土混拌均匀,制成毒土,每亩施用 15kg 左右。

此外,土壤消毒还可以使用波尔多液、多菌灵、代森铵等多种消毒剂。

二、种子消毒

种子消毒是指种子播种前对播种材料进行消毒处理,以减少种子带菌、增强抗逆性,保证种子的健康,增强种子活力。常用的消毒方法有以下几种:

1. 石灰水浸种消毒法　常用浓度为 1.0%～2.0% 的石灰水浸种 24h,此法灭菌效果较好。

2. 高锰酸钾溶液消毒法　将杉、松、桉、桦、樟、楠、木荷、毛桃、油茶、枳壳等种子,浸入浓度为 0.3%～0.5% 的高锰酸钾溶液 2～3h,用清水冲洗数次,阴干表面后播种,能消除种子所带的病菌,可促进种子迅速发芽,生长整齐。

3. 福尔马林溶液消毒法　播种前 1～2d,将种子浸入 0.15% 的福尔马林溶液中,浸泡 15～30min,取出后密封 2h,然后将种子摊开阴干,即可进行播种。

4. 硫酸铜溶液消毒法　采用浓度为 0.3%～1.0% 硫酸铜溶液浸种 4～6h,取出阴干备用。

5. 敌克松粉剂消毒法　药量的使用以种子重量的 0.2%～0.5% 为宜,用 10～15 倍的细土配成药土,再与种子混匀进行消毒。

三、木材防腐

木材防腐处理就是通过某种手段,消除微生物和害虫赖以生存的必要条件之一,从而达到阻止其繁殖生长的目的。其方法主要有物理处理法和化学处理法,处理后可提高木材的抗菌抗虫等性能、延长木材的使用寿命,是节约木材资源、提高木材利用效率、增加木材产品功能的重要途径。

(一) 物理处理法

常用的木材防腐物理方法有烟熏法、高温干燥灭菌法、水浸法、烘烤法和涂刷法等,其基本原理是通过隔绝氧气供应、控制温度、断绝营养输送等方法抑制真菌生长直至死亡。

（二）化学处理法

木材防腐的化学处理法就是使用化学药剂对木材进行防腐处理,常用的化学防腐剂有三种:

1. **水溶性防腐剂** 即能溶于水的对侵害木材的生物具有毒性的金属盐和氟化物类物质,如铜铬砷、铬化砷铜、铜氨(胺)季铵盐、铜唑-B 型等。处理时水溶性防腐剂随溶液注入木材后,逐渐转变为难溶于水的有毒物质,留存于木材内部。这种处理需在 25℃ 下,历经 4 周完成,处理后的木材应存放一周,加以覆盖,避免防腐剂的流失,待反应完成干燥后使用。

2. **油类防腐剂** 不溶或微溶于水,挥发性低,种类繁多,常用的有防腐油、煤焦油、蒽油。油类防腐剂是一类广谱防腐剂,来源广泛,价格经济,耐候性好,持久性强,对病害微生物和寄生虫有良好的毒杀和预防作用;但它也有一定的缺陷,有辛辣气味、颜色深,影响胶合和油漆;燃烧时产生大量的刺激性浓烟。

3. **油溶性防腐剂** 指能溶解于有机溶剂的杀菌、杀虫剂。常见的有机溶剂有石油、液化石油气等,而常用的毒性药剂有五氯苯酚、苯基苯酚等。特点是易被木材吸收,不易流失,持久性强,对木材中的各种有害生物的毒性强。

常用的处理方法有:①加压浸注:所加压力不小于 1mp,处理时间至少 8h,吸收量大于 50kg/m³。②浸泡处理:将木材置于盛满防腐剂的浸泡槽中,常压浸泡时间不小于 48h,吸收量 100~150kg/m³。③涂刷处理:应涂刷三遍以上,在第一遍完全干燥以后,再涂第二遍,不得漏涂,吸收量应大于 0.5kg/m²。

第五节 工 业 消 毒

工业(industry)生产中许多行业需要进行消毒工作,食品工业、制药工业的消毒已在本书前面有关章节进行了阐述,本节将主要介绍皮毛、纺织品等行业的消毒工作。

一、皮毛工业消毒

皮毛原料及加工过程中的消毒工作必须引起足够重视,预防人畜共患传染病,保障人民的健康安全。

动物毛皮传播的人畜共患传染病中最常见的是炭疽,它是由炭疽杆菌引起的动物源性烈性传染病,主要传染草食动物(羊、牛、马),其次是猪和犬,人因接触病畜及其产品或食用病畜的肉、奶而被感染,炭疽芽孢可经呼吸道吸入致肺炭疽,而造成人类感染。炭疽杆菌的繁殖体抵抗力不强,易被一般消毒剂杀灭,而芽孢抵抗力强,在干燥的室温环境中可存活 20 年以上,在皮毛中可存活数年。牧场一旦被污染,芽孢可存活 20~30 年。经直接日光暴晒 100h、煮沸 40min、140℃ 干热 3h、110℃ 高压蒸汽 60min、以及浸泡于 10% 甲醛溶液 15min、新配苯酚溶液(5%)和 20% 含氯石灰溶液数日以上,才能将芽孢杀灭。但是,炭疽芽孢对碘特别敏感,对青霉素、先锋霉素、链霉素、卡那霉素等高度敏感。

另一种人畜共患传染病是口蹄疫,它是由口蹄疫病毒引起的偶蹄动物的一种急性、接触性传染病,人类对口蹄疫有易感性,可因接触患病的牛、羊、猪等家畜及污染后的毛皮或食用病畜肉、奶而感染。儿童感染病例多于成年人,患病后可获得持久的免疫力。口蹄疫病毒耐热性差,只要加热超过 100℃ 就可将病毒全部杀死。

与其他物品的消毒不同,皮毛消毒的特殊性在于既要彻底杀灭病原体,又不能使毛皮受到损坏。常用的方法有环氧乙烷熏蒸法、福尔马林熏蒸法、^{60}Co辐射法和过氧乙酸浸泡法等。

1. 环氧乙烷熏蒸消毒法　适用于那些可疑被炭疽杆菌、口蹄疫、沙门氏菌、布鲁氏菌污染的干皮张、毛、羽和绒等。

将皮捆或毛包,羽、绒包有序地堆放入消毒容器(塑料薄膜帐篷或大型金属消毒罐)中,码成垛形,但高度不超过2m,各行之间保持适当距离,以利于气体穿透和人员操作。

将装于布袋内的枯草芽孢杆菌4001株(简称"4001",每片含菌1 000万个)染菌片或化学指示袋(溴酚蓝指示剂)放入消毒容器不同位置的皮毛捆深部,同时安放入输药管道,并检查袋壁有无破损或裂缝,然后封口。

测量待消毒物体积,计算环氧乙烷用量。按0.4~0.7kg/m^{3}通入环氧乙烷气体,消毒48h此时应保持消毒室温度在25~40℃,相对湿度在30%~50%。

消毒结束后,打开封口,将篷口撑起通风1h。

取出"4001"染菌片,放入营养肉汤,37℃下培养24h,观察有无细菌生长;或观察化学指示袋是否由无色变为紫色。若无细菌生长或指示袋变为紫色,证明消毒效果良好。

环氧乙烷具有较强的穿透力,杀灭多种微生物,为强力杀菌剂,能对抵抗力最强的细菌、芽孢、真菌、放线菌、病毒均有良好的杀灭效果,是目前国内外普遍采用的消毒方法。

2. 福尔马林熏蒸消毒法　适用于疑似污染一般病原微生物的干皮张、毛、羽和绒。物品摆放和指示袋安置同上。但其消毒室总容积不超过10m^3,消毒室温度应在50℃左右,湿度调节在70%~90%,按加热蒸发甲醛溶液80~300mL/m^{3}的量通入甲醛气体,消毒24h。消毒完毕后,开放门窗,通风换气数日即可。

3. ^{60}Co辐射消毒法　适用于可疑污染任何病原微生物的珍贵皮毛的消毒,剂量为250rad(拉德),穿透力强,消毒效果良好,皮毛几乎没有损伤。

4. 过氧乙酸浸泡消毒法　适用于疑似污染任何病原微生物的畜禽的新鲜皮、盐湿皮,毛、羽和绒。

具体方法是新鲜配制浓度为2%的过氧乙酸溶液,将待消毒的皮、毛,羽,绒浸入2%溶液中30min,溶液须高于物品面10cm,然后捞出,用水冲洗后晾干。

二、纺织品消毒

衣食住行决定了纺织品在现实社会中占有重要地位,与人们日常生活息息相关。目前,大多数纺织品均采用有机原料,一旦条件合适,纺织品将成为微生物栖息生长的培养基。常见的有棉织品上的纤维杆菌、棒状杆菌、绿色木霉、烟曲霉、镰刀菌等;毛织品上的普通变形杆菌、芽孢杆菌、变色曲霉、黄曲霉、青霉等;麻织品上的黄曲霉、烟曲霉、黑曲霉、木霉等;维尼龙织品上的球毛壳霉、出芽短梗菌等。因此,纺织品没有经过严格的消毒,极易引起相关疾病的传播。

针对纺织品,常用的消毒方法有:

1. 干热灭菌消毒法　干热灭菌仅适用棉、麻、涤等类织物,一般选择干烤法。通常采用机械对流型烤箱,灭菌条件一般为:160℃下灭菌2h;若温度增加到170℃,处理时间可缩短为1h;当温度提高到180℃,时间则可进一步减少到30min。

2. 压力蒸汽消毒法 压力蒸汽灭菌消毒适用于耐高温、耐高湿类织物,诸如棉、麻涤纶等,特点是温度高、湿度大。快速灭菌法一般要求灭菌物品裸露,消毒条件为:压强 205.8kPa（2.1kg/cm²）,温度 132℃,灭菌时间 3min,然后取出放在无菌环境中晾干保存。

3. 紫外线消毒法 紫外线消毒法适用于棉织品及合成纤维制品的消毒,具有安全、操作方便、经济、无有害物质残留、对物品损害较少的优点,能在几秒内杀灭各种微生物,包括细菌繁殖体、芽孢、分枝杆菌、病毒、真菌、立克次体和支原体等。可将纺织品在桌上平铺,用紫外线灯照射 1h,距离不超过 1m。鉴于紫外线穿透力极弱,对于不能直接照射到的地方,需要重新展开或翻面照射。

4. 臭氧消毒法 臭氧穿透力强,安全可靠,尤其是杀菌谱广,可杀灭各类微生物,如细菌繁殖体、芽孢、病毒、真菌、肉毒杆菌毒素等。同时,去除异味(如霉、腥、臭等)的性能突出,便于不能直接洗涤的织物如毛制品的消毒;而且,它对长期处理的织物(印染织物除外)有明显的增白还原效果。

5. 环氧乙烷气体消毒法 环氧乙烷气体对微生物的杀灭能力很强,广谱高效、易扩散、易穿透、作用温度低、对灭菌对象无腐蚀性、效果持久,可用于不耐高温与高湿的纺织品消毒。

第六节 文 物 消 毒

文物(cultural relic)是人类在漫长生产实践和社会活动中遗留下来的具有历史、艺术、科学价值的遗物和遗迹,是宝贵的历史文化遗产。保持民族文化特性,保护人类共同创造的文化遗产,延续文明的发展和进步,是世界各国的共同责任。文物在保存过程中,会受到多种有害因素影响,尤其微生物和虫害会对文物质地产生严重破坏,降低文物的收藏价值,因此,加强文物的消毒杀虫工作对其保护显得十分重要。

微生物对文物的危害,主要是指有害微生物在高温高湿环境下,以文物材料为培养基取得营养物质,经过初期霉变、生霉、霉烂三个阶段,发生损坏变质的过程。危害文物保存的微生物主要有细菌和真菌,其中有害细菌种属有荧光假单胞菌、草生欧文氏菌、枯草芽孢杆菌、巨大芽孢杆菌、蕈状芽孢杆菌、链霉菌属、硝化杆菌属、硝化球菌数、鞘铁菌属和硫杆菌属等;真菌则有毛霉属、根霉属、曲霉属、青霉属、镰刀菌属、交链孢霉属、芽枝霉属、木霉属和毛壳霉属等。

由于文物收藏品种类繁多,质地不一,性能有别,保存条件各异,因此,有必要采取针对性措施,做好藏品的消毒工作。

一、纸质文物消毒

纸质文物包括古代字画、古代书籍和古代文献档案等。由于纸张的纤维是有机物质,在制作过程中大多加入动物胶、淀粉等,加之在装订书籍时所用的各种糨糊原料等,都提供了霉菌和虫害生长的环境。一旦温湿度适宜,菌、虫害便会很快蔓延,不仅使纸张性能变得脆弱,还会造成颜色污染,所以纸质文物的保存,必须经过消毒处理,才能达到防霉、杀菌的目的。

纸质文物消毒法有两种:物理消毒法和化学消毒法。

1. 物理消毒法

（1）真空冷冻干燥：真空状态下呈低氧或隔绝氧状态，抑制细菌的正常呼吸；干燥导致菌体脱水和盐类浓度增高，抑制代谢活动正常进行；−20℃以下，细胞原生质内水分结冰，破坏其胶体状态并造成机械挤压，刺伤菌体而死亡。

（2）微波：利用微波热效率高，介质分子振荡旋转速度快，菌体脱水，蛋白质凝固，染色体、细胞膜、酶系统发生变性等而达到消毒杀菌的目的。

2. 化学消毒法

主要是采用化学熏蒸，常用的有麝香草酚、甲醛蒸汽和环氧乙烷气体等，在具有一定温度和压力的密闭环境中，化学灭菌剂迅速转变成气态渗入生物体内，致其死亡。还可以利用防霉药纸，制作方法因种类而定，如麝香草酚药纸是用白吸墨纸，完全浸入10%麝香草酚酒精溶液中，取出待溶剂挥发后，麝香草酚均匀分布在纸上而成，将药纸夹入书中，可起到防霉杀菌作用。某些大型卷轴，可选用毒杀效力较高的消毒剂，如五氯酚钠药纸，即取一卷薄纸浸渍10%五氯酚钠水溶液中，晾干后即可使用。

二、纺织品文物消毒

纺织品类文物是指古代丝、毛、棉、麻等织物，属于有机质地，也称纤维质地文物，主要成分是纤维素和蛋白质，是微生物的理想营养来源，因此，防腐防霉是保护文物的重要方面。

导致棉织品发生霉变的主要微生物有纤维杆菌属、棒状杆菌、绿色木霉、烟曲霉、土曲霉、球毛壳霉、镰刀菌、淡黄青霉、蜡叶芽枝霉等，毛织品上的主要微生物有铜绿色极毛杆菌、普通变形杆菌、产碱杆菌、芽孢杆菌、变色曲霉、黄曲霉、烟曲霉、土曲霉、球毛壳酶、青霉、镰刀菌等；麻织品中则有黄曲霉、烟曲霉、黑曲霉、土曲霉、木霉等。要控制纺织品文物保管库的温湿度，以防止织物腐烂霉变。对出现腐烂霉变的纺织品文物，应该根据纺织品文物性质及害虫的生命特征进行处理。纺织品文物常用的防腐杀菌防腐有物理及化学方法，物理方法主要有冷冻法、去氧充氮法、微波法，化学方法主要有接触杀虫灭菌剂、胃毒杀虫剂、熏蒸杀虫灭菌剂，也可用气体熏蒸消毒，常用熏蒸剂有环氧乙烷、溴甲烷等，但一定要保证对文物无副作用。

三、竹木器文物消毒

竹木器类文物是指从地下或水下发掘出的以竹、木为基本制作材料的文物。霉菌会在竹木文物表面留下污迹和有色斑点，木腐菌可使竹木材质酥软，失去应有强度。消毒杀菌方法有：蒸汽消毒法、真空处理法、毒气熏蒸法。常用的熏蒸药剂有对二氯苯、甲醛、环氧乙烷等。药剂浸透法：常用药剂有氟化钠、氯化汞、五氯酚钠及其钠盐、氯萘或萘的金属化合物等溶液。可采用喷涂、注射、浸渍以及减压渗透等方法，其中以减压渗透效果为最好。

四、皮革文物消毒

皮革的主要成分是由蛋白质纤维的网状组织构成的。皮革除蛋白质外，还有大量维持皮革弹性的水和油脂等物质。害虫和微生物会蛀蚀皮革制品，微生物损害一般指微生物的滋生对馆藏皮质文物产生的伤害，亦称"菌害""霉变"。微生物损害难以事先发觉，一旦发生，就会导致皮质文物的片状感染，机械强度下降，甚至大面积脱落，且在处理时极易导致真菌的散播而感染其他文物,所以处理时要格外小心。通常将感染皮质文物至于聚酯袋内,在单独的房间或户外进行隔离处理,采取真空吸尘器吸除孢子类霉菌,注意远离库房和文物集中区域,防止真菌孢子扩散到文物集中区域的空气中感染其他文物。在确保文物可以重新入库前,检测储藏区域,调整合适的温湿度,一般温度控制在 18~20℃,相对湿度在 60%~65%,注意日常检查维护,定期检查,定期晾晒,防止霉菌的再次扩散污染。常用的杀菌剂有对位硝基苯酚、五氯苯酚或五氯苯酚的衍生物、麝香樟脑、硫酸锌、水杨酸、滴滴涕和除虫菊混合液及硫代氰酸酯杀虫剂等。

 小 结

　　本章简要介绍了农业消毒、畜牧业消毒、水产消毒、林业消毒、工业消毒和文物消毒。农业消毒方面包括土壤消毒和农作物消毒;畜牧业消毒方面涉及畜舍空气及其排泄物消毒、畜禽饲养场所消毒和活禽交易市场的消毒;水产业消毒方面涵盖池塘消毒、鱼体消毒、水体消毒和水产运输过程消毒;林业消毒方面内容有土壤消毒、种子消毒和木材防腐;工业消毒方面主要有皮毛工业消毒和纺织品消毒;文物消毒方面包含纸质文物消毒、纺织品文物消毒、竹木器文物消毒和皮革文物消毒。

 思考题

1. 简述土壤的消毒方法。
2. 简述活禽交易市场的消毒方法。
3. 简述池塘消毒的消毒方法。
4. 简述种子的消毒方法。
5. 简述皮毛工业的消毒方法。
6. 简述纸质文物的消毒方法。

(陈 丹 编 陈昭斌 审)

第三十章

消毒器制造和消毒剂生产

从产品形式上来说,消毒因子产生于消毒器(disinfector)和消毒剂(disinfectant)产品。因此,消毒器的制造和消毒剂的生产显得十分重要。

第一节　消毒器制造

我国经济持续高速发展 40 年,人民健康意识持续提高,消毒在各行各业的需求持续上升,因此,市场对消毒器的需求很大。由于待消毒物品的特质不同,对应的消毒器及其方法也有所不同。常见的消毒器包括:热力灭菌器、电离辐射灭菌器、紫外杀菌灯、微波消毒器、等离子体消毒灭菌器、超声波清洗/消毒器、次氯酸钠发生器、臭氧发生器等。

一、热力灭菌器

热力可杀灭细菌、真菌和病毒等微生物,是人类应用最早、使用最广泛、效果最可靠的消毒和灭菌因子,广泛用于医药卫生、生物制品、食品加工等多个领域中耐高温、耐高湿的器械及物品的灭菌。热力消毒通过高温使微生物体内的蛋白质变性,使微生物核酸失活,且在物品上不残留有害物质。热力分为干热与湿热两种。

(一)干热消毒器

1. **工作原理**　干热主要以热空气为灭菌介质,通过热力强氧化作用来杀灭微生物。

2. **主要构造**　常用的干热灭菌器的重要功能部件包括加热系统、热风循环系统、温度控制系统等。

3. **技术参数**　常用干热消毒器技术参数:电源电压:220V/50Hz;控温范围:10~250℃;温度分辨率:0.1℃;温度波动度:±1℃;升温速度:≥5℃/min;工作环境温度:5~40℃。

4. **工艺要求**　工艺设计重点考虑的因素包括:①安全系数,确保人员和仪器安全,温度过冲即自动中断。②灭菌效果达到要求。③温度稳定、快速、均匀:控温精确可靠,如何提高热传导速度,提高升温降温速度,缩短加热/冷却时间,以及采用热风循环等提高灭菌室内不同位置的温度均匀性。④操作方便与人性化。⑤故障率低和耗电量小等。

对新安装、移位或大修灭菌器,都应进行物理、化学和生物的灭菌效果监测(原则上重复 3 次)。监测方法根据具体情况,应符合 GB/T 20367、WS310.3 等的规定。

(二)湿热消毒器

1. **工作原理**　湿热主要通过水蒸汽凝固微生物体内的蛋白质来实现灭菌。总的来说,湿热较干热有以下 3 项优势:①更易使蛋白质变性,通常灭菌时间更短;②热负载高,便于提高待消毒物品的温度;③蒸汽冷凝后产生的负压有助于水蒸汽穿透物品。

2. **主要构造** 常用的湿热灭菌器包括下排式压力蒸汽灭菌器、预真空和脉动真空压力蒸汽灭菌器等。主要功能部件包括加热系统、温度控制系统、压力温度计、安全阀、放汽阀、径向自胀密封系统、防干烧系统等。

3. **技术参数** 根据 GB 8599-2008 等要求,灭菌器正常工作条件应具备:①环境温度为 5°~40℃;②相对湿度≤85%;③大气压力为 70~106kPa;④工作电源为 A. C. (220±22)V/(50±1)Hz 或 A. C. (380±38)V/(50±1)Hz;⑤蒸汽汽源压力为 0.3~0.6MPa;⑥为延长蒸汽灭菌器使用寿命,水源应使用去离子处理或去矿物质处理的饮用水。

4. **工艺要求** 工艺设计重点考虑使用安全、灭菌性能符合要求、精准控温、操作方便、故障率、耗电量等。压力容器应符合《特种设备安全监察条例》《压力容器安全技术监察规程》和 GB 150 的规定。材料方面,与蒸汽接触的材料应能耐受蒸汽和冷凝物侵蚀,且不会引起蒸汽质量下降,也不会释放出有毒有害物质。灭菌器的管道应采取隔热措施,减少热量散失。蒸汽发生器的压力输出应稳定,并配备低水位控制装置。在灭菌过程中,空气进入应经过滤器过滤。选用真空系统应满足设计所需的最低真空度。仪表显示设备应易于观察和读数,有可见指示信号,分别表明"门已锁定""周期进行中""周期完成""故障"等。仪表安装位置的温度和湿度应符合仪表制造商的规定。

二、电离辐射灭菌器

根据物质接受辐射后产生的效应差异,通常将辐射分成两类:电离辐射和非电离辐射。

电离辐射即能引起物质电离的辐射,是一类携带了足够能量,可以使被照射物质的原子或分子中的电子从束缚状态变成自由态。这种辐射通常波长小于100nm,具有频率高、波长短、能量高的特点。常见的电离辐射包括宇宙射线、α粒子、β粒子、质子等高速带电粒子,以及中子、X射线、γ射线等不带电粒子。

非电离辐射包括紫外线、热辐射、无线电、微波等。电离辐射灭菌具有穿透力强、灭菌彻底、节省能源、安全可靠、无残留等优势。目前已用于肉类及肉制品、无菌实验动物的饲料、手术缝合线、一次性医疗器具、药品、疫苗、血清等的消毒。

1. **工作原理** 电离辐射的杀菌机制分为直接作用和间接作用。直接作用:电离辐射携带的能量高,可使分子电离、共价键断裂、自由基产生,直接破坏核酸,使蛋白质变性,使酶失活,导致微生物分子结构破坏,从而起到杀菌作用。间接作用:电离辐射的能量被水吸收,可产生激发水分子、带电水离子,或裂解产生氢自由基、羟自由基,这些物质与微生物核酸、蛋白质、酶发生氧化还原反应,导致微生物死亡。

2. **主要构造** 辐射加工用的电子加速器工程的主要构造包括:电子加速器装置(束流产生、加速、引入、控制);束下装置(包括传输装置、适配装置、计量及监控系统);控制系统(电子加速器控制、束下装置控制、辐射安全控制等)。

3. **技术参数** 根据《辐射加工用电子加速器工程通用规范》(GB/T 25306-2010),对辐照装置的束流能量,束流强度,束流功率,束流扫描不均匀度,运行可靠性,运行控制,接地,外观等进行了规范。

根据《食品安全国家标准食品辐照加工卫生规范》(GB 18524-2016)食品辐照装置的通

用技术要求如下：

（1）食品辐射源：①γ射线（源自^{60}Co或^{137}Cs放射性核素）；②X射线（源自电子加速器，能量≤5MeV）；③电子束（源自电子加速器，能量≤10MeV）。

（2）辐照装置选址、设计及建造符合相关标准，并满足食品卫生要求。

（3）辐照装置的安装、运行和性能鉴定：①设备安装后，须进行安装鉴定来保证设备性能达到要求。②运行鉴定以确保辐照装置能够按照设定程序运行。③性能鉴定，在正式开工前，需确认辐照装置在正常运转情况下的吸收剂量和分布，以及辐照重复性。保证辐照系统运行可靠，并符合《辐射加工用电子加速器工程通用规范》（GB/T 25306-2010）或《γ辐照装置设计建造和使用规范》（GB/T 17568-2019）的要求。

（4）辐照装置建成后，须验收合格并取得辐射安全许可证后方可使用。使用单位需制订辐照装置使用规范，并按照规范使用。此外，辐照装置应定期维护检查。

4. 工艺要求　电离辐射灭菌装置的工作原理是待消毒物品经传送带缓慢经过放射源的放射口，即可达到灭菌目的。电离辐射灭菌装置的构成主要包括高强度放射源、放射隔离设施和传送带装置。常见的放射源主要包括：放射性同位素^{60}钴（^{60}Co）和^{137}铯（^{137}Cs）、电子加速器（电子束）。前者是利用^{60}Co辐射线源释放出的伽玛射线（γ射线），后者是利用加速器。γ射线是常用的电离辐射灭菌放射源，速度为光速，不因磁场和电场的影响而发生偏转，穿透力强。与微波相比，γ射线频率可高达$3\times10^{18}\sim3\times10^{21}$Hz，被辐射的分子、原子、离子、电子未被极化，不会随着电磁场的变化而转动，因此电离辐射不产生热效应。故电离辐射灭菌又称为"冷杀菌"。γ射线源具有穿透力强、可照射物品厚度、密度范围广、剂量分布均匀等优点；γ射线源设备技术成熟、操作简易、稳定性高；但γ放射源较贵，需定期补充，灭菌成本较高；此外，为获得理想的辐照效果，产品传输系统常较复杂。从射线发射功率的角度，14kW的加速器与1MCi的^{60}Coγ源相当；但因为^{60}Coγ源是以球状发出射线，射线的有效利用率仅为20%；而加速器产生的射线是指向同一方向，射线利用率高于93%。如果考虑射线利用率，则14kW的加速器与460万~470万居里的^{60}Coγ源相当。

不同微生物对辐射的敏感性差异较大。通常，革兰氏阴性菌对辐射较敏感，少量革兰氏阳性菌对辐射抗性较强，芽孢抗辐射性更强，因此对可能有芽孢污染的物质灭菌应注意辐射剂量。此外，处于不同生长周期的微生物对辐射的敏感程度也不同。辐照前需预估物品的染菌量来确定辐照剂量。尽量采用小包装辐照，包装材料须耐辐照。尽量减少待消毒物品的水分，以减少辐解产物。D_{10}值是电离辐射杀灭90%微生物所需的剂量（Gy），即残存微生物数下降到原有微生物数量的10%时所需的剂量（Gy）。

由于电离辐射属于一类致癌物，在电离辐射灭菌装置的设计中，辐照室的屏蔽效果，加工安全性是首要考虑的问题。辐照的屏蔽常采用密道设计来防止辐照逃逸（图30-1-1）。辐照室中的源板（图30-1-1）又称源架，是辐射的来源。板源常由多根独立源棒构成的矩阵结构。源板的形状、尺寸、排布主要基于辐照物品特性及辐照方式来确定，常见的有圆柱形，矩形。对于一次性医疗用品等密度小、吸收剂量较高辐照物品，常采用产品超盖设计，即辐照物品传输器具多堆码高度超过板源高度（图30-1-2A）；对于食品等密度大，吸收剂量较低的产品，常采用源超盖设计，即板源的排布高度超过辐射物品的高度（图30-1-2B）。

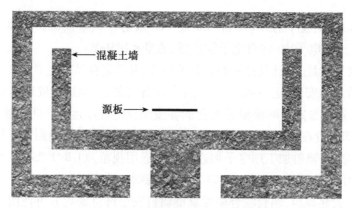

图 30-1-1　辐照室的辐照屏蔽示意图

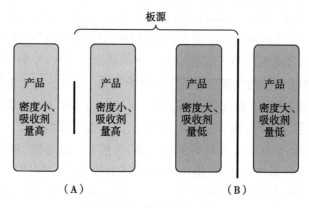

图 30-1-2　板源设计示意图

三、紫外杀菌灯

1. **工作原理**　紫外杀菌灯光源是通过等固体发光或离子体发光产生的位于紫外波段的电磁波。在光生物学中,紫外线可分为长波(UVA,315~390nm)、中波(UVB,280~315nm)、短波(UVC,<280nm)三种(图 30-1-3)。UVA、UVB 位于微生物吸收峰范围之外,杀菌速度慢,属于无效紫外。UVC 位于微生物吸收峰范围内,可在数秒内破坏微生物核酸。因此,常见的紫外杀菌灯多是利用低压汞灯发出 253.7nm 的 UVC 来杀菌消毒。

紫外杀菌灯的消毒杀菌作用源于紫外辐射对微生物核酸产生的光化学危害。当微生物被短波紫外线照射时,波长 260nm 的紫外线主要被核酸中的嘌呤、嘧啶吸收;波长 254nm 的紫外线主要被蛋白质吸收。

2. **主要构造**　紫外杀菌灯包括灯管、灯头、启动器等。紫外杀菌灯与日光灯一样,属于低压汞灯,是通过激发低压汞蒸汽($<10^{-2}$Pa)发射紫外线。日光灯的灯管通常采用紫外线不能透过的普通玻璃,紫外线被管内壁的荧光粉所吸收后,激发出可见光。由于石英玻璃对各波段的紫外线均有较高的透过率(80%~90%),紫外杀菌灯则通常采用石英玻璃制作。杀菌灯有热阴极低压汞蒸汽放电灯、冷阴极低压汞蒸汽放电灯等几种结构,可按外型和功率分为

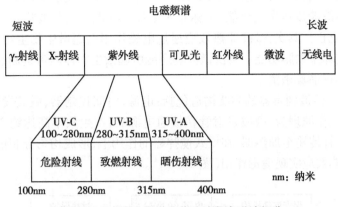

图 30-1-3　光生物学中紫外波段电磁波细分

多种类型。由于石英玻璃与普通玻璃的热膨胀系数不同,紫外杀菌灯一般不能封接铝盖灯头,而多选用胶木、陶瓷或塑料。

3. **技术参数**　紫外杀菌灯技术参数主要参见《紫外线杀菌灯》(GB 19258-2012)。紫外杀菌灯的设计和结构、性能应该保证其在正常使用中性能可靠,对使用者以及周围环境不会产生危险。紫外杀菌灯的杀菌作用通常采用规定的试验来验证其合格性。例如,安全方面,单端灯、双端灯、自镇流灯应符合 GB 16843、GB 16844、GB 18774 的相关规定。灯头部分,螺口型、插脚型、卡口型应分别符合 GB/T 1406.1、GB/T 1406.2、GB/T 1406.5 的相关要求。灯的寿命应不少于 5 000h 等。

4. **工艺要求**　影响紫外杀菌灯的杀菌效果的因素比较复杂,在杀菌灯设计的时候主要考虑待消毒物质种类、目标微生物种类、微生物环境介质特性、灯管污垢黏附性、紫外剂量、灯管有效寿命、性价比等因素。

紫外灯的使用时间 3 000~10 000h。在控制器方面,传统紫外杀菌灯常使用定时器或红外遥控器遥控紫外灯的开关,存在过量紫外辐射暴露的伤害可能,对普通消费者存在一定危险。为提升紫外杀菌灯的安全性、可靠性、及操控的智能性,新一代紫外杀菌灯控制器应基于 Wi-Fi 网络,能够通过手机终端随时远程控制开/关、调节、定时等功能,并实时监控紫外杀菌灯的工作状态。随着物联网应用及人工智能的发展,将进一步促进各类紫外杀菌装置产品在智能家居的推广。

在城市污水处理厂中,紫外杀菌灯常用于二级出水的消毒。由于不同的污水处理厂的污水特性、出水量各不相同,在紫外杀菌灯正式使用之前,最好建立数学模型对工业尺寸的紫外杀菌灯进行模拟计算。如通过计算流体力学(computational fluid dynamics,CFD)等方式,模拟优化设计紫外消毒反应器,探讨改变灯管布置、挡板设置、剂量调整对紫外杀菌灯性能的改善程度。或通过实际实验,调节紫外线照射强度、控制污水在紫外杀菌灯中的停留时间,来探索紫外杀菌灯对细菌的去除效果,以确定该仪器的最适合紫外线剂量、实现消毒效果与经济效益的统一。

四、微波消毒器

1. **工作原理**　微波可通过热效应和非热效应实现消毒。首先,微波热效应通过微波场中高频磁场作用,强制物体内的水分子以 24.5 亿次/s 的速率反复振动摩擦,使物体内外同时迅速升温,将微波能量转换成热能,又称介质型加热升温。在微波热效应过程中,微生物由于蛋白变性而死亡。其次,微波非热效应通过电磁作用引起微生物生物膜的电子和离子重新分布,从而破坏生物膜功能。再次微波场还能引起微生物体内氢键断裂,多途径导致微生物死亡,从而实现消毒杀菌。

2. **主要构造** 微波消毒器的主要构造包括:电源、时间控制器、微波发射管、加热器、模式搅拌器等。其工作原理为:微波发射管在接通电源后,产生频率高达约 2 400MHz 的连续电磁波,微波经导管传输至加热器,在模式搅拌器的作用下,形成均匀分布的微波场,使物体通过热效应和非热效应实现消毒作用(图 30-1-4)。

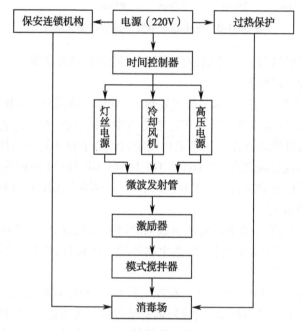

图 30-1-4 微波消毒器电路示意图

3. **技术参数** 主要技术参数:电压:220V/50Hz;功耗:550W;消毒时间:10min。

4. **工艺要求** 在确定微波消毒器的输入/输出功率、工作频率,设计好微波消毒器的内外尺寸后,需对微波消毒箱的效率和性能等进行测试。①通过水杯法测试微波场强均匀性,调试仪器,确保场强差异≤10%,杀菌效果的可重复性:取 4 支规格一致的 250mL 水杯,分别标记 1、2、3、4 号,并装入 100mL 纯水,放置于消毒室内转盘的正方形四角上,接通电源,运行 1min,记录各水杯内的温度。②通过定量杀菌实验和定性杀菌实验测试微波消毒器的杀菌效果,确保微波杀菌器的杀菌效果符合相关标准。微波杀菌具有快速、节能、无残留、对环境不产生高温等优点,在消毒杀菌方面具有广阔的应用前景。

五、等离子体消毒灭菌器

根据《消毒技术规范》,等离子体为物质的第四种形态,是由气体分子发生电离反应,部分或全部被电离成正离子和电子,这些离子、电子和中性的分子、原子混合在一起构成了等离子体,其显著特征是具有高流动性和高导电性。人工产生等离子体的方法有多种,只要外界供给气体足够的能量都可以成为等离子体。

低温等离子体消毒灭菌器具有低温、快速、能量高、不损坏材料、干式无污染等优点,常用于医用热敏材料的消毒灭菌。另一种常用于热敏材料灭菌的方法是环氧乙烷法,但该法处理周期常超过20h,且残留物具有强致癌作用。因此,"绿色"的低温等离子体消毒灭菌器具有广阔应用前景。便携式等离子体消毒灭菌器是今后发展的一个重要方向。

1. 工作原理　低温压等离子体消毒灭菌器主要通过产生活性粒子的氧化作用来杀灭微生物。在消毒领域,过氧化氢气体等离子体低温灭菌器是目前常用的等离子体消毒灭菌器。

过氧化氢气体等离子体是过氧化氢气体在外部赋予一定能量后,通过电离反应产生电离气体。过氧化氢气体电离气体中包括正电氢离子($H+$)、自由电子($:$)、氢氧电子($OH-$)和二氧化氢电子($HOO-$)等活性粒子。

过氧化氢气体等离子体低温灭菌装置的等离子发生器激发灭菌舱内的过氧化氢气体,产生过氧化氢等离子态。过氧化氢气体与过氧化氢等离子体共同对舱内物品进行低温灭菌。残余过氧化氢解离后释放。

2. 主要构造　低温压等离子体消毒灭菌器的主要构造包括低温等离子体电源、匹配的测量电路、电极与真空系统、灭菌舱、灭菌过程监测系统和报警装置等。

3. 技术参数　等离子体的主要参数包括:等离子体振荡频率、等离子体碰撞频率。

4. 工艺要求　仪器设计过程中,主要考虑有效性和安全性。有效性方面,主要考虑三个方面:①产品理化性能;②灭菌效果;③产生等离子体功效三个方面。如灭菌效果评价,可基于GB 27955的要求,采用枯草杆菌黑色变种芽孢、嗜热脂肪芽孢分别进行半周期循环验证,无细菌生长,则达到灭菌要求。安全性方面,主要考虑四个方面:①空气中过氧化氢残留;②被灭菌器物的生物相容性;③过氧化氢对材质、器械的相容性;④电器安全性。例如,工作场所中的过氧化氢残留量需符合8h时间加权允许浓度(TWA)$\leqslant 1.5mg/m^3$的要求。

在保证有效性和安全性的前提下,应考虑如何缩小设备体积、降低消耗、减少甚至去掉气体供给等。

六、超声波清洗/消毒器

超声清洗技术起源于20世纪30年代,在20世纪50年代有了长足进步,近年来,超声清洗作为一种先进、高效的清洗技术,在医疗、光学、钟表首饰、半导体、机械、纺织印染等行业广泛应用,超声波清洗机的数量和种类也快速增长,特别是中高频超声波清洗技术发展迅速,成为清洗消毒行业的亮点之一。

1. 工作原理

(1) 超声波定义:声音的频率即其每秒钟振动的次数,单位是赫兹(Hz)。人耳听觉范围为20~20kHz。超声波即一类频率超过人听力范围(20kHz)的声波,可基于固体、液体、气体等弹性介质传播。在此过程中,超声波使弹性介质中的粒子发生振动,且超声波频率的平方与粒子振动加速度成正比。因此,超声传播过程也是能量传播过程。超声波的主要参数包括频率和功率密度。频率如上所述通常$\geqslant 20kHz$。功率密度又称声强,功率密度(p)=发射功率(W)/发射面积(cm^2)。在液体中,当交变声压幅值大于液体静压力时,负压才会出现。而负压要大于液体强度时,空化现象才能产生。使液体介质产生空化的最低声强或声压振幅称为空化阈,不同液体空化阈不同。在对物体表面污物进行清洗时,一般 $p \geqslant 0.35w/cm^2$。

(2) 超声波清洗(ultrasonic cleaning):在液体中,通过超声波的空化作用、直进流作用、加速度作用,对液体和污物产生多种直接和间接的作用,使污物块被分散、脱落,从而实现清洗目的。首先,空化气泡破裂时会产生强烈的冲击波,在气泡周围形成较高大气压,对吸附于清洗件的污物块形成直接反复的冲击作用,使其快速崩坏、分散。其次,小气泡还可进入污物块深处,进入污物块与清洗件的缝隙中,促进其分散、脱落、溶解。另外,气泡振动不仅会对清洗件表面形成"擦拭"作用,还可使液体本身发生环流(声流),进一步使清洗件与污物块的分离(图30-1-5)。同时,空化作用还可产生多种效应,其中的高温效应、放电效应、压力效应可渗透细菌内部,破坏细菌组织结构,从而杀灭细菌。

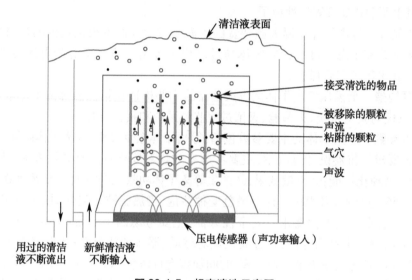

图 30-1-5　超声清洗示意图

超声波清洗的主要优点包括:①清洗速度快、效率高,可通过连续自动化,降低劳动强度,实现高通量清洗;②清洗效果好,特别是对外形结构复杂、或具有狭小缝隙、孔洞的物品可彻底清洗干净;③提高被清洗物品表面光洁度,在航空航天、光学、电子等高科技领域应用广泛。超声波清洗的主要缺点是:①噪声大;②超声换能器容易损坏;③超声波具有一定方向性,不同方向清洗效果不同;④清洗不均匀现象:超声波属于声波,存在波的衍射、折射、反射。当入射波与反射波相互叠加时,振动加强可提升清洗效果;当入射波与反射波相互抵消时,则清洗效果变差,需在设计阶段注意。

2. **主要构造**　大型超声波清洗系统由超声波系统、清洗箱、温控系统、清洗液循环过滤系统、物品运输系统、漂洗喷淋系统、烘干系统等组成。

(1) 超声波系统:包含超声波发生器和换能器。

超音频 IGBT 电力电子器件常为超声波发生器的主要元件,可将市电转换成高频电能,输送给超声换能器。这种发生器结构合理电路完善,配合集成控制系统可单个独立工作。在面对大规模清洗过程时,也可以多组并联使用。

换能器(transducer)可将声、光、电、热等形式的能量转换成另一种形式的能量,是发射/接收超声波的装置。它可将高频电振荡信号转换为同频率的机械振动,振动产生的超声波一般经过清洗箱底部向清洗液辐射。由于超声清洗伴随振动和加热,故换能器需借助高黏度、耐振耐热(≤150℃)的特种树脂胶通过复杂工序固定。

（2）清洗箱:一般采用耐酸碱且透声的不锈钢材料经氩弧焊焊接而成,也可采用特种玻璃。清洗槽还设有网孔框或专用支架、保温隔声层、排渣检修口等。支架的作用在于保持物品悬在清洗液中,避免与清洗箱底部直接接触。在运行过程中,应保证水位至少20cm。

（3）温控装置:主要是为了调节清洗箱的洗涤温度,强化洗涤效果。一般采用耐酸碱耐高温的不锈钢材料制成。

（4）清洗液循环过滤系统:对清洗液进行动态过滤,保持清洗液的洁净度。

（5）物品运输系统:根据被清洗物品的数量、体积、形状特征等设计输送方式。

（6）喷淋漂洗系统:根据实际情况,部分系统配备喷淋漂洗模块,将超声波清洗和喷淋漂洗有效结合。

（7）烘干系统:根据实际情况,部分系统配备烘干系统。烘干系统包括加热装置、温控系统和风机等。

小型超声清洗设备主要由超声波发生器、换能器、清洗箱等组成(图30-1-6)。

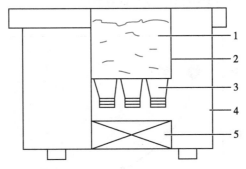

图30-1-6　超声波清洗仪结构示意图
1. 清洗液　2. 清洗箱　3. 超声换能器　4. 机壳　5. 超声波发生器

3. **技术参数**　影响超声波清洗的因素主要有清洗介质、功率密度、超声频率、清洗温度等。①清洗介质:将超声波清洗分为"水基清洗"和"化学溶剂清洗"。在超声过程中加入化学清洗剂,利于物理清洗、化学清洗等多种清洗手段的结合,起到协同作用,实现高效节能的彻底清洗。在清洗剂选择时,还需要考虑其他条件,如目标污物特性、环境温度、静压力、清洗液流速等。理想环境下,液体静止不流动时,空化气泡的生长闭合动作可充分完成,清洗效果好。但实际过程中,考虑到脱落污物可能二次污染待清洗物,需要让清洗液不断流动、过滤。故应通过优化选择最适清洗液流速,以提高清洗效果。②功率密度:在一定范围内与空化效果成正相关。功率密度越高,空化效果越好,清洗速度越快。但过高功率密度可在声源表面产生许多无用气泡,这些气泡会形成一道声屏障,影响清洗效果。此外,过大声强会损坏材质脆弱清洗物(如蔬菜等)的组织结构。长时间高功率密度清洗易对精密物件等产生空化腐蚀和损伤。而过低功率密度难以产生空化效应。③超声频率:在一定范围内与空化阈成正相关。超声波频率越高,液体产生空化所需声强/声功率密度越大。通常将20~40kHz归为常规/低频超声波,将≥850kHz归为高频超声波(兆频超声波/兆声波)。低频条件下,空化易产生;此时液体受到压缩、稀疏作用的时间间隔更大,因此空化气泡闭合前半径更大,进而使空化气泡闭合产生的空化强度更大,利于清洗。但若频率过低,能量达不到空化阈值,且频率<20kHz时空化噪声更大。通常超声波清洗频率范围为20~40kHz。但对于半导体材料(硅片)等精细物件的清洗,常选用高频超声波/兆声波。兆声波方向性强,结合化学清洁剂,对待清洗物件同时进行机械擦片和化学清洗,常用于半导体材料(硅片)等精细物件的清洗,且避免了基底材料的损伤。在兆声波清洗时,由换能器发出0.8兆赫频率,1.0μm波长的高能声波。溶液分子在兆声波作用下加速运动,最大瞬时速度接近0.3m/s。在这种情况下,不能形成低频超声波清洗时的气泡,只能通过高速流体波反复冲撞物件,可实现去掉物件表面<0.2μm的污染物(图30-1-7)。使用超声波(<400kHz),可以去除高达4μm的颗粒。对于纳米范围内的较小颗粒,Megasonic(700kHz至5MHz)是必要的。与传统的超声波方法相比,使用Megasonic系统时,40kHz的空化能量显著降低,并且其相对较高的超声频率为1MHz。因此,微结构不会被破坏。④清洗温度:空化效果、清洗剂效果受温度影响较大。通常情况下,空化效果在50~60℃时最佳。清洗剂在低于85℃时可以避免化学剂失效,保证清洗效果。因此,50~70℃常作为超声波清洗的工作温度。⑤物品属性:与清洗对象的材质、外观形状、污染物种类、污染部位、污染量等有关。

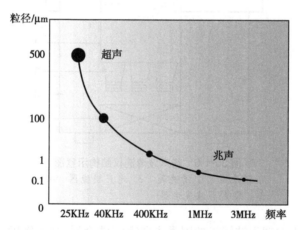

图30-1-7　超声清洗过程中清洗颗粒大小与超声频率的关系

4. 工艺要求　超声波清洗工艺流程与污物清洗的难易程度、清洗物品数量等因素相关。主要流程包含如下几个步骤:

(1) 传统清洗:采用传统喷洗或热浸洗,促进物品上的污染物软化、溶解、分散、分离,尽量减轻超声清洗的负荷。

(2) 超声洗涤:采用超声波+化学清洗剂的组合。结合空化作用、振动作用、化学洗涤等,促进物品表面的残余顽固污渍的脱落,帮助分解乳化油性污物。

(3) 流水冲洗:用冷水冲洗物品,将松动脱落的悬浮污物从物品表面冲洗干净。

(4) 超声清洗:采用超声波+清水的组合对物品进行超声清洗。

（5）流水冲洗：进一步将松动脱落的悬浮污物从物品表面冲洗干净。

（6）热风烘干：在一定的风速和温度条件下，实现清洗物品的快速干燥。

七、次氯酸钠发生器

次氯酸钠发生器以海水或廉价工业盐水为原材料，经电解反应产生次氯酸钠溶液。次氯酸钠易挥发、不易久存、运输不便，为确保次氯酸钠的氧化性和消毒效果，通常随用随做，在发生器工作产生次氯酸钠的同时，将发生的次氯酸钠投入使用。次氯酸钠发生器常用于工业循环水、医院污水、生活污水、游泳池水、饮用水、食品加工及餐饮环境、食具和医疗器械等的消毒。随着经济发展，微型次氯酸钠发生器在环保、水处理等领域的应用越发广泛。

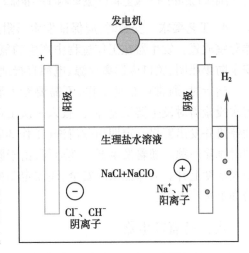

图30-1-8　次氯酸钠发生器结构、工作原理示意图

1. 工作原理　次氯酸钠发生器的核心系统电解装置的阳极由一组涂有稀有金属纳米层的特殊金属（如钛）做成，阴极由耐腐蚀金属材料做成，组成密闭的电解槽容器。通过将低浓度盐水加入密闭电解槽内，经硅整流器接通阴阳极直流电源，通过调节电解电流电解产生次氯酸钠（图30-1-8）。

阳极反应：$2Cl^- - 2e \rightarrow Cl_2$

阴极反应：$2H^+ + 2e \rightarrow H_2$

溶液反应：$2NaOH + Cl_2 \rightarrow NaCl + NaClO + H_2O$

总反应式：$NaCl + H_2O \rightarrow NaClO + H_2 \uparrow$

2. 主要构造　次氯酸钠发生器由化盐装置、电解装置、整流设备、水配兑系统、控制装置、储液箱等构成。

3. 技术参数　市面上所有次氯酸钠发生器需符合GB 12176-90的基本要求。此外，电解次氯酸钠发生器应符合《次氯酸钠发生器安全与卫生标准》的要求，并按照批准图样和技术文件制作。在性能方面，依据《电解法次氯酸钠发生器》（HJ/T258-2006），按照单个次氯酸钠发生单元有效氯产量不同，性能有不同要求（表30-1-1）。由于次氯酸和氯气会刺激人体引起不适，不应泄漏到环境中，次氯酸钠发生器应具有良好密封性。

表30-1-1　次氯酸钠发生器性能要求

项目	指标 1[a]	指标 2[b]
电流效率/%	≥60	≥50
直流电耗（单位：kW·h/kg）	≤6.5	≤7.0
交流电耗（单位：kW·h/kg）	≤10	≤10
盐耗 kg·kg^{-1}	≤6.0	≤6.0
有效氯浓度/g·L^{-1}	≥8.5	≥8.0

续表

项目	指标 1[a]	指标 2[b]
设备噪声/dB（A）	≤75	≤75
阳极寿命强化试验时间/h	≥10	≥10
环境中氯气浓度/mg·m^{-1}	<1.0	<1.0

[a]:指标 1 适用于单个发生单元产量≤50g/h；[b]:指标 2 适用于单个发生单元产量>50g/h。

4. 工艺要求　安装时,应保证发生器附近有给水排水设施。配电装置与次氯酸钠发生器分室放置。发生器在工作过程中产生的氢气可排到室外,需注意工作室内通风良好、采用安全防爆照明、关口应远离火源、电源有接地保护等。

运行时,通常可自动工作,不需要专人看管,但需保证冷却运行,若遇停水,严禁使用。每次投盐需对发生器反复冲洗,投入一次工业盐通常可持续工作一周,原料短缺时机器会自动停机并发出警报。定期用酸清洗(工作 30d/次),检查电源是否松动,盐箱虑网是否堵塞,即时排除问题。随着发生器长期运行,由于膜老化及其他原因,可导致中间贮罐上部混合气中氢浓度上升。为保证系统安全,还需定期检查氢浓度。此外,安全操作规程的完善和人员培训也必不可少。

八、臭氧发生器

1. 工作原理　臭氧是氧气的同素异形体,因分子式为 O_3 又名三原子氧,有类似鱼腥臭味,是已知最强的氧化剂之一(仅次于氟),常用于杀菌消毒、去除颜色和异味、氧化有机物等。

臭氧和氯的还原电位(氧化势)分别是 2.07 和 1.36V,在污水处理中是氧化力量最强的一类。其氧化作用可破坏不饱和有机分子,使臭氧分子与有机分子双键结合,形成臭氧化物,臭氧化物可自发性分裂产生羧基化合物和酸碱两性离子,后者不稳定,进一步分解形成醛和酸。此外,臭氧还可通过与极性有机物原来的双键位置上发生反应,将其分裂,即臭氧分解反应。基于臭氧强氧化力,不仅用于杀菌,还可除去水中的颜色和异味。大部分无机物和有机物均可与臭氧反应。无机物如 Fe、Mn、Pb、Ag、Hg 等过渡金属元素可被臭氧氧化,形成更难溶的高氧化态化合物。人们常借此反应来除去污水中的重金属离子。有机物可与臭氧通过多种不同方式反应,如普通化学反应、生成过氧化物的反应、生成臭氧化物或发生臭氧分解的反应,如二甲苯等有害物与臭氧经过一系列复杂的反应生成水和二氧化碳。

在消毒领域,臭氧技术已广泛用于医疗消毒、游泳池水消毒、饮用水消毒等(表 30-1-2)。

表 30-1-2　臭氧在消毒领域的主要应用

编号	行业	应用
1	医疗消毒	医疗器械消毒、衣物的消毒、空气消毒、医疗废水消毒
2	饮用水	自来水消毒、饮用水消毒(纯净水、矿泉水等);屋顶水箱消毒
3	娱乐业	游泳池水消毒、空气消毒
4	城市污水处理	城市污水深度处理
5	工业	化工废水、废气处理;可迅速分解氰铬盐、酚等;有机物脱色

臭氧不稳定,储存运输不变,一般现场制作。根据制作原理(表 30-1-3),常分为如下几类:

表 30-1-3　常见的臭氧制作方法

编号	制作方法	工作原理	原料	应用范围
1	放电法	放电电解(ED)	空气或氧气	实验室、实际工程
2	光化学法	辐射(吸收电子)	空气(氧气)饮用水或高纯水	实验室、实际工程
3	电化学法	电解	高纯度水	实验室、小型工程
4	热法	光电弧电离	水	少用,目前仅用于实验室
5	辐射化学法	X 光,γ 线	高纯水	少用,目前仅用于实验室

2. 主要构造　臭氧发生系统常由电源系统、空气处理系统、冷却系统、控制系统、臭氧合成系统等构成(图 30-1-9)。

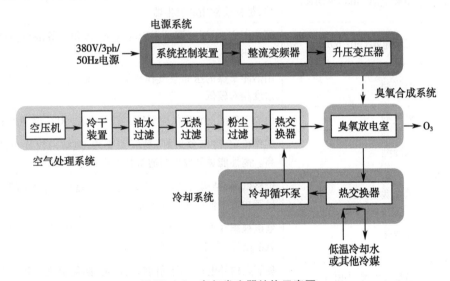

图 30-1-9　臭氧发生器结构示意图

电源系统为臭氧发生器提供能量,并与臭氧合成效率、运行成本有关。主要有三种:工频电源(50~60Hz)、中频电源(400~600Hz)、高频电源(>1 000Hz)。

空气处理系统是指将空气泵入后,经过多道工序处理后送入臭氧放电室产生臭氧的装置。空气依次经过压缩机、冷凝器、贮气罐、水过滤器、油过滤器、冷干机水过滤器、油过滤器、干燥机、粉尘过滤器、换热器、减压阀流量计进入臭氧合成系统,生成臭氧。空气处理系统的技术参数:空气露点-45℃;粉尘>0.01ppm。

冷却系统分是臭氧发生器稳定工作的必备系统。因为在臭氧制备过程中,有大概 90% 的电功率转换成了热能,而臭氧会因高温而分解。所以臭氧发生器必须配备稳定高效的冷却系统。冷却系统主要通过冷却放电单元外电极和进入放电单元的气体来稳定臭氧产量,分为闭路循环和开路循环两种。

控制系统主要确保电源主电路在不同条件下有恒流恒压输出,还可用于自动检测和远程控制臭氧浓度、水溶度、气体流量压力、进气出气进水出水温度等与臭氧生成量有关的因素。

臭氧合成系统的种类多样,其中放电合成臭氧是目前最成熟、应用最广的臭氧制取技术,单台产量可达 500kg/h(表 30-1-4)。

表 30-1-4　放电臭氧合成系统分类

分类方式	类别		特点
构造	网格式		陶瓷材料作介电体,采用空气冷却,高频电源,效率高
	管式	卧管式	放电单元由不锈钢管电极和特种玻管介电体组成。常用于医院污水处理
		立管式	
	板式		有平板式电机、介电体,仅用于少数小型的臭氧发生器
电源	高频电源(>1 000Hz)		频率可调,电压固定。具有体积小、功耗低、臭氧产量大等优势,是目前常用的发生器
	中频电源(400~600Hz)		频率固定,电压可调。具有体积小、功耗低、臭氧产量大等优势,是目前常用的发生器
	工频电源(50~60Hz)		频率固定,电压可调。由于功耗高、体积大等缺点,目前已基本退出市场
气体原料	空气型		用洁净干燥的压缩空气作为原料。氧气纯度21%,产生臭氧浓度相对较低
	氧气型		由氧气瓶或制氧机供应氧气。氧气纯度>90%,臭氧产量高
冷却方式	水冷型		工作稳定,冷却效果好,臭氧无衰减,但结构较复杂,成本略高。高性能臭氧发生器通常是水冷式
	风冷型		价格低廉,结构简单。但冷却效果不理想,臭氧衰减明显。仅见于少量中低档臭氧发生器
发生器结构	开放式		电极裸露在外,其产生的臭氧直接扩散到周围空气,产生的臭氧浓度低,常用于小空间空气灭菌。成本低廉
	间隙放电式(DBD)		臭氧在内外电极区间的间隙内产生,能集中收集并输出臭氧,以提高臭氧浓度,常用于水处理。成本较高

3. **技术参数**　臭氧发生器制作应该符合《臭氧发生器》HJ/T264-2006 和《臭氧发生器》CJ/T 3028.1-1994 等规定。其中,放电法合成臭氧发生器主要技术参数简要如下(表 30-1-5),主要控制参数为臭氧发生量、臭氧浓度和臭氧电耗等。

表 30-1-5　板式、管式放电法合成臭氧的各项技术参数比较

技术参数	放电法(板式)	放电法(管式)
气体原料种类	空气	空气或氧气
气体原料消耗量	空气:30~80L/g	空气:30~80L/g
		氧气:10~15L/g
工作温度	28℃以下	28℃以下
冷却方式	水冷或气冷	水冷

技术参数	放电法(板式)	放电法(管式)
工作电压	7.6~20/kV	15~19/kV
电耗	20~30kW·h/kgO₃ 不含相关辅助设备	15~19kW·h/kgO₃、9~15kW·h/kgO₃ 不含相关辅助设备
介电体	陶瓷片(板)	玻璃管
臭氧(重量比)	1~3%	1~3%(空气源) 2~6(氧气源)
臭氧浓度	8~20mg/L	空气:10~40mg/L 氧气:30~80
工作环境湿度	≤40%	≤50%
发生器电极寿命	≤1 000h	≤3 000h
产出气体成分	氮气+臭氧+氧气+氮氧化合物	氮气+臭氧+氧气+氮氧化合物
污染状况	氮氧化物和电磁波	氮氧化物和电磁波
使用中相关设备	循环冷却塔、空气除湿器、无油气泵	循环冷却塔、空气除湿器(氧气瓶或制氧机)、无油气泵

4. 工艺要求　臭氧发生器在设计时需要考虑:①尽量采用高介电常数的材料制作电极,以提高加工精度;②考虑采用水冷、双极冷却等方案来改善冷却条件,对抗臭氧衰减;③减少气源露点,并过滤等,通过多种措施提高气源洁净度;④提高臭氧发生器电源的驱动频率,减少电耗,降低成本;⑤搭载(人工)智能控制,对运行情况实时监测。

安装时需要注意:①安装地点应保证宽敞、通风、干燥,以便于散热和维护。臭氧发生器应尽量安装在制水车间和灌装车间之外,并安装排风扇。严禁安装在潮湿、狭小的制水或灌装车间,以及有爆炸危险的区域(如经常有氨气泄漏的区域)。还应避免安装于变电所附近。②安装位置应高于地面1.2m以上,尽量使其高于贮水罐1~2m,设备距四周应≥30cm。臭氧输送管路和单向阀需高于贮水罐1~2m。由于高压危险,应避免水接触设备,同时远离高压线。③安装管线方面,应确保水、电、气连接正确,线路容量均符合要求,有合格专用的接地线。

使用时需注意:①人员需接受技术培训才能开机维修;②臭氧机工作时,严禁有人在高浓度臭氧环境中工作;③高压危险,在仪器保养、维修,应确保电源断掉并将臭氧泄完;④工作中如遇异常,应立即断电,开启通风设备,并通知专业人员检修。

（左浩江　编　陈昭斌　审）

第二节　消毒剂生产

根据《消毒管理办法》《传染病防治法》等法律法规规定,消毒剂、消毒产品生产企业必须按照《消毒产品生产企业卫生许可规定》中的规定要求申领《消毒产品生产企业卫生许可证》。若所生产的消毒剂是利用新材料、新工艺技术和新杀菌原理生产的消毒剂还须依据《新消毒产品申报受理规定》中的要求申请卫生行政许可。对于不需要进行行政审批的非新消毒剂则要求生产企业在消毒产品首次上市前按要求认真进行卫生安全评价,确保消毒产品的卫生质量安全。

一、生产企业的卫生行政许可

《消毒产品生产企业卫生许可规定》中规定申请消毒产品生产企业卫生许可的单位和个人(以下称申请人)应向生产场所所在地省级卫生行政部门提出申请,提交以下材料:

1. 《消毒产品生产企业卫生许可证》申请表;
2. 工商营业执照复印件或企业名称预先核准通知书;
3. 生产场地使用证明(房屋产权证明或租赁协议);
4. 生产场所厂区平面图、生产车间布局平面图;
5. 生产工艺流程图;
6. 生产和检验设备清单;
7. 质量保证体系文件;
8. 拟生产产品目录;
9. 生产环境和生产用水检测报告;
10. 省级卫生行政部门要求提供的其他材料。

受理申请后,省级卫生行政部门应当对申请材料进行审查,及时指派 2 名以上卫生监督员或委托下一级卫生行政部门按照上述规定和《消毒产品生产企业卫生规范》的要求,对生产场所进行现场核实,卫生监督员填写生产企业现场监督审核表并出具现场审核意见。

经审查核实,对生产场所符合《消毒产品生产企业卫生规范》、申请材料符合规定要求的,省级卫生行政部门作出准予卫生行政许可的决定。

卫生许可证有效期为 4 年,卫生许可证的证号格式为:(省、自治区、直辖市简称)卫消证字(发证年份)第××××号。卫生许可证载明单位名称、法定代表人(负责人)、注册地址、生产地址、生产方式、生产项目、生产类别、有效期限、批准日期和证号等。消毒产品生产企业的单位名称、法定代表人(负责人)、注册地址应与工商部门核准的一致。

《消毒产品生产企业卫生规范》从厂区环境与布局、生产区卫生、设备、物料和仓储、卫生质量管理、人员等几个方面对消毒剂生产企业提出了要求,只有符合要求的消毒产品生产企业可以从事消毒剂的生产。

二、新消毒产品卫生行政许可管理规定

为贯彻落实国务院深化行政审批制度改革和职能转变工作要求,简政放权。2013 年,国家卫生计生委依据《关于取消和下放 50 项行政审批项目等事项的决定》,取消了许多消毒产品的行政审批,仅利用新材料、新工艺技术和新杀菌原理生产消毒剂和消毒器械需要进行行政审批。根据《利用新材料、新工艺技术和新杀菌原理生产消毒剂和消毒器械的判定依据》,新材料为未列入消毒剂原料有效成分清单的;未列入《中华人民共和国药典》中消毒防腐类的;未列入现行国家卫生标准、规范的材料。新工艺技术指生产技术参数和/或工艺流程的改变,导致消毒剂和消毒器械的有效性、安全性和环境适应性等同或优于常规产品的生产加

工技术。新杀菌原理指未列入消毒因子及其相应消毒器械清单、指示物清单的,以物理、化学、生物消毒因子或相互协同作用产生的杀菌原理及其指示物。

《新消毒产品卫生行政许可管理规定》中规定申请新消毒产品的单位或者个人(以下简称申请人),应当先登录国家卫生计生委卫生行政许可网上申报系统进行网上申报,再向国家卫生计生委提交书面申请材料及样品。

(一) 申请新消毒产品应当提交下列材料

1. 新消毒产品卫生行政许可申请表;

2. 省级卫生监督机构出具的生产能力审核意见;

3. 研制报告;

4. 质量标准;

5. 检验方法;

6. 产品生产国(地区)允许在当地生产销售的证明文件(进口新消毒产品);

7. 在华责任单位授权书(进口新消毒产品);

8. 申报委托书(委托代理申报时需要提供);

9. 可能有助于审查的其他材料。

另附送审样品 1 件。长度(或宽度或高度)≥150cm,同时重量≥100kg 的,提供彩色照片(显示外观和内部结构)。

(二) 新消毒剂的申请材料应当符合以下要求

1. 研制报告

(1) 提供国内外的研究进展报告;

(2) 提供产品研发的技术支持和研发过程;

(3) 提供产品的配方及各种原料的 CAS 编号(美国化学文摘服务社为化学物质制定的登记号);

(4) 提供产品有效成分的杀菌机制;

(5) 提供产品的制作工艺流程;

(6) 提供产品主要杀菌有效成分浓度及其选择过程的研究报告;

(7) 含多种有效成分的消毒剂,应当提供各有效成分的杀菌作用和多种有效成分协同杀菌作用的研究报告;

(8) 提供与产品使用范围相关的微生物杀灭效果研究报告;

(9) 提供产品消毒、灭菌效果影响因素的研发数据,例如,温度、相对湿度、有机物对消毒、灭菌效果的影响,并在产品使用说明中详细描述;

(10) 提供产品对金属材质的腐蚀性研发数据;

(11) 提供与产品使用范围相关的毒理学安全性研发数据;

(12) 提供产品在环境中降解的研发数据;

(13) 提供产品稳定性的研发数据和连续使用有效期的研发数据。

2. 质量标准

(1) 按照 GB/T 1.1《标准化工作导则第一部分:标准的结构和编写规则》的要求编制产品质量标准;

（2）规定产品各原料的质量要求；

（3）规定产品使用浓度、质量控制指标和使用中稳定性指标；

（4）规定消毒、灭菌效果指标和检测方法；

（5）规定消毒、灭菌后器械生物安全性指标；

（6）规定产品毒理学安全性能指标；

（7）规定产品有效期和连续使用有效期的指标；

（8）规定产品的使用范围、使用方法（每一步骤及所用时间）、运输、储存方法和注意事项等。

3. 检验方法

（1）提供所有杀菌有效成分的检测方法；

（2）提供适合产品的中和剂配方及中和剂鉴定试验方法；

（3）提供产品使用浓度及其稳定性检测方法及连续使用稳定性检测方法；

（4）提供产品消毒、灭菌效果检测方法；

（5）提供对消毒、灭菌后器械生物安全性的检测方法；

（6）提供消毒、灭菌后物品消毒剂残留量的检测方法。

中国疾病预防控制中心在受理申请后会在 60 个工作日内组织评审委员会对受理的新消毒产品申请材料进行技术评审。评审委员会对新产品进行风险性评估（含卫生安全、功效等），并作出技术评审结论。国家卫生健康委自收到技术评审结论之日起 20 个工作日内依法作出是否批准的卫生行政许可决定。

三、消毒产品卫生安全评价规定

2013 年《关于进一步加强消毒产品监管工作的通知》（国卫办监督发〔2013〕18 号）中规定，加强消毒产品卫生安全评价工作。不需要行政审批的消毒剂、消毒器械和抗（抑）菌制剂等产品首次上市前，产品责任单位（含进口产品在华责任机构）严格按照《消毒产品卫生安全评价规定》要求，依据《消毒产品标签说明书管理规范》《消毒技术规范》《消毒产品检验规定》等相关规定和标准，对标签（铭牌）、说明书、检验报告、执行标准和消毒剂、生物（化学）指示物配方、原料及消毒器械结构图进行卫生安全评价，并对评价结果负责。卫生安全评价合格的产品方可上市。消毒剂卫生安全评价报告应当注意以下内容：

（一）消毒剂的配方及原料

消毒剂的配方和原料应符合相应的标准、规范和规定。配方中所有成分应注明原料名称（其中，单一化学原料应以化学名称、CAS 号和商品名表示，单一植物原材料应填写拉丁文名称；复合原材料只填写复合原材料的商品名；以植物提取物为原材料的只填写原料商品名）、原料的含量、级别和加入量。加入量比例应准确，以投加百分比表示。如果为多元包装，应分别列出其各包装的配方组份。对于化学合成得到的产品，应给出合成所用原料、规格和用量，以及最终产品的组分。含中草药或植物提取物类消毒剂，注明提取液用量、配方应提供单位制剂的各种生药含量，各种中草药或植物的来源（拉丁文名称）。

（二）产品标签、说明书

1. 消毒剂最小销售包装标签应包括的内容 产品名称、主要有效成分及其含量、生产企业名称、地址、生产企业卫生许可证号（国产产品）、原产国或地区名称（进口产品）、生产日期和有效期（或生产批号和限制使用日期）、用于黏膜的消毒剂还应标注"仅限医疗卫生机构诊疗用"的内容。委托生产加工的，应同时标注产品责任单位名称、地址和实际生产加工的名称和地址。

2. 消毒剂说明书应包括的内容 产品名称、产品卫生许可批件号、剂型、规格、主要有效成分及其含量、杀灭微生物类别、使用范围和使用方法、注意事项、执行标准、生产企业（名称、地址、联系电话、邮政编码）、生产企业卫生许可证号（国产产品）、原产国或地区名称（进口产品）、有效期。

3. 消毒剂名称 所有消毒剂命名都应当符合《健康相关产品命名规定》的要求。

4. 主要有效成分及含量标注 说明书有效含量应与产品配方、实际检测结果及企业标准相符。主要有效成分应当使用化学名表述，含量应标明产品执行标准规定的范围。对于植物类或其他无法标明主要有效成分的产品应标明主要原料名称（植物类应标明拉丁文）及其在单位体积中原料的含量。

5. 杀灭微生物类别标注 杀灭微生物类别标明与试验微生物一致或以代表菌株或病毒毒株表示。在用所杀灭微生物类别标明中，检验结果能杀灭金黄色葡萄球菌者，可标注为能杀灭化脓性球菌；检验结果能杀灭大肠杆菌者，可标注能杀灭肠道致病菌；检验结果能杀灭绿脓杆菌者，可标注为能杀灭医院感染常见细菌；检验结果能杀灭白色念珠菌者，可标注为能杀灭致病性酵母菌；检验结果能灭活脊髓灰质炎病毒者，可标注为能灭活病毒；检验结果能杀灭枯草杆菌黑色变种芽孢或嗜热脂肪杆菌芽孢，可标注为能杀灭细菌芽孢。在用代表菌株或病毒毒株标明方面，可直接标注能杀灭所试验菌的名称。

6. 使用范围 应在实际检验结果的基础上，根据产品的特性列出，要求必须与使用方法中涉及的内容相一致，不得擅自扩大宣传。使用范围可分为以下几类：医疗器械、皮肤、黏膜、手、餐饮具、瓜果蔬菜、一般物体表面、织物、水（包括游泳池水、医院污水、生活饮用水）、空气等。

7. 使用方法 说明书使用方法应注意以下几点：一是应当与使用范围相对应，其消毒对象、浓度应与实际检测结果相一致；二是消毒剂使用方法中应标明消毒对象、消毒浓度、配制方法、消毒时间、消毒作用方式、消毒或灭菌后的处理方法。

8. 注意事项 内容包括产品保存条件、使用防护和使用禁忌。对于使用中可能危及人体健康和人身、财产安全的产品，应当有中文警示说明，有通用警示标志的，应当采用图示标志（如：剧毒、危险品、易燃、易爆、怕晒、防湿、防倒立等）。消毒剂注意事项还应包括通用和特性两部分内容。必须首先包含以下通用内容：①外用消毒剂，严禁内服，若不慎误用，就近送医疗机构救治；②放置于儿童不易触及处；③通风、阴凉、避光处保存。应标明与自身产品有关的其他特性内容，如本产品对金属有腐蚀性，应慎用；本产品对织物有漂白作用，应慎用；对本产品有过敏反应者，应慎用；本产品对皮肤有刺激性，使用时要加强个人防护等。

9. 消毒产品卫生许可证号 生产企业卫生许可证号是指生产企业取得省级卫生（计

生)行政部门颁发的卫生许可证的编号,内容应与消毒产品生产企业卫生许可证的内容一致。

10. 禁用词语　在消毒产品说明书和标签中,禁止出现以下语言:高效、广谱、无毒、无刺激;疾病名称、医学症状;预防、治疗疾病的相关语言。

（三）检验报告

1. 检验报告的名称和资质　出具检验报告单位应为省级以上卫生健康行政部门认定的检测机构。检测报告的名称应与该产品的执行标准、说明书和标签等材料中的一致,所有检测报告中各个检测项目应使用同一个批号的样品。

2. 检验报告的检验项目和方法　根据产品说明书中的使用范围及使用方法,按照原卫生部《消毒产品卫生安全评价规定》的检验项目要求,提供全部的检测报告。其中产生消毒剂的消毒器械,还应增加消毒剂相应检测项目。所用的检测方法原则上必须使用现行相关国家标准和《消毒技术规范》中的试验方法。无法确定检验方法的指标可依据企业标准。所有的检测结果必须达到有关标准、规范、企业标准的合格要求。

（四）企业标准

消毒产品企业标准格式应采用 GB/T 1.1《标准化工作导则第 1 部分:标准的结构和编写》规定进行编制。

四、消毒剂生产实例——碘伏(PVP-I)的生产简述

（一）原料

聚乙烯吡咯烷酮(PVP),碘(I)。

（二）生产工艺流程

碘伏(PVP-I)的生产工艺流程见图 30-2-1。

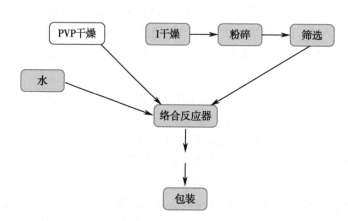

图 30-2-1　碘伏(PVP-I)的生产工艺流程

将 PVP 在 80℃进行干燥,计量,碘经干燥、粉碎、筛选后计量,与 PVP 同时放入特制的络合反应器中(PVP 与 I 的重量比为 6∶1)。然后按一定程序升温,待反应器达到 90℃时,开始记录反应时间,反应时间 10h。反应完毕,降温出料。

（三）厂房选址及卫生规范

凡中华人民共和国境内从事消毒产品生产（含分装）的单位和个人应遵守《消毒产品生产企业卫生规范》（下称《规范》）。

1.《规范》中对于厂区选址的要求

（1）与可能污染产品生产的有害场所间距离应不少于 30m；

（2）消毒产品生产企业不得建于居民楼；

（3）厂区周围无积水、无杂草、无生活垃圾、无蚊蝇等有害医学昆虫孳生地。

2.《规范》对于卫生的要求

《规范》对厂区环境和布局，生产区卫生要求，设备要求，物料和仓储要求，卫生质量管理，人员要求等方面皆有规定。

（1）厂区环境及布局：①厂区环境整洁。厂区非绿化的地面、路面采用混凝土、沥青及其他硬质材料铺设，便于降尘和清除积水。②厂区的行政、生活、生产和辅助区的总体布局应合理，生产区和生活区应分开。③厂区应具备生产车间、辅助用房、质检用房、物料和成品仓储用房等，且衔接合理。④厂区的生产和仓储用房应有与生产规模相适应的面积和空间。生产车间使用面积应不小于 100m^2，其中分装企业生产车间使用面积应不小于 60m^2；生产车间净高不低于 2.5m。⑤厂区内设置的厕所应采用水冲式，厕所地面、墙壁、便槽等应采用易清洗、不易积垢材料。⑥动力、供暖、空调机房、给排水系统和废水、废气、废渣的处理系统等设施应不影响产品质量。

（2）生产区卫生要求：①生产区内设置的各功能间（区）应按生产工艺流程进行合理布局，工艺流程应按工序先后顺序合理衔接。人流物流分开，避免交叉。②生产区各功能间（区）应配置有效的防尘、防虫、防鼠、通风等设施。③消毒剂、化学（生物）指示物、抗（抑）菌制剂、角膜接触镜护理用品、卫生湿巾、湿巾的生产企业生产车间包括：配料间（区）、制作加工间（区）、分（灌）装间（区）、包装间（区）等。分装企业生产车间至少包括：分（灌）装间（区）、包装间（区）等。④生产区内应设更衣室，室内应配备衣柜、鞋架、流动水洗手等设施，并保持清洁卫生。消毒剂和卫生用品生产企业更衣室内还应配备空气消毒设施和手消毒设施。洁净室（区）应设置二次更衣室。使用的消毒产品应符合国家有关规定。⑤皮肤黏膜消毒剂（用于洗手的皮肤消毒剂除外）、皮肤黏膜抗（抑）菌制剂（用于洗手的抗/抑菌制剂除外）、角膜接触镜护理用品等产品的生产区应根据各自的洁净度级别按生产工艺和产品质量要求合理布局。同一生产区内或相邻生产区间的生产操作，不得相互污染，不同洁净度级别的生产车间避免交叉污染。洁净区的设计、建筑、维护和管理等应符合现行有关标准、规范的规定。⑥物料的前处理、提取、浓缩等生产操作工序与成品生产应在不同生产车间（区）或采取隔离等其他防止污染的有效措施。⑦生产区通道应保证运输和卫生安全防护需要，不得存放与生产无关的物品。生产过程中的废弃物、不合格品应分别置于有明显标志的专用容器中，并及时处理。⑧生产车间地面、墙面、顶面和工作台面所用材质应便于清洁。对于有特殊卫生要求的产品，其生产车间还应符合下列要求：角膜接触镜护理用品生产（包装除外）、分装应在 10 万级空气洁净度以上净化车间进行；皮肤黏膜消毒剂（用于洗手的皮肤消毒剂除外）、皮肤黏膜抗/抑菌制剂（用于洗手的抗/抑菌制剂除外）等产品配料、混料、分装工序应在 30 万级空气洁净度以上净化车间进行，净化车间应符合《洁净厂房设计规范》

（GB50073）的要求。⑨消毒剂和卫生用品生产企业应当根据产品生产的卫生要求对生产车间环境采取消毒措施,所使用的消毒产品应符合国家有关规定。洁净室（区）应定期进行消毒处理。采用的消毒方法对设备不得产生污染和腐蚀,对原辅料、半成品、成品及包装材料不得产生污染,对生产操作人员的健康不得产生危害。⑩卫生用品生产车间的环境卫生学指标应符合《一次性使用卫生用品卫生标准》（GB15979）及其他国家有关卫生标准、规范的规定。净化车间的洁净度指标应符合国家有关标准、规范的规定。

（3）设备要求:①生产企业应具备适合消毒产品生产特点和工艺、满足生产需要、保证产品质量的生产设备和检验仪器设备,生产设备应符合《规范》附件1的要求。②生产设备的选型、安装应符合生产和卫生要求,易于清洗、消毒,便于生产操作、维修、保养。生物指示物应采用专用的生产设备加工、生产。③在生产过程中与物料、产品接触的设备表面应光洁、平整、易清洁、耐腐蚀,且不与产品发生化学反应或吸附作用。④制水设备、输送管道和储罐的材质应无毒、耐腐蚀。管道应避免死角、盲管。纯化水等生产用水在制备、储存和分配过程中要防止微生物的滋生和污染。⑤使用、维护和保养设备所用的材料不应对产品和容器产生污染。⑥根据产品不同的卫生要求,对在生产过程中使用的管道、储罐和容器应定期清洗、消毒或灭菌。⑦生产和检验的设备应由专人管理,并定期维修、保养、校验,记录备查。⑧用于生产和检验的仪器、仪表、量具、衡器等,其适用范围和精密度应符合生产和检验要求,应有合格标志,计量器具根据国家规定定期检定。不合格的设备应移出生产区,未移出前应有明显标志。⑨分装企业可以根据具体情况适当调整生产设备。

（4）物料和仓储要求:①生产所用物料应能满足产品质量要求,符合相关质量标准和卫生行政部门的有关要求,并能提供相应的检验报告或相应的产品质量证明材料。②消毒产品禁止使用抗生素、抗真菌药物、激素等物料。③生产用水的水质应符合以下要求:角膜接触镜护理用品的生产用水应为无菌的纯化水;灭菌剂、皮肤黏膜消毒剂和抗（抑）菌制剂的生产用水应符合纯化水要求;其他消毒剂、卫生用品的生产用水应符合《生活饮用水卫生标准》（GB5749）的要求。④仓储区应保持清洁和干燥,有通风、防尘、防鼠、防虫等设施,并有堆物垫板,货物架等。其中挥发性原材料储存时还应注意避免污染其他原材料。易燃、易爆的消毒产品及其原材料的验收、储存、保管、领用要严格执行国家有关规定。仓储应符合防雨、防晒、防潮等要求。通风、温度、相对湿度等的控制应满足仓储物品的存储和卫生要求。⑤仓储区内应分区、分类储物,有明显标志。储物存放应离地、离墙存放不小于10cm、离顶不小于50cm。物料和成品应当分库（区）存放,有明显标志。待检产品、合格产品、不合格产品应分开存放,有易于识别的明显标志。⑥仓储区应有专人负责物料、成品出入库登记、验收,并记录备查。⑦菌（毒）种的验收、储存、保管、发放、使用、销毁应执行国家有关病原微生物菌（毒）种管理的规定。

（陈昭斌 编　张朝武 审）

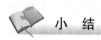　小　结

本章简要介绍了消毒器制造和消毒剂生产。消毒器的制造方面,涉及的消毒器包括热力灭菌器、电离辐射灭菌器、紫外杀菌灯、微波消毒器、等离子体消毒灭菌器、超声波清洗/消

毒器、次氯酸钠发生器和臭氧发生器。消毒剂的生产方面,主要有生产企业的卫生行政许可、新消毒产品卫生行政许可管理规定、消毒产品卫生安全评价规定以及消毒剂生产实例,即(PVP-I)的生产简述。

 思考题

1. 简述消毒器有哪些种类。
2. 简述新消毒剂的申请材料应当符合哪些要求。

(左浩江　陈昭斌 编　陈昭斌　张朝武 审)

消毒相关产品卫生安全评价规定用附件

（引自中国《消毒产品卫生安全评价规定》）

附件 1　配方的书写格式和要求

原材料名称	CAS 号	原材料商品名称	原材料纯度	原材料级别	原材料投加量	原材料投加百分比/%

注：①单一化学原材料应填写原材料的化学名称、CAS 号和商品名称。单一的植物原材料应填写拉丁文名称。②复合原材料只填写复合原材料的商品名，但应另行列明复合原材料的组分构成，包括各组分的原材料化学名称（或植物拉丁文名称）、CAS 号以及原材料投加百分比。③以植物提取物为原材料的只填写原料商品名，但应另行列明提取物所使用的植物拉丁文名称及其用量、提取工艺和提取液的质量规格。

附件2　检验项目及要求

表1　消毒剂检验项目及要求

	皮肤	黏膜	手	餐饮具	瓜果蔬菜	生活饮用水	游泳池水	医院污水	空气	医疗器械和用品			一般物体表面和织物	其他
										灭菌与高水平消毒	中水平消毒	低水平消毒		
外观	+	+	+	+	+	+	+	+	+	+	+	+	+	+
有效成分含量测定	+	+	+	+	+	+	+	+	+	+	+	+	+	+
pH 值测定①	+	+	+	+	+	+	+	+	+	+	+	+	+	+
稳定性试验	+	+	+	+	+	+	+	+	+	+	+	+	+	+
连续使用稳定性试验	−	−	−	±	±	+	−	−	−	±	−	−	−	±
铅、砷、汞的测定②	+	+	+	+	+	+	−	−	−	−	−	−	−	±
金属腐蚀性试验	−	−	−	±	±	+	−	−	−	±	+	+	±	−
实验室对微生物杀灭效果测定③④⑤	+	+	+	+	+	+	+	+	+	+	+	+	+	+
模拟现场试验或现场试验⑥	+	+	+	+	+	+	+	+	+	+	+	+	+	+
毒理学安全性检测⑦	+	+	+	+	+	+	+	−	±	+	+	+	+	+
总体性能试验	−	−	−	±	±	+	−	−	−	+	+	+	±	−

注:"+"为必须做项目,"−"为不做项目,"±"为选做项目。

①戊二醛类消毒剂进行加 pH 调节剂前、后的 pH 值测定,如产品为固体应做最高使用浓度溶液。②餐饮具、瓜果蔬菜、生活饮用水仅做铅、砷。③根据标签、说明书标注的杀灭微生物类别和使用范围进行相应的指示微生物试验。④乙醇消毒液、戊二醛类消毒剂、次氯酸钠类消毒剂、漂白粉和漂粉精类消毒剂使用范围中,用于一般物体表面和织物消毒的应做金黄色葡萄球菌定量杀菌试验;用于洁具表面消毒的应做白色念珠菌定量杀菌试验;用于生活饮用水、游泳池水、污水和瓜果蔬菜的应做大肠杆菌定量杀菌试验;用于餐饮具消毒的应做脊髓灰质炎病毒灭活试验;用于体液污染物品和排泄物等消毒的应做细菌芽孢定量杀菌试验;用于手、皮肤、黏膜消毒的应做白色念珠菌定量杀菌试验;用于医疗器械、用品灭菌和高水平消毒的应做细菌芽孢定性杀菌试验,中水平消毒应做龟分枝杆菌定量杀菌试验;用于空气消毒的应做白色葡萄球菌定量杀菌实验;其他用途的按照标签、说明书杀灭微生物类别和使用范围确定一项抗力最强微生物的杀灭试验。⑤次氯酸钠类消毒剂以及清洁后消毒的消毒剂杀菌试验用有机干扰物质浓度为 0.3%。⑥用于医疗器械、用品的消毒剂(含无纺布为载体消毒剂)及灭菌剂的模拟现场试验,所用指示微生物应按适用范围选择抗力最强指示微生物进行试验。⑦除乙醇消毒液、戊二醛类消毒剂、次氯酸钠类消毒剂、漂白粉和漂粉精类消毒剂外均应做急性经口毒性或急性吸入毒性试验及一项致突变试验;标签、说明书中标明用于手、皮肤消毒的应做多次皮肤刺激性试验,标明用于黏膜或破损皮肤的消毒剂应做眼刺激性试验,标明用于阴道黏膜的消毒剂应做阴道黏膜刺激性试验。

表2　消毒器械检验项目及要求

检测项目	消毒对象									医疗器械和用品				
	皮肤	黏膜	手	餐饮具	瓜果蔬菜	生活饮用水	游泳池水	医院污水	空气	灭菌与高水平消毒	中水平消毒	低水平消毒	一般物体表面和织物	其他
主要杀菌因子强度测定（含变化曲线）①	+	+	+	+	+	+	+	+	+	+	+	+	+	±
铅、砷、汞的测定（限产生化学杀微生物因子的器械）②	+	+	+	+	+	+	–	–	–	–	–	–	–	±
金属腐蚀性试验（限产生化学杀微生物因子的器械）③	–	–	±	±	±	±	–	±	±	+	+	+	±	±
实验室对微生物杀灭效果测定④	+	+	+	+	+	+	+	+	+	+	+	+	+	+
模拟现场试验或现场试验⑤	+	+	+	+	+	+	+	+	+	+	+	+	+	+
毒理学安全性检测⑥	+	+	+	+	+	+	+	–	+	+	+	+	+	+
总体性能试验	–	–	–	–	–	+	–	–	–	–	–	–	–	–

注："+"为必须做项目，"-"为不做项目，"±"为选做项目。

①氧乙烷消毒（灭菌）柜、等离子体低温灭菌装置、低温蒸汽甲醛灭菌柜等可不测定，其他消毒器械均应进行该项试验。②餐饮具、瓜果蔬菜、生活饮用水仅做铅、砷。③铭牌、使用说明书中未注明不得用于金属物品消毒的产生化学因子的消毒器械，必须进行该项试验。④紫外线杀菌灯不做杀菌试验，其他消毒器械根据使用说明书标注的杀灭微生物类别和使用范围进行相应的指示微生物试验。一星级食具消毒柜对大肠杆菌杀灭效果进行测定，二星级食具消毒柜对脊髓灰质炎病毒杀灭效果进行测定；压力蒸汽灭菌器应对嗜热脂肪杆菌芽孢杀灭效果进行测定。⑤模拟现场试验所用指示微生物应按使用范围选择抗力最强指示微生物进行试验。⑥生成化学消毒液（除次氯酸钠类）的消毒器应做急性经口毒性或急性吸入毒性试验及一项致突变试验；铭牌、使用说明书中标明用于手、皮肤消毒的应做多次皮肤刺激性试验，标明用于黏膜的应做眼刺激性试验。

表3 指示物检验项目

检测项目	紫外线灯辐射强度指示卡	消毒剂浓度试纸	生物指示物	灭菌化学指示物③
生物指示物含菌量	-	-	+	-
存活时间和杀灭时间	-	-	+	-
D值	-	-	+	-
测定相应消毒灭菌因子条件下的化学指示物颜色变化情况①	-	-	-	+
影响因素试验	-	-	-	+
测定相应消毒灭菌因子条件下指示微生物存活情况②	-	-	-	+
紫外线强度比较测定	+	-	-	-
消毒剂浓度比较测定	-	+	-	-
稳定性试验	+	+	+	+
卫生标准规定的其他指标测定	-	-	±	±

注:"+"为必须做项目,"-"为不做项目,"±"为选做项目。
①包括成功试验和一项失败试验。②湿热、过氧化氢低温等离子体、低温蒸汽甲醛灭菌应当选择嗜热脂肪杆菌芽孢,其他消毒灭菌因子应当选择枯草杆菌黑色变种芽孢。③包括灭菌效果化学指示物和灭菌过程化学指示物。

表4 带有灭菌标识的灭菌物品包装物检验项目

检测项目	包装材料材质		
	纸质	非纸质	
		透气材料	不透气材料
包装材料一般检查	+	+	+
包装材料无菌有效期试验	+	+	+
包装材料质量测定	+	-	-
灭菌因子穿透性能测定	+	+	+
灭菌对包装标识的影响试验	+	+	+
包装材料不透气性试验	+	-	+
透气性材料微生物屏障试验	+	+	-
微生物通透性试验	-	±	-
包装材料有效期试验	+	+	+

注:"+"为必须做项目,"-"为不做项目,"±"为选做项目。

表5 抗(抑)菌制剂检验项目及要求

检验项目	抗菌制剂	抑菌制剂
有效成分含量测定①	+	+
稳定性试验	+	+
pH 值测定②	+	+
微生物指标:		
细菌菌落总数	+	+
大肠菌群	+	+
真菌菌落总数	+	+
致病性化脓菌	+	+
杀灭微生物指标:		
大肠杆菌杀灭试验	+	−
金黄色葡萄球菌杀灭试验	+	−
白色念珠菌杀灭试验③	±	−
其他微生物杀灭试验	±	−
抑制微生物指标:		
大肠杆菌抑菌试验	−	+
金黄色葡萄球菌抑菌试验	−	+
白色念珠菌抑菌试验③	−	±
其他微生物抑制试验④	−	±
毒理学指标检测⑤	+	+

注:"+"为必须做项目;"−"为不做项目;"±"为选做项目。

①限于化学成分。②膏、霜剂产品除外。③标签、使用说明中标明对真菌有作用或用于外阴部的产品进行该项试验。④标签、使用说明中标明对某一特定微生物有杀灭或抑制作用的,应当进行该项试验。⑤标签、说明书中标明用于皮肤的抗(抑)菌制剂应进行多次皮肤刺激性试验,标明使用后及时清洗只进行暴露时间 2h 的急性皮肤刺激性试验;标明用于黏膜的抗(抑)菌制剂应当进行眼刺激性试验;标明用于阴道黏膜的抗(抑)菌制剂应当进行阴道黏膜刺激性试验。

附件3 消毒产品卫生安全评价报告

一、基本情况					
产品名称：		剂型/型号		评价日期	
产品责任单位名称(盖章)		产品责任单位地址			
法定代表人/责任人		电话		邮编	
实际生产单位名称		实际生产单位地址			
实际生产企业卫生许可证号		法定代表人/责任人			
进口产品报关单号					
该产品属于哪类产品				第一类( )第二类( )	
该产品名称是否符合《健康相关产品命名规定》和《消毒产品标签说明书管理规范》的要求				是( )否( )	
标签(铭牌)、说明书是否符合《消毒产品标签说明书管理规范》及相关标准、规范的要求。				是( )否( )	
检验项目是否齐全				是( )否( )	
检验结果是否符合要求				是( )否( )	
产品企业标准(质量标准)是否符合要求				是( )否( )	
该产品类别是否与企业卫生许可的类别相适应				是( )否( )	
产品配方是否添加了禁止使用的原材料				是( )否( )	
产品配方是否与实际生产产品配方一致				是( )否( )	
消毒器械结构图是否与产品实际结构一致				是( )否( )	
所用原材料是否合格				是( )否( )	
原材料所用量是否符合相关法定要求				是( )否( )	
评价结论:消毒产品是否符合相关法规、规范、标准等法定要求。				是( )否( )	

承诺:本单位对消毒产品的卫生安全评价结论负责,保证所提供标签(铭牌)、说明书、检验报告(含结论)、企业标准或质量标准、产品配方、消毒器械元器件、结构图真实、有效,与所生产销售的产品相符,并承担相应的法律责任。

二、评价资料
(一) 标签(铭牌)、说明书;
(二) 检验报告(含结论);
(三) 企业标准或质量标准;
(四) 国产产品生产企业卫生许可证;
(五) 进口产品生产国(地区)允许生产销售的证明文件及报关单;
(六) 产品配方;
(七) 消毒器械元器件、结构图。
备注:
1. 经营使用单位索证时,产品责任单位提供的卫生安全评价报告资料包括标签(铭牌)、说明书、检验报告结论、国产产品生产企业卫生许可证、进口产品生产国(地区)允许生产销售的证明文件及报关单;
2. 卫生安全评价报告备案时,产品责任单位需提供一式两份,一份为卫生计生行政部门存档,一份为企业存档;
3. (一)、(三)、(四)和(五)为原件或复印件,(二)、(六)和(七)为原件。复印件应由产品责任单位加盖公章;
4. 本表应使用A4规格纸张打印,资料按顺序排列,逐页加盖产品责任单位公章,并装订成册。

附件4 消毒产品卫生安全评价报告备案登记表

产品名称	中文			
	英文			
剂型/型号			产品类别	
生产企业	中文名称			
	英文名称			
	地址		生产国（地区）	
	联系电话		联系人	
在华责任单位	名称			
	地址			
	联系电话		联系人	
	传真		邮编	

保证书

　　本报告中内容和所附资料均真实、合法、有效，复印件和原件一致，与生产销售产品相符。如有不实之处，我单位愿负相应法律责任，并承担由此造成的一切后果。

产品责任单位(签章)法定代表人(签字)

年月日

申请人：　　　　　　　　　　　　　申请日期：

　　注：①进口产品须填写产品英文名称。②产品类别填写第一类产品或第二类产品。

附件5　消毒产品卫生安全评价报告备案凭证

某某企业:

收到你单位销售的《消毒产品卫生安全评价报告》。

产品剂型/型号:

产品类别:第一类(　　)第二类(　　)

产品执行标准号(国产产品为备案企业标准号):

生产企业名称:

生产企业地址:

生产国(地区):

在华责任单位名称:

单位地址及联系电话:

法定代表人:

国产消毒产品生产企业卫生许可证号:

工商营业执照号(限进口产品):

进口产品报关单号:

(省级卫生计生行政部门仅对该产品的卫生安全评价报告进行形式审查,备案凭证不是产品质量的证明文件。第一类产品卫生安全评价报告有效期为四年)

(盖章)

年　　月　　日

(陈昭斌　编　张朝武　审)

参 考 文 献

1. Amitai G, Murata H, Andersen J. D, *et al*. Decontamination of chemical and biological warfare agents with a single multi-functional material[J]. Biomaterials, 2010, 31(15):4417-4425.

2. Ângelo Luís, Filomena Silva, Sónia Sousa. Antistaphylococcal and biofilm inhibitory activities of gallic, caffeic, and chlorogenic acids[J]. Biofouling, 2014, 30(1):69-79.

3. Asma B, Bushra S, Talat Y M, *et al*. Comparative study ofantimicrobial activities of Aloe vera extracts and antibiotics against isolates from skin infections[J]. Afr J Biotechnol, 2011, 10(19):3835-3840.

4. Berg, J. M., Stryer, L., Tymoczko, J. L. and Gatto, G. J. Biochemistry. 8th Edition, WH Freeman., 2015.

5. Block SS. Disinfection, Sterilization, and Preservation. 5th edition. Philadephia, PA, USA: Lippincott Williams & Wilkins, 2001.

6. Coutinho HDM, Costa JGM, Lima EO, *et al*. Herbal therapy associated with antibiotic therapy: potentiation of the antibiotic activity against methicillin—resistant Staphylococcus aureus by Turnera ulmifolia L[J]. BMC Complement Altern Med, 2009, 9:13-35.

7. D. Darwis, Erizal, B. Abbas, et al. Radiation processing of polymers for medical and pharmaceutical applications. Macromol. Symp. 353, 15-23, 2015.

8. D. Trombetta, A. Saija, G. Bisignano, *et al*. Study on the mechanisms of the antibacterial action of some plant a, b-unsaturated aldehydes[J]. Letters in Applied Microbiology, 2002, 35: 285-290.

9. David Sterberg. Frequency of Preservative Use[J]. Cosmetics & Toieltries Magazine. 2010, 125(11):46-51.

10. Fraise AP, Maillard JY, Sattar SA. Russell, Hugo & Ayliffe's Principles and Practice of Disinfection, Preservation and Sterilization. 5th edition. Chichester, West Sussex, UK: Wiley-Blackwell, 2013.

11. Giuseppe Bisignano, Maria Grazia Lagana, Domenico Trombetta, *et al*. In vitro antibacterial activity of some aliphatic aldehydes from Olea europaea L[J]. FEMS Microbiology Letters, 2001, 198:9-13.

12. H. J. D. Dorman, S. G. Deans. Antimicrobial agents from plants antibacterial activity of plant volatile oils[J]. Journal of Applied Microbiology, 2000, 88:308-316.

13. Heninger SJ, Anderson CA, Beltz G, *et al*. Decontamination of Bacillus anthracis Spores: Evaluation of Various Disinfectants[J]. Applied Biosafety, 2009, 14(1):7-10.

14. Hirotoshi Utsunomiya, Masao Ichinose, Keiko Ikeda. Inhibition by caffeic acid of the influenza A virus multiplication in vitro[J]. International Journal of Molecular Medicine, 2014, 34(4): 1020-1024.

15. ISO 6588-2-2012 纸、纸板和纸浆. 水提物 pH 值的测定. 第 2 部分:热萃取. 2012.

16. Jos Serranol, Riitta Puupponen-Pimi, Andreas Dauer. Tannins: Current knowledge of food sources, intake, bioavailability and biological effects [J]. Nutr. Food Res, 2009, 53: S310-S329.

17. Junko Koyama. Anti-Infective Quinone Derivatives of Recent Patents[J]. Recent Patents on Anti-Infective Drug Discovery, 2006, 1:113-125.

18. K. Mehta, et al. Trends in radiation sterilization of health care products. IAEA, 2008.

19. Klaassen, Curtis D. Casarett and Doull's toxicology: the basic science of poisons. McGraw-Hill/Medical, 2013.

20. M. Moisan, Barbeau, Jean, Crevier, Marie-Charlotte, et al. Plasma sterilization. Methods and mechanisms[J]. Pure Appl. Chem. 74, No. 3, 349-358, 2002.

21. M. Silindir and A. Ozer, Sterilization methods and the comparison of e-beam sterilization with gamma radiation sterilization[J]. FABAD J. Pharm. Sci. 34, 43-53, 2009.

22. Maria Daglia. Polyphenols as antimicrobial agents [J]. Current Opinion in Biotechnology, 2012, 23(2):174-181.

23. Marjorie Murphy Cowan. Plant Products as Antimicrobial[J]. Clinical Microbiology Reviews, 1999, 12(4):564-582.

24. Mendel Friedman. Overview of antibacterial, antitoxin, antiviral, and antifungal activities of tea flavonoids and teas[J]. Nutr. Food Res. 2007, 51, 116-134.

25. Mendoza, L. , M. Wilkens, A. Urzua. Antimicrobial study of the resinous exudates and of diterpenoids and flavonoids isolated from some Chilean Pseudognaphalium (Asteraceae)[J]. J. Ethnopharmacol. 1997, 58:85-88.

26. Morten Hyldgaard, Tina Mygind, Rikke Louise Meyer. Essential oils in food preservation modeofaction, synergies, and interactions with food matrix components[J]. Frontiers in microbiology, 2012, 12(3):1-24.

27. N. Geyter and R. Morent, Nonthermal plasma sterilization of living and nonliving surfaces. Annu. Rev. Biomed. Eng. 14, 255-274, 2012.

28. Nonaka, G, I. Nishioka, M. Nishizawa, T. Yamagishi, . Anti-AIDS agents. 2. Inhibitory effects of tannins on HIV reverse transcriptase and HIV replication in H9 lymphocyte cells. J. Nat. Prod, 1990. 53:587-595.

29. Padma Kumar, Bindu Sharma, Nidhi Bakshi. Biological activity of alkaloids from Solanum dulcamara L. [J]. Natural Product Research, 2009, 23(8):719-723.

30. Paul H. Bernardo, Christina L. L. Chai, Maurice Le Guen, et al. Structure-activity delineation of quinones related to the biologically active Calothrixin B[J]. Bioorganic & Medicinal Chemistry Letters, 2007, 17:82-85.

31. R Capparelli, D Palumbo, M Iannaccone, et al. Cloning and expression of two plant proteins:

similar antimicrobial activity of native and recombinant form[J]. Biotechnol Lett, 28(13): 943-949.

32. R. P. Buck, S. Rondinini, A. K. Covington, *et al.* Measurement of pH[J]. Definition, Standards, and Procedures (IUPAC Recommendations 2002) Pure Appl. Chem. , Vol. 74, No. 11, pp. 2169-2200, 2002.

33. Rabin Gyawali, Salam A. Ibrahim. Natural products as antimicrobial agents[J]. Food Control, 2014, 46:412-429.

34. Rick Parker. 食品科学导论[M]. 江波, 译. 北京：中国轻工业出版社, 2007.

35. Rutala WA, Weber DJ, HICPAC. Guideline for Disinfection and Sterilization in Healthcare Facilities, 2008. Chapel Hill, NC, USA: HHS, CDC, 2008.

36. S. Lerouge, Wertheimer, Michael R. , Yahia, L'Hocine, *et al.* Plasma sterilization: a review of parameters, mechanisms, and limitiations[J]. Plasma Polym. 6, No. 3, 175-188, 2001.

37. Salvador A. , A. Chisvert. Analysis of Cosmetic Products. First edition. Elsevier B. V. 2007.

38. Schaechter M. The Desk Encyclopedia of Microbiology 微生物学案头百科. 北京：科学出版社, 2006.

39. Sillankorva SM, Oliveira H, Azeredo . Bacteriophages and their role in food safety[J]. Int J Microbiol, 2012:863-945.

40. Stella Y. Y. Wong, Irene R. Grant, Mendel Friedman, *et al.* Antibacterial Activities of Naturally Occurring Compounds against Mycobacterium avium subsp. Paratuberculosis[J]. APPLIED AND ENVIRONMENTAL MICROBIOLOGY, 2008, 74(19):5986-5990.

41. Strauss. 病毒与人类疾病[M]. 北京：科学出版社, 2006:279-302.

42. T. P. Tim Cushniea, Benjamart Cushnieb, Andrew J. Lambc. Alkaloids: An overview of their antibacterial, antibiotic-enhancing and antivirulence activities[J]. International Journal of Antimicrobial Agents, 2014, 44:377-386.

43. Willey JM, Sherwood LM, Woolverton CJ. Prescott, Harley, and Klein's Microbiology. 7th edition. Mc Graw-Hill, 2008.

44. 蔡方. 化妆品的微生物控制[J]. 日用化学品科学, 1982(02):58-61.

45. 陈伯显, 张智. 核辐射物理及探测学[M]. 哈尔滨：哈尔滨工程大学出版社, 2011.

46. 陈超, 张晓健, 何文杰, 等. 顺序氯化对微生物、副产物和生物稳定性的综合控制[J]. 环境科学, 2006, 27(1):74-79.

47. 陈金龙, 帖金凤, 王长德. 两种仪器分析方法测定复方邻苯二甲醛含量的比较研究[J]. 中国消毒学杂志, 2014, 31(4):396-397.

48. 陈倩, 陈昭斌. 高能电子束辐照技术在消毒领域的应用[J]. 中国消毒学杂志, 2017, (10):966-969.

49. 陈倩, 陈昭斌. 抗微生物技术在化妆品生产中的应用[J]. 中国消毒学杂志, 2017, 34(01):65-68.

50. 陈瑜 . 临床常见细菌、真菌鉴定手册[M]. 北京：人民卫生出版社, 2009.

51. 陈昭斌, 张朝武. 脊髓灰质炎病毒在消毒学研究与评价中的应用[J]. 现代预防医学, 2008, 35(4):614-616.

52. 陈昭斌,刘晓娟.醛类消毒剂分析技术及其注意事项[J].中国消毒学杂志,2014,31(9)：973-977.

53. 陈昭斌.噬菌体作用指示病毒用于消毒效果评价的研究[D].四川大学,2006.

54. 成海平.药品研发中防腐剂的应用及质控[J].中国新药杂志,2005,14(8):954-956.

55. 程天民.军事预防医学[M].北京:人民军医出版社,2014.

56. 崔福义,左金龙,赵志伟,等.饮用水中贾第鞭毛虫和隐孢子虫研究进展[J].哈尔滨工业大学学报,2006,38(9):1487-1491.

57. 戴维·麦克斯万,南希R.鲁,理查德·林顿.食品安全与卫生基础[M].吴永宁,张磊,李志军,译.北京:化学工业出版社,2006.

58. 杜达安,谢剑锋,胡静,等.消毒剂中有效成分对氯间二甲苯酚、三氯羟基二苯醚的高效液相色谱测定法[J].环境与健康杂志,2004,21(6):408-409.

59. 高合意,陈正珍,梁宗言.生物防腐技术在化妆品中的应用[J].化工管理,2015(03):72+74.

60. 高瑞英.化妆品质量检验技术[M].北京:化学工业出版社,2011.

61. 郭雄彬,赵敏,陈祖良,等.辐照电子直线加速器辐射剂量测定的技术研究[J].核电子学与探测技术,2011,31(9):1035-1037.

62. 国家药典委员会.中华人民共和国药典[M].北京:中国医药科技出版社,2015.

63. 胡必杰,刘荣辉,陈文森.SIFIC医院感染预防与控制临床实践指导临床分子生物学检验技术(2013年)[M].上海:上海科学技术出版社,2013.

64. 胡必杰,刘荣辉,刘滨,等.SIFIC医院感染预防与控制操作图解[M].上海:上海科学技术出版社,2015.

65. 胡静.国际化妆品微生物控制动向[J].日用化学品科学,2012,35(11):32-34+38.

66. 黄鸿新,徐红蕾,胡昌明,等.超声功率仪设计与制造[J].实验技术与管理,2014(7):79-80.

67. 黄辉萍,许能锋.消毒剂灭活病毒效果的评价方法及其研究进展[J].国外医学:病毒学分册,2005,12(2):59-64.

68. 黄敏.医学微生物学与寄生虫学[M].3版.北京:人民卫生出版社,2012.

69. 霍彦明,周月侠,王鹏程,等.宽功率范围超声功率计的设计研究[J].声学技术,2004,23(1):33-35.

70. 金银龙.GB 5749-2006《生活饮用水卫生标准》释义[M].北京:中国标准出版社,2007.

71. 雷质文.肉及肉制品微生物监测应用手册[M].北京:中国标准出版社,2008.

72. 黎源倩.食品理化检验[M].2版.北京:人民卫生出版社,2015.

73. 李凡.医学微生物学[M].7版.北京:人民卫生出版社,2008.

74. 李必富,王晓佳,杨金福,等.1株犬源致病性黑曲霉菌的分子鉴定及生物学特性研究[J].河南农业大学学报,2011,45(2):188-191.

75. 李凡,刘晶星.医学微生物学[M].7版.北京:人民卫生出版社,2008.

76. 李凡,徐志凯.医学微生物学[M].8版.北京:人民卫生出版社,2013:209-325.

77. 李洁,田佩瑶,张晓鸣,等.日化杀菌产品中醋酸氯己定含量测定方法的研究[J].中国消毒学杂志.2005,22(1):66-68.

78. 李娟.化妆品检验与安全性评价[M].北京:人民卫生出版社,2015.

79. 李泰然.食品安全监督管理知识读本[M].北京:中国法制出版社,2012.

80. 李彤,庄辉.医学微生物教学中病毒分类学更新要点分析[J].中国医学教育杂志,2013,33(1):37-39.

81. 梁辰宇.化妆品防腐剂及其发展[J].科技创新与应用,2015(22):10-11.

82. 刘波,李红,姚粟,等.枯草芽孢杆菌黑色变种 ATCC 9372 的特性及其应用[J].中国消毒学杂志,2009,26(2):236-237+240.

83. 刘久波,罗杰主编.实用临床输血手册[M].武汉:华中科技大学出版社,2015.10.

84. 刘克洲.人类病毒性疾病[M].2版.北京:人民卫生出版社,2010:303-777.

85. 刘勇.食品工业清洗、消毒现状及发展趋势[J].工业与公共设施清洁,2013,(7):18-19.

86. 卢素格,刘红丽,杨瑞春.高效液相色谱测定皮肤消毒液中醋酸氯己定含量[J].中国消毒学杂志,2011,28(3):317-319.

87. 马春香,边喜龙.实用水质检验技术[M].北京:化学工业出版社,2009.

88. 倪语星,尚红.临床微生物学检验[M].5版.北京:人民卫生出版社,2013.

89. 欧阳灵莉.药物制剂防腐剂概述[J].数理医药学杂志,2015,28(8):1189-1190.

90. 齐小秋.病原生物学检验[M].北京:卫生部病原生物学检验教材编写组,2009.

91. 齐祖同.第五卷:曲霉及相关有性型[M].中国真菌志,北京:科学出版社,1997.

92. 钱万红,王忠灿,吴光华.实用消毒技术[M].北京:人民卫生出版社,2010.

93. 钱万红.消毒杀虫灭鼠技术[M].北京:人民卫生出版社,2008.

94. 秦惠,吴清平,邓金花,等.消毒副产物亚氯酸盐残留量检测方法的研究进展[J].中国消毒学杂志,2014,31(9):977-981.

95. 任河山,刘勇.食品工业 CIP 清洗消毒解决方案[J].工业与公共设施清洁,2013,(11):35-37.

96. 任宏伟,崔涛,徐胜鹤,等.常见超声功率计的原理及应用[J].中国计量,2011(12):110-111.

97. 沈继龙.临床寄生虫学与检验[M].3版.北京:人民卫生出版社,2008.

98. 宋金武,阙绍辉,蔡建华,等.消毒剂中邻苯二甲醛含量测定方法比较[J].中国卫生检验杂志,2014,24(5):630-632.

99. 孙俊.消毒技术与应用[M].北京:化学工业出版社,2003.

100. 孙宇,徐守军,魏晓青,等.核化生恐怖袭击现场救援中洗消技术研究进展[J].人民军医,2010,53(10):740-744.

101. 唐非,黄升海.细菌学检验[M].2版.北京:人民卫生出版社,2015.

102. 陶天申,杨瑞馥,东秀珠.原核生物系统学[M].北京:化学工业出版社,2007.

103. 佟颖,安伟,高迪.学校消毒管理及要求[J].中国消毒学杂志,2019,36(6):467-469.

104. 王小洪,徐晓明,陈斌,沈月伟,黄向红.一种化妆品复配防腐体系的研究[J].香料香精化妆品,2019(01):51-58.

105. 王秀茹.预防医学微生物学及检验技术[M].北京:人民卫生出版社,2002.

106. 夏琳,姜傥.临床输血医学检验[M].武汉:华中科技大学出版社,2014.08.

107. 熊大莲,朱岩,寿文德,等.辐射压力法与声光法测定超声功率[J].计量技术,1989(4):

16-17.

108. 熊鸿燕.军用消毒技术进展[J].西南国防医药,2005,15(5):555-559.

109. 徐军,沈德林,王太星.真菌消毒效果评价方法的研究进展[J].中国消毒学杂志,2002,
19(1):31-35.

110. 薛广波.灭菌·消毒·防腐·保藏[M].2版.北京:人民卫生出版社,2008.

111. 薛广波.实用消毒学[M].北京:人民军医出版社,1985.

112. 薛广波.传染病消毒技术规范[M].北京:人民标准出版社,2013.

113. 薛广波.现代消毒学[M].北京:人民军医出版社,2002.

114. 严煦世,范瑾初.给水工程[M].4版.北京:中国建筑工业出版社,1999.

115. 颜金良,施家威,周凯,等.离子色谱法快速测定饮水中毒副产物亚氯酸盐、氯酸盐和溴
酸盐[J].中国卫生检验杂志,2005,15(6):675-676.

116. 杨红兵.新型蔬菜清洗机的研制与试验研究.南京农业大学.硕士论文.2004.

117. 杨华明,易滨.现代医院消毒学[M].3版.北京:人民军医出版社,2013.

118. 杨宁,胡顺铁,吴乐.两种方法检测抗菌地板的抗菌效果的比较[J].中国消毒学杂志,
2003,20(1):57-58.

119. 杨英杰.北京市再生水工艺评价及优化研究[D].北京建筑大学:北京建筑大学,2013
68-72.

120. 殷国荣.医学寄生虫学[M].3版.北京:科学出版社,2010.

121. 于守洋.现代预防医学词典[M].北京:人民卫生出版社,1998.

122. 俞太尉,李怀林.欧盟化妆品管理法规及检测方法与指南[M].2版.北京:中国轻工业
出版社,2010.

123. 岳荣喜,冯继贞.医院消毒技术与应用[M].北京:人民军医出版社,2013.

124. 张朝武,周宜开.现代卫生检验[M].北京:人民卫生出版社,2005.

125. 张朝武.卫生微生物学[M].4版.北京:人民卫生出版社,2007.

126. 张朝武.卫生微生物学[M].5版.北京:人民卫生出版社,2012.

127. 张华,纵伟,李昌文.酸性氧化电位水在食品工业中的应用进展[J].食品研究与开发,
2010,31(8):207-209.

128. 张流波,杨华明.医学消毒学最新进展[M].北京:人民军医出版社,2015.

129. 张文福.生物恐怖应急消毒技术[J].中国消毒学杂志,2008,35(2):173-174.

130. 张文福.医学消毒学[M].北京:军事医学科学出版社,2002.

131. 张文福.现代消毒学新技术与应用[M].北京:军事医学科学出版社,2013.

132. 张献清,胡兴斌主编.实用临床输血医学[M].西安:第四军医大学出版社,2014.05.

133. 张向兵,梁瑞玲,刘吉起.复方消毒液中双癸基二甲基氯化铵的高效液相色谱测定法
[J].环境与健康杂志,2011,28(11):1004-1006.

134. 张正凯,范和桥.聚维酮碘合成工艺研究[J].安徽化工,1992(2):13-16.

135. 张中社,祝玲.药品微生物检测技术[M].西安:第四军医大学出版社,2011.

136. 张卓然,倪语星,尚红.病毒性疾病诊断与治疗[M].北京:科学出版社,2009.

137. 赵文英,张青,武智强,等.苯扎溴铵和苯扎氯铵的液相色谱分析[J].分析试验室,
2015,34(4):471-474.

138. 周德庆,徐士菊.微生物学词典[M].天津:天津科学技术出版社,2005.

139. 周立法.食品安全生产中的灭菌及消毒的区别[J].农产品加工,2011,(4):336.

140. 宗淑杰,吴明江,秦银河,等.医家金鉴·检验医学卷（下）[M].北京:军事医学科学出版社,2007.

141. 张昱.化妆品中的微生物控制[J].中国化妆品,2001(2):58-60.

（陈昭斌 编　张朝武 审）

中英文名词对照索引

10min 临界杀菌浓度 ten-minute critical concentration to kill bacteria 17

A_0 值 A_0 value 17

D_{10} 值 D_{10} value 17,51,367

D 值 D value 17,211

e 抗原 HBeAg 142

K 值 K value 17

N 值 N value 17

Q 值 Q value 17

Z 值 Z value 17

β-溶血性链球菌 *β-hemolytic streptococcus* 318

A

埃博拉病毒 ebola virus 144,328,344

B

巴氏消毒法 Pasteurization 16,29,43,44,250,270,271,274

巴斯德 Louis Pasteur 7,44,258

白假丝酵母 *Candida albicans* 13,89,114,115,117,149,150

白色葡萄球菌 *Staphylococcus albus* 13,151,152,334,389

半数细胞感染剂量 $TCID_{50}$ 194

包膜 envelope 26,27,36,39,137,138,139

暴露时间 exposure time 19,392

杯状病毒 calicivirus 141

苯酚 phenol 7,23,24,25,26,35,79

变形杆菌 *Proteus* 89,102,131,363

表面活性剂 surface-active agents 23,26,32,34

丙型肝炎病毒 *hepatitis C virus*,HCV 142

病毒 virus 26,136

病毒颗粒 virion 137

病毒灭活试验 inactivation test of virus 18

C

餐(饮)具消毒 disinfection of dinner and drinking set 300

残留体 residual 127

测试病毒 test virus 153

产气荚膜梭菌 *Clostridium perfringens* 130

肠产毒型大肠埃希菌 *Entero-toxigenic Escherichia coli*,ETEC 131

肠出血型大肠埃希菌 *Entero-hemorrhagic Escherichia coli*,EHEC 131

肠聚集型大肠埃希菌 *Entero-aggregative Escherichia coli*,EAEC 132

肠侵袭型大肠埃希菌 *Entero-invasive Escherichia coli*,EIEC 131

肠致病型大肠埃希菌 *Entero-pathogenic Escherichia coli*,EPEC 132

超声波 ultrasonic wave 1,30

臭氧 ozone 72

醇类 alcohols 77

次氯酸钠 sodium hypochloriate 57

存活曲线 survivor curve 19

存活时间 survival time 19

D

大肠埃希菌 *Escherichia coli* 13,131

大肠菌群 coliform organisms 130

单增李斯特菌 *Listeria monocytogenes* 134

登革病毒 dengue virus,DENV 143

登革热 dengue fever,DF 143

等离子体 plasma 54

低度危险性物品 non-critical items 164

低水平消毒法 low level disinfection 3,163

低水平消毒剂 low level disinfectant 32

403

（陈昭斌　陈梦蝶 编　张朝武 审）